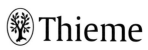

Der Narkosezwischenfall

Management kritischer Ereignisse und rechtliche Aspekte

Herausgegeben von

Jürgen Schüttler
Elmar Biermann

Unter Mitarbeit von
Georg Breuer
Michael St. Pierre

2., vollständig überarbeitete und erweiterte Auflage

41 Abbildungen
44 Tabellen

Georg Thieme Verlag
Stuttgart · New York

*Bibliografische Information
der Deutschen Nationalbibliothek*

Die Deutsche Nationalbibliothek verzeichnet diese Publikation in der Deutschen Nationalbibliografie; detaillierte bibliografische Daten sind im Internet über http://dnb.d-nb.de abrufbar.

1. Auflage 2003

© 2003/2010 Georg Thieme Verlag KG
Rüdigerstraße 14
70469 Stuttgart
Deutschland
Telefon: +49/(0)711/8931-0
Unsere Homepage: www.thieme.de

Printed in Germany

Zeichnungen: Helmut Holtermann, Dannenberg
Umschlaggestaltung: Thieme Verlagsgruppe
Satz: Mitterweger & Partner GmbH, Plankstadt
gesetzt auf 3B2
Druck: Grafisches Centrum Cuno, Calbe

ISBN 978-3-13-125182-4   1 2 3 4 5 6

Wichtiger Hinweis: Wie jede Wissenschaft ist die Medizin ständigen Entwicklungen unterworfen. Forschung und klinische Erfahrung erweitern unsere Erkenntnisse, insbesondere was Behandlung und medikamentöse Therapie anbelangt. Soweit in diesem Werk eine Dosierung oder eine Applikation erwähnt wird, darf der Leser zwar darauf vertrauen, dass Autoren, Herausgeber und Verlag große Sorgfalt darauf verwandt haben, dass diese Angabe **dem Wissensstand bei Fertigstellung des Werkes** entspricht.
Für Angaben über Dosierungsanweisungen und Applikationsformen kann vom Verlag jedoch keine Gewähr übernommen werden. **Jeder Benutzer ist angehalten**, durch sorgfältige Prüfung der Beipackzettel der verwendeten Präparate und gegebenenfalls nach Konsultation eines Spezialisten festzustellen, ob die dort gegebene Empfehlung für Dosierungen oder die Beachtung von Kontraindikationen gegenüber der Angabe in diesem Buch abweicht. Eine solche Prüfung ist besonders wichtig bei selten verwendeten Präparaten oder solchen, die neu auf den Markt gebracht worden sind. **Jede Dosierung oder Applikation erfolgt auf eigene Gefahr des Benutzers.** Autoren und Verlag appellieren an jeden Benutzer, ihm etwa auffallende Ungenauigkeiten dem Verlag mitzuteilen.

Geschützte Warennamen (Warenzeichen) werden **nicht** besonders kenntlich gemacht. Aus dem Fehlen eines solchen Hinweises kann also nicht geschlossen werden, dass es sich um einen freien Warennamen handelt.
Das Werk, einschließlich aller seiner Teile, ist urheberrechtlich geschützt. Jede Verwertung außerhalb der engen Grenzen des Urheberrechtsgesetzes ist ohne Zustimmung des Verlages unzulässig und strafbar. Das gilt insbesondere für Vervielfältigungen, Übersetzungen, Mikroverfilmungen und die Einspeicherung und Verarbeitung in elektronischen Systemen.

Geleitwort

Über das natürliche Spannungsverhältnis zwischen Ärzten und Juristen, die Verschiedenartigkeit ihres Denkens und die in vielem sichtbare Diskrepanz zwischen ärztlichem Heilauftrag und rechtlichen Bindungen ist oft geschrieben worden. Umso verdienstvoller, weil weiterführender ist die Darstellung des in der anästhesiologischen und forensischen Praxis so außerordentlich wichtigen Anästhesiezwischenfalls aus fachlich-medizinischer und juristischer Sicht. Denn das vorliegende Gemeinschaftswerk von Schüttler, Ordinarius für Anästhesiologie & Intensivmedizin an der Universität Erlangen und gegenwärtig Präsident der DGAI – tatkräftig unterstützt durch Breuer und St.Pierre (beide Anästhesiologische Klinik, Universitätsklinikum Erlangen) – und Biermann, Justitiar des BDA, zeigt überaus anschaulich, dass sich beide Disziplinen – Judikatur und Medizin – zwar als „Antagonisten", wie K.H. Bauer einmal sagte, gegenüberstehen, sich jedoch durchaus „komplementär ergänzen" (Langenbeck's ArchKlinChir Bd. 298 (1961), 292). Das Buch liefert den überzeugenden Beweis, dass die interdisziplinäre Diskussion zwischen Anästhesisten (Ärzten) und Juristen reife Früchte bringen und der sich aus der Zusammenschau der einzelnen Kapiteln ergebende Dialog beider Fachgebiete Meinungsunterschiede, Missverständnisse, Sprach- und Denkbarrieren überwinden kann. Dazu trägt die prägnante, sehr gut verständliche, streng systematische Darstellungsweise der Autoren entscheidend bei.

Schüttler und seine Mitautoren machen in den Eingangskapiteln die große Verantwortung des Anästhesisten für höchste Rechtsgüter des Patienten (Leben und Gesundheit) deutlich und zeigen die hohen Anforderungen an ärztliches Handeln bezüglich Qualifikation und Motivation auf angesichts der Notwendigkeit, bei einem Zwischenfall – „incident" und „accident" – innerhalb kürzester Zeit in einer komplexen Situation sachlich richtig zu reagieren. Der oft unvorhersehbare, abrupte Wandel vom Zustand völliger Normalität des Patienten in eine für ihn lebensbedrohliche Situation erschwert natürlich das Erkennen des Problems und erhöht die Wahrscheinlichkeit für Fehler in Diagnose und Therapie, was bei der Beurteilung durch den Juristen aus der Sicht ex-post oft nicht genügend beachtet wird. Deshalb sind die Ausführungen der Autoren über die Entstehung von Zwischenfällen, ihre Häufigkeit, die Bedeutung der Faktoren „Mensch" und „Technik" sowie der Nebenwirkungen von Medikamenten und über den Fehlerbegriff für das Verständnis und die Qualitätssicherung durch Prävention (Fehlervermeidung) und verbessertes Zwischenfallmanagement in diesem Hochrisikobereich besonders wertvoll. Dasselbe gilt für die dargestellten Lösungsansätze: das effektive, in der Notfallmedizin für die Praxis außerordentlich bedeutsame Simulatortraining, zusätzliches Monitoring, Gerätecheck vor dem Einsatz, Risk-Management: aus Fehlern lernen durch Nachbesprechung und Incident-reporting sowie Standardisierung.

Die nachfolgenden Kapitel füllen den ersten, mehr theoretischen Teil mit Leben, indem sie die unterschiedlichsten Komplikationen beschreiben, z.B. Herzrhythmusstörungen, den intraoperativen Blutverlust, die „schwierige Intubation", den Bronchospasmus, die Lungenembolie bis hin zu einem möglichen Stromausfall, und zur Bewältigung dieser Zwischenfälle wichtige konkrete Handlungsanleitungen geben. Die übersichtliche, einprägsame Darstellung mit Merksätzen, Achtungshinweisen („Cave") und Praxistipps erleichtert die von den Verfassern gewünschte „intellektuelle Auseinandersetzung" des Lesers mit Katastrophenszenarien vor deren Eintritt und macht diesen Teil des Buches zu einer gewinnbringenden, auch für den Nichtmediziner spannenden Lektüre.

Dies gilt in gleicher Weise auch für den zweiten – juristischen – Teil des Werkes, den Biermann – mit vielen Beispielen aus der Gerichtspraxis unterlegt – meisterhaft gestaltet hat, so dass der Mediziner nicht unverständliche, abstrakt-theoretische Rechtsbegriffe liest, sondern erkennt, dass die für ihn notwendige Beschäftigung mit dem Recht durchaus lebensnah und praktisch relevant ist.

Hierbei kommt Biermann sicherlich sein reiches Erfahrungswissen aufgrund seiner Beratungs- und Vortragstätigkeit zugute. Angesichts der Komplikationsträchtigkeit des anästhesiologischen Fachgebiets und des in den letzten drei Jahrzehnten ständig gewachsenen forensischen Risikos hat der Autor mit Recht das Haftungsrecht in den Mittelpunkt seiner praxisbezogenen Ausführungen gestellt. Im Einzelnen werden hier die Haftungsgrundlagen präzise beschrieben, die Fehlerquellen, insbesondere Aufklärung, Arbeitsteilung (zwischen Anästhesist und Operateur), Organisationsfragen (Schnittstellenprobleme) außerordentlich anschaulich behandelt und rechtliche Schwerpunkte wie z.B. der Facharztstandard, die Methodenfreiheit, die Bedeutung von Richt- und Leitlinien oder die Parallelnarkose mit Recht besonders herausgestellt. Wer als Arzt Biermanns Darstellung des zivilrechtlichen Haftungsprozesses, seiner Beweisregeln und Verfahrensprinzipien und die Grundzüge des staatsanwaltschaftlichen Ermittlungsverfahrens einschließlich des „Notfallkoffers" für das Verhalten nach Zwischenfällen, der Stellung des Richters und des Sachverständigen aufmerksam gelesen hat, wird die Angst vor dieser „terra incognita" verlieren und auch sein eigenes ärztliches Handeln im Sinne einer juristischen Qualitätssicherung überprüfen. Denn nur wer die Anforderungen des Rechts kennt – und diese sind in den Ausführungen Biermanns eindrucksvoll, didaktisch geschickt und lehrreich dargestellt – vermeidet eine defensive Medizin, die aus Scheu vor der Klage zu viel untersucht oder zu wenig wagt (Laufs, MedR 1986, 164).

Die Vorzüge des Buchs, das sicher auch deshalb bereits in 2. Auflage vorliegt, sind offensichtlich und seine Lektüre daher für jeden Anästhesisten, der sich fachlich und rechtlich auf einen möglichen Zwischenfall vorbereiten will, nicht nur lohnend, sondern unverzichtbar.

München, im Januar 2010
Prof. Dr. Dr. Klaus Ulsenheimer

Vorwort zur 2. Auflage

Eine Neuauflage ist für die Herausgeber eines Buches das schönste „Feedback". Dokumentiert sie doch, dass die Autoren das Interesse der Leser wecken konnten. Denn ohne eine „messbare" Nachfrage würde der Verlag das Risiko einer Neuauflage nicht eingehen.

Zugleich ist die Neuauflage für Herausgeber und Autoren eine willkommene Gelegenheit, Inhalte und Gestaltung zu aktualisieren. Ganz herzlich danken wir allen Lesern der 1. Auflage, die uns wertvolle Hinweise und Anregungen übermittelt haben. Gerne haben wir diese in die Überarbeitung des Manuskripts einfließen lassen.

An der Ausgangssituation, wie wir sie im Vorwort zur 1. Auflage skizziert haben, hat sich im Grundsatz nichts geändert. Wir haben heute für die Narkoseführung und die sich häufig anschließende Intensivbehandlung so weitgehend optimierte Monitoring- und Therapiesysteme, dass mögliche Grenzen der Operabilität aufgrund der Anästhesie praktisch kein Thema mehr sind. Neben den Innovationen der Medizintechnik hat natürlich auch der pharmakologische Fortschritt, den wir in den letzten 20 Jahren erzielen konnten, erheblich dazu beigetragen. Narkosezwischenfälle sind dadurch zwar weniger geworden, aber das Risiko bleibt – und ist zum Teil sogar gewachsen –, weil die Patienten, die operiert werden, als Folge der demografischen Entwicklung unserer Gesellschaft immer älter werden und entsprechend mehr Begleiterkrankungen mitbringen. Hinzu kommt, dass aus der zunehmenden Komplexität des Anästhesiearbeitsplatzes ganz neue Komplikationsrisiken erwachsen, die sich aus der Interaktion von Mensch und Technik ergeben. Rund 70% der Zwischenfälle in der Anästhesie beruhen heute auf menschlichem Versagen. Auf diese veränderte Situation haben wir in der Anästhesie reagiert. Die Deutsche Gesellschaft für Anästhesiologie und Intensivmedizin (DGAI) hat beispielsweise allen Lehrstühlen für Anästhesiologie an den deutschen Medizinischen Fakultäten ermöglicht, das Simulatortraining in die studentische Ausbildung und die ärztliche Weiter- und Fortbildung zu integrieren. Und gemeinsam mit dem Berufsverband Deutscher Anästhesisten (BDA) hat die DGAI im Jahr 2006 erstmalig in Deutschland ein Critical Incident Reporting System (CIRS), das Patienten-Sicherheitsoptimierungssystem PaSOS, bundesweit eingeführt. Zum Zeitpunkt des Erscheinens der Erstauflage befanden sich beide Projekte erst in Planung, inzwischen sind sie aus dem Alltag in der Anästhesie nicht mehr wegzudenken. Denn ein „sicherer" Arzt ist der beste Garant für die Sicherheit der sich ihm anvertrauenden Patienten.

In diesem Sinne will das Buch nun auch in seiner 2. Auflage zur Sicherheitskultur in der Anästhesiologie beitragen. Es erscheint uns geeignet, im Sinne einer „mentalen Simulation" die Zwischenfallsituation vorwegnehmen und sich darauf einstellen zu können. Während es im Simulatortraining um das Durchspielen konkreter klinischer Situationen geht, soll das vorliegende Buch dazu anleiten, gewissermaßen einen Schritt zurückzutreten und sich ohne aktuellen Handlungsdruck mit den Grundlagen anästhesiologischen Handelns, mit möglichen kritischen Ereignissen und deren Management, zugleich aber auch mit den juristischen Grundlagen des Arzt-Patienten-Verhältnisses in der Anästhesie und mit der Aufgabenabgrenzung zwischen Anästhesist und Operateur beschäftigen zu können. Aspekte der Aufklärung und der formgerechten Einwilligung sind dabei ebenso zu finden, wie beispielsweise eine detaillierte Darstellung der zivilrechtlichen Abwicklung eines Zwischenfalls oder eine Anleitung zum Verhalten bei und nach Zwischenfällen aus rechtlicher Sicht.

Die 3 Teile des Buches stehen nur scheinbar unverbunden nebeneinander. Der sachlich begründete interdisziplinäre Zusammenhang resultiert aus dem Zusammenspiel zwischen medizinisch-ärztlichem Handeln und den durch die Gesellschaft definierten rechtlich-juristischen Rahmenbedingungen. Allerdings ist diese Vernetzung nicht explizit vorgegeben, sondern ergibt sich als aktive Leistung des Lesers.

Abschließend gilt ein besonderer Dank der Herausgeber den Mitarbeiterinnen und Mitarbeitern des Thieme Verlages für die kompetente und professionelle editorische Betreuung dieses Buchprojektes und die Geduld und den langen Atem, die sie bei der Fertigstellung bewiesen haben.

Erlangen im März 2010   Die Herausgeber

Vorwort zur 1. Auflage

Die heute verfügbaren modernen Anästhesieverfahren erlauben es, sowohl für die speziellen Erkrankungen als auch für die spezifischen operativen Erfordernisse eines jeden Patienten optimierte Narkoseverfahren anzuwenden. Unerheblich ist, wie alt der Patient ist, wie umfangreich limitierende Begleiterkrankungen ausgeprägt sind und wie belastend der operative Eingriff ist. Die Wertung „nicht narkosefähig" findet sich im klinischen Alltag nicht mehr.

Der Grund dafür liegt nicht zuletzt in der systematischen Fortentwicklung der pharmakologischen Therapie, durch die der Anästhesist heute aus einer Vielzahl von Medikamenten das Optimum für den individuellen Fall auswählen und bedarfsadaptiert verabreichen kann. Daneben haben die technologischen Innovationen im Bereich von Monitoring, Beatmung und sonstigen Medizingeräten zu erheblichen Fortschritten geführt.

Die Folge dieser Entwicklung ist, dass die Diskussion um den Faktor Narkosesicherheit sich zurzeit größtenteils auf den Bereich von Kompetenz, Erfahrung und Fertigkeiten ärztlichen Handelns konzentriert. Der Narkosezwischenfall mit dem Potenzial für eine erhöhte Morbidität oder gar als die Ursache von Mortalität wird in seiner Genese hauptsächlich zurückgeführt auf die Fähigkeit bzw. Unfähigkeit des Anästhesisten, auf schwierige klinische Situationen und medizinische Komplikationen adäquat zu reagieren bzw. diese frühzeitig zu erkennen. Der „menschliche Faktor" ist in das Zentrum der Bemühungen um ein hohes Sicherheitsniveau der dem Anästhesisten anvertrauten Patienten gerückt.

Dieses Buch widmet sich daher der Aufgabe, das Thema „Narkosezwischenfall" im Spannungsfeld zwischen medizinischen Präventiv- und Bewältigungsstrategien und rechtlicher Bewertung aufzuarbeiten. Ziel der Autoren in den beiden ersten Teilen des Buches ist es, Grundsätzliches darzustellen, aber auch systematisch alle möglichen Ausgangssituationen zu beschreiben, die bei Nichterkennen oder unterlassenem bzw. falschem Handeln zu schweren Komplikationen führen können. Auf eine umfangreiche Darstellung wurde bewusst verzichtet. Die Systematik orientiert sich nicht an einer Aufzählung klassischer Narkosezwischenfälle, geordnet nach der Häufigkeit ihres Auftretens, sondern ist an Organsystemen und sonstigen für die Anästhesie relevanten Erkrankungen und Systemvariablen ausgerichtet, von denen potenzielle Gefahren für die Entwicklung von Narkosezwischenfällen ausgehen können. Dadurch soll der Anästhesist sensibilisiert werden, frühzeitig Entwicklungen zu erkennen, die zu schweren Narkosezwischenfällen führen können.

Der dritte Teil des Buches ist den rechtlichen Aspekten sowie den Konsequenzen von Narkosezwischenfällen gewidmet. Schließlich bewegt der Anästhesist sich auch in einem rechtlichen Koordinatensystem. Er sieht sich außerdem in dem Dilemma, dass einerseits seine personellen und sachlichen Mittel zunehmend begrenzt werden, er aber andererseits mit den Fortschritten seines Fachgebiets schritthalten muss. Denn fachlich und rechtlich wird er bei Komplikationen und Zwischenfällen an dessen Sorgfaltsregeln gemessen.

Die Position der zivilrechtlichen Haftungsrechtsprechung ist ambivalent: Sie kann auf der einen Seite berechtigten Interessen eines durch einen Behandlungsfehler geschädigten Patienten dienen und damit unter Umständen Schwachstellen in der Versorgung aufdecken, die es zu beseitigen gilt, kann aber auf der anderen Seite auch Verbündeter des Anästhesisten sein, indem sie mittelbar der Durchsetzung der anästhesiologischen Standards gegenüber Kostenträgern und Verwaltung dient. Auch deshalb werden zu Beginn des rechtlichen Kapitels einige exemplarische Fälle aus der Rechtsprechung dargestellt, die in der Quintessenz immer wieder auch den Vorrang der Sicherheit des Patienten vor ökonomischen Aspekten betonen. Verständig interpretieren kann diese Fälle aber nur, wer nicht nur die fachlichen Grundsätze, sondern – zumindest in den Grundzügen – auch die rechtlichen Regeln der zivilrechtlichen Haftung und der strafrechtlichen Verantwortung kennt. Nicht ohne Grund gehört die Kenntnis der rechtlichen Grundlagen des Fachgebietes zum Inhalt der Weiterbildung.

Indem der juristische Teil Grundlagen der rechtlichen Beurteilung vermittelt, versucht er gleichzeitig, Sprachbarrieren zwischen Anästhesisten und Juristen abzubauen und die gesetzlichen „Spielregeln" unter Einschluss der versicherungs- und arbeitsrechtlichen Regelungen darzustellen. Spätestens nach einem Zwischenfall, wenn der Patient oder seine Hinterbliebenen Schadenersatzansprüche stellen oder der Staatsanwalt strafrechtlich ermittelt, wird auch die Frage akut, welche Szenarien drohen, worauf sich der Anästhesist einstellen muss und wie er sich in kritischen Situationen rechtlich zielgerichtet verhalten sollte.

Höchste Anforderungen sind schließlich an die fachliche Kompetenz, die Objektivität sowie die persönliche „Redlichkeit" des anästhesiologischen Sachverständigen zu stellen. Denn da er die Entscheidung des Richters oder Staatsanwaltes vorprogrammiert, haben seine Ausführungen nicht nur für den Einzelfall Bedeutung, sondern wirken sich zudem über die öffentliche Darstellung und Diskussion der Urteile auf die Bewahrung, Fort- und Weiterentwicklung des Fachgebietes und seiner Sorgfaltsregeln aus. Ein eigenes Kapitel ist deshalb den rechtlichen Grundsätzen der Begutachtung gewidmet.

Es ist offensichtlich, dass zu einer raschen und sicheren Zwischenfallbeherrschung in der Anästhesie Erfahrung und Übung in der klinischen Situation unabdingbar sind. Ebenso bedeutsam ist allerdings eine gute Kenntnis des theoretischen Hintergrundes der Entstehung von Narkosezwischenfällen für deren erfolgreiche Bewältigung. Dies gilt im „Fall der Fälle" dann auch für die rechtlichen Konsequenzen. Dies zu vermitteln, ist das Hauptanliegen dieses Buches. Dass Anästhesisten nach der Lektüre, insbesondere der rechtlichen Kapitel, in die Gefahr geraten könnten, vorsorglich den Beruf zu wechseln, weisen die Herausgeber augenzwinkernd als Gerücht weit von sich.

Erlangen 2002   Die Herausgeber

Anschriften

Prof. Dr. med. Dr. h.c. Jürgen Schüttler
Anästhesiologische Klinik
Universitätsklinikum Erlangen
Friedrich-Alexander-Universität Erlangen-Nürnberg
Krankenhausstraße 12
91054 Erlangen

Dr. iur. Elmar Biermann
Berufsverband Deutscher Anästhesisten (BDA)
Roritzerstraße 27/IV
90419 Nürnberg

Dr. med. Georg Breuer
Anästhesiologische Klinik
Universitätsklinikum Erlangen
Friedrich-Alexander-Universität Erlangen-Nürnberg
Krankenhausstraße 12
91054 Erlangen

Dr. med. Michael St.Pierre, DEAA
Anästhesiologische Klinik
Universitätsklinikum Erlangen
Friedrich-Alexander-Universität Erlangen-Nürnberg
Krankenhausstraße 12
91054 Erlangen

Inhaltsverzeichnis

I Zwischenfälle in der Anästhesie

1	**Anästhesiologischer Arbeitsplatz** ..	3
1.1	SHELL-Modell	4
1.2	Anästhesiologie: Handeln in einer komplexen Arbeitswelt	14
2	**Entstehung von Zwischenfällen** ...	18
2.1	Fehler	18
2.2	Zwischenfälle: „Incidents" und „Accidents"	22
2.3	Häufigkeit von Zwischenfällen in der Anästhesie	23
3	**Lösungsansätze**	26
3.1	Faktoren des SHELL-Modells optimieren	26
3.2	Eine Kultur der Sicherheit anstreben .	31

II Kritische Ereignisse und deren Management

4	**Kardiovaskuläres System**	39
4.1	Arrhythmien: Tachykarde Herzrhythmusstörungen..............	39
4.2	Arrhythmien: Bradykarde Rhythmusstörungen	48
4.3	Perioperativer Myokardinfarkt, Myokardischämie	50
4.4	Arterielle Hypotonie/Schock	56
4.5	Kardiogener Schock: Akute Linksherzinsuffizienz	61
4.6	Kardiogener Schock: Akutes Rechtsherzversagen	62
4.7	Lungenembolie................	64
4.8	Perikardtamponade	66
4.9	Perioperative Hypertonie	67
4.10	Anaphylaxie	70
4.11	Kardiopulmonale Reanimation	74
5	**Respiratorisches System**	76
5.1	Hypoxie	76
5.2	Schwierige Intubation	77
5.3	Aspiration	81
5.4	Bronchospasmus...............	84
5.5	Pneumothorax/Spannungspneumothorax	86
5.6	Hoher Beatmungsdruck	87
5.7	Veränderungen des Kohlendioxidgehalts	88
5.8	Massive Hämoptyse	89
5.9	Trachea-/Bronchusruptur	90
5.10	Thermische und toxische Wirkungen	91
6	**Zentrales Nervensystem**	93
6.1	Komplikationen in Zusammenhang mit rückenmarknahen Regionalanästhesien	93
6.2	Krampfanfälle.................	95
6.3	Lokalanästhetikatoxizität	96
6.4	Postoperative Vigilanzstörungen und psychische Verwirrtheitszustände ...	98
6.5	Zentrales anticholinerges Syndrom (ZAS)......................	100
6.6	Verletzungen bei rückenmarknahen Anästhesieverfahren	101
6.7	Periphere Nervenschädigungen	103
6.8	Gefäßverletzungen	104
7	**Endokrines System und Metabolismus, Transfusionszwischenfälle** ...	106
7.1	Transfusionszwischenfälle	106
7.2	Maligne Hyperthermie...........	108
7.3	Metabolische Azidose	111

7.4	Hypoglykämie	112	10.2	Postoperative Ateminsuffizienz	145
7.5	Hyperglykämie	113	10.3	Luftembolie	146
7.6	Hypokaliämie	114	10.4	Subarachnoidalblutung	149
7.7	Hyperkaliämie	114	10.5	Eventerationssyndrom	149
7.8	Hyponatriämie	116	10.6	Transurethrales Resektionssyndrom	150
7.9	Perioperative Hypothermie	117	10.7	Mediastinal-Mass-Syndrom	151
7.10	Porphyrie	118	10.8	Komplikationen bei arterieller Kanülierung	152
7.11	Phäochromozytom	120	10.9	Komplikationen bei der Anlage eines zentralen Venenkatheters	153
7.12	Thyreotoxische Krise	121			
7.13	Addison-Krise (akute Nebenniereninsuffizienz)	122	10.10	Ventilations- und Oxygenierungsprobleme bei Doppellumentubus und 2-Lungenventilation	155
7.14	Akute perioperative Oligurie	122			
8	**Spezielle geburtshilfliche Probleme**	**125**	10.11	Ventilations- und Oxygenierungsprobleme bei Doppellumentubus und 1-Lungenventilation	156
8.1	Notsektio	125			
8.2	Arterielle Hypotonie bei rückenmarknahen Anästhesieverfahren	126	**11**	**Medizintechnik**	**158**
			11.1	Narkoserespirator	158
8.3	Blutverlust während der Geburt	127	11.2	Technisch bedingte Fehldosierung von Medikamenten	160
8.4	Eklampsie	128			
8.5	Fruchtwasserembolie	129	11.3	Maschinelle Autotransfusion (Cell Saver)	161
9	**Spezielle pädiatrische Probleme**	**131**			
9.1	Atemwege/Hypoxie	131	11.4	Ausfall der zentralen Gasversorgung	162
9.2	Latexallergie	137			
9.3	Reanimation bei Kindern	137	11.5	Stromausfall	162
10	**Spezielle operative und anästhesiologische Probleme**	**140**			
10.1	Intraoperativer Blutverlust und Substitution	140			

III Rechtliche Aspekte

12	**Das forensische Risiko**	**167**	**17**	**Aufgabenabgrenzung zwischen Anästhesist und Operateur**	**200**
13	**Szenarien nach einem Zwischenfall**	**169**	17.1	Verantwortung des Anästhesisten	200
			17.2	Verantwortung des Operateurs	202
14	**Haftungsgrundlagen**	**170**	17.3	Postoperative Verantwortung	205
14.1	Verschulden	171			
14.2	Kausalität	173	**18**	**Ambulante Anästhesien**	**213**
14.3	Zusammenfassung und Überleitung	173			
			19	**Einwilligung des Patienten nach Aufklärung**	**219**
15	**Behandlungsfehler**	**174**			
15.1	Facharztstandard	174	19.1	Einwilligung	219
15.2	Leitlinien	176	19.2	Veto des Patienten	219
			19.3	Wer willigt in welcher Form ein?	219
16	**Sorgfaltspflichten in der Anästhesie**	**178**			
16.1	Voruntersuchung	178	19.4	Desorientierte Patienten	221
16.2	Durchführung der Anästhesie	183	19.5	Mutmaßliche Einwilligung	222

19.6	Vorsorgevollmacht und Patientenverfügung	222	24.1	Beweisregeln des Strafprozesses	250
19.7	Betreuungsverfügung	223	24.2	Straftatbestände	251
			24.3	Verfahrensprinzipien	252
20	**Aufklärung**	**224**	24.4	Ablauf eines strafrechtlichen Ermittlungsverfahrens	252
20.1	Inhalt der Aufklärung	224	24.5	Strafrechtschutzversicherung	257
20.2	Kausalität des Aufklärungsfehlers	229			
20.3	Der wissende Patient	229	**25**	**Widerruf bzw. Ruhen der Approbation**	**258**
20.4	Zeitpunkt der Aufklärung	230			
20.5	Wer klärt auf?	231	**26**	**Verhalten bei und nach Zwischenfällen aus rechtlicher Sicht**	**259**
20.6	Geburtshilfliche Periduralanästhesie	233			
20.7	Form der Aufklärung	233			
20.8	Aufklärungsverzicht	236	26.1	Pflicht zur Schadensabwehr und -minderung	259
20.9	Aufklärungsmangel im Haftpflichtprozess/Strafverfahren	236	26.2	Zivilrechtlicher Aspekt	259
20.10	Therapeutische Aufklärung	237	26.3	Strafrechtliche Aspekte	260
			26.4	Informationspflichten	260
21	**Zivilrechtliche Abwicklung eines Zwischenfalls**	**239**	**27**	**Der „juristische Notfallkoffer"®**	**263**
21.1	Anspruchsstellung	239			
21.2	Einsichtsrecht	239	**28**	**Begutachtung**	**268**
21.3	Entbindung von der Schweigepflicht	240	28.1	Rolle des Richters und des Sachverständigen	268
21.4	Haftpflichtversicherung	240	28.2	Pflicht zur Begutachtung	268
21.5	Deckungsumfang	240	28.3	Tatsachenvermittlung als Aufgabe des Sachverständigen	268
21.6	Zeitlicher Umfang	241			
21.7	Regulierungsvollmacht	242	28.4	Gutachtenauftrag	271
21.8	Obliegenheiten	242	28.5	Aufbau des Gutachtens	275
21.9	Anerkenntnisverbot	243	28.6	Auswertung des Gutachtens	276
21.10	Auswahl eines Rechtsanwalts	243	28.7	Interne Begutachtung	276
			28.8	Entschädigung des Sachverständigen	277
22	**Gutachterkommission und Schlichtungsstellen**	**244**	28.9	Zivil- und strafrechtliche Verantwortlichkeit des Sachverständigen	277
23	**Zivilrechtlicher Haftungsprozess**	**245**	**29**	**Qualitätssicherung anästhesiologischer Begutachtung**	**279**
23.1	Grundlagen des Haftungsprozesses	245			
23.2	Ausgang des Prozesses	249			
24	**Strafrechtliches Ermittlungsverfahren**	**250**			

IV Anhang

Literaturverzeichnis 283

Sachverzeichnis 291

Abkürzungen

ACE	Angiotensin-converting-Enzym	DGGG	Deutsche Gesellschaft für Gynäkologie und Geburtshilfe
ACLS	Advanced Cardiac Life Support		
ACRM	Anesthesia-Crisis-Resource-Management-Training	EEG	Elektroenzephalogramm
		EKG	Elektrokardiogramm
ACT	Activated Clotting Time	FRC	funktionelle Residualkapazität
ACTH	adrenokortikotropes Hormon	GOÄ	Gebührenordnung für Ärzte
ADP	Adenosindiphosphat	HBDH	α-Hydroxybutyratdehydrogenase
AEV	allgemeine elektrische Versorgung	HWZ	Halbwertszeit
AHB	Allgemeine Haftpflichtversicherungsbedingungen	I'M SAFE	Akronym aus Illness, Medication, Stress, Alcohol, Fatigue, Eating
AIMS	Australian Incident Monitoring Study	IRS	Incident-Reporting-System
		i.m.	intramuskulär
ANV	akutes Nierenversagen	i.v.	intravenös
Apgar-Index	Punktesystem zur Vitalitätsbeurteilung des Neugeborenen anhand bestimmter Befunde 1, 5 und 10 min nach beendeter Geburt	JVEG	Justizvergütungs- und -entschädigungsgesetz
		KG	Körpergewicht
		KIE	Kallikreininaktivatoreinheiten
ARDS	akute respiratorische Insuffizienz	KHK	koronare Herzkrankheit
ASA	American Society of Anesthesiologists	LDH	Laktatdehydrogenase
		LG	Landgericht
ASAT	Aspartataminotransferase	MAD	mittlerer arterieller Druck (= MAP)
ATP	Adenosintriphosphat		
AV-	Atrioventrikular-	MAO	Monoaminooxidase
BÄO	Bundesärzteordnung	MDK	Medizinischer Dienst der Krankenkassen
BDA	Berufsverband Deutscher Anästhesisten		
		MH	maligne Hyperthermie
BDC	Berufsverband der Deutschen Chirurgen	MHN	normal (nicht durch maligne Hyperthermie gefährdet)
BEV	besondere elektrische Versorgung	MHR	durch maligne Hyperthermie gefährdet
BGH	Bundesgerichtshof		
BURP	Backward upward rightward pressure	MHS	empfindlich für maligne Hyperthermie
BZRG	Bundeszentralregistergesetz	NMR	Kernspinresonanz
CK	Kreatinkinase	NSAID	nicht steroidale Antiphlogistika
CK-MB	Hybridmolekül der Kreatinkinase	NSTEMI	Nicht-ST-Hebungsinfarkte
COPD	chronisch-obstruktive Lungenerkrankung	OELM	Optimal external laryngeal manipulation
CRM	Crew-Ressource-Management	OLG	Oberlandesgericht
CPAP	Continuous positive Airway Pressure	ORC	Oxygen-Ratio-Controller
		PaSOS	Patientensicherheitsoptimierungssystem
CVCI	Cannot-ventilate-cannot-intubate		
DGAI	Deutsche Gesellschaft für Anästhesiologie und Intensivmedizin	PEA	pulslose elektrische Aktivität

PEEP	positiv-endexspiratorische Druckbeatmung	**SOP**	Standard Operating Procedures
p.o.	per os	**STEMI**	ST-Hebungsinfarkte
PPSB	gefriergetrockneter Prothrombinkomplex	**STK**	sicherheitstechnische Kontrollen
		StPO	Strafprozessordnung
		SVES	supraventrikuläre Extrasystole
PTCA	perkutane transluminale Koronarangioplastie (= PCI)	**TRALI**	Transfusion-related acute Lung Injury
PVR	pulmonaler Gefäßwiderstand	**VES**	ventrikuläre Extrasystolen
REF	Rubber Elongation Factor	**VT**	ventrikuläre Tachykardie
RIVA	R. interventricularis anterior	**VVG**	Versicherungsvertragsgesetz
RR	mit dem Riva-Rocci-Gerät gemessener Blutdruck	**WPW-Syndrom**	Wolff-Parkinson-White-Syndrom
		ZAS	zentrales anticholinerges Syndrom
SA-	sinuaurikulär		
SAR	Search and Rescue	**ZNS**	zentrales Nervensystem
SHELL-Modell	Akronym aus Software, Hardware, Environment, Liveware (zentral und peripher)	**ZVD**	zentraler Venendruck
		ZPO	Zivilprozessordnung
		ZVK	zentraler Venenkatheter

Zwischenfälle in der Anästhesie

1 Anästhesiologischer Arbeitsplatz

Während ein kontinuierliches Abarbeiten von Aufgaben das Charakteristikum der meisten ärztlichen Tätigkeitsbereiche ist, gibt der anästhesiologische Arbeitsplatz dem Arzt einen ganz eigenen Rhythmus vor: Kurze Zeiten mit hohem Arbeitsaufkommen wechseln sich mit langen Phasen ab, in denen Vigilanz und regelmäßiges Überprüfen von Operationssitus, klinischem Aspekt des Patienten und apparativem Monitoring die einzigen Aufgaben des Anästhesisten sind. Dabei erfolgt ein ständiger Abgleich von Soll- und Ist-Zustand des Patienten und bei Bedarf eine behutsame Korrektur. Doch all dies kann sich rasch ändern: Zum Charakter des anästhesiologischen Arbeitsplatzes gehört auch die Tatsache, dass ein Zustand völliger Normalität sich schnell zu einer für den Patienten lebensbedrohlichen Situation entwickeln kann. Eben noch gelassener Beobachter, wird der Anästhesist nun zum Notfallmanager und Teamführer: Eine Veränderung muss erkannt, die Situation beurteilt, Handlungsoptionen festgelegt und eine Entscheidung getroffen werden. Alle Anwesenden müssen in die Behandlung des Notfalls eingebunden und alle verfügbaren Ressourcen sinnvoll eingesetzt werden. Für viele Anästhesisten ist es gerade dieser ganz eigene Rhythmus, dieser Wechsel von „Stunden der Langeweile" hin zu den „Schrecksekunden" und den sich daraus ergebenden Anforderungen, die für sie bis heute den Reiz des Faches Anästhesiologie ausmachen. Dabei ist es keinesfalls der Reiz des Risikos, der den Anästhesisten fasziniert. Ihm ist bewusst, dass die Einleitung einer Narkose ein erhebliches Potenzial der Patientenschädigung in sich trägt, ohne selbst therapeutischen Nutzen zu haben. Momente der Unachtsamkeit oder nicht erfolgreich bewältigte Zwischenfälle können einen hohen Preis haben: Der Patienten kann Schaden nehmen oder sein Leben verlieren. Nicht wenige Anästhesisten stellen daher in ihrer täglichen Arbeit an sich den Anspruch, irrtumsfrei entscheiden und fehlerlos handeln zu müssen.

Umso erstaunlicher scheint es im Rückblick, dass sich trotz dieses hohen Preises, den Patienten für „ärztliche Fehler" zu zahlen haben, bis vor gut 20 Jahren nur wenige Menschen in der Medizin systematisch mit menschlichen Fehlern und der Entstehung und Prävention von Zwischenfällen beschäftigten. Zwar gab es bereits früh ein Interesse an den Ursachen der perioperativen Mortalität (Beecher u. Todd 1954), jedoch wurden in den folgenden Jahrzehnten Fehlhandlungen nicht auf ihre Ursachen hin untersucht. Kamen Patienten aufgrund eines „Behandlungsfehlers" zu Schaden, wurde dieser in einer vereinfachenden Sichtweise demjenigen zur Last gelegt, der als Letztes mit dem Patienten zu tun hatte. Von dieser Sichtweise hatten sich viele Hochrisikotechnologien, wie die Luft- und Raumfahrt, die Atom- oder die petrochemische Industrie, verabschiedet, weil ihre Aufarbeitung von schweren Unfällen sie zu ganz anderen Schlüssen hatte kommen lassen: Für jeden einzelnen Zwischenfall ließ sich nachweisen, dass nicht alleine der zuletzt handelnde Mensch, sondern erst das Zusammenspiel von vielen fehlerbegünstigenden Bedingungen mit den Handlungen von Menschen hinreichende Bedingung für das Zustandekommen gewesen war. Die Erkenntnisse führten zu einem grundlegenden Umdenken bezüglich der Entstehung und des adäquaten Umgangs mit Fehlern und zu konstruktiven Ansätzen für organisationale Änderungen und einer Neustrukturierung der Ausbildung. Erst mit fast 2 Jahrzehnten Verspätung wurden die Erkenntnisse aus diesen Hochrisikotechnologien auf die Medizin übertragen. Neben der geschilderten Vielschichtigkeit einer Zwischenfallentstehung war eine weitere zentrale Erkenntnis die Tatsache, dass die Wahrscheinlichkeit für das Auftreten eines Zwischenfalls oder Unfalls niemals 0 sein wird (Perrow 1999). Insofern ist auch ein etwaiger „0-Fehler"-Anspruch des Anästhesisten mit der Realität menschlichen Handelns im soziotechnischen System „operative Medizin" nicht vereinbar. Bei allen Sicherheitsbestrebungen und äußersten Bemühungen um die Patientensicherheit wird immer eine Restwahrscheinlichkeit bleiben, dass in einem Moment der Unachtsamkeit eine

Fehlhandlung begangen wird oder ein plötzlicher Geräteausfall eintritt.

Das vorliegende Kapitel will einen knappen Überblick über Faktoren geben, die an anästhesiologischen Arbeitsplätzen das Auftreten und die Bewältigung von Zwischenfällen beeinflussen. Zunächst sollen einzelne „Bausteine", aus denen sich das komplexe Gesamtbild „anästhesiologischer Arbeitsplatz" zusammensetzt, und deren Wechselwirkungen näher betrachtet werden. Die auch als Komplexität bezeichneten besonderen Eigenschaften des anästhesiologischen Arbeitsplatzes werden kurz beleuchtet, ebenso wie die sich daraus ergebenden Anforderungen an das ärztliche Handeln. Die Vorgänge, die sich in und zwischen Menschen abspielen, wenn sie wahrnehmen, urteilen, entscheiden und im Team arbeiten, sind bereits an anderer Stelle ausführlich beschrieben worden (St.Pierre et al. 2005). Eine kurze Übersicht über Fehler und deren Ursachen wird von einer Darstellung häufiger Komplikationen und Zwischenfälle in der Anästhesie gefolgt. Der letzte Abschnitt schildert einige Ansätze, mit denen die Patientensicherheit in der Anästhesie erhöht werden kann.

1.1 SHELL-Modell

Es gibt eine Reihe von systematischen Darstellungen derjenigen Faktoren, die menschliches Verhalten an technologischen Arbeitsplätzen maßgeblich bestimmen. Eines der ersten Modelle, welches in seiner Einfachheit für den Zweck dieser Übersicht genügen soll, war das von Edwards für die zivile Luftfahrt entwickelte und später von Hawkins um einen Faktor erweiterte SHELL-Modell (Abb. 1.1; Edwards 1972 und Hawkins 1987).

Dieses Modell sollte im Rahmen der Aufarbeitung von Zwischenfällen den Untersuchern eine anschauliche Vorstellung davon geben, welche Systembestandteile und Schnittstellen möglicherweise an der Entstehung des Zwischenfalls beteiligt gewesen waren. Dabei sollten mit dem Akronym SHELL die 5 wesentlichen Einflussgrößen beschrieben werden: „*Software*", „*Hardware*", „*Environment*" und die agierenden Menschen (in Form je 1 zentralen und peripheren „*Liveware*"; Tabelle 1.1 und Tabelle 1.2).

Ursprünglich handelte es sich bei SHELL um ein statisches Modell, das lediglich die Einzelkomponenten, nicht jedoch die Prozesse beschrieb, die auf diese Komponenten einwirkten oder die von

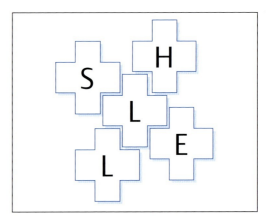

Abb. 1.1 Das SHELL-Modell nach Edwards und Hawkings. Die 5 Faktoren des SHELL-Modells (s. Tabelle 1.1 und Tabelle 1.2) werden üblicherweise grafisch dargestellt, um nicht nur die Einzelkomponenten, sondern auch deren Relation zueinander zu veranschaulichen. In seiner modifizierten Version zeigt die Form der einzelnen Bausteine an, dass für eine gute Performance in technologischer Umgebung die Übereinstimmung an den Schnittstellen genauso wichtig ist wie die Charakteristik der Blöcke selbst.
S „Software": explizite und implizite Handlungsanweisungen
H „Hardware": zur Verfügung stehende Werkzeuge, Maschinen, Geräte und Fahrzeuge
E „Environment": Arbeitsumgebung
L „Liveware" (zentral und peripher): der Mensch mit seinen biopsychosozialen Voraussetzungen und Interaktionen

den Komponenten selbst ausgelöst wurden. Rasch verbreitete sich das SHELL-Modell in einer modifizierten Form als allgemeine Verstehenshilfe für die Komponenten und Interaktionen in soziotechnischen Systemen.

Im Zentrum des SHELL-Modells steht der Mensch („*Liveware*"), dessen Verhalten durch seine Persönlichkeit, seine Einstellungen und seine psychische und physische Tagesform, gewissermaßen durch seine biopsychosoziale Grundausstattung, geprägt wird. Diese Grundausstattung gibt die Grenzen vor, innerhalb derer ein Mensch sicher entscheiden und handeln kann. Über diese Grenzen der Leistungsfähigkeit und der Belastbarkeit von Menschen ist vieles bekannt. Um daher den Beitrag der handelnden Person zur Entstehung von Fehlern wirkungsvoll zu bekämpfen, sollten alle übrigen Komponenten des Systems so angepasst werden, dass sie den Menschen in seiner Arbeit maximal unterstützen und seine Überlastung verhindern. Neben persönlichkeitsspezifischen Faktoren, wie Motiva-

Tabelle 1.1 Das Akronym „SHELL" und die Bedeutung der einzelnen Faktoren (nach Hawkins 1987).

S	Software	„nicht physikalischer" Systemanteil: abteilungsinterne Standards, Prozeduren, Checklisten, „ungeschriebene Gesetze"
H	Hardware	„physikalischer" Systemanteil: Equipment, Gebäude, Fahrzeuge
E	Environment	physikalische Umgebungsbedingungen, aber auch politische und ökonomische Rahmenbedingungen
L	Liveware (zentral)	biopsychosoziale Voraussetzungen, Denken, Absichten, Gefühle
L	Liveware (peripher)	Interaktionen mit anderen Menschen, von Kollegen über Vorgesetzte bis hin zum Management

tion und persönliche Einstellungen, bestimmen explizite und implizite Handlungsanweisungen (Regeln, Vorschriften, Standard operating Procedures usw.; „*Software*") das Tun. Diese geben vor, welches Verhalten in welchem Kontext angemessen oder erwünscht ist und welches nicht. Des Weiteren stellen alle verfügbaren Informationen und die Art und Weise, wie diese vermittelt werden (Ergonomie), Bestandteile der Software dar. Die Arbeitsumgebung („*Environment*") und die zur Verfügung stehenden Werkzeuge, Maschinen, Geräte und Fahrzeuge („*Hardware*") definieren physikalisch die Handlungsmöglichkeiten von Menschen. Ihr Vorhandensein oder ihr Fehlen entscheiden darüber, welche geplanten Handlungen realisiert werden können und welche nicht. Da Menschen in soziotechnischen Systemen in den seltensten Fällen alleine arbeiten, enthält das SHELL-Modell auch eine Teamdimension: Die Interaktion mit Kollegen und mit Vorgesetzten bis hin zur Führungsebene der Organisation („*Liveware*") nehmen ebenfalls Einfluss auf das Handeln der zentralen Person. Dieser Bereich ist fehleranfällig in Bezug auf ungenügende Kommunikation, Teamarbeit und Führungsverhalten. Darüber hinaus können Entscheidungen aus der Führungsetage erhebliche Auswirkungen auf den Handlungsspielraum haben.

Überträgt man dieses Modell auf den anästhesiologischen Arbeitsplatz und will man es zur Veranschaulichung von Zwischenfällen in der Anästhesie verwenden, so fällt auf, dass der Faktor „zentrale Liveware" in 2-facher Weise interpretiert werden kann: Zum einen kann darunter *der behandelnde Anästhesist* verstanden werden. In diesem Fall liegt der Schwerpunkt der Betrachtungsweise auf den Schnittstellen des handelnden Individuums mit den Einflussfaktoren seines Arbeitsplatzes und mit seinen Kollegen. Anders als in dem ursprünglichen Modell kann für die Entstehung von Zwischenfällen aber auch *der Patient* als Systemmittelpunkt gesehen werden. Auch er hat, wenngleich in einer passiven Rolle, vielfältige Schnittstellen mit den ihn behandelnden Menschen, der zum Einsatz kommenden Hardware, der Umgebung des Operationssaals und mit den verschiedensten „nicht physikalischen" Systemanteilen. Darüber hinaus bestimmen ökonomische Rahmenbedingungen und die aktuelle Gesundheitspolitik ganz entscheidend die Möglichkeiten und Grenzen der Patientenversorgung.

Tabelle 1.2 Das Akronym „SHELL" und seine Übertragung auf die operative Medizin. Die Rolle der zentralen Liveware kann sowohl durch den Anästhesisten als auch durch den Patienten eingenommen werden.

S	Software	„nicht physikalischer" Systemanteil: abteilungsinterne Standards, Prozeduren, Checklisten, „ungeschriebene Gesetze"
H	Hardware	Narkosearbeitsplatz, Notfallausrüstung, Labor, Blutbank
E	Environment	räumliche Gegebenheiten der Operationsabteilung, Geräuschpegel, politische und ökonomische Rahmenbedingungen
L	Liveware (zentral)	biopsychosoziale Voraussetzungen des Anästhesisten oder auch Gesundheitszustand des Patienten
L	Liveware (peripher)	Interaktionen mit anderen Menschen, von Kollegen über Vorgesetzte bis hin zum Management

1.1.1 Anästhesist

Die Person des Anästhesisten ist zweifelsohne die entscheidende Größe des anästhesiologischen Arbeitsplatzes.

> **Merke** Menschliches Verhalten trägt in ganz entscheidender Weise – zum Guten wie zum Schlechten – zur Patientensicherheit bei.

Weil überdauernde Persönlichkeitszüge im Rahmen einer Ausbildung schwer zu verändern sind, sie zugleich aber eine signifikante Determinante des Verhaltens am Arbeitsplatz darstellen, hat man in vergleichbaren Hochrisikobranchen schon vor Längerem begonnen, bereits bei den Einstellungsgesprächen eine Vorauswahl der Kandidaten anhand von psychometrischen Kriterien zu treffen. Erste Versuche, diesen Ansatz auch für die Anästhesie fruchtbar zu machen, lassen sich bis zum Anfang der 80er-Jahre des vergangenen Jahrhunderts zurückverfolgen: Anhand von validierten psychometrischen Tests wurden die Persönlichkeitszüge von Anästhesisten untersucht und mit denen der Allgemeinbevölkerung verglichen (Reeve 1980). Das repräsentative Bild des Anästhesisten ergab dabei eine Person, die gerne unabhängig arbeiten und eigene Entscheidungen treffen möchte und die gleichzeitig bestrebt ist, hohe Standards an Qualität und Sicherheit einzuhalten. Ruhe, Gewissenhaftigkeit, Verlässlichkeit und Stabilität, aber auch das Bestreben, rasch Ergebnisse des eigenen Handelns zu sehen, gehörten ebenfalls zu dieser Beschreibung. Erhob man bei Anästhesisten zu Beginn ihrer Weiterbildung ein Persönlichkeitsprofil und korrelierte den Eingangsbefund mit der weiteren klinischen Entwicklung der Kandidaten, so fanden sich 5 Faktoren, deren Vorhandensein signifikant häufiger bei „guten Anästhesisten" zu finden waren (Tabelle 1.3; Gough et al. 1991 und Reeve et al. 1993). Hierbei wurden Aspekte des akademischen, klinischen und kollegialen Verhaltens als Beurteilungskriterien für den „guten Anästhesisten" herangezogen.

Waren diese Faktoren hingegen nicht oder nur schwach ausgeprägt, war die Wahrscheinlichkeit hoch, dass die Weiterbildung von den Betreffenden abgebrochen oder die klinische Tätigkeit von Vorgesetzten als „ungenügend" beurteilt wurde. Diese Ergebnisse spiegeln jedoch lediglich das professionelle Verhalten im Alltag wider; ein Versuch, diese Persönlichkeitsfaktoren mit dem Verhalten in Notfallsituationen zu korrelieren, erfolgte bislang nicht. Obwohl der prädiktive Wert dieser longitudinalen Untersuchungen auch bestritten wurde (Bruce et al. 1983), ist der Ansatz, Anästhesisten zu Beginn ihrer Weiterbildung anhand von Persönlichkeitsmerkmalen auszuwählen, in jüngerer Zeit wieder aufgegriffen und in einer Reihe von Studien evaluiert worden (Kluger et al. 1999a u. b, Kluger et al. 2002).

Neben den schwer veränderbaren Persönlichkeitszügen gibt es auch Einstellungen zu Sicherheit und Risiko, die durch Reflexion und bewusste Entscheidung korrigierbar sind. Diese „riskanten Haltungen" (Jensen 1995) entspringen sehr persönlichen Motiven und tragen dazu bei, dass nicht die Sicherheit des Patienten, sondern eine private Logik oberste Priorität für das Handeln bekommt.

> **Merke** Riskante Haltungen verhindern ab einer gewissen Ausprägung, dass zuverlässig gute Entscheidungen für den Patienten getroffen werden können.

Tabelle 1.3 Psychometrisch erfassbare Eigenschaften, die bei „guten Anästhesisten" signifikant häufiger zu finden sind als bei „weniger guten". Als Kriterium für „gut" wurden Aspekte des akademischen, klinischen und kollegialen Verhaltens herangezogen. Die Bestimmung erfolgte anhand des Cattell-16PFQ-Tests, eines validierten Fragebogens zur Persönlichkeit (nach Reeve et al. 1993).

Catell-16PFQ-Test	Primäre Faktoren	Sekundäre Faktoren
A	warmherzig	ruhig und besonnen
B	intelligent	niedrige Grundangst
C	emotional stabil, realitätsnah	Führungsverhalten
H	selbstbewusst	geistig gesund
Q3	kontrollierte Vorgehensweise, selbstdiszipliniert	emotionale Intelligenz

Diese gefährlichen Einstellungen können dabei sehr verschiedene Formen annehmen:
- *Macho-Haltung:* Beifallsträchtige Taten sollen dem Betreffenden die Aufmerksamkeit und Bewunderung anderer verschaffen. Das zugrunde liegende Motiv ist die Stärkung des eigenen Kompetenzgefühls durch Bestätigung von außen. Wer aber immer zeigen muss, wie gut er ist, geht unnötige Risiken ein.
- *Antiautoritäre Haltung:* Diese Haltung geht mit Schwierigkeiten einher zu akzeptieren, dass das eigene Handeln von den Vorgaben Dritter bestimmt wird. Das Befolgen von Vorschriften und „*Standard operating Procedures*" (SOP) würde dem Betreffenden das Gefühl vermitteln, von außen kontrolliert zu werden. Das Handeln wird weniger von der Überlegung bestimmt, das Richtige zu tun, als vielmehr davon, Recht zu behalten. Infolgedessen werden sicherheitsrelevante Bedenken oftmals ignoriert.
- *Impulsivität:* Wer Impulsivität an den Tag legt, handelt vorschnell, ohne die Situation zu analysieren. Alternativen werden nicht in Betracht gezogen; stattdessen wird die unangenehme Spannung, die Warten und Nachdenken angesichts einer bedrohlichen Situation mit sich bringen, im sofortigen Handeln aufgelöst. Impulsive Menschen leben nach dem Grundsatz, dass „schnell etwas zu tun" immer besser ist als erst einmal nichts zu tun und die Situation zu reflektieren.
- *Unverletzlichkeit:* Wer sich mangels negativer Erfahrung für unverletzlich hält, will dieses Bild durch alle künftigen Handlungen bestätigt wissen. Der Betreffende geht davon aus, dass nichts Gefährliches passieren kann; deshalb neigt er zu risikoträchtigem Handeln.
- *Resignierte Haltung:* Die betreffenden Menschen generieren bei Schwierigkeiten keine Handlungsoptionen, sondern geben stattdessen rasch auf. Sie empfinden sich als so inkompetent, dass sie jede kritische Situation als Bestätigung ihres Selbstbilds, ohnmächtig und ratlos zu sein, ansehen. Eine resignierte Haltung führt dazu, dass man die Lösung eines Problems nicht mehr in den eigenen Möglichkeiten, sondern ausschließlich in der Hilfe von außen sucht.
- *Nachlässigkeit:* Wer Nachlässigkeit an den Tag legt, zeigt keine Bereitschaft mehr, sich auf jeden Patienten neu einzustellen. Die Routine wird überbetont, was sich in oberflächlichem Arbeiten, fehlender Vorausplanung und inkonsequentem Handeln äußert.
- *Unterwürfigkeit:* Menschen, die zu übertriebener Unterwürfigkeit neigen, lassen sich von Hierarchien, Altersunterschieden, Gruppenzwang und dem Wunsch, es dem Patienten oder Vorgesetzten recht zu machen, leiten. Der Urteils- und Entscheidungsprozess wird dann von den Erwartungen der anderen und nicht mehr von den eigenen Überlegungen geleitet.

Derartige gefährliche Haltungen sind auch bei „ganz normalen" Ärzten zeitweise zu beobachten. Sie treten in aller Regel in Zusammenhang mit Stress oder Müdigkeit auf und haben keinen konstituierenden Charakter. Um den Einfluss solcher Hal-

Tabelle 1.4 Sicherheitsgefährdende Einstellungen und die dazugehörigen „Antidot-Gedanken".

Einstellung	Gedanke in Notfallsituationen	„Antidot-Gedanke"
Macho	Ich bin gut, ich kann alles.	Sich auf sein Glück zu verlassen, ist dumm.
antiautoritär	Niemand hat mir zu sagen, was ich tun soll.	Halte dich an die Regeln, sie sind grundsätzlich richtig.
impulsiv	Ich muss schnell irgendetwas tun, egal was.	Nicht so schnell! Erst denken, dann handeln.
unverletzlich	So etwas kann mir nicht passieren.	Alles kann auch mir passieren.
resigniert	Was soll's, ich kann ohnehin nichts mehr tun.	Ich kann etwas bewirken, ich bin nicht machtlos.
nachlässig	Kenne ich schon, habe ich alles schon gesehen und gemacht.	Jeder Patient verdient meine volle Aufmerksamkeit.
unterwürfig	Ich muss es allen anderen recht machen.	Entscheidend ist, *was* richtig ist, und nicht, *wer* etwas sagt.

Tabelle 1.5 Das Akronym „I'M SAFE" (= „Ich bin sicher"). Beurteilung der persönlichen Leistungsfähigkeit in Abhängigkeit von einzelnen Einflussgrößen.

		Einflussgröße	Frage
I	Illness	Krankheit	Fühle ich mich krank?
M	Medication	Medikamente	Nehme ich regelmäßig Medikamente ein?
S	Stress	Stress	Fühle ich mich unter Stress? Habe ich private oder berufliche Probleme?
A	Alcohol	Alkohol/Drogen	Habe ich in den vergangenen 24 h Alkohol getrunken? Nehme ich Drogen ein?
F	Fatigue	Müdigkeit/Erschöpfung	Habe ich ausreichend geschlafen? Fühle ich mich erschöpft?
E	Eating	Ernährung	Habe ich ausreichend gegessen? Verspüre ich postprandiale Müdigkeit?

tungen auf das eigene Handeln möglichst gering zu halten, sollten Anästhesisten diese grundlegenden Einstellungen bei sich erkennen und minimieren können. Dies kann anhand von „Antidot-Gedanken" geschehen (Tabelle 1.4), die man sich in einer entsprechenden Situation laut vorsagen kann. Problematisch ist dabei jedoch, dass diese riskanten Haltungen oftmals gerade bei denjenigen Menschen wahrzunehmen sind, die nicht zu kritischer Selbstreflexion neigen. Als Folge davon werden eigene Haltungen nicht selbstständig im Vorfeld, sondern erst aufgrund äußerer Anlässe im Nachhinein oder überhaupt nicht überdacht.

Neben der *psychischen Konstitution* hat auch die *physische Verfassung* des Arztes einen maßgeblichen Einfluss auf die Prävention und Bewältigung von Zwischenfällen. Aus diesem Grunde wäre es wünschenswert, wenn Anästhesisten sich selbst vor Arbeitsbeginn einem ähnlichen Test unterziehen würden, wie sie es mit der von ihnen verwendeten Hardware tun. Was in der Medizin eher sporadisch geschieht, findet in anderen Hochrisikobereichen regelmäßig statt: Die zivile Luftfahrt kennt eine Überprüfung der physischen Leistungsfähigkeit anhand des Akronyms „I'M SAFE" (Tabelle 1.5) vor jedem Flug. Schätzen sich Piloten anhand dieser Stichpunkte als eingeschränkt leistungsfähig ein (Krankheit, Schlafdefizit, private Probleme, die den Betroffenen gedanklich stark beschäftigen, usw.), so werden sie dazu angehalten, ihren Dienst nicht anzutreten (Heimreich u. Merrit 1998). Der Preis, aufgrund verminderter physischer Leistungsfähigkeit fehlerhaft zu entscheiden und zu handeln, ist bei dieser Hochrisikotechnologie zu hoch.

Dass es sich bei den unter „I'M SAFE" aufgeführten Punkten keineswegs um eine rein theoretische Auflistung, sondern um eine Darstellung anästhesierelevanter Faktoren handelt, ist in den vergangenen Jahren aufgrund der Ergebnisse verschiedener Arbeitsgruppen zunehmend akzeptiert worden. Patientensicherheit ist auch in der Anästhesiologie mit der uneingeschränkten physischen Leistungsfähigkeit des Arztes verbunden.

Für Anästhesisten ist es Teil ihres beruflichen Selbstverständnisses, dass sie in besonderer Weise geeignet sein müssen, mit *Stress* adäquat umgehen zu können: Sowohl die alltäglichen Arbeitsbedingungen mit der hohen Verantwortung für Menschenleben als auch die häufig auftretenden Zwischenfallsituationen mit ihrer Notwendigkeit, innerhalb kurzer Zeit angemessen reagieren zu müssen, tragen die klassischen Attribute von starkem Stress. Da Entscheidungssituationen in der Anästhesiologie zusätzlich noch andere Merkmale aufweisen, die das Stressniveau weiter anheben (s. Kap. 1.2.1, S. 14), scheint diese Fähigkeit der Stressbewältigung auch dringend notwendig. Wie alle Menschen bringen jedoch auch Anästhesisten ihren privaten und beruflichen chronischen Stress mit an den Arbeitsplatz, der sich in seiner Wirkung zu den akuten Stressoren hinzuaddiert. In der Summe können beide Faktoren bewirken, dass die persönliche Handlungsfähigkeit des Anästhesisten beeinträchtigt wird und es zu verschiedenen Formen der Überforderung kommt (Abb. 1.2).

Diese Überforderung führt zu einer eingeschränkten Informationsaufnahme und -verarbeitung, zu einer erschwerten Entscheidungsfindung und zu

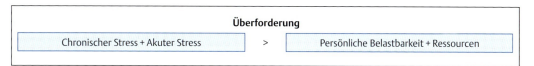

Abb. 1.2 Additive Wirkung von akutem und chronischem Stress. Eine Person ist dann überfordert, wenn ihre persönliche Belastbarkeit und die ihr zur Verfügung stehenden Ressourcen geringer sind als die Summe der Stressfaktoren (Quelle: St.Pierre et al. 2005; mit freundlicher Genehmigung von Springer Science and Business Media).

unbedachten und riskanten Entscheidungen. Da Stress in ganz erheblichem Maße die eigene Leistungsfähigkeit beeinträchtigen kann, wäre es wünschenswert, wenn Anästhesisten ein kritisches Gespür für eine stressbedingte Leistungsreduktion und für die Grenzen ihrer Belastbarkeit entwickeln würden. Trotz der hohen Verantwortung des Anästhesisten ist dieser selbstkritische und verantwortungsbewusste Umgang mit Stressoren keinesfalls selbstverständlich: In einer Umfrage unter britischen Anästhesisten gaben immerhin 40% der Befragten an, dass die Qualität ihre Arbeit weder durch Stress noch durch Müdigkeit beeinträchtigt wird (Flin et al. 2003). Die Gründe für die fehlende Wahrnehmung der eigenen Verletzbarkeit sind möglicherweise noch in einer ärztlichen Berufskultur zu suchen, deren Ethos geprägt ist vom Idealbild eines Menschen, den weder Stress noch Müdigkeit an der fehlerfreien Wahrnehmung seiner Aufgaben hindern können. Andere Berufgruppen mit vergleichbarer Verantwortung haben nicht zuletzt aufgrund intensiver Schulungsmaßnahmen ein realistischeres Bild von den Grenzen ihrer Leistungsfähigkeit entwickelt (Abb. 1.3).

Merke Eine stressbedingte Überforderung macht sich in einer eingeschränkten Informationsverarbeitung und in unbedachten und riskanten Entscheidungen bemerkbar.

Eine fehlerhafte Wahrnehmung von und ein unzureichender Umgang mit akutem und chronischem Stress kann jedoch nicht nur die Gesundheit des Patienten, sondern auch die des Anästhesisten gefährden: In England war die Rate an Frühpensionierungen aufgrund gesundheitlicher Probleme unter Anästhesisten am höchsten (McNamee et al. 1987). Wenig Evidenz gibt es hingegen für die gelegentlich zu lesende Behauptung, Anästhesisten hätten aufgrund ihres konstant hohen Stresslevels am Arbeitsplatz von allen Arztgruppen die höchste Suizidrate (Swanson et al. 2003).

Der *Alkohol- und Medikamentenmissbrauch* unter Anästhesisten und deren Einfluss auf die Gesundheit und die Leistungsfähigkeit war in den vergangenen Jahren wiederholt Gegenstand von Untersuchungen. Die Prävalenz dieser Erkrankung scheint dabei über die Jahre konstant geblieben zu sein (Weeks et al. 1993, Fry 2005) und wird mit 1-1,6 % angegeben. Während noch vor 20-30 Jahren die Alkoholabhängigkeit unter Anästhesisten führend war (Berry et al. 2000), ist diese, zumindest im angloamerikanischen Raum, durch den chronischen Missbrauch von Opioiden und Benzodiazepinen abgelöst worden. Fentanyl scheint dabei das am häufigsten missbrauchte Opioid zu sein (Booth et al. 2002). Da sich die Auswirkungen beispielsweise von Schlafmittelabusus auch auf die Arbeitszeit erstrecken können, ist bei den betroffenen Anäs-

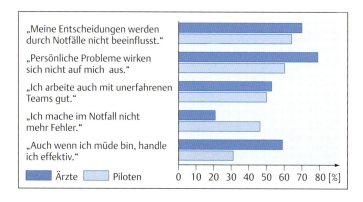

Abb. 1.3 Berufskultur und der Einfluss auf die Selbsteinschätzung. Im Vergleich zu Piloten neigen Ärzte dazu, den Einfluss von Müdigkeit und persönlichen Stressoren auf ihr Verhalten bei einem Zwischenfall als gering zu erachten (Quelle: Helmreich u. Merrit 1998).

thesisten von einer Beeinflussung ihres Urteilsvermögens und ihrer Handlungsfähigkeit bei Notfällen auszugehen.

Müdigkeit aufgrund von chronischem Schlafmangel ist typisch für die Beschäftigten des Gesundheitswesens. Insbesondere bei Klinikärzten führen Marathondienste und regelmäßige Nachtdienste zu einer nachhaltigen Störung des Schlafrhythmus. Die Folge ist ein ausgeprägtes Schlafdefizit. Müdigkeit führt zu einer Vielzahl von Beeinträchtigungen der physiologischen und kognitiven Leistungsfähigkeit, die alle die Fehleranfälligkeit erhöhen.

> **Merke** Chronischer Schlafmangel der Ärzte ist ein systemimmanentes Problem des Gesundheitswesens.

Die psychomotorischen Funktionseinbußen nach Schlafentzug wurden mit denjenigen nach Alkoholeinnahme verglichen: Nach 17 h Wachheit war die Leistungsfähigkeit in Funktionstests dem eines Probanden mit 0,5‰ Blutalkoholkonzentration vergleichbar. Nach 24 h ununterbrochener Wachheit korellierte die psychomotorische Leistungsfähigkeit mit einem Blutalkoholspiegel von 1‰ (Dawson u. Reid 1997). Eine Fülle von Untersuchungen hat sich mit den Auswirkungen von Nacht- und Bereitschaftsdiensten auf die Leistungsfähigkeit und Fehleranfälligkeit von Ärzten beschäftigt (Übersichten bei Samkoff und Jacques 1991 und Howard et al. 2002). Neuere Untersuchungen zur Leistungsfähigkeit von Anästhesisten nach Schlafentzug (Howard et al. 2003) konnten zeigen, dass Ermüdung mit einem Anstieg der Fehlerhäufigkeit verbunden ist. Eine eindeutige Korrelation zwischen Übermüdung und einer direkten Patientenschädigung konnte bisher nicht nachgewiesen werden, in einer Analyse von Zwischenfällen in der Anästhesie konnten jedoch 3% aller Zwischenfälle mit den Auswirkungen von Müdigkeit in Zusammenhang gebracht werden. Dieser negative Effekt zeigte sich dabei besonders zu Beginn einer neuen Aufgabe, in der Regel also während der Narkoseeinleitung (Morris u. Morris 2000). Die Relevanz von Übermüdung als Risikofaktor für die Patientensicherheit wird durch Umfragen unter Anästhesisten unterstrichen, bei denen mehr als 50% der Befragten sich an einen Handlungsfehler erinnern konnten, der aufgrund von zu großer Müdigkeit begangen wurde (Gravenstein et al. 1990, Gaba et al. 1994).

1.1.2 Patient

Betrachtet man das SHELL-Modell mit dem Patienten in der Funktion der zentralen Liveware, so werden damit nicht mehr die Interaktionen zwischen Mensch und Maschine in einem soziotechnischen System beschrieben, sondern die Behandlung eines kranken Menschen. Mit dem Patienten wird folglich eine Komponente in das System eingeführt, die per se bereits „fehleranfällig", weil krank, ist. Der gerne gesuchte Vergleich des anästhesiologischen mit anderen technologischen Arbeitsplätzen endet hier: Keine andere Hochrisikobranche arbeitet mit Komponenten, die a priori in einem vergleichbar defizitären Zustand wie unsere Patienten sind. Treten beispielsweise an Passagierflugzeugen technische Probleme auf, so geschieht dies in Systemen, die nach europäischem Standard regelmäßig gewartet und getestet wurden. So kennt die zivile Luftfahrt tägliche, wöchentliche und monatliche Checks (A-C-Check), einschließlich einer Generalüberholung nach 3 Jahren, in der das gesamte Flugzeug auseinander genommen und wieder zusammengebaut wird (D-Check). Bereits die Meldung über eine Fehlfunktion einer einzelnen Komponente führt zu einer weltweiten Überprüfung des identischen Bauteils in allen Flugzeugen der gleichen Baureihe. Dieses Höchstmaß an Sicherheit durch minutiöse Wartung kann es in der Medizin nicht geben. So hat sich im Gegenteil in den vergangenen 2 Jahrzehnten der Prozentsatz an Patienten mit einem reduzierten Gesundheitszustand in der operativen Medizin erhöht: Die Anzahl der Operationen hat sich in dem genannten Zeitraum mehr als verdoppelt, wobei der größte Zuwachs in der Gruppe der über 75-Jährigen zu verzeichnen war (Clergue et al. 1999). Da dieses Patientenkollektiv höhere ASA-Scores (Einteilung von Patienten in 6 Gruppen nach ihrem präoperativen physischen Zustand, gemäß einem System der American Society of Anesthesiologists [ASA]) aufweist, korreliert dieser Anstieg direkt mit der anästhesiebedingten Mortalität (Lagasse 2002).

> **Merke** Im Laufe der vergangenen 2 Jahrzehnte hat der Anteil an älteren und multimorbiden Patienten, die operiert werden müssen, stetig zugenommen.

Darüber hinaus wird das Risiko für unerwünschte Arzneimittelwirkungen durch die im Alter erhöhte Inzidenz von Nierenfunktionsstörungen (Cullen et al. 1997) und durch die zunehmende Polypharmazie erhöht (McMillan et al. 1986, Hanlon et al. 1997). Werden Patienten mit multiplen Vorerkrankungen und Medikamenten operiert, so wäre eine umfassende und genaue Dokumentation des aktuellen Gesundheitszustands wünschenswert. Dies scheint häufig nicht der Fall zu sein: Ein Vergleich der anästhesiologischen und chirurgischen Dokumentation über eingenommene Medikamente und relevante Erkrankungen ergab, dass 75 % der Medikamentenanamnesen keine Übereinstimmung zeigten, bei 40 % unterschiedliche Dosierungsangaben für die Dauermedikation existierten und bei jedem 4. Patienten eine abweichende Allergieanamnese dokumentiert worden war (Burda et al. 2005).

1.1.3 Team

Jede Patientenversorgung in der operativen Medizin ist Teamarbeit. Im Rahmen der Teamarbeit werden alle anfallenden Aufgaben arbeitsteilig von den beteiligten Berufsgruppen unter Nutzung der speziellen Fähigkeiten und Erfahrungen der Teammitglieder ausgeführt. Teamarbeit ist entscheidend dafür, dass klinisches Wissen oder Fähigkeiten in eine effiziente Behandlung überführt werden können.

Teams am anästhesiologischen Arbeitsplatz weisen folgende Eigenschaften auf:

- Sie bestehen aus *mindestens 2 konkreten Personen*. In der engeren Definition werden darunter der Anästhesist und eine zusätzliche Pflegekraft verstanden. Im weiteren Sinne müssen alle an der Patientenversorgung beteiligten Personen (Operateur, Lagerungspfleger, Springer, operationstechnische Assistenz usw.) dazu gerechnet werden.
- Sie haben eine *gemeinsame Aufgabe*, wobei die einzelnen Aufgabenbereiche für jede Berufsgruppe unterschiedlich sind. Eine große Motivheterogenität der beteiligten Gruppen kann eine gemeinsame Entscheidung über Ziele erschweren.
- Sie funktionieren nur, wenn die Teammitglieder *miteinander kommunizieren und interagieren*. Die Zusammenarbeit verschiedener Spezialisten und die Kommunikation miteinander sorgt für eine größere Patientensicherheit und verringert die Gefahr der Nichtberücksichtigung wichtiger Aspekte der Patientenversorgung.
- Sie bestehen aus 1 *Führungsperson* und mehreren gleichberechtigten Mitgliedern. Innerhalb der einzelnen Berufsgruppen (Anästhesie, operative Fächer) ist die Führungsstruktur hierarchisch definiert; im Rahmen der gemeinsamen Patientenversorgung sollten die Zuständigkeiten aufgrund Vereinbarungen der Fachgesellschaften festgelegt sein und im Zweifelsfall persönlich abgesprochen werden.
- Sie orientieren sich in ihrer Tätigkeit an *expliziten und impliziten Normen*. Diese bilden eine gemeinsame Grundlage für die Entscheidungsfindung.
- Sie sind in ihrer Zusammensetzung *zeitlich beschränkt* auf die Dauer der Operation. Die nächste Operation erfolgt möglicherweise in einer geänderten Besetzung von Assistenzpersonal und Ärzten.

Da Teamarbeit in der Medizin eine zentrale Rolle spielt, ist es nicht verwunderlich, dass gelingende Teamarbeit wesentlich zur Patientensicherheit beiträgt (Kaissi et al. 2003, Leonard et al. 2004). Hingegen steht mangelhafte Teamarbeit neben ungenügender Kommunikation und Überarbeitung ganz vorn auf der Liste derjenigen Faktoren, die zu Fehlern in der Behandlung führen (Barrett et al. 2001, Morey et al. 2002). Eine Analyse der Teambildung im Operationssaal zeigt deutliche Mängel in der alltäglichen Umsetzung auf: Wesentliche Merkmale guter Teamarbeit werden im täglichen Umgang miteinander vernachlässigt, weil ein Teamverständnis im eigentlichen Sinne des Wortes fehlt (Gfrörer et al. 2005). Dies ist umso erstaunlicher, da gerade Anästhesisten den Stellenwert von Teamarbeit in der operativen Medizin sehr hoch ansetzen (Flin et al. 2003) und sich explizit mehr Teamarbeit wünschen (Schaefer und Helmreich 1994). Möglicherweise sind es gerade die nicht immer spannungsfreien Interessen und die Tendenz, eine Abgrenzung des Fachgebiets nach außen als Entscheidungsgrundlage zu verwenden, die einer wirkungsvollen Teambildung und dem eigentlichen Teamziel „Patientensicherheit" entgegenwirken.

Merke Obwohl Teamarbeit ganz entscheidend zur Patientensicherheit beiträgt, werden wesentliche Merkmale der Teamarbeit in der täglichen Arbeit im Operationssaal vernachlässigt.

1.1.4 Medizingerätetechnik

In vielen Operationssälen fand sich bis vor kurzem noch ein uneinheitliches und nicht aufeinander abgestimmtes Gerätekonzept, da Einzelgeräte verschiedener Hersteller am jeweiligen Arbeitsplatz kombiniert wurden. Weil dadurch verschiedene Technologiegenerationen mit einer jeweils charakteristischen „Bedienerphilosophie" parallel zum Einsatz kamen, hatte dies arbeitsintensive Kontrollprozesse, Bedienungsfehler und gelegentlich eine Überforderung der Anwender zur Folge (Friesdorf 1993). Bedienungsprobleme kamen nicht selten dadurch zustande, dass auch für die Einzelgeräte kognitiv-ergonomische Kriterien bei der Geräteentwicklung nicht berücksichtigt wurden. Kontraintuitive Bedienungsoberflächen, unklare Fehleranzeigen (z.B. Error 22AE17) sowie ein unklarer Gerätestatus nach basalen Schaltvorgängen (Ein/Aus/Stand-by) waren die Folge (Friesdorf 1993). Mittlerweile sind Hersteller von Beatmungsgeräten und Anästhesiemonitoren dazu übergegangen, nach ergonomischen Gesichtspunkten gestaltete Komplettlösungen anzubieten (Abb. 1.4).

Zu den ergonomischen Problemen kamen oftmals auch mangelnde Kenntnisse des Anwenders und ein leichtfertiger Umgang mit den Geräten dazu: Noch vor 1 Jahrzehnt verwendete jeder 2. Anästhesist ein Equipment, in das er nicht ordnungsgemäß eingewiesen worden war (Weir u. Wilson 1991), und 30–40% der Anästhesisten nahmen Narkosegeräte ohne eine vorherige Funktionskontrolle in Betrieb (Mayor u. Eaton 1992, Clayton et al. 1993, Berge et al. 1994). Inwieweit die medikolegalen Bemühungen nach einer verpflichtenden und lückenlos durchgeführten Einweisung in Medizingeräte Früchte tragen, lässt sich zurzeit noch nicht abschließend beurteilen.

1.1.5 Anästhesiearbeitsplatz

Neuere Operationsräume werden unter ergonomischen Aspekten unter Einbeziehung anästhesierelevanter Gesichtspunkte geplant und gebaut. Räumliche Unzulänglichkeiten, die eine sichere Narkoseführung erschweren, finden sich vor allem bei unsteten Arbeitsplätzen (Kernspintomografie

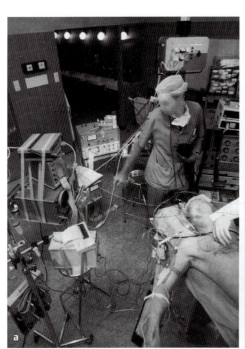
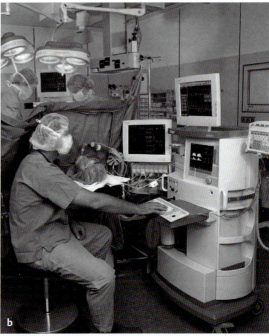

Abb. 1.**4a,b** Wandel im Gerätekonzept der Anästhesiologie. Während es vor 20 Jahren üblich war, Geräte der unterschiedlichsten Hersteller in teilweise abenteuerlichen Stapelkonstruktionen zur Überwachung des Patienten einzusetzen (**a**), so weisen heutige Narkosegeräte ein nach ergonomischen Gesichtspunkten gestaltetes integriertes Monitoring auf (**b**).

[NMR], Endoskopien usw.), die ursprünglich nicht für die Durchführung von Narkosen angelegt waren. Die gleichen Einschränkungen gelten auch für Bereiche der ambulanten Anästhesie, in denen die zu versorgenden Arbeitsplätze (z.B. Zahnarztpraxen) nicht für den operativen Betrieb konzipiert wurden. Aber auch bei neueren Narkosearbeitsplätzen ist es nicht ungewöhnlich, dass die räumliche Anordnung von Beatmungsschläuchen, Infusionsleitungen, zuführenden Druckschläuchen und Stromleitungen den ungehinderten Zugang zum Patienten erschweren. Dies kann in einem Notfall die Bewältigung der Situation deutlich beeinträchtigen. Aufgrund dieser „systemimmanenten Unordnung" haben Human-Factors-Experten der zivilen Luftfahrt den Operationssaal auch als „ergonomischen Albtraum" bezeichnet (Helmrich u. Merrit 1998).

Ein weiterer Umgebungsfaktor, der wiederholt auf seine beeinträchtigende Wirkung hin untersucht wurde, ist die Lärmbelästigung am Arbeitsplatz. Untersuchungen zur Lärmbelastung im Operationssaal ergaben durchschnittliche Geräuschpegel von 60–78 dB; Lärmspitzen in orthopädischen Operationssälen erreichten dabei regelmäßig Schalldrücke von bis zu 108 dB (Hodge u. Thompson 1990, Lewis et al. 1990). Ein entsprechend hoher Grundgeräuschpegel behindert nicht nur eine effektive Kommunikation, sondern kann darüber hinaus sowohl das Kurzzeitgedächtnis als auch die kognitive Leistungsfähigkeit beeinträchtigen (Murthy et al. 1995). Dies mag umso mehr gelten, wenn im Rahmen eines Zwischenfalls mit der damit verbundenen hektischen Betriebsamkeit sowohl die Arbeitsgeräusche als auch die gleichzeitig stattfindenden Gespräche zunehmen.

1.1.6 Wissen, Information und Handlungsanweisungen

Die „Software", die das Handeln des Anästhesisten bestimmt, besteht aus dem verfügbaren Wissen, aus aktuellen Informationen zum Zustand des Patienten und zum operativen Geschehen und aus definierten Handlungsabläufen. Während im angloamerikanischen Bereich in der Medizin für diese definierten Handlungsabläufe ausschließlich der Begriff „*Guidelines*" Verwendung findet, wird in Deutschland versucht, *Leitlinien* von *Richtlinien*, *Empfehlungen* und *Standards* abzugrenzen (Tabelle 1.6). Vereinfacht dargestellt kann man sagen: „Nach Richtlinien muss man sich richten, von Leitlinien sollte man sich leiten lassen und Empfehlungen kann man befolgen" (Selbmann 1996).

Ziel dieser Bemühungen ist es, die Behandlung von Patienten so weit wie möglich zu standardisieren. Standardisierung soll gewährleisten, dass bei wiederkehrenden Aufgaben und wechselnden Personen eine hohe Ähnlichkeit der Abläufe entsteht. Durch den Rückgriff auf vorgegebene Lösungen hat Standardisierung eine entlastende und qualitätssichernde Wirkung. Da sie aber auch als Einschränkung der ärztlichen Freiheit und als Formalisierung der Arbeit erlebt werden kann, ist die Akzeptanz in der operativen Medizin nicht uneingeschränkt gegeben.

Tabelle 1.6 Richtlinien, Leitlinien und Standard.

	Definition
Richtlinien	Regelungen des Handelns oder Unterlassens, die von einer rechtlich legitimierten Institution konsentiert, schriftlich fixiert und veröffentlicht wurden. Sie sind für den Rechtsraum dieser Institution verbindlich und ziehen bei Nichtbeachtung definierte Sanktionen nach sich.
Leitlinien	Systematisch entwickelte Hilfen für Ärzte zur Entscheidungsfindung in spezifischen Situationen. Sie beruhen auf aktuellen wissenschaftlichen Erkenntnissen und in der Praxis bewährten Verfahren und sorgen für mehr Sicherheit in der Medizin, sollen aber auch ökonomische Aspekte berücksichtigen. Die „Leitlinien" sind für Ärzte rechtlich nicht bindend und haben daher weder haftungsbegründende noch -befreiende Wirkung.
Standard	Stellt sowohl die „gute, verantwortungsbewusste ärztliche Übung" dar als auch das in der ärztlichen Wissenschaft Gesicherte. Er ist das Maß an Kenntnis, Können und Fertigkeiten, das von einem gewissenhaften, durchschnittlich befähigten Facharzt zum Zeitpunkt der Behandlung verlangt werden kann.

1.2 Anästhesiologie: Handeln in einer komplexen Arbeitswelt

1.2.1 Komplexität

Das SHELL-Modell ist eine *statische* Darstellung derjenigen Komponenten, die an der Entstehung eines Zwischenfalls beteiligt sein können. Das Modell erlaubt jedoch keine Aussagen über die *Wechselwirkung* zwischen den einzelnen Komponenten und über die zugrunde liegende *Dynamik* eines Ereignisses. Beide Größen nehmen jedoch ganz entscheidenden Einfluss auf die Entwicklung und Bewältigung eines Zwischenfalls. Obwohl Zwischenfälle gelegentlich dramatisch verlaufen können und scheinbar mit dem Alltag nicht zu vergleichen sind, stellen sie nur eine besondere Form von Entscheidungssituationen dar: Die klinische Routine wird durch ein Ereignis unterbrochen und muss durch menschliches Denken, Entscheiden und Handeln in seinem weiteren Verlauf beeinflusst werden. Solche Situationen, die wegen ihrer Weichenstellung zum Guten oder Schlechten auch *„kritische Situationen"* (Badke-Schaub 2002) heißen, können nach erfolgreicher Bewältigung wieder in Routinehandeln münden.

> **Merke** „Kritisch" sind Situationen, in denen eine Weichenstellung zum Guten oder Schlechten erfolgt. Menschliches Denken, Entscheiden und Handeln muss auf den weiteren Verlauf der Dinge Einfluss nehmen.

Kritische Situationen verlaufen jedoch nach anderen Gesetzmäßigkeiten als Entscheidungssituationen im Alltag. Ein ganzer Bereich der Psychologie und der Ingenieurswissenschaften hat sich daher mit den Besonderheiten von Problemlösen und Entscheiden in kritischen Situationen beschäftigt. Vier charakteristische Unterschiede zu alltäglichen Problemsituationen traten dabei zutage:

- *Eigendynamik:* Zwischenfallsituationen haben eine Eigendynamik. Diese bewirkt, dass Zwischenfälle zu unvorhergesehenen Zeitpunkten entstehen und sich in unbekannte Richtung weiterentwickeln. Die Natur des Problems kann sich im Laufe der Zeit ändern, sodass eine regelmäßige Überprüfung der Situation stattfinden muss: Stimmen die Grundannahmen noch oder hat sich etwas verändert? Die Eigendynamik setzt den Handelnden unter Zeitdruck und begrenzt damit die Zeit, die für die Informationssuche und das Nachdenken zur Verfügung steht.
- *Enge Vernetzung der Variablen:* Darüber hinaus sind viele Variablen eng miteinander vernetzt, sodass eine Störung oder ein Fehler mehrere Konsequenzen haben und weitere Störungen nach sich ziehen kann. Mitunter müssen mehrere Probleme gleichzeitig angegangen werden. Umgekehrt kann ein Symptom auch viele Ursachen haben, was eine genaue Diagnose erschwert.
- *Unsicherheit:* Über allem liegt das Problem der Unsicherheit, weil verfügbare Informationen mehrdeutig, unvollständig, fehlerhaft oder irrelevant sein können. Dies erschwert eine Einschätzung der Situation und eine Vorhersage, wie sich der momentane Zustand entwickeln wird.
- *Risiko:* Alles Handeln in Zwischenfällen beinhaltet zusätzlich ein Risiko; Entscheidungen haben unter Umständen einen hohen Preis. Risiko bedeutet, dass man bei seinen Überlegungen seltene, aber schwerwiegende Konsequenzen genauso ins Kalkül ziehen muss wie häufigere, aber weniger gravierende. Wenn zum Risiko Unsicherheit dazukommt, so müssen zunehmend Entscheidungen von vitaler Bedeutung unter unzureichenden Randbedingungen getroffen werden.

Situationen, die in unterschiedlicher Ausprägung diese Eigenschaften aufweisen, stellen besondere Anforderungen an das Problemlösen und Handeln der beteiligten Personen. Beides, sowohl die besonderen Eigenschaften der Situation als auch die Anforderungen an menschliches Handeln, wird in der Psychologie als die *Komplexität der Arbeitswelt* bezeichnet. Eine ausführliche Übersicht über relevante Merkmale der Komplexität gibt Tabelle 1.**7**.

Die wesentlichen Auswirkungen von Komplexität sind, dass eine rasche und vollständige Einschätzung eines Problems erschwert wird und die Wahrscheinlichkeit steigt, dass in der Diagnostik und in der Therapie eines Zwischenfalls Fehler begangen werden. Die Wahrnehmung der Komplexität einer Arbeitswelt ist nur zum Teil eine Eigenschaft des Systems, in dem man handelt: Es gibt in der Tat Probleme, die leichter zu lösen sind als andere. Daneben gilt jedoch auch, dass die Frage, ob und inwieweit eine Situation als komplex und undurchsichtig wahrgenommen wird, immer auch vom Wissen und der klinischen Erfahrung der handelnden Person abhängt (Woods 1988).

Tabelle 1.7 Merkmale der Komplexität.

Großer Umfang	Unüberschaubare Informationslage mit großen Datenmengen. Menschliches Denken wird stark in Anspruch genommen; man verliert leicht den Überblick.
Vernetztheit	Viele Elemente einer Situation hängen eng miteinander zusammen; die Veränderung einer Variablen beeinflusst andere Systemgrößen. Eine Situation wird dadurch schwer durchschaubar; Auswirkungen von Handlungen sind nicht direkt vorhersehbar.
Eigendynamik	Die Situation verändert sich ständig; man kann von Ereignissen überrascht werden oder den Anschluss an das Geschehen verlieren.
Zeitverzögerung	Die Auswirkungen von pathophysiologischen Veränderungen oder ärztlichen Handlungen machen sich nicht sofort bemerkbar. Treten sie ein, ist der Zusammenhang mit der Ursache oft nicht mehr ersichtlich.
Unwiderrufbarkeit	Es gibt unwiderrufliche Auswirkungen ärztlichen Handelns und irreversible pathophysiologische Veränderungen.
Undurchsichtigkeit/Unsicherheit	Der menschliche Körper reagiert relativ gleichförmig und unspezifisch auf eine Vielzahl von verschiedenen Ursachen. Mitunter ist es schwierig, klinische Symptome einer Ursache zuzuordnen.
Zeitdruck	Der Notfallcharakter bedingt, dass für Entscheidungen und Handlungen nur eine begrenzte Zeit zur Verfügung steht. Übertragung von Vorwissen und Handeln aus Gefühlen heraus ersetzt oftmals problembezogenes Informationsmanagement.
Risiko	Das Wissen um die Gefährdung eines Menschenlebens kann das Selbstwert- und Kompetenzgefühl des Anästhesisten bedrohen. Dies wird im Notfall zu einem entscheidenden Stressfaktor.
Viele Ziele	Viele Ziele in einer Notfallsituation sind miteinander unvereinbar. Wenn daher nicht alles gemacht werden kann, müssen Prioritäten festgelegt oder Kompromisse geschlossen werden.

Merke Komplexität erschwert die rasche und vollständige Einschätzung eines Problems und erhöht die Wahrscheinlichkeit für Fehler in der Diagnostik und Therapie.

Situationen, die einen jungen Assistenten an den Rand seiner Leistungsfähigkeit bringen, werden von einem erfahrenen Kliniker möglicherweise gar nicht mehr als Problem betrachtet. Aufgrund großer inhaltlicher Übereinstimmungen mit diesen Kriterien hat David Gaba, einer der Pioniere der Human-Factors-Forschung in der Anästhesie, bereits vor 2 Jahrzehnten darauf hingewiesen, dass der klinische Alltag des Anästhesisten mehr Ähnlichkeiten mit Arbeitsplätzen in vergleichbaren Hochrisikobranchen (zivile Luftfahrt, Brandbekämpfung, Atomkraftwerke) hat als mit der Tätigkeit anderer ärztlicher Fachrichtungen, mit Ausnahme von Notaufnahmen und Intensivstationen (Gaba 1989). Dass Menschen unter den Bedingungen der Komplexität in kritischen Situationen erfolgreich entscheiden und handeln, ist keineswegs die Regel. In der Human-Factors-Forschung wurde bei der Aufarbeitung von Unfällen und Zwischenfällen übereinstimmend festgestellt, dass in 70–80% aller Fälle „menschliches Versagen", also Fehler durch die zentrale Liveware, die entscheidende Rolle spielte (Reason 1997). Da der Preis für Fehlhandlungen gerade in industriellen und militärischen Hochrisikobereichen sehr hoch sein kann, galt das Hauptaugenmerk der Human-Factors-Forschung anfangs diesen Domänen und nicht der Medizin. Darüber hinaus war hier auch der Wunsch der Öffentlichkeit nach einer raschen medikolegalen Aufarbeitung und Feststellung des Schuldigen größer. Explosionen in der Chemieindustrie, die Freisetzung von radioaktivem Material oder der Tod von Hunderten von Passagieren bei Flugzeug-, Schiffs- oder Zugunglücken wurden von der Allgemeinbevölkerung im Vergleich zum perioperativen

Tod eines einzelnen Patienten als bedrohlicher erlebt. Erst im vergangenen Jahrzehnt wurde die Zusammenarbeit von Human-Factors-Experten und Medizinern intensiviert, um die Erkenntnisse der Human-Factors-Forschung für das Studium und die Prävention von Fehlern in der Medizin fruchtbar zu machen. Als Vorreiter bei der Implementierung von Human-Factors-Ergebnissen in die Medizin gilt das Fach Anästhesiologie, in dem bereits vor fast 30 Jahren anästhesiologische Zwischenfälle anhand von humanfaktoriellen Gesichtspunkten analysiert und Strategien zu deren Vorbeugung und erfolgreichen Behandlung entwickelt wurden (Cooper et al. 1978, Craig u. Wilson 1981, Newbower et al. 1981, Gaba et al. 1987).

1.2.2 Handeln

Eine wesentliche Erkenntnis der Human-Factors-Forschung war dabei, dass menschliches Handeln in Zwischenfallsituationen nicht gleichartig verläuft, sondern durch unterschiedliche „Kontrollmechanismen" beeinflusst wird. Welche Art von Handeln Menschen in einer kritischen Situation wählen, wird entscheidend von den Anforderungen geprägt, die diese Situation dem Handelnden auferlegt. Ausschlaggebend ist dabei, ob eine Situation dem Handelnden *vertraut* ist und er folglich auf bekannte Handlungsmuster zurückgreifen kann, oder ob eine Situation *gänzlich neu* ist und er damit sowohl das Problem erst definieren als auch Lösungen aus dem vorhandenen Wissen erst neu entwickeln muss. Jede dieser Situationen setzt andere Fähigkeiten für ein erfolgreiches Handeln voraus. Aus dieser Erkenntnis ergeben sich unmittelbare Auswirkungen auf die Frage, welche Fähigkeiten im Rahmen der Ausbildung vermittelt werden müssen, um die Kompetenz von Anästhesisten in kritischen Situationen zu stärken.

> **Merke** Entscheidend für das Handeln in kritischen Situationen ist die Frage, ob eine Situation vertraut ist und so auf bekannte Handlungsmuster zurückgegriffen werden kann, oder ob sie gänzlich unbekannt ist. In diesem Fall müssen sowohl das Problem als auch die Lösung erst definiert werden.

Die bekannteste Unterscheidung dieser unterschiedlichen Anforderungen geht auf den norwegischen Kognitionspsychologen Rasmussen zurück, der 3 aufeinander aufbauende kognitive Kontrollmechanismen des Handelns unterscheidet: „Fertigkeiten – Regeln – Wissen" (Rasmussen 1983).

■ Fertigkeiten

In kritischen Situationen sind manuelle Fertigkeiten wichtig, um einen Plan in die Tat umsetzen zu können. Wenn Fertigkeiten, wie z.B. die Intubation, das Legen peripher- und zentralvenöser Zugänge oder die Herzdruckmassage, oft trainiert wurden, laufen sie fast automatisiert ab. Die Notwendigkeit, diese Fertigkeiten in bestimmten Situationen anwenden zu müssen, ist vorhersehbar und kann eingeplant werden. Besitzt der Anästhesist diese Fähigkeiten, so wird von ihm vor allem erwartet, dass er die Maßnahmen sorgfältig ausführt und auf Abweichungen hin kontrolliert.

■ Regeln

Viele Probleme können dadurch gelöst werden, dass bestimmte angelernte Regeln darauf angewendet werden. Daher sind für viele Zwischenfälle in der Anästhesie Algorithmen offiziell festgelegt oder empfohlen worden. Ereignet sich ein bestimmter Zwischenfall, so muss der betreffende Arzt die Behandlung des Problems nicht von Grund auf neu entwickeln, sondern kann diese Handlungsanweisungen „abrufen" und ausführen. Diese Algorithmen beziehen sich auf Probleme, von denen man zwar weiß, dass sie prinzipiell auftreten können, nicht aber, wann und wo das der Fall sein wird. Die Anforderungen an den Anästhesisten liegen in der Kenntnis dieser Regeln. Die Schwierigkeit in diesen Zwischenfallsituationen liegt damit weniger in der Wahl der richtigen Handlung als vielmehr in der Beantwortung der Frage: „Ist dies eine Situation, auf die diese Regel zutrifft?"

■ Wissen

Daneben gibt es Zwischenfälle, auf die man in dieser Form nicht vorbereitet ist. Dies kann an fehlendem Wissen, mangelnder Erfahrung oder an der Seltenheit des Ereignisses liegen; viel öfter aber ist die Komplexität der Vorgänge der Grund. Durch das unvorhersehbare Aufeinandertreffen mehrerer Einflussfaktoren entsteht eine für den Patienten lebensbedrohliche Situation. Da auch mit aller Vorbereitung und allem Training solche Zwischenfälle nicht vorhersehbar sind, sind automatisierte Fertigkeiten oder festgelegte Algorithmen hier keine Hilfe. Stattdessen muss man das Problem lösen, was zeitraubendes intensives Nachdenken auf der Basis begrenzter Ressourcen erfordert. Da dieser Prozess unter Zeitdruck erfolgt, ist die Wahrscheinlichkeit hoch, dass es zu fehlerhaften Entscheidungen kommt. Will man diesen Problemlösungsprozess hingegen erfolgreich gestalten, so müssen eine ganze Reihe von Fehlerquellen bei der Wahrnehmung, Informationsverarbeitung, Zielbildung und beim Entscheiden berücksichtigt werden (St.Pierre et al. 2005). Diese besondere Form des Problemlösens unter den Randbedingungen der Unsicherheit und Komplexität kann und sollte regelmäßig geübt werden, um die Kompetenz in Notfallsituationen zu erhöhen. Dies ist beispielsweise im Rahmen eines Zwischenfalltrainings am Simulator möglich.

Die obigen Ausführungen sollten jedoch nicht zu der Annahme verleiten, dass man sich in Zwischenfällen ausschließlich der „Reinformen" der kognitiven Kontrollmechanismen bedient. Anstatt sich entweder für die eine oder die andere Handlungsform zu entscheiden, wechselt man während der Bewältigung von kritischen Situationen zwischen den verschiedenen Alternativen hin und her.

2 Entstehung von Zwischenfällen

Zwischenfälle wurden als eine besondere Form von Entscheidungssituationen dargestellt, in denen die klinische Routine durch ein Ereignis unterbrochen wird und die durch menschliches Denken, Entscheiden und Handeln bewältigt werden müssen. Ein Zwischenfall ist jedoch nicht immer mit einer menschlichen Fehlhandlung gleichzusetzen: Die Ursachen dafür können sowohl in der Pathophysiologie des Patienten als auch in einer Reihe von Verkettungen liegen, an deren Ende die auslösende ärztliche Handlung steht.

2.1 Fehler

2.1.1 Zwei Sichtweisen von Fehlern

Die Zurückhaltung, mit der noch vor etwas mehr als einem Jahrzehnt Erkenntnisse aus der Human-Factors-Forschung in die Medizin übernommen wurden, hatte nur zum Teil ihren Ursprung in mediko-legalen Befürchtungen. Viel schwerwiegender wog ein Fehlerverständnis, gemäß dem in unzulässig vereinfachender Weise Fehler mit einer falschen Handlung und diese wiederum mit mangelnder Eignung oder Motivation des Arztes gleichgesetzt wurden. Ein guter Arzt, so die Annahme, handelt immer gut; werden Fehler begangen, so lässt dies Rückschlüsse auf Nachlässigkeit und mangelhafte Kompetenz der handelnden Person zu. Fehler lassen sich dementsprechend bei entsprechender Qualifikation und Motivation grundsätzlich vermeiden. Tritt ein Fehler auf, so kann auf der Suche nach der Ursache immer eine zuletzt „am scharfen Ende" handelnde Person ausfindig gemacht werden, der das fehlerhafte Ergebnis zugeordnet werden kann. Diese *personenbezogene Perspektive* ermöglicht es, einer einzelnen beteiligten Person die Schuld zuzuweisen, während alle anderen von jeglichen Vorwürfen „reingewaschen" sind. Diese Sichtweise des *„Naming, Blaming and Shaming"* ist der in unserer Kultur und wohl auch in weiten Teilen der Medizin „normale" Umgang mit Fehlern und wird zum Teil auch juristisch gefordert.

Nimmt man hingegen eine *systemische Perspektive* ein, wird klar, dass selten *die eine* falsche Handlung zu einem falschen Ergebnis führt: Vielmehr sind einzelne Handlungen auf vielen Ebenen in der Organisation (dem „stumpfen Ende") zusammen mit dem abschließenden Handeln des Arztes Gründe dafür, dass Patienten zu Schaden kommen. Komplexe Zusammenhänge lassen aus Handlungen, die einzeln gar nicht falsch sind, in Kombination mit anderen Faktoren Fehler entstehen.

Die personenbezogene Perspektive muss als ein Versuch verstanden werden, die Komplexität der Fehlerentstehung dadurch zu reduzieren, dass man eine Symmetrie zwischen der Größenordnung einer auslösenden Ursache und der Schwere des Zwischenfalls postuliert: Weil die am „scharfen Ende" handelnde Person so schlecht war, kam ein schlechtes Ergebnis dabei heraus. Was die Human-Factors-Forschung hingegen normalerweise beobachtet, ist das zufällige und weitestgehend unvorhersehbare Zusammentreffen von vielen verschiedenen Kausalfaktoren. Keiner der Faktoren ist, für sich genommen, besonders bemerkenswert oder hinreichend, aber jeder ist notwendig, um das Endergebnis herbeizuführen.

Auf die Frage, warum sich in der Medizin bis heute der personenbezogene Ansatz zur Erklärung von Fehlern hält, lassen sich mehrere Gründe anführen (Reason 2005):
- Personen am „scharfen Ende" sind ganz offensichtlich Gegenstand des Interesses: Ihre Handlungen waren zeitlich und räumlich dem schlechten Ergebnis am nächsten.
- Menschen in westlichen Gesellschaften favorisieren seit der Aufklärung die Vorstellung eines freien Willens. Jedem Menschen wird unterstellt, dass er überall und jederzeit zwischen richtigen und fehlerhaften Handlungen wählen kann. Tatsächlich aber entschließt sich niemand dazu, einen Fehler zu begehen (s. Kap. 2.1.2, S. 19),

noch hat eine Person alle Umstände, die ihr Handeln beeinflussen, unter Kontrolle.
- Organisationale Wurzeln eines Zwischenfalls lassen sich nur sehr mühsam aufdecken. Es ist daher leichter, mit einer Recherche aufzuhören, sobald sich eine nicht lege artis ausgeführte Handlung nachweisen lässt, als den mühsameren Weg zu beschreiten, Fehler bis zu ihren organisationalen Ursachen zurückzuverfolgen. Darüber hinaus wird dem medikolegalen Aspekt der Aufarbeitung am besten dadurch Rechnung getragen, dass ein verantwortliches Individuum gefunden wird.
- Die Ursachensuche erfolgt, nachdem die Fehlhandlung begangen wurde. Das Wissen um das Ergebnis einer Handlung beeinflusst jedoch den Untersucher in seinem Urteil („*Hindsight Bias*", Cook u. Woods 2001). Menschen neigen dazu, die Probleme zu vereinfachen, denen sich die handelnde Person im Augenblick des Zwischenfalls gegenüber sah. Fehler lassen sich im Nachhinein leichter feststellen als im Moment ihres Entstehens.

Aus dem Gesagten wird ersichtlich, dass der in der Medizin für ärztliche Fehler verwendete Begriff „Behandlungsfehler" aufgrund seiner unzulässigen Einschränkung der Sichtweise in der Ursachenbeschreibung sehr problematisch ist.

2.1.2 Fehlerdefinitionen

Den Begriff des Fehlers kann man nur auf intentionale Handlungen anwenden: Eine Handlung wird mit einer Absicht durchgeführt und erreicht doch nicht das angestrebte Ziel. Das Ergebnis einer Fehlhandlung wird also niemals absichtsvoll herbeigeführt, im Gegensatz zu bewussten Regelverstößen.

Merke Definition eines Fehlers: Eine Handlung wird mit einer bestimmten Absicht durchgeführt, erreicht aber nicht das angestrebte Ziel.

Allen gängigen Klassifikationen von Fehlern im Sinne von falschen Handlungen ist gemeinsam, dass sie unterscheiden, ob *etwas falsch gemacht* wurde (Ausführungsfehler) oder *etwas Falsches gemacht* wurde (Planungsfehler). Die bekannteste Klassifikation stammt von James Reason, der Formen „unsicherer Handlungen" untersucht hat (Abb. 2.1; Reason 1990a). Bezüglich einer Fehlhandlung können somit 3 Fragen gestellt werden:
- Wurde der Fehler in der Planung oder in der Ausführung begangen?
- Beruhte die Fehlhandlung auf Absicht (wie beim Regelverstoß)?
- Wurde der Fehler von dem nahe am Patienten arbeitenden Menschen oder bereits vor längerer Zeit auf einer anderen Ebene der Organisation begangen?

■ Ausführung und Planung

Im Falle eines *Ausführungsfehlers* ist die geplante Handlung angemessen, entspricht in der Ausführung aber nicht der Planung. Je nach Ursache unterscheidet man:
- *Aufmerksamkeitsfehler („Slip")*: Dazu kann es besonders bei Routinehandlungen im gewohnten Umfeld kommen.

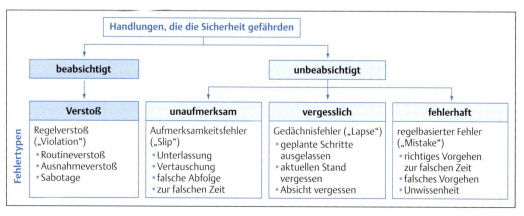

Abb. 2.1 Fehlerklassifikation (Quelle: Reason 1990a).

- *Gedächtnisfehler („Lapse"):* Hier ist eine Teilhandlung falsch im Gedächtnis abgespeichert und wird deshalb fehlerhaft ausgeführt oder sogar weggelassen.

Beim *Planungsfehler („Mistake")* verläuft die Handlung genau so, wie sie beabsichtigt war, jedoch ist der Plan nicht angemessen. Besteht die Handlungsanforderung in der Anwendung einer Regel (s. Kap. 1.2.2, S. 16), so kann entweder die „falsche" Regel angewendet, eine „gute" Regel falsch angewendet (beispielsweise, weil Kontraindikationen nicht beachtet wurden), oder eine „gute Regel" nicht angewendet werden. Ist zur Bewältigung einer kritischen Situation Problemlösen notwendig, so können Fehler entstehen, weil Wissen nicht vorhanden ist, etwas Falsches gewusst oder vorhandenes Wissen im falschen Kontext angewendet wird.

■ Regelverstöße

Die genannten Fehlerformen führen dazu, dass eine Absicht nicht in die Tat umgesetzt bzw. ein Ziel nicht erreicht werden kann. Der Handelnde selbst erkennt sie als Fehler. Anders ist das bei einem absichtlichen Abweichen von gängigen Verfahrensvorschriften, was als Regelverstoß *(„Violation")* bezeichnet wird. Wer gegen Sicherheitsregeln verstößt, tut dies zwar in vollem Bewusstsein der Tat, beabsichtigt dabei aber nicht, dem Patienten zu schaden. Vielmehr hat er gelernt, dass Sicherheitsregeln oft einen gewissen „Spielraum" lassen, sodass eine Übertretung nicht sofort Sanktionen nach sich zieht. Solche Regeln können also, seiner Erfahrung nach, ohne Risiko übertreten werden; im Gegenteil wird er für die Übertretung sogar noch belohnt, da sie ihm z.B. ein schnelles, einfaches Handeln ermöglicht oder seine Bequemlichkeit erhöht. Bald werden diese Regelübertretungen zur Gewohnheit *(Routineverstöße)* und damit zu einer festen Verhaltensweise dieser Person. Erst wenn ein Patient durch einen solchen Regelverstoß zu Schaden kommt, wird dieser als Fehler wahrgenommen. Personen mit bestimmten „riskanten Haltungen" (s. Kap. 1.1.1, S. 5ff) sind dabei in höherem Maße gefährdet, Regelverletzungen zu begehen.

> **Merke** Regelverstöße werden dadurch begünstigt, dass Übertretungen von Sicherheitsregeln keine unmittelbaren Sanktionen nach sich ziehen.

■ Aktive und latente Fehler

Die zur Prävention von Fehlern wohl wichtigste Differenzierung ist die, ob die handelnde Person den einen Zwischenfall auslösenden Fehler *aktiv* gemacht hat oder ob er *latent* im System verborgen war. Aktive und latente Fehler unterscheiden sich daher hinsichtlich der Urheberschaft des Fehlers und hinsichtlich der Frage, wie viel Zeit von der falschen Handlung bis zum falschen Ergebnis verstrichen ist.

Aktive Fehler

Aktive Fehler ereignen sich am „scharfen Ende" einer Organisation, also an der Schnittstelle zwischen Mensch und System, bzw. in diesem Fall an der Schnittstelle zwischen Arzt und Patienten. Sie haben *unmittelbare Konsequenzen,* da sie Zwischenfälle oder Unfälle direkt auslösen; weil aktive Fehler leicht zu erkennen sind, werden sie zum Gegenstand des öffentlichen Interesses und führen zur Bestrafung des Verursachers.

Latente Fehler

Latente Fehler sind sicherheitskritische Entscheidungen, die „am stumpfen Ende" der Organisation, weit entfernt von der Schnittstelle Arzt/Patient, getroffen werden, und zwar auf den verschiedensten Ebenen (Vorgesetzte, Verwaltung, Gerätehersteller, Pharmaindustrie usw.). Handelnde Personen sind hier Menschen, die mit den Patienten selber nichts zu tun haben. Latente Fehler sind jedoch nicht auf Fehlentscheidungen fernab vom Patienten begrenzt; sie können vielmehr in allen Faktoren des SHELL-Modells verborgen sein: widersprüchliche hausinterne Verfahrensweisen („S"), fehlerhafte Geräte und unzureichendes Monitoring („H"), unzureichende bauliche Gegebenheiten („E"), unzureichende Erfahrung oder Qualifikation des Arztes („L") und ein interdisziplinäres Klima, das die Teamarbeit („L") erschwert. Diese Faktoren haben selber möglicherweise *keine unmittelbaren Folgen,* weshalb *sie* so lange unbemerkt bleiben können, bis ein auslösender Faktor (z.B. ein aktiver Fehler) hinzukommt. Dann kann es passieren, dass die „Schutzbarrieren" des Systems durchbrochen werden. Erfasst man Zwischenfälle beispielsweise mit anonymen Fehlermeldesystemen und untersucht sie auf die zugrunde liegenden, sicherheitsgefähr-

Latente Fehler		Aktive Fehler		Outcome	
Probleme mit Equipment	12,7 %	wissensbasiert	35 %	keine Konsequenz	44,1 %
Unaufmerksamkeit	11,9 %	regelbasiert	33 %	geringe physiologische Veränderung	30,2 %
Hast	11,5 %	fertigkeitsbasiert	13 %	starke physiologische Veränderung	18,0 %
Unerfahrenheit	11,4 %	Slip/Lapse	10 %	Morbidität erhöht	6,3 %
Kommunikationsproblem	9,1 %	keine Fehlhandlung	9 %	Awareness	1,2 %
Probleme mit dem Monitor	5,8 %			Tod	1,5 %
ungeeignete Umgebung	3,9 %				
inadäquate Assistenz	3,3 %				
Müdigkeit	3,0 %				

Abb. 2.2 Häufigkeit und Art von latenten und aktiven Fehlern bei der Entstehung von Zwischenfällen. Die Daten beschreiben die Zwischenfälle bei den ersten 2000 Patienten der Australian Incident Monitoring Study (AIMS; Quelle: Runciman et al. 1993).

denden Faktoren, so lässt sich diese doppelte Urheberschaft durch latente und aktive Fehler fast immer nachweisen (Abb. 2.2).

2.1.3 Normalität von Fehlern

Da jedes soziotechnische System zu jedem beliebigen Zeitpunkt eine bestimmte Anzahl an latenten Fehlern in sich trägt, ist auch die Entstehung von Fehlern in der Medizin einerseits unvorhersehbar, andererseits aber auch unvermeidbar. Dies liegt in den strukturellen Merkmalen moderner Medizinorganisationen begründet, die aufgrund der Arbeitsteilung, der zahlreichen Hierarchieebenen und der ausgeprägten berufsständischen und disziplinären Gliederung sehr umfangreich, komplex und stark vernetzt sind.

Merke Da moderne Medizinorganisationen zu jedem beliebigen Zeitpunkt immer eine bestimmte Anzahl an latenten Fehlern in sich tragen, ist die Entstehung von Fehlern in der Medizin einerseits unvorhersehbar, andererseits aber auch unvermeidbar.

Neben der Komplexität (s. Kap. 1.2.1, S. 14) sind die strukturellen Merkmale der Koppelung und Interaktion typisch für derartige Organisationen (Perrow 1999).

■ **Koppelung**

Koppelungsstellen eines Systems sind die Verbindungen oder Übergänge zwischen den einzelnen Systemkomponenten. Dabei kann die Koppelung eng oder lose sein: Wirkt sich eine Veränderung in Systemkomponente A ohne größere zeitliche Verzögerung auf Systemkomponente B aus, spricht man von *enger Koppelung*. Sind dagegen viele Pufferungen zwischen den Systemkomponenten vorhanden, macht sich eine Störung in Systemkomponente A nur langsam oder gar nicht in Systemkomponente B bemerkbar – es liegt eine *lose Koppelung* vor. Es macht hierbei übrigens keinen Unterschied, ob die Systemkomponenten nun Entscheidungen oder Handlungen sind.

■ **Interaktion**

Für ein System mit komplexen Interaktionen sind zahlreiche positive und negative Rückkoppelungen und indirekte Verknüpfungen zwischen den Systemkomponenten typisch. Dies erschwert es, am „stumpfen Ende" getroffene Entscheidungen auf alle denkbaren Auswirkungen auf die Patientenversorgung hin zu überprüfen, denn selbst minimale Fehler können in einem so komplexen System unvorhergesehene und dramatische Fern- und Nebenwirkungen haben. Diese müssen keinesfalls sofort offensichtlich werden, sondern können als „Pathogene" (Reason 1990b) lange Zeit im System verborgen bleiben. Wegen dieser für ein eng gekoppeltes und komplex interagierendes System typischen, unberechenbaren und undurchschaubaren Nebenwirkungen spricht man in Bezug auf Organisationen auch von einer „Normalität des Fehlers" (Perrow 1999).

2.1.4 Verkettung von Fehlern

Erst die Kombination von latenten Fehlern mit dem aktiven Handeln einer Person führt zur Entstehung von Unfällen. Die bekannteste Darstellung, die das Aufeinandertreffen vieler Faktoren beschreibt, stammt von James Reason (Abb. 2.3; Reason 1990a).

Die Entstehung eines Unfalls stellt man sich dabei wie die Flugbahn eines Projektils vor, in der sich im Normalfall verschiedene Abwehrsysteme befinden, die das Projektil aufhalten. Haben diese Barrieren aber aufgrund von latenten Fehlern „Löcher" bekommen, so ist der seltene Fall denkbar, dass eine unsichere Handlung als lokaler Auslöser unter ungewöhnlichen Umständen mit vielen latenten Fehlern zusammentrifft: Das Projektil wird von keiner Barriere mehr aufgehalten und kann somit Schaden anrichten. Im systemischen Ansatz ist diese Vorstellung unter dem Begriff der „Fehlerkette" bekannt geworden: Aktive Fehler stehen immer am Ende und nicht am Anfang dieser Kette. Anästhesisten, die aktive Fehler begehen, sind nicht nur für sich selbst verantwortlich, sondern auch noch mit verschiedenen latenten Fehlern belastet, wie z.B. ungenügende Ausbildung, ein Probleme aufwerfender Dienstplan, ökonomische Ressourcenbegrenzung, „Produktionsdruck" im Operationssaal usw.

> **Merke** Es ist immer die Kombination von latenten Fehlern mit dem aktiven Handeln einer Person, die zur Entstehung von Zwischen- und Unfällen führt.

2.2 Zwischenfälle: „Incidents" und „Accidents"

Menschliche Fehlhandlungen, die zu einer Patientenschädigung führen, sind ein seltenes Ereignis: Sie stellen gewissermaßen nur die für jedermann sichtbare „Spitze des Eisbergs" dar (Abb. 2.4). Wesentlich häufiger führen Fehler zu „minimalen Ereignissen", bei denen eine Abweichung von der Norm beobachtet wird, ohne dass dabei Patienten geschädigt werden oder andere sichtbare Schäden entstehen. Dies ist beispielsweise der Fall, wenn die Fehlprogrammierung einer Infusionspumpe erkannt wird, bevor der Perfusor mit dem Patienten konnektiert wird. Entscheidend ist dabei, dass das Ereignis das Potenzial zur Patientenschädigung hat und damit sicherheitsrelevant ist: Unter anderen Umständen hätte sich das Ereignis zu einer kritischen Situation für den Patienten entwickeln können; lediglich „glückliche Umstände" verhinderten dies. Führen Fehler zu einer kritischen Situation, die von Menschen rechtzeitig erkannt und ohne Patientenschädigung bewältigt wird, so bezeichnet man dies als Zwischenfall („Incident") oder „Beinahe-Unfall". Zwischenfälle entstehen dadurch, dass das „Projektil" der Zwischenfallentstehung zwar mehrere Abwehrschichten durchbrechen kann, dann aber von einer funktionstüchtigen Barriere aufgehalten wird. Ein Zwischenfall ist somit als ein Ereignis im Arbeitsablauf definiert, das zu einem Schaden hätte führen können, aber nicht führte. Versagen alle Sicherheitsbarrieren einschließlich der Zwischenfallkompetenz des Anästhesisten und tritt ein Patientenschaden ein, so spricht man von einem Unfall („Accident") oder auch von einem schwerwiegenden Ereignis.

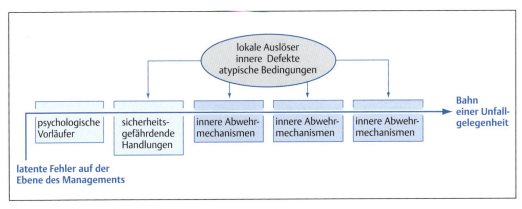

Abb. 2.3 Modell der Fehlerentstehung (Quelle: Reason 1990a).

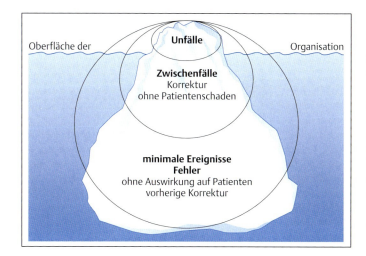

Abb. 2.4 Das „Eisbergprinzip" von minimalen Ereignissen, Zwischenfällen und Unfällen. Viel häufiger als Unfälle mit Patientenschädigung treten erfolgreich bewältigte Zwischenfälle und minimale Ereignisse ohne Personenbeteiligung auf. Aus ihnen lassen sich wertvolle Informationen bezüglich latenter Fehler eines Systems und der Effizienz von Sicherheitsbarrieren gewinnen (Quelle: St.Pierre et al. 2005; mit freundlicher Genehmigung von Springer Science and Business Media).

Auch wenn es im Rahmen eines minimalen Ereignisses oder eines Zwischenfalls zu keiner Patientenschädigung kommt, so ist doch die in dem Vorfall enthaltene Information von großem Wert: Das Auftreten eines minimalen Ereignisses oder die Evolution einer Situation zu einem Zwischenfall war nur deshalb möglich, weil einige der Sicherheitsbarrieren „Löcher" aufweisen. Sieht man sich diese Löcher genauer an, so erhält man kostenlose Lektionen über Schwachstellen im System und kann es im Hinblick auf die Patientensicherheit optimieren.

Merke Ein Zwischenfall ist als ein Ereignis im Arbeitsablauf definiert, das zu einem Schaden hätte führen können, aber nicht führte.

2.3 Häufigkeit von Zwischenfällen in der Anästhesie

Eine ganze Reihe von Zwischenfällen entsteht, ohne dass dabei eine Fehlhandlung des behandelnden Anästhesisten ursächlich beteiligt gewesen wäre. Diese Zwischenfälle haben ihren Ursprung in der Pathophysiologie des Patienten und manifestieren sich schicksalhaft im Rahmen der gerade durchgeführten Anästhesie. Zu dieser Kategorie von Zwischenfällen gehören beispielsweise die anaphylaktische Reaktion, Arrhythmien, die Lungenembolie, der perioperative Myokardinfarkt und die maligne Hyperthermie. Daneben gibt es weitere pathophysiologische Veränderungen, die eindeutig einer äußerlichen Ursache zuzuordnen sind, wie beispielsweise der Volumenmangelschock bei einem polytraumatisierten Patienten oder nach Ruptur eines Aortenaneurysmas. Diese Art von Zwischenfällen wird ausführlicher Gegenstand des 2. Buchabschnitts sein.

Wesentlich häufiger entstehen Zwischenfälle jedoch aus dem geschilderten Zusammenspiel von aktiven und latenten Fehlern aller beteiligten Personen. Im ungünstigsten Fall können die Folgen zum Schaden oder gar zum Tod des Patienten führen. Die Häufigkeit von Unfällen, also von Fehlern mit Patientenschädigung, wurde in einer großen retrospektiven Studie mit 0,4% angegeben (Fasting u. Gisvold 2002). Unfälle sind jedoch keine auf die Anästhesie begrenzte Erscheinung, sondern stellen vielmehr ein großes und globales Problem der gesamten Medizin dar. Die Grundlagen der Erforschung klinischer Fehler wurden in den 70er- und 80er-Jahren des vergangenen Jahrhunderts gelegt, als große epidemiologische Studien anhand retrospektiver Aufarbeitung von Patientenakten und die Analyse von Schadensersatzforderungen erschreckende Zahlen zur Morbidität und Mortalität von Behandlungsfehlern lieferten (Kohn et al. 1999). Während diese Zahlen für viele klinische Bereiche der Auslöser für eine erstmalige oder intensivere Beschäftigung mit Patientensicherheit war, hat das Fach Anästhesiologie unabhängig von diesen großen epidemiologischen Studien bereits vor 30 Jahren begonnen, Narkosezwischenfälle und Unfälle systematisch zu erfassen und auszuwerten (Cooper et al. 1978). Dies geschah vor allem mithilfe von modifizierten anonymen Fehlermeldesystemen („*Incident-Reporting-Systeme*", IRS; s. Kap. 3.2.2, S. 31f), die ursprünglich für die zivile und militärische Luftfahrt entwickelt worden waren (Flanagan 1954). Mit ihrer Hilfe konnten erstmals Zwischenfälle auf ihren ursächlichen Anteil an menschlichen Fehlern und an Geräteversagen hin untersucht werden. Da IRS aufgrund ihres freiwilligen Meldecharakters keine Aussage über die tatsächliche Häufigkeit von Ereignissen zulassen, wurden im Laufe der Jahre weitere methodische Wege beschritten, um diese Fragen zu beantworten. Das resultierende Bild von Häufigkeit, Verteilung und Ursachen bestimmter Zwischenfälle ist jedoch sehr heterogen geblieben; zu unterschiedlich sind Methodik, Definitionen, Untersuchungszeiträume und verwendetes Datenmaterial. Nur unter dieser Einschränkung können die folgenden Zahlen gesehen werden: Sie sollen dem Leser lediglich eine Vorstellung davon vermitteln, welche Zwischenfälle im Fach Anästhesiologie häufiger vorkommen als andere und auf welche Schwachstellen im System dies hinweisen könnte.

2.3.1 Menschlicher Faktor und technische Probleme

Alle Berichte haben jedoch eines gemeinsam: Sie unterstreichen die Rolle, die der „Faktor Mensch" bei der Entstehung und dem unzureichenden Management von Zwischenfällen spielt. Wie für andere Hochrisikotechnologien konnte auch für das Fach Anästhesiologie gezeigt werden, dass Zwischenfälle häufiger auf mangelhaftes Urteilen und Entscheiden, fehlerhaftes Management, ungenügende Kommunikation und Teamarbeit und auf Abweichungen von Standardprozeduren zurückzuführen waren („Human Factors") als auf genuin technische Defekte der eingesetzten Geräte. Die beobachtete Häufigkeit von bis zu 80% (Cooper et al. 1978, Newbower et al. 1981, Kumar et al. 1988) ist mit den Daten aus anderen Branchen vergleichbar (Helmreich 2000). Dieser Faktor Mensch machte sich dabei nicht nur bei dem Anästhesisten mit Patientenkontakt bemerkbar (aktiver Fehler); auch die Entscheidungen, mit denen Politiker, Verwaltungsdirektoren und andere Personen am „stumpfen Ende" den Arbeitsplatz operative Medizin technisch, strukturell und organisatorisch geplant haben, unterliegen den gleichen psychologischen Gesetzen wie diejenigen der Ärzte und Pflegekräfte in kritischen Situationen (latente Fehler).

> **Merke** In bis zu 80% der Fälle spielt der „Faktor Mensch" die entscheidende Rolle in der Entstehung von Zwischenfällen.

Sieht man sich die zeitliche Verteilung der kritischen Situationen an, so ereignen sich Zwischenfälle überwiegend während der Narkoseaufrechterhaltung; dieser Trend ist über die Jahrzehnte gleich geblieben (Abb. 2.5). Für die einzelnen Phasen der Narkose lassen sich jedoch unterschiedliche Fehlerschwerpunkte feststellen:

- *Vor Narkoseeinleitung:* Es überwiegen Probleme mit der medikamentösen Prämedikation, Patienten werden verwechselt, und bezüglich der Operationsplangestaltung gibt es Kommunikationsprobleme zwischen Anästhesie und Operateur mit der Konsequenz von verspätetem Operationsbeginn (Ludbrook et al. 1993).
- *Einleitung:* Während der Einleitung kann die Aufmerksamkeit des Anästhesisten so beansprucht sein, dass Veränderungen auf dem Monitor erst nach längerer Zeit bemerkt werden (Loeb 1994, Sanderson et al. 2005). In dieser Phase manifestieren sich die meisten Probleme beim Atemwegsmanagement.
- *Narkoseaufrechterhaltung:* Bedingt durch die Länge dieses Abschnitts und des stattfindenden operativen Eingriffs ereignen sich hier die meisten Zwischenfälle. Auch kommt es häufig zu Geräteproblemen (Webb et al. 1993, Fasting u. Gisvold 2002).
- *Ausleitung und Aufwachphase:* Medikamentöse Fehldosierungen machen sich in verlängerten Aufwachzeiten bemerkbar; nach Extubation kommt es zur Aspiration.

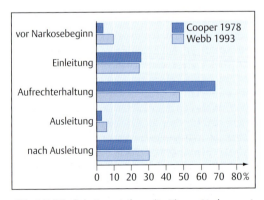

Abb. 2.5 Häufigkeitsverteilung (in %) von Narkosezwischenfällen im Hinblick auf die verschiedenen Phasen der Narkose. Die Daten wurden in einem zeitlichen Abstand von 15 Jahren erhoben und sind den Arbeiten von Cooper und Mitarbeitern (1978) und Webb und Mitarbeitern (1993) entnommen.

- *Interhospitaltransfer:* Die Verlegung von beatmeten Patienten aus dem Operationssaal in einen Aufwachraum oder auf eine Intensivstation kann eine deutliche Risikosteigerung für Patienten darstellen: in 15-30% der Verlegungen (Kanter et al. 1992, Beckmann et al. 2004) treten Zwischenfälle auf, die zu einer Gefährdung des Patienten führen können. Es überwiegen Probleme mit dem Endotrachealtubus und den i.v. Zugängen; häufig gibt es jedoch auch Probleme mit dem technischen Equipment (leere Batterien, defektes Monitoring und Perfusoren; Beckmann et al. 2004). Unter Umständen führen diese Zwischenfälle zu einem verlängerten Aufenthalt auf der Intensivstation (Duke u. Green 2001).

Die enge Verzahnung von aktiven und latenten Fehlern bei der Entstehung von Zwischenfällen soll exemplarisch an einem Bereich verdeutlicht werden, der sich über alle Phasen der Narkose erstreckt: der Gabe von Medikamenten.

2.3.2 Zwischenfälle durch Medikamente

Die Praxis der Anästhesie kann mit der Applikation von vielen hochpotenten Medikamenten zur Einleitung und Aufrechterhaltung einer Narkose gleichgesetzt werden. Ein nicht geringer Anteil von Zwischenfällen ist daher auf Nebenwirkungen oder auf die fehlerhafte Administration von Medikamenten zurückzuführen. Die Konsequenzen können dabei von kurzfristigen physiologischen Veränderungen bis hin zum Herzkreislaufstillstand mit Todesfolge reichen. Es werden substanzspezifische Nebenwirkungen und Fehlhandlungen bei der Applikation unterschieden (Abb. 2.**6**).

Bei den *Nebenwirkungen der Medikamentengabe* führen als Auslöser von Zwischenfällen die Überdosierung und die unerwünschten Arzneimittelwirkungen, in weitem Abstand gefolgt von der allergischen Reaktion (Webb et al. 1993). Die generelle Inzidenz von *Medikamentenverwechslung* liegt bei 1:800 (0,1%) bis 1:133 (0,75%) Narkosen (Fasting u. Gisvold 2000, Webster et al. 2001, Irita et al. 2004). Diese können sowohl als Fehler in der Durchführung (Verwechslung von aufgezogenen Spritzen/Verwechslung von Ampullen zum Aufziehen) oder als Planungsfehler (Gabe eines nicht indizierten Medikaments/Gabe des richtigen Medikaments in einer falschen Dosierung) in Erscheinung treten.

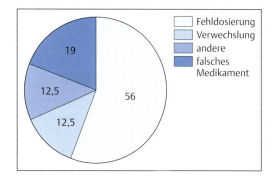

Abb. 2.**6** Häufigkeitsverteilung (in %) pharmakologisch bedingter Zwischenfälle während einer Anästhesie. Jeder 5. Zwischenfall war dadurch bedingt, dass ein falsches Medikament gegeben wurde (nach Angaben von Currie et al. 1993).

Insgesamt scheinen aufmerksamkeitsbedingte Fehler in der Ausführung (*„Slips"*) im Sinne eines Griffes zur falschen Spritze zu überwiegen. Hauptsächlich betroffen sind dabei Muskelrelaxanzien mit den Komplikationen einer verlängerten Beatmungsdauer oder dem Risiko für eine intraoperative Awareness (Currie et al. 1993, Fasting u. Gisvold 2002). Faktoren, die eine fehlerhafte Medikamentengabe begünstigen, sind eine nicht ordnungsgemäße Beschriftung der Spritzen, gleichfarbige Etiketten für verschiedene Substanzgruppen und ein unordentlicher Narkosearbeitsplatz, bei dem nicht die gleichen Spritzen jedes Mal am gleichen Platz liegen (Webster et al. 2001). Darüber hinaus sind viele Ampullen unterschiedlicher Wirkstoffgruppen äußerlich zum Verwechseln ähnlich und liegen im Narkosetisch unter Umständen räumlich eng beieinander, sodass nur eine aufmerksame Prüfung der Beschriftung eine Verwechslung verhindern kann. Diese Aufmerksamkeit ist jedoch gerade in kritischen Situationen von anderen Details des Geschehens gefangen.

Kommt bei einem Patienten zusätzlich zur Allgemeinanästhesie noch ein kontinuierliches Regionalanästhesieverfahren zum Einsatz, so erhöht sich das Risiko, dass die beiden Zugangswege verwechselt werden: Sowohl die versehentliche i.v. Gabe von peridural zu applizierenden Lokalanästhetika (Hew et al. 2003, Singh 2004) als auch die Fehlbestückungen von Periduralkathetern mit Medikamenten für die i.v. Gabe sind beschrieben worden (Fox et al. 1993, Runciman et al. 1993, Kasaba et al. 2000, Webster et al. 2001, Yentis u. Randall 2003).

3 Lösungsansätze

3.1 Faktoren des SHELL-Modells optimieren

Anhand der Darstellung des SHELL-Modells und der Systemeigenschaft „Komplexität" wurde deutlich, welche Systembestandteile, Schnittstellen und Interaktionen zwischen den einzelnen Systembestandteilen prinzipiell an der Entstehung eines Narkosezwischenfalls beteiligt sein können. Komplexität lässt sich nur in geringem Ausmaß reduzieren. Hingegen bietet das SHELL-Modell eine Reihe von konstruktiven Ansatzpunkten an, um den Arbeitsplatz „operative Medizin" sicherer zu gestalten. Dies hat dazu geführt, dass jede der 5 Einflussgrößen und auch die Problematik der Schnittstellen in den vergangenen Jahren im Hinblick auf eine Maximierung der Patientensicherheit hin untersucht wurde. Im Folgenden sollen in aller Kürze einige denkbare Ansätze der Prävention und verbesserten Bewältigung von Zwischenfällen dargestellt werden.

3.1.1 Liveware: auf vielen Ebenen ansetzen

Menschliches Versagen, eine Fehlhandlung der zentralen Liveware, und nicht der Ausfall von technischem Gerät stellt die größte Bedrohung für komplexe soziotechnische Systeme dar, zu denen die operative Medizin gehört. Dieses Versagen betrifft jedoch nicht nur den Arzt mit Patientenkontakt, der am „scharfen Ende" der Patientenversorgung handelt. Vielmehr ist dies ein Problem, das auf allen Ebenen einer Organisation auftritt, auch bei Menschen, die mit dem Patienten weder räumlich noch zeitlich direkt zu tun haben: Medizingerätehersteller, Pharmaindustrie, Vorgesetzte, Klinikverwaltung, Politiker und viele andere Menschen am „stumpfen Ende" einer Organisation bzw. des Gesundheitswesens. Ihre Entscheidungen bleiben dauerhaft in der Organisation oder den Rahmenbedingungen verankert, unter denen medizinische Versorgung zu erfolgen hat. Sie werden zwar in guter Absicht getroffen, aber nicht vollständig auf ihre Fern- und Nebenwirkungen in Bezug auf die Patientensicherheit hin analysiert. Dies geschieht nicht aus mangelnder Motivation, sondern weil Menschen sich nie alle Konstellationen vorstellen können, unter denen ihre Entscheidung negative Auswirkungen haben könnte. So schaffen nicht selten diese patientenfern getroffenen Entscheidungen erst die Bedingungen, die individuelle Fehler und Regelübertretungen am Arbeitsplatz begünstigen. Human-Factors-Probleme sind somit das Ergebnis einer Kette von Fehlern, in der die psychologischen Faktoren des handelnden Arztes (Unaufmerksamkeit, Vergessen, Stress usw.) die am wenigsten korrigierbaren Glieder sind. Strategien, die ausschließlich Ermahnungen und Sanktionen des handelnden Arztes zum Ziel haben, gehen am eigentlichen Problem vorbei. Um menschlichem Versagen wirkungsvoll begegnen zu können, ist vielmehr ein Ansatz notwendig, der auf vielen Ebenen gleichzeitig die Entstehung von kritischen Situationen reduzieren hilft und die Zwischenfallkompetenz des Anästhesisten stärkt. Diese systemtheoretische Erkenntnis, die im Laufe des vergangenen Jahrzehnts zunehmend Einzug in weite Bereiche der Anästhesiologie gehalten hat, ist dabei keinesfalls neu: Bereits vor über 20 Jahren resultierte aus der ersten Analyse von Zwischenfällen mit Patientenschaden die Forderung nach präventiven Strategien, die auf diesen vielen Ebenen der Zwischenfallentstehung gleichzeitig ansetzen sollten (Tabelle 3.1).

■ **Anästhesisten trainieren**

Die zentrale Liveware in Gestalt der *Person des Anästhesisten* stellt eine wichtige Größe bei der Entstehung und, wesentlich relevanter noch, die entscheidende Größe für die Prävention und die Bewältigung von Zwischenfällen dar. Um seiner Aufgabe gerecht zu werden, muss der Anästhesist

Tabelle 3.1 Potenzielle Strategien, mit deren Hilfe Zwischenfälle hätten verhindert oder frühzeitig entdeckt werden können. Angegeben sind die Ergebnisse für 70 Zwischenfälle mit Patientenschädigung. Die Daten sind den Resultaten des ersten IRS der Anästhesiologie entnommen (Cooper 1978).

Vorgeschlagene Maßnahme	Verhinderbarer Anteil an Zwischenfällen (%)
verbesserte Ausbildung	25
Verbesserungen in der Organisation	14
Supervision durch erfahrenen Kollegen	13
Verbesserung der Ergonomie von Geräten	12
zusätzliches Monitoring	12
bessere präoperative Statuserhebung	5
Gerätecheck vor Einsatz	5
bessere Kommunikation	5
gründlichere Personalauswahl vor Einstellung	3

technische Fertigkeiten und ein fundiertes Fachwissen („Technical Skills") besitzen. Darüber hinaus ist jedoch auch die Fähigkeit notwendig, unter den Bedingungen der Komplexität (s. Kap. 1.2.1, S. 14) zu adäquaten Entscheidungen zu kommen, im Team arbeiten zu können, Führungskompetenz zu zeigen und mit Stress konstruktiv umzugehen. Der Besitz dieser als „nicht technisch" bezeichneten Fähigkeiten („Non-technical Skills"; Fletcher et al. 2002) ist in entscheidendem Maße dafür verantwortlich, dass in kritischen Situationen Wissen und Fertigkeiten angemessen eingebracht und im Team sinnvoll angewandt werden können (St. Pierre et al. 2005). Diese nicht technischen Fähigkeiten sollten jedoch nicht isoliert von Fachwissen vermittelt werden, sondern als Teil ärztlicher Kompetenz eng mit medizinisch-technischen Inhalten verbunden werden. Eine Möglichkeit, beiden Aspekten der Ausbildung gerecht zu werden und darüber hinaus jegliches Risiko für den Patienten zu vermeiden, besteht im Einsatz von verschiedenen Formen der Simulation.

Simulatoren in der Anästhesie

Kritische Situationen setzen verschiedene Fähigkeiten für ein erfolgreiches Handeln voraus (s. Kap. 1.2.2, S. 16). Daher müssen verschiedene Wege im Rahmen der Ausbildung beschritten werden, um die Kompetenz von Anästhesisten in Zwischenfällen zu stärken. Die durch Simulatoren gegebenen Lernmöglichkeiten reichen dabei vom Üben technischer Fertigkeiten (z.B. Intubation, „Skill based Training") über das wiederholte Training zum Erwerb von Fähigkeiten (z.B. Reanimation, „Rule based Training") bis hin zu komplexen Handlungsmustern (z.B. Diagnostik und Therapie der Lungenembolie, „Knowledge based Training"). Zu diesem Zweck kommen verschiedene Simulatortypen (Software-Simulation, Part-Task-Trainer und Full-Scale-Simulatoren) zum Einsatz. Welche Form der Simulation für eine Aufgabe besonders geeignet ist, hängt ausschließlich von dem Lernziel ab, das man erreichen möchte: Um beispielsweise Algorithmen zu trainieren, muss keine hoch realistische Umgebung geschaffen werden; es genügt eine Software-Simulation. Will man hingegen möglichst realitätsnah und mit anderen Menschen zusammen an einem „Patienten" arbeiten, kommen Full-Scale-Simulatoren zum Einsatz. Darunter versteht man die Kombination eines lebensechten Mannequins („Patientenpuppe") mit einer computergesteuerten Einheit, auf der eine pharmakologische und physiologische Software-Simulation die Interaktion von Menschen unterschiedlichster Physiologie mit pathophysiologischen Veränderungen und pharmakologischen Interventionen nachbildet. Der Full-Scale-Simulator verhält sich relativ realitätsgetreu bezüglich aller Maßnahmen, die Anästhesisten an ihren Patienten vornehmen. Somit sind diese Simulatoren besonders geeignet, um seltene und kritische Konstellationen der Anästhesiologie ohne Patientengefährdung nachzustellen.

Lernenden wird dadurch die Möglichkeit gegeben, sich Zwischenfällen, die sie im Operationssaal um der Patientensicherheit Willen an einen erfahreneren Kollegen abgegeben hätten, allein und in letzter Konsequenz zu stellen. Diese Form der Simulation ist insbesondere auch dazu geeignet, den anspruchsvollen und mühsamen kognitiven Prozess des *Problemlösens unter Zeitdruck* mit seinen vielfältigen Fehlerquellen (Wahrnehmung, Informationsverarbeitung, Zielbildung, Urteilen und Entscheiden) zu üben.

■ Teams trainieren

Ein weiterer Aspekt und eine wesentliche Rationale für den Einsatz von Simulatoren ist die Tatsache, dass die medizinische Versorgung von Patienten in der Regel durch ein interdisziplinäres Team und nicht durch den Anästhesisten allein erfolgt. Diese Versorgung im Team lässt sich gut an einem Full-Scale-Simulator als Patient durchführen. Eine Fülle an Daten aus verschiedenen Bereichen der Medizin hat gezeigt, dass ein Training von Teamarbeit direkte Auswirkungen auf die Qualität medizinischer Versorgung hat (Firth-Cozens 2001). Um die Patientensicherheit in der Anästhesiologie noch weiter zu erhöhen, sollten diese Erkenntnisse Ansporn zu verstärkten Trainingsbemühungen sein, da gute Teamarbeit eine erlernbare Fähigkeit ist. Das Erlernen neuer Teamverhaltensweisen braucht jedoch Zeit, regelmäßiges Training, einen „geschützten Raum", in dem eigenes Verhalten nicht bloßgestellt wird, und eine kritische Rückmeldung über die augenblickliche Teamfähigkeit des Einzelnen. Während dies in anderen Hochrisikobranchen in Form von Schulungen durch Psychologen geschieht, findet Teamtraining in der Anästhesie fast ausschließlich in Form des Zwischenfalltrainings am Simulator statt. Genau genommen handelt es sich bei diesem Training nur um die Schulung eines „Subteams", da regelhaft nur der anästhesiologische Teil des Operationsteams und nicht Anästhesie und operative Disziplin gemeinsam geschult werden. Nur in wenigen Zentren weltweit ist es selbstverständlich, dass Operateure und Anästhesisten gemeinsam an einem Teamtraining teilnehmen.

Zwischenfalltraining

Form und Inhalt dieses Teamtrainings wurde in Anlehnung an Ausbildungsinhalte und -methoden der zivilen Luftfahrt entwickelt. Dieses ursprünglich als „*Cockpit-Ressource*"-Management und später nach Einbeziehung der Flugbegleiter als „*Crew-Ressource*"-Management (CRM) bezeichnete Ausbildungskonzept beinhaltete die Vermittlung von luftfahrtrelevanter Human-Factors-Theorie, die Bewältigung eines Zwischenfalls durch die Besatzung und die anschließende Besprechung des Geschehens anhand von Videoaufzeichnungen. In der Anästhesie entwickelte sich dieses Training, das anfangs noch in stark vereinfachter Form ohne ein Patientenmannequin durchgeführt wurde, rasch zu einer sehr realitätsnahen Darstellung von anästhesiologischen Zwischenfällen weiter und wurde Anfang der 90er- Jahre des vergangenen Jahrhunderts erstmals als „*Anesthesia-Crisis-Resource-Management*"-Training (ACRM; Howard et al. 1992) beschrieben.

Ähnlich wie sein „großer Bruder", das CRM-Training, verwendet auch das ACRM-Training mehrere Bausteine, die im Laufe eines Kurstags mehrfach durchlaufen werden:
- *Human-Factors-Theorie:* Vermittlung von Hintergrundwissen zu relevanten Themen (Entscheidungsfindung, Führung, Teamarbeit, Kommunikation, Stress)
- *Zwischenfallszenario:* Bearbeitung eines ca. 30-minütigen Simulationsszenarios mit weiteren Akteuren
- *Debriefing:* Schilderung des Erlebten, Besprechung von medizinischen Inhalten, Erarbeitung von humanfaktoriellen Gesichtspunkten anhand der Videoaufzeichnung
- *Transfersicherung:* Vertiefung des Erlebten, um eine Anwendung der Lerninhalte in der Arbeitswelt des Teilnehmers wahrscheinlicher zu machen

Simulatortraining kann durch die Vermittlung von medizinischem Wissens, von Teamfähigkeiten und Führungswissen sowie von Problemlösestrategien zur Fehlervermeidung beitragen. Es gilt jedoch zu bedenken, dass Simulatortraining für sich genommen kein „Allheilmittel" ist und dass eine Strategie, die sich nur auf Simulation verlässt, um die Patientensicherheit in der Klinik zu erhöhen, keine nachhaltigen Veränderungen bewirkt. Anstatt diese Schulungsmöglichkeit isoliert einzusetzen, sollte

sie als Teil eines organisationsübergreifenden Konzepts zur Erhöhung der Patientensicherheit betrachtet werden. Werden Simulatoren verwendet, so sollte dies immer nach lerntheoretischen Gesichtspunkten erfolgen (Salas et al. 2005):
- den Trainingsbedarf der Zielgruppe ermitteln
- die Möglichkeit für eine Leistungsbeurteilung (individuell/Team) und für ein Feedback einbauen
- die Szenarien auf den Lernbedarf zuschneiden
- den Lernprozess gezielt gestalten
- eine Partnerschaft zwischen „Anwendern" und Psychologen schaffen

3.1.2 Hardware: Monitoring, Gerätecheck und Medikamentengabe

■ **Monitoring**

Eine wesentliche Informationsquelle über sich entwickelnde Zwischenfälle sind für den Anästhesisten die Daten seines Monitors. Es existiert eine Reihe von Ansätzen, um das gegenwärtige Monitorlayout nach ergonomischen Gesichtspunkten zu verbessern, mit dem Ziel, dem Anästhesisten zu helfen, Veränderungen schneller erkennen und darauf reagieren zu können (Gurushanthaiah et al. 1995). Dabei werden hauptsächlich 3 Wege beschritten (Sanderson et al. 2005):
- *Integrierte Displays:* Anstelle der konventionellen Darstellung von Zahlen und Kurven wird versucht, die wesentlichen Parameter und deren Abweichungen in integrierter grafischer Form darzustellen (Michels et al. 1997).
- *Stirnmonitore („Head-mounted displays"):* Um dem Anästhesisten kontinuierlich alle Informationen „vor Augen" zu halten, wurden semitransparente Displays entwickelt, die mit einem Stirnreif auf dem Kopf getragen werden. Der Anästhesist sieht damit jederzeit das Bild seines Patienten oder des Operationssitus von den Vitalparametern überlagert. Erste Erfahrungen mit diesen Displays haben gezeigt, dass Reaktionszeiten verkürzt werden können. Nachteilig daran ist, dass der Träger durch die Länge des Datenkabels in seinem Aktionsradius begrenzt ist und dass die Auswirkungen eines ständig präsenten Bildes auf Vigilanz und Situationsbewusstsein noch nicht ausreichend erforscht sind (Ormerod et al. 2003).
- *Akustische Zustandsmeldungen:* Kontinuierliche akustische Zustandsmeldungen (wie sie beispielsweise für die Pulsoxymetrie bereits angewendet werden) sind für eine Reihe anderer Parameter ausprobiert worden. Sie scheinen ebenfalls die Reaktionszeiten zu verkürzen; aber auch hier ist es unklar, ob ihre Integration in den ohnehin sehr geräuschintensiven Operationsbetrieb sinnvoll ist.

■ **Gerätecheck**

Wenngleich Zwischenfälle durch nicht funktionsfähiges Narkosegerät sehr selten sind, so lässt sich dieses gerätebedingte Narkoserisiko doch noch weiter minimieren, wenn regelmäßige Funktionstests durchgeführt werden (Kumar et al. 1988, Arbous et al. 2005). Bezüglich der Anwendung von Narkosegeräten gilt in Deutschland, dass die Sicherheit durch eine hierarchisch gestufte Abfolge von Funktionsprüfungen gewährleistet werden soll (Tabelle 3.**2**; Baum 2006).

■ **Computerassistierte Medikamentengabe**

Aufmerksamkeitsbedingte Fehler, wie beispielsweise der Griff zur falschen Spritze, lassen sich a priori nicht verhindern. Wünschenswert wäre

Tabelle 3.**2** Hierarchisch abgestufte Funktionsprüfungen von Narkosegeräten (nach Baum 2006).

Was?	Wann?	Wer?
sicherheitstechnische Kontrollen (STK)	in regelmäßigen Abständen; § 6 Abs.1 und § 15 MPBetreibV	technisches Fachpersonal des Herstellers
Funktionsprüfung des Narkosegeräts	vor Beginn des werktäglichen Routinebetriebs	am jeweiligen Gerät eingewiesenes, nicht ärztliches Fachpersonal
Sichtprüfung auf ordnungsgemäßen Funktionsstand	vor jeder neuen Narkose	behandelnder Anästhesist; nicht delegierbar

daher, dass jedes Medikament vor der i.v. Gabe von einer anderen Person „gegengelesen" und freigegeben würde. Da sich dieses „Vier-Augen-Prinzip" nicht ohne Mithilfe einer weiteren Person realisieren lässt, sind Wege beschritten worden, unter Einsatz moderner Informationstechnologie eine derartige Sicherheitsbarriere zu implementieren: So ist beispielsweise ein System entwickelt worden, mit dem das Medikament vor der i.v. Gabe von einem Scanner eingelesen wird. Der Name des Medikaments wird angesagt, und zeitgleich erscheint ein Bild auf dem Monitor. Der Anästhesist bekommt dadurch das ausgewählte Medikament in zweifacher Weise präsentiert und kann jetzt bestätigen, dass er dieses Medikament zu diesem Zeitpunkt geben möchte (Merry et al. 2001). Erste Anwendungen sowohl in Simulatorstudien (Merry et al. 2002) als auch in der Kardioanästhesie (Webster et al. 2004) ergaben eine hohe Praktikabilität und gute Akzeptanz. Andere medikamentenassoziierte Fehler, wie beispielsweise eine falsche Dosierung oder die fehlerhafte Indikationsstellung, lassen sich mit diesen Systemen jedoch nicht verhindern. Inwieweit der Einsatz von Informationstechnologie gerade im Rahmen von kritischen Situationen, in denen rasches Handeln gefragt ist, Sinn macht, ist nicht geklärt: Einerseits werden dadurch zeitintensivere Arbeitsschritte in den Handlungsablauf eingebaut, andererseits kommt es gerade unter Zeitdruck vermehrt zu Aufmerksamkeitsfehlern, sodass gerade in diesen Situationen eine „externe Kontrolle" hilfreich sein könnte.

3.1.3 Software: Standard operating Procedures und Checklisten

Nicht zuletzt aus ökonomischen und medikolegalen Überlegungen heraus hat es im vergangenen Jahrzehnt verstärkt Bemühungen gegeben, die Behandlung von Patienten so weit wie möglich zu standardisieren.

> **Merke** Standardisierung soll gewährleisten, dass bei wiederkehrenden Aufgaben unabhängig von der handelnden Person eine hohe Ähnlichkeit der Abläufe entsteht.

Eine Form der Standardisierung ist die Festlegung von SOP geworden. In ihnen bestimmt eine Abteilung oder Klinik sowohl für Abläufe im Normalbetrieb als auch für Zwischenfallsituationen eine gewünschte Vorgehensweise. Gerade in zeitkritischen Situationen kann dies alle Beteiligten entlasten, da von einem gemeinsam bekannten Prozedere ausgegangen werden kann.

Im Gegensatz zur Vereinbarung von Standardprozeduren hat sich trotz der positiven Erfahrungen in anderen Hochrisikotechnologien (z.B. der zivilen Luftfahrt) die *Standardisierung von Sprache* (*„Call-out"*, *„Readback"* und *„Hearback"*) in der operativen Medizin bislang nicht durchsetzen können. Dabei erleichtern gerade in kritischen Situationen Festlegungen über zulässige Ausdrücke und über eine Verifizierung des Gehörten die Kommunikation (Conell 1996). Um dieses Verhalten jedoch in diesen Situationen erfolgreich anwenden zu können, müsste es zuvor im klinischen Alltag eingeübt werden, was vielen Medizinern ungewohnt und unnötig erscheint.

Auch der perioperative Einsatz von *Checklisten* hat sich in der Medizin nur bedingt durchsetzen können. Im Normalbetrieb sind sie geeignet, eine korrekte und vollständige Ausführung von sicherheitsrelevanten Handlungen (z.B. Gerätekontrollen, Einrichten von Arbeitsplätzen für längere Operationen) sicherzustellen. Obwohl schon länger bekannt ist, dass das Auftreten von Problemen mit Beatmungsgeräten deutlich verringert werden kann, wenn Checklisten eingesetzt werden (Kumar et al. 1988, Chopra u. Bovill 1997), finden diese erst langsam Verbreitung (March u. Crowley 1991). Anders als in vielen Hochrisikobereichen hat sich die Anwendung von Checklisten für Notfälle nicht durchsetzen können. Dies liegt nicht zuletzt daran, dass im Gegensatz zu technischen Anlagen, in denen die Störungsmeldungen innerhalb des Systems konstruktionsbedingt sehr präzise lokalisiert werden können, einem einzelnen pathologischen Symptom (z.B. abfallende Sättigung) eine ganze Reihe an Ursachen zugrunde liegen kann. Da sich die notwendigen diagnostischen Schritte rasch verzweigen, kann die sich daraus ergebende Komplexität durch eine Checkliste nicht vollständig erfasst und in praktikabler Weise dargestellt werden. Kommen Checklisten für Notfälle zum Einsatz, so sind sie eher als Denkhilfen und weniger als Prüflisten gedacht: Sie können dabei helfen, dass keine wichtigen Diagnosen und Problemlöseschritte ausgelassen werden.

3.2 Eine Kultur der Sicherheit anstreben

3.2.1 Eine „zuverlässige Organisation" werden

Fehler sind in Organisationen unvermeidbar und „normal" (Perrow 1999): Das Zustandekommen von Unfällen und Zwischenfällen aus der seltenen Kombination von aktiven und latenten Fehlern lässt sich nie ganz ausschließen. Da viele sicherheitskritische Entscheidungen in Organisationen über lange Zeit zu keinen sichtbaren negativen Auswirkungen führen, sind Instrumente der Fehlerantizipation, der systematischen Fehlersuche, -erfassung und -korrektur wichtig. Genauso wichtig sind achtsame Mitarbeiter, die im Wissen um latente Fehler ihre alltäglichen Betriebsabläufe auf mögliche Probleme hin betrachten. Dass es auch in komplexen Organisationen möglich ist, ohne Unfälle und damit zuverlässig und sicher zu arbeiten, zeigen große Organisationen anderer Branchen (z.B. Flugzeugträger oder Atomkraftwerke; Weick 2003). Um dies zu erreichen, leben diese Organisationen eine „informierte" Sicherheitskultur, die sich durch die in Tabelle 3.3 aufgeführten Merkmale auszeichnet.

In zuverlässigen Organisationen werden Mitarbeiter explizit aufgefordert, über Ist-Zustände, Abweichungen, minimale Ereignisse und über Fehler zu reden. Damit die Kommunikation über Ereignisse und Fehler gelingt, ist eine vertrauensvolle Beziehung zwischen Mitarbeitern und Führungskräften Voraussetzung. Die genannten Merkmale von Organisationen in hoch riskanten Branchen können als *Anregungen* für das Fach Anästhesiologie verstanden werden, wie das Arbeitsklima in einer Organisation aussehen könnte, in dem ein noch effizienterer Umgang mit menschlichen Fehlern praktiziert wird. Da die Struktur und Funktionsweise der Medizin jedoch stark von der der genannten Hochrisikotechnologien abweicht, ist es sicher nicht möglich, dieses Konzept als „Erfolgsmodell" 1:1 auf die Medizin zu übertragen (Thomas u. Helmreich 2002).

3.2.2 Aus Zwischenfällen lernen

■ **Nachbesprechung („Debriefing")**

Ein wenig genutztes Instrument zur kontinuierlichen Qualitätsverbesserung von Arbeitsabläufen ist die gezielte Nachbesprechung von minimalen Ereignissen oder Zwischenfällen durch alle Beteiligten unmittelbar nach dem Geschehen. Diese Nachbesprechung hat das Ziel, aus dem Vorfall Lehren für künftige Fälle zu ziehen. Der Widerstand der Beteiligten gegen solche Gespräche rührt nicht selten daher, dass eine Diskussion über die Ursache des

Tabelle 3.3 Merkmale zuverlässiger Organisationen (nach Weick 2003).

Auseinandersetzung mit Fehlern	Es gilt, aus Fehlern und kleinen Abweichungen von der Normalität zu lernen. Kein Ausruhen auf Erfolgen, weil viele Erfolge die Gefahr von Selbstzufriedenheit und Nachlässigkeit in sich bergen.
Keine vereinfachenden Annahmen	Die Welt ist komplex, daher traut man keinen vereinfachenden Annahmen und Ereignisinterpretationen und arbeitet vorzugsweise mit differenzierten, komplexen Modellen und Vorstellungen über organisationsinterne und -externe Vorkommnisse.
Sensibilität für betriebliche Abläufe	Die alltägliche Arbeitsroutine wird ständig aufmerksam beobachtet, um mögliche Fehlerquellen aufzudecken. Änderungen und eventuelle Fehlerkorrekturen werden ausführlich kommuniziert, damit möglichst viele über möglichst vieles informiert sind.
Der Erfahrenste entscheidet	Es entscheidet derjenige mit der größten fachlichen Expertise für das Problem. Fachliche Expertise hat in zuverlässigen Organisationen grundsätzlich einen hohen Stellenwert, weshalb sachliche Entscheidungen eher vom jeweiligen Experten und nicht gemäß der formalen Hierarchie getroffen werden.
Flexibilität ist Programm	Flexibilität ist in zuverlässigen Organisationen Programm, da sie ermöglicht, Fehler frühzeitig zu erkennen und das System daraufhin ohne Funktionsunterbrechung neu anzupassen.

aktuellen Zwischenfalls mit der Suche nach einem Verantwortlichen und nicht nach einer Systemursache gleichgesetzt wird. Dieser vermeintlichen Schuldzuweisung widersetzen sich die Beteiligten. Nachbesprechungen nach Zwischenfällen mit geringem emotionalem Belastungspotenzial sind von Debriefings zu unterscheiden, die nach schweren Zwischenfällen mit erheblicher emotionaler Belastung für Ärzte und Pflegekräfte zum Einsatz kommen (z. B. „*Critical-Incident-Stress*"-Debriefing). Diese dienen dazu, mögliche Folgeschäden (posttraumatische Belastungsstörungen) bei den Mitarbeitern zu reduzieren. In der Anästhesiologie wird selbst nach einem „exitus in tabula" – im Gegensatz zur Aufarbeitung von emotionalem Stress nach Großschadensereignissen in der Notfallmedizin – auch diese Form der Nachbesprechung selten in Anspruch genommen. Lediglich im Rahmen eines Zwischenfalltrainings am Simulator werden Debriefings systematisch als Lernmethode angewandt. Auf dem Weg zu einer Kultur der Sicherheit wird die Einführung von Debriefings als strukturierte Form der Diskussion von Ereignissen ein notwendiger Baustein sein.

Merke Eine Nachbesprechung von minimalen Ereignissen oder Zwischenfällen durch alle Beteiligten unmittelbar nach dem Geschehen dient der kontinuierlichen Qualitätsverbesserung.

Incident-Reporting-Systeme

Ein Zwischenfall *(„Incident")* wurde als ein Ereignis im Arbeitsablauf definiert, das zu einem Schaden hätte führen können, aber nicht führte. Er ist damit immer ein Hinweis darauf, dass die zur Arbeit eingesetzten Ressourcen (Menschen, Technik, Teamarbeit, Organisation) nicht in ausreichender Menge oder Qualität zur Verfügung standen, um das Ziel der uneingeschränkten Patientensicherheit gewährleisten zu können. Um die Information aus diesen „kostenlosen Lektionen" möglichst effizient nützen zu können, ist eine systematische Aufarbeitung notwendig. Dazu gehören:
- Sammlung der Informationen über den Zwischenfall
- Speicherung der Daten
- Analyse der Informationen
- sichtbare Konsequenzen
- Kommunikation der Ergebnisse an meldende Personen

Der Berufsverband Deutscher Anästhesisten (BDA) und die Deutsche Gesellschaft für Anästhesiologie und Intensivmedizin (DGAI) haben gemeinsam mit dem bundesweiten Patientensicherheitsoptimierungssystem (PaSOS) ein Internet-basiertes IRS eingeführt, das allen interessierten Abteilungen und Kliniken eben dieses „Lernen aus kostenlosen Lektionen" ermöglichen soll (Rall et al. 2006). Wesentlich für die Akzeptanz und Verbreitung von IRS in der Anästhesiologie wird insbesondere die konsequente Berücksichtigung von 2 Punkten sein: einerseits die Sicherheit für die Meldenden, dass ihr Fehlerbericht keinerlei medikolegale Verfolgung nach sich ziehen wird, und andererseits sichtbare Belege dafür, dass Fehlermeldungen Konsequenzen in Ausbildung, klinischen Abläufen und apparativer Ausstattung haben. Einen Überblick über wesentliche Eigenschaften eines IRS gibt Tabelle 3.**4.**

Der Nutzen von IRS für die Verbesserung der Sicherheit steht und fällt mit der Validität der erfassten Daten; deshalb sollte die Formulierung der Fragen oder Kategorien sorgfältig beachtet werden. Darüber hinaus ist insbesondere auf die ausreichende Möglichkeit von Freitextantworten zu achten, weil in ihnen der größte kontextspezifische Informationsgehalt steckt. Die systematische Erfassung der Daten ist für das Lernen aus Fehlern der 1. Schritt. Um aus Zwischenfällen Konsequenzen ziehen zu können, muss an den einzelnen Kliniken geklärt sein, wer für die Auswertung der Daten und die Erarbeitung von Vorschlägen verantwortlich ist. Empfehlenswert scheint die Etablierung eines Gremiums von ärztlichen und pflegerischen Mitarbeitern, die in der Klinik eine Vertrauensstellung einnehmen; im Rahmen des DGAI-Projekts wären dies die PaSOS-Beauftragten. Ihre Aufgabe liegt in der Bearbeitung der Berichte und in dem Erstellen von Änderungsvorschlägen. Diese können in einem nächsten Schritt, beispielsweise im Rahmen von Qualitätsmanagement-Konferenzen, der Klinikleitung und einem weiteren Kreis von Verantwortlichen vorgestellt werden. Wesentlich ist, dass die IRS-Berichte eine sichtbare Veränderung bewirken und dass der aktuelle Stand der Überlegungen zu Veränderungen den Meldenden in einer geeigneten Form sichtbar gemacht wird.

Tabelle 3.4 Eigenschaften eines IRS.

Freiwillig	Auskünfte im IRS erfolgen freiwillig, im Gegensatz zur gesetzlich vorgeschriebenen Unfallerfassung.
Anonym	Der Melder eines Zwischenfalls kann unerkannt bleiben.
Vertraulich	Alle Daten über Vorgänge und Handlungen werden in der weiteren Bearbeitung des Berichts anonymisiert, ebenso die beteiligten Personen.
Keine juristisch relevanten Fälle	Zivil- oder strafrechtliche Klagen können nach einem Unfall wesentlich später erfolgen als die Erstellung des IRS-Berichts. Um nicht Gefahr zu laufen, dass berichtete Daten in einer juristischen Auseinandersetzung herangezogen werden, sollen nur Zwischenfälle ohne absehbare juristische Folgen im IRS gemeldet werden.
Straffrei	Wer einen eigenen Fehler meldet, muss keine arbeitsrechtlichen Sanktionen vonseiten des Arbeitgebers befürchten.
Hierarchieunabhängig	Meldungen werden nicht an die Führungsebene einer Klinik weitergeleitet.
Durch Klinikleitung unterstützt	Führungspersonen der Klinik (Chef-, Oberärzte, Pflegedienstleitung) müssen vermitteln, wie wichtig und wirkungsvoll das Berichtssystem für die konstruktive Aufarbeitung von Zwischenfällen ist.
Einfach bedienbar	Das IRS ist für alle beteiligten Berufsgruppen jederzeit frei zugänglich und leicht bedienbar.
Freitextbasiert	Die entscheidenden Informationen über den Hergang eines Zwischenfalls werden im Freitext vermittelt; die Berichterstattung ist nicht durch das Anklicken von vorgegebenen Antwortmöglichkeiten eingeschränkt.
Reaktionsfreudig	Meldende sehen, dass ihre Fehlerberichte ausgewertet und zeitnah Konsequenzen gezogen werden.
Lösungsorientiert	Neben der Schilderung des Hergangs sollen auch die Lösungswege für den aktuellen Zwischenfall und Vorschläge für eine künftige Vermeidung dargestellt werden.

II Kritische Ereignisse und deren Management

Einführung

Die Suche nach dem universalen Algorithmus

Zwischenfälle in der Anästhesie haben viele Gesichter und aufgrund der Unkalkulierbarkeit des menschlichen Organismus wird es ein unerfüllter Wunsch bleiben, universale Notfallalgorithmen und Lösungsansätze für jedweden Zwischenfall zu entwickeln. Trotzdem soll im Folgenden versucht werden, ein möglichst umfassendes und geschlossenes Bild möglicher Narkosekomplikationen zu zeichnen, wobei die beispielhaft dargestellten Therapieansätze weder den Anspruch auf letztendliche Vollständigkeit erheben, noch darauf, der einzige Lösungsansatz zu sein – die Dynamik des Lebens lässt sich nicht zu Papier bringen.

Der Leser soll ermutigt werden, unter Berücksichtigung seiner persönlichen und der strukturellen klinischen Rahmenbedingungen eigene Lösungsansätze bzw. Algorithmen und Checklisten zu entwickeln. Das Ziel auch der folgenden Kapitel ist somit die präventive Auseinandersetzung mit unterschiedlichsten Zwischenfällen, *bevor* die Katastrophe entstanden ist. Durch diesen Prozess zeichnen sich Hochsicherheitssysteme aus (s. Teil I). In der starren Kürze eines Buches das Gesamtbild möglicher Zwischenfälle abzubilden, scheint nur bedingt möglich. Der dauerhafte vorurteilsfreie Austausch durch Zwischenfall-Dokumentationssysteme sollte sowohl auf der Ebene eines Berufsverbands (vgl. PaSOS) als auch auf Klinik- und Abteilungsebene geführt werden. Die folgenden Kapitel mögen eine Hilfestellung für diese Auseinandersetzung bieten, können und sollen aber die kritische, ergänzende, kollegiale Diskussion über einzelne Zwischenfallszenarien niemals ersetzen.

Vorschläge für einen Zwischenfallalgorithmus

Auf der Suche nach didaktischen Hilfestellungen, insbesondere für jüngere Kollegen, deren Handlungsengramme vielleicht noch besser formbar sind, wird im Folgenden ein Vorschlag für Handlungsabläufe zum Management von Narkosezwischenfällen gegeben.

Operateur:
- Was ist passiert?
- Blutung?
- Manipulation?

Patient:
- Hautfarbe?
- Puls?
- Auskultation und Perkussion?
- Inspektion?
- Kapillarfüllung?

Monitor:
- Stimmt das, was ich sehe?
- Was spricht dafür, was dagegen?

Infusion:
- Kommt die richtige Infusion auch wirklich im Patienten an?
- Ist es der richtige Zugang?

Narkosegerät:
- 100% O_2?
- Kommt das, was ich eingestellt habe, auch wirklich an?

Spritzenpumpe:
- Läuft das richtige Medikament in der richtigen Dosierung und der richtigen Konzentration?
- Wer hat Perfusoren aufgezogen?

Narkosewagen:
- Brauche ich vielleicht noch anderes Material?
- Habe ich das richtige Medikament gespritzt?

Ressourcen:
- Könnte ich Hilfe brauchen?
- Wo ist noch Back-up-Personal?
- Wie kann ich gleich die Schwester oder Kollegen verständigen?

Anästhesie-SAR.
„Search...": permanente Reevaluation meines Narkosearbeitsplatzes.

- 100% O$_2$ (ist der Sauerstoff 100%ig Sauerstoff?) und Patienten per Hand beatmen: Backup-Beatmung!
- Hilfe holen;
- Operateur informieren, ggf. bitten, OP zu stoppen;
- Oxygenierung sichern: Maske, Tubus, supraglottische Beatmungshilfen?
- Kreislauffunktion sichern: Therapie von
  - Hypertonie/Hypotonie,
  - Bradykardie/Tachykardie;
- frühzeitige neue und sichere Zugänge schaffen;
- Monitoring erweitern und Zusatzinformationen einholen:
  - Blutgasanalyse, Laboruntersuchungen,
  - TEE, PAK, PICCO,
  - Röntgen.

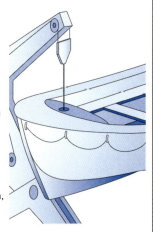

„…and rescue": Notfallalgorithmen anwenden.

Zur Verifikation eines Zwischenfalls müssen verschiedene Puzzlestücke zusammengefügt werden. Dies sollte einer gewissen Systematik unterworfen werden, deren Ausarbeitung jedem Einzelnen überlassen sei. Das möglichst vollständige Durchlaufen eines Notfallalgorithmus hilft, Fokussierungsfehlern vorzubeugen und eigene Handlungsengramme zu entwickeln: Als mögliches Beispiel dient das *„Search and rescue"* (SAR) der Anästhesie (s. Abbildung).

4 Kardiovaskuläres System

4.1 Arrhythmien: Tachykarde Herzrhythmusstörungen

Grundlagen

Von tachykarden Rhythmusstörungen spricht man beim Erwachsenen, unabhängig von der Ursache, bei Kammerfrequenzen von > 100/min, die im Sinusknoten, im Vorhof, im Atrioventrikular-(AV-) Knoten oder in den Kammern entstehen. Die Dringlichkeit einer Therapie ist insbesondere durch den systemischen Blutdruck und kardiale Vorerkrankungen begründet (z.B. koronare Herzkrankheit). In Abhängigkeit vom Kollektiv und den verwendeten Anästhetika finden sich perioperativ häufig Arrhythmien (15–85%), hervorgerufen durch eine Vielzahl von Vorerkrankungen sowie Einflüssen von Narkose und Operation.

Pathogenese

Tachykarde Rhythmusstörungen können durch viele unterschiedliche Ursachen bedingt sein, meistens aber durch einen sog. Reentry-Mechanismus, gesteigerte/abnorme Automatie oder getriggerte Aktivität. Reentry-Mechanismen benötigen mindestens 2 nicht homogene Reizleitungen mit unterschiedlichem elektrischem Charakter. Als Trigger wirkt meist eine Extrasystole. Erhöhte Vulnerabilität findet sich im ischämischen Myokard ebenso wie bei Elektrolyt- oder metabolischen Entgleisungen.

Ätiologie

Vorbestehende Herzerkrankungen.
- Koronare Herzkrankheit mit geringer Ischämietoleranz
- akzessorische Leitungsbahnen
- Organerkrankungen, wie Kardiomyopathie oder Myokarditis
- Ektopien
- Herzklappenerkrankungen

Extrakardiale Ursachen.
- Hypoxie, Hyperkapnie
- Stress oder zu flache Narkose
- Elektrolytentgleisungen (z.B. Hyper-/Hypokaliämie, Hypomagnesiämie)
- gesteigerter Hirndruck > 20 cm H_2O
- metabolische Störungen, z.B.:
  - Azidose/Alkalose
  - Fieber
  - Hyperthyreose
  - Morbus Addison
  - Phäochromozytom
- Hypo-, Hyperthermie
- Medikamentenüberdosierungen, z.B.:
  - Digitalis
  - Desfluran
  - Theophyllin
- Medikamentennebenwirkungen, z.B.:
  - Antiarrhythmika
  - Pancuronium
  - Halothan (insbesondere in Kombination mit Ketamin)
  - Isofluran, Enfluran
  - Sevofluran und Desfluran (eher selten)
  - Succinylcholin (insbesondere bei digitalisierten Patienten)
- chronisch-obstruktive Lungenerkrankung (COPD), pulmonale Hypertonie
- Lungenembolie
- Reflex- oder Bedarfstachykardie
- Hypovolämie, Dehydratation
- periphere Vasodilatation (Narkose, Schock unterschiedlichster Genese)
- Störung des venösen Rückflusses

Chirurgische Stimulation.
- Operative Manipulation (besonders in Neuro-, Thorax- und Ophthalmochirurgie)
- Eventerationssyndrom (s. Kap. 10.6, S. 149)
- Lagerung (Abnahme des venösen Rückstroms)

- gleichzeitige Stimulation von Sympathikus und Parasympathikus (z.B. bei kieferchirurgischen Eingriffen)

Erstmaßnahmen

1. Erstinterpretation des Monitorelektrokardiogramms (EKG) nach:
   - schmalen, regelmäßigen oder unregelmäßigen QRS-Komplexen.
   - breiten, deformierten, regelmäßigen oder unregelmäßigen QRS-Komplexen.
   - möglichen myokardialen Ischämiezeichen.

> **Praxistipps** Eine diagnostische Aussage auf Basis eines Anästhesiemonitorbilds ist nicht immer gegeben: Wichtig ist der Vergleich zum Vorbefund (manche Geräte bieten eine automatische ST-Streckenanalyse, die jedoch einer präoperativen Referenz bedarf); ggf. 12-Kanal-EKG oder Papierausdruck des Monitorbilds. Über die diagnostische Aussagekraft eines Monitorbilds informiert der Hersteller.

2. Beurteilung der Kreislaufverhältnisse führt zur Einschätzung der vitalen Bedrohung.
3. Beseitigung einer reversiblen Ursache, z.B.:
   - inadäquate Narkoseführung
   - chirurgische Stimulation
4. gezielte antiarrhythmische Therapie (s.u.).

> **Merke** Unmittelbarer Handlungsbedarf besteht bei einer tachykarden Rhythmusstörung bei bestehender oder drohender hämodynamischer Instabilität oder einer starken subjektiven Beeinträchtigung des wachen Patienten. Bei vorhandenem Kreislauf (Pulse zu tasten, periphere Sauerstoffsättigung messbar) rechtzeitig an die Kardioversion denken. Bei Kreislaufstillstand umgehende kardiopulmonale Reanimation (s. Kap. 4.11, S. 74)!

Sog. *„Warnarrhythmien"* gelten auch bei stabilen Kreislaufverhältnissen als Indikation für eine umgehende antiarrhythmische Therapie, wenn der Patient an einer kardialen Grunderkrankung leidet, da sie dann Vorboten eines drohenden Kammerflimmerns sein können. Bei jungen und herzgesunden Patienten kann jedoch im Falle stabiler Kreislaufverhältnisse auf eine spezifische Antiarrhythmikagabe ggf. verzichtet werden. Zu diesen Warnarrhythmien zählen:

- mehr als 5 ventrikuläre Extrasystolen (VES) pro min
- multifokale VES
- Bigeminus
- ventrikuläre Salven
- ventrikuläre Tachykardien
- R-auf-T-Phänomene

Kardioversion

- 100% O_2
- Kurznarkose mit z.B. Etomidat Bolus
- 100–200 J mit synchronisiertem Defibrillationsgerät (R-Zackentriggerung)

> **Merke** Interdisziplinäres Hinzuziehen eines Kardiologen.

Wichtige Medikamente zur antiarrhythmischen Therapie

Tabelle 4.1 gibt eine Übersicht über die gebräuchlichsten Medikamente zur antitachykarden Therapie.

4.1.1 Sinustachykardie

Ursachen

In vielen Fällen ist eine Sinustachykardie eine sog. Bedarfstachykardie infolge einer Steigerung des Sympathotonus:
- zu flache Narkose (Kontrolle der kumulativen Anästhetikadosen, Kontrolle unter Zuhilfenahme des Neuro-Monitorings)
- „Schmerz" (Was macht der Operator? Analgesie?)
- relative oder absolute Hypovolämie/Reflextachykardie (Bilanzierung, Hautturgor, zentraler Venendruck, Rekapillarisierungszeit)
- Anämie, Blutung, Schock
- Hyperkapnie (endexspiratorisches CO_2, Blutgasanalyse)
- Fieber (etwa +10 Schläge/min pro 1 °C)
- Medikamente (Inhalationsanästhetika, Atropin, Theophyllin, β-Mimetika)
- Desfluran >1,6 minimale alveoläre Konzentration (Sympathotonussteigerung)
- Histaminliberation/Anaphylaxie
- Relaxansüberhang (Stressreaktion)

Tabelle 4.1 Medikamente zur antitachykarden Therapie.

Wirkstoff	Ajmalin	Lidocain	Esmolol	Amiodaron	Verapamil	Adenosin	Magnesium
Handelspräparat	Gilurytmal	Xylocain	Brevibloc	Cordarex	Isoptin	Adrekar	Magnesiocard
Klasse	IA/1C	IB	II (β-Blocker)	u.a. III	IV (Kalziumantagonist)	Stimulation des Adenosinrezeptors	natürlicher Kalziumantagonist
Indikation	tachykarde ventrikuläre und supraventrikuläre Arrhythmien, insbesondere Präexzitationssyndrome	tachykarde ventrikuläre Arrhythmien (Mittel der 2. Wahl)	Sinustachykardie Vorhofflattern/-flimmern AV-Knoten-Reentry-Tachykardie	Therapierefraktäre ventrikuläre und supraventrikuläre Tachykardien; Kammerflimmern (s. kardiopulmonale Reanimation, S. 74)	tachykarde supraventrikuläre Arrhythmien, die nicht durch akzessorische Leitungsbahn hervorgerufen werden	AV- und AV-Reentry-Tachykardien Differenzierung von supraventrikulären Tachykardien mit breitem Komplex von ventrikulären Tachykardien	tachykarde ventrikuläre und supraventrikuläre Arrhythmien Torsade-de-Pointes
Dosierung	0,5–1 mg/kgKG ggf. Wiederholung nach 30 min	1 bis max. 3 mg/kgKG	0,5 mg/kgKG anschließend 50 µg/kg·min	5 mg/kg über mindestens 3 min	5 mg i.v. ggf. nach 5 min wiederholen	6, dann 9, dann 12 mg i.v.	2 g als Kurzinfusion
Art der Anwendung	Kurzinfusion	langsam i.v.	langsam i.v.	als Kurzinfusion in G5 langsam i.v.	langsam über 2 min	zügig i.v.	langsam i.v.
Nebenwirkungen	• hepatische Cholestase • Flush • Gleichgewichtsstörungen • selten: Agranulozytose und Thrombozytopenien	• Parästhesien • Tremor • Sprachstörungen • Gleichgewichtsstörungen • Somnolenz • Hörstörungen • Krampfanfälle	• Bronchoobstruktion • Verstärkung eines AV-Blocks	• Hyper- und Hypothyreose (jodhaltig!) • Lungenfibrose • ARDS • hepatozelluläre Nekrose • Pneumonitis • Parästhesien, Tremor, Blaufärbung der Haut	• starke negative Inotropie • Bradykardien insb. bei β-Blockade + Digitalis + volatile Anästhetika	• Flush • Kurzatmigkeit • Brustschmerzen • Bronchospasmus • Hypotension • Nausea, Kopfschmerzen • Antidot: Theophyllin	• Verlängerung der Wirkung von Muskelrelaxanzien • RR-Abfall • Bradykardie

Tabelle 4.1 Medikamente zur antitachykarden Therapie. (Fortsetzung)

	Ajmalin	Lidocain	Esmolol	Amiodaron	Verapamil	Adenosin	Magnesium
negative Inotropie	+++	+	++	(+)	+++	+++	++
Besonderheiten	langsam i.v.! (max. 10 mg/min)	geringe proarrhythmogene Effekte	Verstärkung einer Herzinsuffizienz	• koronardilatierende Wirkung • Einsatz insbesondere bei schlechter linksventrikulärer Funktion und/oder hohem Katecholaminbedarf • lange HWZ • bewirkt eine „Atropinresistenz"	sollte nicht klar sein, ob eine supraventrikuläre oder ventrikuläre Störung vorliegt, Verzicht auf Verapamil	HWZ von etwa 10 s mit Asystolie Schrittmacher in Bereitschaft; evtl. kurze Sedierung	Die Trias Hypomagnesiämie, Hypokaliämie und Bradykardie erhöht die Inzidenz für das Auftreten von Torsade-de-Pointes
Cave!	kontinuierliche Kontrolle der QRS-Komplexe: Verbreiterung gibt Hinweis auf Überdosierung	Kontraindikation bei akuter hepatischer Porphyrie	• Vorsicht bei Bedarfstachykardie • in Kombination mit Succinylcholin: verlängerte neuromuskuläre Blockade	• gleichzeitige Gabe volatiler Anästhetika oder bestehende orale Dauertherapie: Gefahr des Sinusarrests, des AV-Blocks und des RR-Abfalls • Kontraindikation: verlängerte QT-Zeit	gleichzeitige Gabe volatiler Anästhetika: Gefahr des Sinusarrests, des AV-Blocks und der myokardialer Depression	• WPW-Syndrom: Erhöhung der Kammerfrequenz • bedrohliche Bradyarrhythmien bei Vorhofflattern	

ARDS = akute respiratorische Insuffizienz
HWZ = Halbwertszeit
KG = Körpergewicht
RR = Blutdruck
WPW-Syndrom = Wolff-Parkinson-White-Syndrom

- maligne Hyperthermie
- Medikamentenverwechselung
- Herzinsuffizienz
- Myokarditis, Cor pulmonale

Diagnose

Sinusrhythmus, Frequenz >90/min oder 20% über Ausgangsfrequenz vor Narkoseeinleitung.

Therapie

Cave Wichtig: Unverzüglich Ventilation und Oxygenierung überprüfen!

- Narkosetiefe und Beatmung optimieren
- Prüfung der Anästhetikazuleitung (Diskonnektion, Paravasat, unklare Lage des zentralen Venenkatheters)
- Volumenbilanz und ggf. Volumengabe
- spezielle Therapie (s. Tabelle 4.1)
- ggf. β-Blockade (z.B. Esmolol)

4.1.2 Supraventrikuläre Tachykardien und paroxysmale Vorhoftachykardien

Hierunter subsumieren sich u.a.:
- Vorhofflattern
- AV-Knoten-Reentry-Tachykardie
- supraventrikuläre Tachykardien durch exzitatorische Leitungsbahnen (z.B. Wolff-Parkinson-White-Syndrom)
- atriale Reentry-Tachykardie (Tachyarrhythmia absoluta)
- Sinusknoten-Reentry-Tachykardie
- Vorhofflimmern mit schneller Überleitung
- atriale Tachykardie mit Block
- multifokale atriale Tachykardie
- nicht paroxysmale AV-Knotentachykardie

Merke Außer bei atrialen Tachykardien mit Blockbild (schneller und breiter Kammerkomplex; Verwechslung mit ventrikulärer Tachykardie möglich) ist das „elektrische Leitbild" bei oben genannten Rhythmusstörungen der schnelle und schmale Kammerkomplex.

Diagnose

Unterscheidet sich vom Vorhofflattern durch die niedrigere Vorhoffrequenz (P=120–250/min).
- Meist 1:1-Überleitung in die Kammern
- Harnflut nach Anfall (Kontrolle des Blasenkatheters)
- Hypokaliämie bei digitalisierten Patienten
- muldenförmige ST-Senkung (bei Digitalis):
  - *unifokale Vorhofektopie:* negative P-Welle, PQ-Zeit oder
  - *multifokale Vorhofektopie:* P-Welle polymorph, PQ-Zeit unterschiedlich, RR-Abstand uneinheitlich

Therapie

- Kaliumzufuhr in mmol: $(K_{soll}-K_{ist}) \cdot 0{,}2 \cdot KG$
- Vagusstimulation (Karotissinusmassage)
- Adenosin 3 mg, wenn frustran, nach 2 min 6 mg, dann 12 mg, dann:
- Verapamil i.v. *oder* Esmolol i.v. *oder* Amiodaron i.v. (siehe Tab. 4.1)

■ Vorhofflattern

Meist regelmäßige 2:1- oder 3:1-Überleitung (Abb. 4.1). Kammerfrequenzen um 150/min sind wegweisend!

Ursache

Atriales Makro-Reentry häufig bei:
- chronischen Lungenerkrankungen
- dilatativen und toxischen Myopathien
- herzchirurgische Eingriffen

Diagnose

Typische Sägezahnform, deutlich in Ableitung II, III, aVF und V1. P-Frequenz 250–300/min, meist verbunden mit 2:1-Block (Kammerfrequenz 120–150/min).

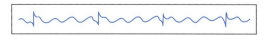

Abb. 4.1 Vorhofflattern mit 4:1-AV-Überleitung.

Therapie

Möglichst Restitution in Sinusrhythmus wegen Gefahr der 1:1-Überleitung:

 Cave Im Notfall: Frühzeitige Kardioversion (100, 200 J) und 300 mg Amiodaron i.v. langsam.

- *Amiodaron i.v.* langsam, kann 1-mal wiederholt werden; *alternativ*:
- *Esmolol i.v.* alle 10 min: senkt die Kammerfrequenz, *oder*
- *Ajmalin i.v.* über 5 min *oder*
- Verapamil i.v.
- Adenosin

(siehe Tab. 4.1)

■ AV-Reentry-Tachykardie

Häufigste Form der paroxysmalen supraventrikulären Tachykardie. Auftreten meist schon in der Kindheit (Anamnese).

Ursache

Spaltung des AV-Knotens in eine schnelle und eine langsame Leitungsbahn. Tachykardieauslöser ist meist eine Extrasystole (z.B. bei Schmerzreiz). Meist bei sonst Herzgesunden, aber auch bei Mitralklappenprolaps.

Diagnose

- Kammerfrequenz: 130–250/min (Abb. 4.2)
- P-Welle: verschwunden bzw. invers in oder hinter dem QRS-Komplex
- bei Schenkelblockierung Differenzialdiagnose „ventrikuläre Tachykardie"!

Therapie

- Eventuell Versuch mit Vagusstimulation (z.B. 1-seitiger Karotissinusdruck)
- Therapie der 1. Wahl: Adenosin i.v. repetitiv
- evtl. Ajmalin i.v.
- wenn frustran, dann „*Overpacing*" oder Kardioversion 50–100 J

■ Supraventrikuläre Tachykardien durch exzitatorische Leitungsbahnen (z.B. WPW)

Meist sind die Patienten über diese Erkrankung informiert (Anamnese, Ausweis). Vergleich zum Vor-EKG; Kammerfrequenz > 200/min.

Ursache

Die akzessorische Leitungsbahn verzögert nicht die Erregungsüberleitung (anders als der AV-Knoten). Es kommt hierdurch zu einer kreisenden Erregung.

Diagnose

Bei tachykarder Störung: meist schmaler, aber auch breiter QRS-Komplex (> 120 msec) möglich, inverse P-Wellen zwischen den QRS-Komplexen. Merkmale außerhalb eines „tachykarden Anfalls" bei Normofrequenz sind:
- Deltawelle (träger QRS-Anstieg) bei Wolff-Parkinson-White-Syndrom
- PQ-Zeit verkürzt
- Erregungsrückbildungsstörungen

Therapie

- Ajmalin i.v.
- Adenosin i.v. repetitiv

(siehe Tab. 4.1)

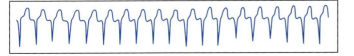

Abb. 4.2 Paroxysmale AV-Knotentachykardie.

Cave Substanzen mit AV-blockierender Wirkung, wie Verapamil oder Digoxin, sind kontraindiziert!

■ Vorhofflimmern mit schneller Überleitung (sog. Tachyarrhythmia absoluta)

Sollte vermutet werden, wenn das EKG zeitlich unregelmäßig übergeleitete, schlanke QRS-Komplexe bietet (Abb. 4.3).

Ursache

Atriales Mikro-Reentry bei:
- Ischämie (A. coronaria dextra versorgt Sinusknoten)
- Sepsis/generalisierte systemische Entzündungsantwort/Herzinsuffizienz
- Lungenembolie (Koagel, Zement, Fett, Luft)

Diagnose

- Undulierende Nulllinie (sog. F-Welle 350–600/min)
- ventrikuläre Antwort bei normalem AV-Knoten: 100–160/min
- Herzzeitvolumenabnahme um 20 %
- bei plötzlichem Beginn Ausschluss von Elektrolytentgleisung, Lungenembolie, myokardiale Ischämie

Therapie

Medikamentöse Alternativen zur Normalisierung der Kammerfrequenz.
- Verapamil i.v.
- Esmolol i.v., repetitiv alle 5 min

Medikamentöse Alternativen zur Rhythmisierung.
- Amiodaron i.v.
- Propafenon (Rytmonorm) 0,5–1 mg/kg i.v.
- Ajmalin i.v.
- Magnesiumsulfat 2 g i.v.
- Kardioversion > 50–100 J; wenig Erfolg bei rechtsatrialer Dilatation > 5 cm

(siehe Tab. 4.1)

Thromboembolieprophylaxe.
In Absprache mit dem Operator; falls Rhythmusstörung länger als 24 h besteht: 125 IE/kg Heparin.

 Cave Kein medikamentöser Polypragmatismus. Kardiologen hinzuziehen!

■ Supraventrikuläre Tachykardien mit Blockbild

Merke Als Differenzialdiagnose zu tachykarden Rhythmusstörungen ventrikulärer Genese muss wegen des ebenfalls verbreiterten Kammerkomplexes auch an eine supraventrikuläre Tachykardie mit Blockbild gedacht werden.

Diagnose

Da Adenosin lediglich am AV-Knoten wirkt, ist bei ventrikulären Tachykardien keine Frequenzänderung zu erwarten. Adenosin kann Reentry-Tachykardien, die den AV-Knoten miteinbeziehen, wieder in einen Sinusrhythmus konvertieren und hat somit diagnostische und therapeutische Wirkung. Eine Digitalisintoxikation muss ebenfalls immer ausgeschlossen sein!

Therapie

- Adenosin i.v.
- Ajmalin i.v.

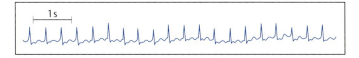

Abb. 4.3 Vorhofflimmern mit schneller Überleitung (Tachyarrhythmia absoluta).

4.1.3 Ventrikuläre Tachykardien

■ Ventrikuläre Extrasystolie

> **Merke** Behandlungsbedürftige VES basieren oft auf einer Myokardischämie, einer Aortenstenose oder einer anderen Erkrankungen, die mit linksventrikulärer Hypertrophie oder Dilatation einhergeht.

Klassifikation nach Lown:
- Lown 1: < 30 monotope VES/h
- Lown 2: > 30 monotope VES/h
- Lown 3a: polytope VES
- Lown 3b: Bigeminus
- Lown 4a: Couplets (2–3 VES direkt folgend)
- Lown 4b: Salven (> 3 VES)
- Lown 5: R/T-Phänomen (VES oder Herzschrittmacherimpuls fällt auf Dach der T-Welle ein)

Ab Lown 3a steigt das Risiko deutlich, eine ventrikuläre Tachykardie/Kammerflimmern zu entwickeln.

Therapie

- Lown 1 und 2 bedürfen meist keiner medikamentösen Therapie.
- Kontrolle der Oxygenierung.
- Elektrolytkontrolle und ggf. Korrektur.
- *Narkosevertiefung* (besonders bei Kindern meist ausreichend), sonst Lidocain 1 mg/kg i.v.

■ Ventrikuläre Tachykardie

Diagnose

- Regelmäßige Tachykardie 120–200/min (Abb. 4.4).
- Schenkelblockartige QRS-Deformierung (> 0,12 s).
- „*Ventricular Capture Beats*": Ventrikelerregung durch Sinusimpuls (eingestreuter normaler Erregungsablauf).
- *Fusionssystole:* Ein übergeleiteter Sinusimpuls trifft auf eine gestartete Kammererregung. Es resultiert ein Mischbild aus normalem QRS-Komplex und schenkelblockartiger Deformierung.

Differenzialdiagnose: supraventrikuläre Tachykardie mit breitem Kammerkomplex.

Therapie

- Amiodaron langsam i.v.
- Lidocain (nur bei ventrikulärer Tachykardie wirksam, aber 30% Therapieversager)
- Ajmalin i.v. (bei ventrikulärer und supraventrikulärer Tachykardie)
- Kardioversion > 50–100 J bei instabilem Kreislauf oder medikamentösem Therapieversagen
(siehe Tab. 4.1)

Sonderfall: Verdacht auf Digitalisintoxikation.
- Vorsichtige Kaliumzufuhr bis zu einer Konzentration von > 5,0 mmol/l

> **Cave** Ein AV-Block kann durch die Kaliumzufuhr verstärkt werden!

- bei Kammerflimmern Defibrillation
- bei Bradykardie Atropin und ggf. Schrittmachertherapie
- bei ventrikulären Rhythmusstörungen: siehe oben
- ggf. Digitalisantidot (Fab-Antikörperfragmente) i.v.: 80 mg Antidot (1 Flasche) binden 1 mg Digoxin oder Digitoxin

> **Cave** Digitalisantidot enthält Schafserum und kann zu anaphylaktischen Reaktionen führen!

■ Kammerflattern

Diagnose

Haarnadelkurve mit hoher Amplitude und Frequenzen von 250–350/min (Abb. 4.5). Fließender Übergang in Kammerflimmern.

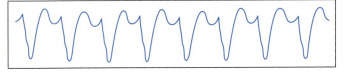

Abb. 4.4 Ventrikuläre Tachykardie.

Therapie

Defibrillation, Advanced Cardiac Life Support (ACLS).

■ Kammerflimmern

Hyperdyname Form des Kreislaufstillstands (Abb. 4.6).

Therapie

Siehe kardiopulmonale Reanimation (Kap. 4.11, S. 74).

■ Elektromechanische Dissoziation

Sichtbare QRS-Komplexe ohne ausreichende Auswurfleistung des Herzens.

Therapie

Siehe kardiopulmonale Reanimation (Kap. 4.11, S. 74).

■ Torsade de Pointes

Spitzenumkehrtachykardie (Abb. 4.7).

Ursache

Meist Long-QT-Syndrom (verlängerte QT-Zeit), ausgelöst durch Elektrolytstörungen und eine Vielzahl von Medikamenten, z.B. Antiarrhythmika (z.B. Sotalol) und Psychopharmaka.

Diagnose

Unkoordinierte Tachykardie mit polymorphen Kammerkomplexen unterschiedlicher Amplitude. Kammerkomplexe tanzen scheinbar um isoelektrische Linie.

Verlauf

Übergang in Sinusrhythmus oder Degeneration zu Kammerflimmern.

Therapie

> **Cave** Repolarisationsverlängernde Antiarrhythmika (z.B. Sotalol oder Ajmalin) verschlimmern die Situation!

Auslösende Ursachen (Elektrolytstörungen, Medikamente) beseitigen
- Magnesiumsulfat 2 g über 1–2 min i.v., dann 1–2 g über 60 min als Infusion (8 mmol $MgSO_4 \cdot 7H_2O$ i.v. = 4 ml 50%ige Lösung)
- Kardioversion bei Erfolglosigkeit
- insbesondere bei angeborenen Long-QT-Syndromen: β-Blocker und Lidocain.

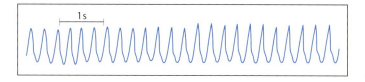

Abb. 4.**5** Kammerflattern.

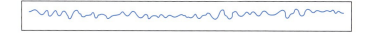

Abb. 4.**6** Kammerflimmern.

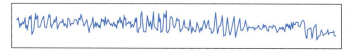

Abb. 4.**7** Torsade de Pointes (Spitzenumkehrtachykardien).

4.2 Arrhythmien: Bradykarde Rhythmusstörungen

Grundlagen

Zwischenfälle mit bradykarden Herzrhythmusstörungen treten häufig auf; eine hohe Inzidenz findet sich dabei in der Phase der Einleitung und Aufrechterhaltung der Narkose. Durch die Abhängigkeit des Herzzeitvolumens von der Herzfrequenz und dem Schlagvolumen zeigt sich die Schwere einer bradykarden Rhythmusstörung insbesondere am Blutdruck und nicht so sehr in der Absolutzahl der Herzschläge pro Minute. Die Indikation zur Therapie wird durch die allgemeine Kreislaufsituation gestellt. Eine Therapie ist meist ab einer Frequenz unter 40/min notwendig.

> **Merke** Ausnahmen, bei denen auch bei stabilen Blutdruckverhältnissen eine Therapie eingeleitet werden muss:
> - bei Aorten- oder Mitralinsuffizienz
> - bei Kindern (Regelung des Herzzeitvolumens hauptsächlich über die Herzfrequenz)
> - bei vorgeschädigtem Myokard
> - bei Regionalanästhesieverfahren (insbesondere Spinal-/Periduralanästhesie, Plexusanästhesie der oberen Extremität)
> - bei Hinweisen auf Organminderversorgung

4.2.1 Sinusbradykardie

Ursachen

Medikamentöse Ursachen.
- Alle Inhalationsanästhetika, insbesondere Halothan
- Vecuronium, insbesondere bei hohen Opioiddosen
- Succinylcholin, insbesondere Succinylmonocholin
- Opioide
- Lokalanästhetika
- Kalziumantagonisten/β-Blocker, Cholinesteraseinhibitoren, $α_2$-Agonisten
- Medikamentenverwechslung

Kardiale Ursachen.
- „*Sick-Sinus*"-Syndrom (teilweise mit intermittierender Tachykardie)
- Ischämien, myokardialer Infarkt
- Blockbilder (s.u.)

Oxygenierungsprobleme.
Hypoxie und Hypoxämie unterschiedlichster Genese (insbesondere bei Kindern).

> **Cave** Bei zunehmender Bradykardie kann die Pulsoxymetrie gestört sein und eine Hypoxie erst durch die klinische Zyanose diagnostiziert werden.

Metabolische Ursachen.
- Hypothyreose
- Hypothermie

Weitere Ursachen.
- Vagusstimulationen durch operationsbedingten peritonealen Reiz (auch Blase, Ureter)
- Vagusstimulation durch die Intubation oder bei Gefäßpunktion
- Sympatholyse (Peridural-/Spinalanästhesie, insbesondere bei Ausbreitung über Th5)
- okulokardialer Reflex, insbesondere bei Schieloperationen im Kindesalter
- operative Eingriffe in der hinteren Schädelgrube (N. vagus) oder im Kleinhirnbrückenwinkel (N. trigeminus)
- „*Cushing*"-Reflex (bei erhöhtem Hirndruck)
- lagerungsbedingt, z.B. durch Kopfbewegung (Karotissinusreflex)

Prävention insbesondere bei Kindern

- Atropin 0,01–0,02 mg/kg i.v.
- Glycopyrronium (Robinul) 0,005–0,01 mg/kgKG

Therapie

Medikamentöse Therapie.

> **Merke** Erste Schritte vor Beginn einer medikamentösen Therapie:
> - Oxygenierung und Ventilation prüfen.
> - Operateur auf Komplikation hinweisen (Operation unterbrechen).
> - Narkosetiefe prüfen.
> - Atropin: Erwachsene 0,5–1,0 mg, Kinder 0,02 mg/kg i.v.

Cave Eine Unterdosierung von Atropin kann zu gefährlichen initialen Parasympathikusaktivierungen führen! Eine fraktionierte und zu langsame Applikation sollte bei Atropin vermieden werden. In höheren Dosierungen vermindern Anticholinergika die intestinale Motilität und öffnen den unteren Ösophagussphinkter (Aspirationsgefahr!).

- Orciprenalin (Alupent): bei Atropinresistenz, 1 Ampulle 0,5 mg auf 10 ml verdünnen, fraktioniert i.v.
- Adrenalin: 0,1 mg fraktioniert i.v.

Cave Das reduzierte Herzzeitvolumen bei Bradykardie führt zu verzögertem Wirkungseintritt antibradykarder Medikamente!

Antibradykarde Schrittmachertherapie.
Indikation:
- „Sick-Sinus"-Syndrom
- höhergradige sinuaurikuläre und AV-Blockierungen
- trifaszikulärer Block
- medikamentenresistente und kreislaufwirksame Bradykardien

Zugangswege:
- externe Stimulation mittels Klebeelektroden
- intrakardiale Stimulation mittels Einschwemmschrittmacher bzw. über ösophageale Sonde
- Schrittmacherfrequenz 80/min
- Stromstärke 20% über Reizschwelle
- bei wachen Pat. ggf. Analgosedierung

4.2.2 AV-junktionaler Knotenrhythmus

Ursache

Ausfall des Sinusknotens und Übernahme der Schrittmacherfunktion durch den AV-Knoten (Abb. 4.8), bedingt durch:
- zu flache Narkose (bei Laryngoskopie und Intubation)
- vegetative Dystonie
- koronare Herzkrankheit

- Mitralklappenprolaps
- Myokarditis

Diagnose

- Oberer AV-junktionaler Knotenrhythmus: negatives P vor QRS
- mittlerer AV-junktionaler Knotenrhythmus: P im QRS *nicht* sichtbar
- unterer AV-junktionaler Knotenrhythmus: negatives P nach QRS (Reizbildung im His-Bündel)

Therapie

Siehe Sinusbradykardie (Kap. 4.2.1, S. 48).

4.2.3 Blockbilder

■ Sinuatrialer Block

- I: im EKG nicht sichtbar
- IIa (Wenckebach-Periodik [Mobitz I]): PP-Intervall zunehmend kleiner werdend, bis 1 P und 1 QRS ausfallen
- IIb (Mobitz II): plötzlicher P- und QRS-Ausfall
- III: totaler Block:
  – Ausfall von mehreren P und QRS
  – Ersatzrhythmus möglich

■ AV-Block (Abb. 4.9)

- I: PQ-Zeit verlängert
- IIa: Wenckebach-Periodik (Mobitz I): PQ-Zeit stetig zunehmend, bis QRS ausfällt
- IIb: Mobitz II: Blockade bei jeder 2./3. P-Welle
- III: totaler AV-Block: Dissoziation zwischen Vorhöfen und Kammer

Therapie

Siehe Sinusbradykardie (Kap. 4.2.1, S. 48). Schrittmacher bei AV-Block III.

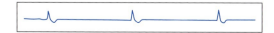

Abb. 4.8 Langsamer Knotenrhythmus.

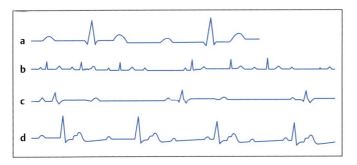

Abb. 4.**9a–d** Atrioventrikulärer Block (AV Block).
a AV-Block I.
b AV-Block II Typ Mobitz I (Wenckebach-Typ).
c AV-Block II Typ Mobitz II.
d AV-Block III.

■ Zusammenfassung

In der Vielzahl möglicher perioperativer Arrhythmien sind übersichtliche Handlungsrichtlinien hilfreich, zumal es dem Nichtkardiologen häufig schwer fällt, eine differenzierte Rhythmusanalyse zu betreiben. Ein gewisser Pragmatismus tut deswegen not. Entscheidende Eckpunkte einer umgehenden antiarrhythmischen Therapie sind dabei die Hämodynamik und die Art der Vorerkrankung. Abb. 4.**10** und Abb. 4.**11** geben eine vereinfachende und zusammenfassende Übersicht über Vorgehensweisen bei schnellen und langsamen perioperativen Herzrhythmusstörungen.

> **Merke** Höhergradige Blockierungen (Ersatzrhythmen mit breiten Kammerkomplexen) sowie AV-Block II° Typ Mobitz oder III° sind eine absolute Schrittmacherindikation. Orciprenalin oder Adrenalin können vorübergehend versucht werden. Atropin ist zu vermeiden (Kontraindikation bei Blockierung unterhalb des HIS-Bündels).

4.3 Perioperativer Myokardinfarkt, Myokardischämie

Ätiologie

Die häufigste Ursache für perioperative Myokardischämien liegt in einem Missverhältnis zwischen zu niedrigem O_2-Angebot (z.B. bei Anämie oder Hypotension) und einem zu hohen myokardialen O_2-Verbrauch (z.B. Tachykardie). Es wird zwischen

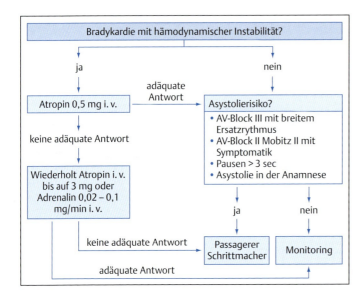

Abb. 4.**10** Vorgehen bei perioperativen neuen Bradykardien (Quelle: Strom et al. 2008, S. 206).

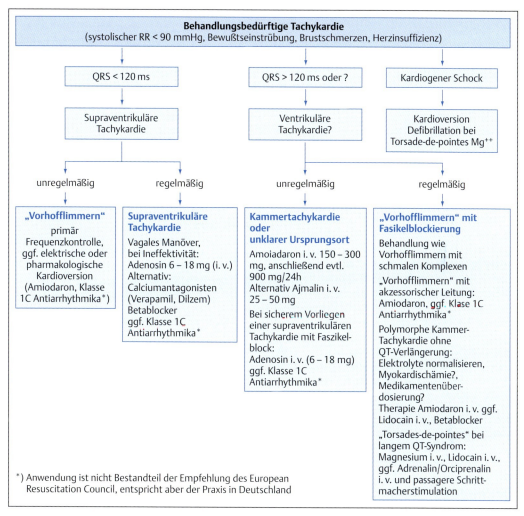

Abb. 4.11 Vorgehen bei perioperativen neuen Tachykardien (Quelle: Strom et al. 2008, S. 208).

transmuralen („Q-Wave") und nicht transmuralen, subendokardialen Infarkten unterschieden („Non-Q-Wave"). So genannte ST-Hebungsinfarkte (STEMI) sind perioperativ deutlich seltener als sog. Nicht-ST-Hebungsinfarkte (NSTEMI). Insgesamt wird das perioperative Risiko für einen Myokardinfarkt mit etwa 5% bei gesicherter koronarer Herzkrankheit und zwischen 0,1 und 0,7% ohne koronare Herzkrankheit eingeschätzt.

Risikofaktoren

- Koronare Herzkrankheit, Hypertonus
- vorbestehende Angina pectoris, Kardiomyopathie oder Linksherzinsuffizienz
- Patienten mit langjährigem Diabetes mellitus
- frischer Myokardinfarkt (insb. innerhalb der letzten 6 Monate)
- besonderes erhöhtes Risiko bei koronarer 3-Gefäßerkrankung oder Hauptstammstenose
- perioperatives Absetzen der Thrombozytenaggregationshemmung (insbesondere bei Patienten mit Koronarstents)

Prävention

- Vermeidung eines intraoperativ gesteigerten O_2-Verbrauchs:
  - bestehende antianginöse Therapie optimieren
  - präoperative gute Sedierung und Stressreduktion (Prämedikation) sowie ausreichende Schmerztherapie
  - strikte *Vermeidung intraoperativer Tachykardien*
  - *Vermeidung intraoperativer Hypo- oder Hypertoniephasen* (ein intraoperativer Blutdruckabfall länger als 10 min um mehr als 30% des Ausgangswerts steigert das Infarktrisiko!)
  - konsequentes Volumenmanagement und frühzeitige Substitution
  - zusätzliche Regionalanästhesieverfahren, z.B. thorakaler Periduralkatheter
  - perioperative β- und $α_2$-Blockade
- großzügiges perioperatives Monitoring (invasive Blutdruckmessung, ggf. bereits Anlage vor Narkoseeinleitung mit Lokalanästhesie, Neuromonitoring, z.B. Elektroenzephalogramm [EEG])
- postoperativ engmaschige Überwachung (Maximum der Infarkte innerhalb der ersten 3 postoperativen Tage; das Risiko eines Infarkts bleibt jedoch auch während der ersten 6 Tage postoperativ erhöht!)

Symptome

Patient ist bei Bewusstsein (Regionalanästhesie, Aufwachraum).
- Retrosternaler Vernichtungsschmerz, häufig Fortleitung des Schmerzes in den linken Arm, in Unterkiefer, Schultern, Rücken und Oberbauch

> **Cave** Zwischen 15 und 20% aller Infarkte gehen ohne Schmerzen einher, insbesondere bei Diabetikern (Neuropathie) und alten Menschen.

- Angst
- Dyspnoe
- vegetative Begleiterscheinungen: Nausea, Übelkeit, erhöhte Temperatur, Schwitzen
- zerebrale Durchblutungsstörung (Patient ist verwirrt)

Patient ist in Narkose.
Beim Patienten in Allgemeinanästhesie weisen am ehesten Rhythmusstörungen, ST-Streckenänderungen, arterielle Hypotonie oder evtl. Pumpversagen auf eine Myokardischämie hin.

Allgemeine Symptomatik.
- Bei über 90% der Patienten in der Frühphase nach Myokardinkarkt VES bis hin zum Kammerflimmern
- arterielle Hypotonie
- bei 30% der Patienten Zeichen der Linksherzinsuffizienz
- feuchte Rasselgeräusche über den basalen Lungenabschnitten als Hinweis auf akutes Lungenödem
- Bradykardie und/oder Tachykardie

Diagnose

EKG-Zeichen.

> **Merke** Frühestmöglich sollte ein 12-Kanal-EKG abgeleitet werden, abhängig vom Eingriff ggf. bereits intraoperativ. Sog. Non-STEMI-Infarkte sind perioperativ deutlich häufiger als sog. STEMI!

- ST-Streckenhebung: oft Ausdruck einer transmuralen Ischämie.
- Man unterscheidet ST-Hebungsinfarkte und Nicht-ST-Hebungsinfarkte. Ein ST-Hebungsinfarkt ist dabei durch eine ST-Hebung von mindestens 0,1 mV in mindestens 2 korrespondierenden Extremitätenableitungen oder mit mehr als 0,2 mV in 2 benachbarten Brustwandableitungen definiert. Bei (vermutlich) neu aufgetretenem Linksschenkelblock wird auch von einem ST-Hebungsinfarkt ausgegangen (ST-Strecke dann nicht beurteilbar).
- ST-Streckensenkung: oft Ausdruck einer Innenschichtischämie.

> **Merke** Viele perioperative Infarkte sind mit einer ST-Strecken-Senkung verbunden und müssen deshalb als wichtiges Leitsymptom einer Ischämie ernst genommen werden.

- Erstickungs-T (1. Infarktzeichen, Regression in Minuten; Abb. 4.12 und Abb. 4.13).
- Q-Welle: Auftreten bei transmuralem Infarkt nach ca. 2 Wochen.
- R-Verlust: Aufschluss über Infarktlokalisation und -größe.
- AV-Blockierungen: besonders bei Hinterwandinfarkt.
- Arrhythmien: Lown 1–5, Kammerflimmern; Vorhofflimmern bei Hinterwandinfarkt.
- Bradykardien bei Beteiligung des Sinusknotens.
- Tachykardien.

4.3 Perioperativer Myokardinfarkt, Myokardischämie

Abb. 4.12 Schema: Stadien des transmuralen Myokardinfarkts im EKG.
0 = Ischämie 1 = Läsion 2 = beginnende Nekrose 3 = vollständige Nekrose 4 = chronisches Stadium

Cave Bei 90 % der Patienten mit akutem Herzinfarkt treten ventrikuläre Extrasystolen auf. Diese sind folglich ebenfalls ein wichtiger Warnhinweis!

Hämodynamik.
- Arterielle Hypotension (bei erhöhtem Sympathotonus auch Normotonie möglich)
- Linksherzinsuffizienz
- pulmonal-arterieller Hypertonus, erhöhte linksventrikuläre Füllungsdrücke

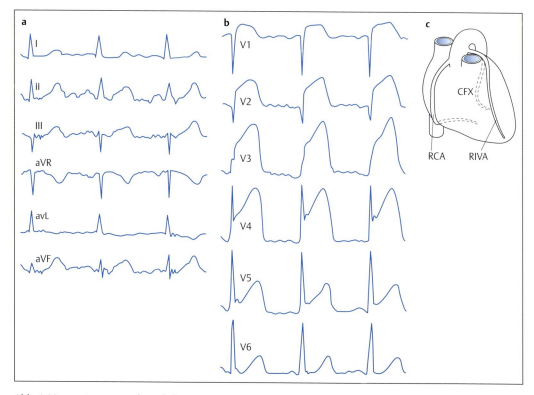

Abb. 4.13a–c Anteroseptaler Infarkt.
a und **b** EKG. **c** Koronarschema mit Verschluss des R. interventricularis anterior (RIVA) und Ischämiegebiet.

Tabelle 4.2 Charakteristika kardialer Marker.

Parameter	Anstieg (h)	Gipfel (h)	Normalisierung (d)	biologische HWZ $t_{1/2}$ (h)
ASAT	6–12	18–36	3–4	20
CK	3–12	12–24	3–4	17
CK-MB-Aktivität	3–12	12–24	2–3	13
CK-MB-Masse	2–6	12–24	3	13
LDH	6–12	48–144	7–14	110
Myoglobin	2–6	6–12	1	0,25
Troponin I	3–8	12–24	7–10	2–4
Troponin T	3–8	12–24	7–14	2–4

ASAT = Aspartataminotransferase
CK = Kreatinkinase
CK-MB = Hybridmolekül der Kreatinkinase
HWZ = Halbwertszeit
LDH = Laktatdehydrogenase

Labor.
- Arterielle Blutgasanalyse
- kleines Blutbild
- Kreatinkinase (CK), CK-MB (Hybridmoleküle der Kreatinkinase; > 6–20% der Gesamtkreatinkinase), Anstieg nach 4–8 h)
- α-Hydroxybutyratdehydrogenase (HBDH; Anstieg nach 6–12 h)
- Troponin-T (positiv nach 3h)
- Troponin I (positiv nach 3h; Tabelle 4.2)

Transösophageale und transthorakale Echokardiografie.
Dient als wichtiges schnell verfügbares diagnostisches Hilfsmittel.
- Erkennen von Dys- oder Hypokinesien
- Diagnostik von Komplikationen wie Mitralinsuffizienz durch Papillarmuskelabriss
- Abschätzung der ventrikulären Pumpfunktion
- Abschätzung des Volumenstatus
- Ausschluss von Differenzialdiagnosen

Therapie des Myokardinfarkts

Merke Der Verdacht eines perioperativen Myokardinfarkts erfordert interdisziplinäre Zusammenarbeit. Bei schweren Verläufen ist das Hinzuziehen eines Kardiologen zur Beurteilung der Therapieoptionen, insbesondere im Hinblick auf eine mögliche Akut-PTCA (perkutane transluminale Koronarangioplastie), unbedingt erforderlich. Auch eine Interhospitalverlegung muss bei Abwesenheit kardiologischer Interventionsmöglichkeiten vor Ort unbedingt in Erwägung gezogen werden.

- 100% O_2
- Nitrolingual 2 Hübe sublingual bzw. vorsichtige Perlinganitbolusgabe i.v. (0,05- bis 0,1-mg-Boli)
- Nitroperfusor 0,2–2 μg/kg/min (Vorlast ↓ + Koronardilatation + Nachlast ↓)

Cave Nitrate sollen nicht bei Patienten mit einem systolischen Blutdruck ≤ 90 mmHg angewendet werden (insbesondere dann nicht, wenn die Hypotonie mit einer Bradykardie bzw. ein Hinterwandinfarkt mit rechtsventrikulärer Beteiligung vorliegt).

- Morphin 10 mg i.v. (Analgesie + Vorlast ↓) bzw. Narkoseoptimierung
- Diazepam 5–10 mg i.v. (Sedierung + Sympathikus ↓) bzw. Narkoseoptimierung
- Azetylsalizylsäure 500 mg i.v. (*Achtung:* Absprache mit dem Operator), ggf. als orale Alternative oder Ergänzung zu Azetylsalizylsäure: Clopidogrel (Plavix) nur nach enger Risikoabwägung mit Operator und Kardiologen (ins-

besondere von der Art des Eingriffs abhängig); Initialdosis: 300 mg
- Heparin 5000 IE i. v. (*Achtung:* Absprache mit dem Operateur); Thromboplastinzeit: 50–70 s
- nur wenn eine PTCA geplant ist, kann die Gabe eines Glykopreotein-IIb/IIIa-Inhibitors nach *Rücksprache mit dem Operateur und Kardiologen* in Erwägung gezogen werden: z. B. Abciximab (ReoPro)
- bei Pulsfrequenz > 60/min: Esmolol 0,5 mg/kg i. v., alle 5–10 min

Merke Eine β-Blockade sollte so früh wie möglich durchgeführt werden. Kontraindikationen:
- Hypotension
- Bradykardie
- AV-Block
- mäßige bis schwere Herzinsuffizienz
- schweres Asthma bronchiale

- antiarrhythmische Therapie (s. o.); eine prophylaktische antiarrhythmische Therapie wird nicht empfohlen
- Furosemid 40 mg i. v. bei beginnender Linksherzinsuffizienz mit Lungenstauung
- Katecholamintherapie bei progredientem kardiogenem Schock (möglichst mittels erweitertem hämodynamischem Monitoring) zur Aufrechterhaltung eines ausreichenden Perfusionsdrucks: z. B. Dobutamin und/oder Noradrenalin oder Adrenalin

Weiteres Vorgehen in Absprache mit Operateur und Kardiologen.
Eine Fibrinolysetherapie ist umso effektiver, je früher sie nach den ersten Symptomen begonnen wird (möglichst in den ersten 3 h). Sollte eine Akut-PTCA in den ersten 3 h nach Symptombeginn verfügbar sein, sollte dies als wichtige Alternative zur Lyse diskutiert werden. Steht eine derartige Einrichtung in diesem Zeitraum nicht zur Verfügung, muss der Patient also z. B. erst in ein entsprechendes Katheterlabor transportiert werden, muss eine Lyse als Alternative in Erwägung gezogen werden, falls eine Stabilisierung des Patienten nicht möglich ist. Manche operativen Eingriffe machen jedoch die Fibrinolysetherapie unmöglich (z. B. Neurochirurgie).
- Lyse (nach Absprache mit dem Operateur!): z. B.: Alteplase (Actilyse, t-PA): Dosierung siehe Fachinformation

 Cave Kontraindikationen der Lysetherapie sind in Tabelle 4.3 zusammengestellt.

- Akut-PTCA
- aortokoronarer Notfallvenen-Bypass

Tabelle 4.3 Kontraindikationen zur Thrombolyse, entsprechend den Leitlinien der Europäischen Gesellschaft für Kardiologie (aus Arntz HR, Bossaert L, Fillipatos G. Initiales Management von Patienten mit akutem Koronarsyndrom. Notfall & Rettmed. 2006; 9: 81-89).

Absolute Kontraindikationen:
- Vorgeschichte mit hämorrhagischem Schlaganfall oder Schlaganfall unklarer Genese
- ischämischer Schlaganfall in den vorangegangenen 6 Monaten
- Tumoren oder sonstige Schäden des zentralen Nervensystems (ZNS)
- kürzlich durchgemachtes größeres Trauma bzw. Operation, Kopfverletzung innerhalb der letzten 3 Wochen
- gastrointestinale Blutung innerhalb des letzten Monats
- bekannte Blutungsneigung
- Aortendissektion

Relative Kontraindikationen:
- transitorische ischämische Attacke in den letzten 6 Monaten
- orale Antikoagulanstherapie
- innerhalb der 1. Woche nach Entbindung (Schwangerschaft)
- nicht komprimierbare Punktion
- traumatische Wiederbelebung
- therapierefraktäre Hypertonie (systolischer Blutdruck > 180 mmHg)
- fortgeschrittene Lebererkrankung
- bakterielle Endokarditis
- florides Magengeschwür

> **Merke** Auch nach Fibrinolyse sollte eine PTCA dann durchgeführt werden, wenn eine hämodynamische Instabilität (bzw. kardiogener Schock) oder eine Ischämieproblematik persisitieren!

Therapie des Akuten Coronarsyndroms (ACS)

- Nitroglyzerin, 2 Hübe sublingual bei systolischem Blutdruck von ≥ 90 mmHg
- O_2-Gabe
- β-Blockade (s.o.)
- Vermeiden einer Hypokapnie: diastolische Hypotension
- Vermeiden einer Anämie (Hämatokrit nicht unter 30%)
- ggf. Nitroperfusor 0,2–2 µg/kg/min (s.o.)
- Therapie einer Hypertonie
- Sedierung und Optimierung der perioperativen Schmerztherapie

Differenzialdiagnose des intraoperativen Myokardinfarkts

- Lungenembolie (s. Kap. 4.7, S. 64): Zeichen der Rechtsherzbelastung, $PetCO_2$ ↓, arterieller pCO_2 ↑;
- Peri- oder Myokarditis (EKG-Veränderungen!)
- Spontanpneumothorax (s. Kap. 5.5, S. 86): Auskultation im Seitenvergleich, Anstieg des P_{AW} (bei kontrollierter Beatmung)
- Aortendissektionen: Kontrolle der Fuß-, Arm- und Leistenpulse, Ausschluss durch transösophageale Echokardiografie
- Perikardtamponade (s. Kap. 4.8, S. 66): Niedervoltage im EKG, Ausschluss durch transösophageale Echokardiografie
- sämtliche Ursachen für Hypotonie (s. Kap. 4.4, S. 56)

Differenzialdiagnosen des Thoraxschmerzes bei wachen Patienten, z.B.:

- Angina pectoris/Myokardinfarkt
- Peri- oder Myokarditis
- Lungenembolie
- Pneumothorax
- Pleuritis
- Interkostalneuralgie
- vertebragene Schmerzen
- Aneurysma dissecans der thorakalen Aorta
- Ösophaguserkrankungen
- gastrointestinale Erkrankungen

4.4 Arterielle Hypotonie/Schock

Definition

Systolischer Blutdruck unterhalb 90 mmHg und/oder ein mittlerer arterieller Druck unter 70 mmHg sind beim gesunden Erwachsenen als Hypotonie definiert. Eine Hypotonie kann in ein Schockgeschehen münden. Es existieren jedoch keine validierten Messgrößen, die das Vorliegen eines Schockes definieren. Blutdruck und Herzfrequenz werden z.B. durch Alter (andere Normalwerte bei Kindern), Begleiterkrankungen (z.B. diabetische Neuropathie) und Medikation (z.B. β-Blockade) beeinflusst. Ein Schock ist definiert als ein Zustand unzureichender Durchblutung vitaler Organe mit konsekutivem Missverhältnis von Sauerstoffangebot und -verbrauch. Verschiedene Schockformen können dabei unterschieden werden, bei denen mindestens eine der 3 wichtigen Kreislaufstellgrößen versagt:

- Herzleistung
- Gefäßtonus
- Blutvolumen

Der Absolutwert des Blutdrucks spiegelt also nicht die entscheidende Stellgröße für O_2-Angebot und O_2-Versorgung der Organe wider. Aus diesem Grunde können neben der Optimierung des systemischen Blutdrucks auch die zentralvenöse oder gemischtvenöse Sauerstoffsättigung (SvO_2 bzw. $SzvO_2$), der Laktatspiegel und die Diurese als Surrogatparameter dienen.

Formen

Hypovolämischer Schock.
Es existieren 4 Unterformen:
- *hämorrhagischer Schock:* akute Blutung ohne wesentliche Gewebeschädigung
- *hypovolämischer Schock:* kritische Abnahme des zirkulierenden Plasmavolumens ohne Blutung
- *traumatisch-hämorrhagischer Schock:* akute Blutung mit ausgedehnter Gewebeschädigung
- *traumatisch-hypovolämischer Schock:* kritische Abnahme des zirkulierenden Plasmavolumens ohne akute Blutung mit ausgedehnter Gewebeschädigung

> **Merke** Als perioperativer Zwischenfall spielen insbesondere der hypovolämische und der hämorrhagische Schock eine wichtige Rolle!

Ursachen:
- Blutverlust (Blutungsquelle nicht immer sofort ersichtlich)
- Polyurie, z.B. ketoazidotisches Koma, Diabetes insipidus
- Flüssigkeitsverluste durch Fieber, Erbrechen, Diarrhö, Transpiration, Verbrennung, Ileus und Pankreatitis

Septischer Schock.
Sepsisinduzierte Verteilungsstörung mit erhöhter Kapillarpermeabilität (Verlust in den 3. Raum) und Vasodilatation (distributiver Schock führt zu relativer Hypovolämie).

> **Merke** Bei chirurgischen Patienten beginnt der septische Schock häufig mit der hyperdynamen Phase mit gesteigertem Herzzeitvolumen und erniedrigtem systemischem Widerstand.

Neurogener Schock.
Distributiver Schock mit ausgedehnter Vasodilatation und relativer Hypovolämie infolge einer Imbalance zwischen sympathischer und parasympathischer Regulation der glatten Gefäßmuskulatur. Ursache ist z.B. ein spinales Trauma. Wegweisende Symptome sind hier eine Bradykardie (aufgrund des erniedrigten Sympathotonus) und Hypotension. Restitutio meist nach massiver Flüssigkeitssubstitution.

Anaphylaktischer Schock.
(s. Kap. 4.10)

Kardiogener Schock.
(s. Kap. 4.5 und 4.6)

Addison-Krise („metabolischer Schock").
- Siehe Kap. 7.13, S. 122
- Auftreten nach beidseitiger Adrenalektomie oder Nephrektomie bei insuffizienter Glukokortikoidsubstitution
- bei Patienten, die chronisch mit Glukokortikoiden oberhalb der „Cushing"-Schwelle behandelt werden und auf operativen Stress nicht mit einer adäquaten Kortisolproduktion reagieren können

Ursachen und Differenzialdiagnosen einer intraoperativen Hypotonie

- *Regionalanästhesie:* relativer Volumenmangel durch Sympatholyse.
- *Allgemeinanästhesie:*
  - *Anästhetikaeffekte:* direkt negativ-inotrope Effekte, Vasodilatation, Dämpfung physiologischer Regulationsmechanismen (z.B. Renin-Aldosteron-System)
  - *erhöhter Vagotonus/Bradykardie* durch Intubation, Zug am Peritoneum, Auge, Uterus, Manipulation am Bronchialsystem
- *Ausschluss der Hypoxie* durch SaO_2, SpO_2, Blutgasanalyse, Klinik.
- *Hypovolämie* mit begleitender Reflextachykardie: oft vorbestehende, nach Narkoseeinleitung demaskierte Hypovolämie.
- *Blutverlust.*

> **Cave** Ein Blutverlust kann intraoperativ nicht sofort ersichtlich sein (Sauger, Tücher, Fußboden usw.), deshalb Rücksprache mit dem Operateur.

- *Patientenlagerung* mit vermindertem venösem Rückstrom, z.B. aortokavales Syndrom der Schwangeren in Rechtsseitenlage.
- *Myokardinsuffizienz:* Zeichen des „Vorwärtsversagens" (Oligurie, kalte Akren) oder des „Rückwärtsversagens" (Lungenödem, Halsvenenstauung, hoher zentraler Venendruck, Zyanose) müssen ebenso ausgeschlossen werden wie auftretende Arrhythmien (s. Kap. 4.3, S. 50).
- *Herzrhythmusstörungen* (s. Kap. 4.2, S. 48, und Kap. 4.3, S. 50).
- *Beatmung mit hoher positiv-endexspiratorische Druckbeatmung (PEEP)*, Verminderung des venösen Rückstroms.
- *Lungenembolie* (s. Kap. 4.7, S. 64).
- *Schock* (anaphylaktisch, vasogen, neurogen, septisch; s.o.).
- *Perikardtamponade* (s. Kap. 4.8, S. 66).
- *Spannungspneumothorax* (s. Kap. 5.5, S. 86).
- *dissezierendes Aortenaneurysma.*

Symptome/Komplikationen

- Die Patienten sind kaltschweißig und zyanotisch, wache Patienten zudem ängstlich und unruhig. Bei septischen Patienten oder bei Patienten im anaphylaktoiden Schock kann das Hautkolorit hochrot und warm sein. Die Urinausscheidung geht bis zur Anurie zurück.

> **Merke** Bei fortgeschrittenem Schockstadium, alten Patienten, bei vorbestehender koronarer Herzkrankheit, β-Blockierung oder Verlust des Sympathotonus kann statt Tachykardie eine Bradykardie imponieren. Der sog. Schockindex (Pulszahl/systolischer Blutdruck < 1) quantifiziert den Schweregrad nur ungenau.

- Durch Abnahme des renalen Perfusionsdrucks kann es zu akutem Nierenversagen kommen.
- Verminderte Perfusion der Endstrombahn: Es resultieren eine metabolische Azidose und eine kaskadenartige Aktivierung sämtlicher Mediatorsysteme. Folgen können sein: eine akute Verbrauchskoagulopathie, hypoxämische Organschäden an Leber und Darm mit bakterieller Translokation, pulmonal eine akute respiratorische Insuffizienz und letztlich ein Multiorganversagen.

Diagnose

Körperliche Untersuchung.
- Vitalzeichen (Ausschluss technisch bedingter Fehlmessungen!):
  - Tachykardie als Hinweis auf Hypovolämie
  - selten Bradykardie als Zeichen für intrakardiale Leitungsstörungen, eine koronare Herzkrankheit oder schweren Schock
  - Tachypnoe, Lungenödem, ungenügende Oxygenierung, Azidose als Folge schlechter Gewebeperfusion, z.B. bei beginnender Sepsis
  - Fieber oder Hypothermie (!) als Hinweis auf Sepsis
- *Trendelenburg-Test:* Patienten „Kopf-tief" stellen: Besserung des Blutdrucks gibt möglichen Hinweis auf Volumenmangel
- Haut:
  - kalte, zyanotische Akren, verminderte kapillare Reperfusion im Nagelbett (verzögerte Rekapillarisierungszeit)
  - Hautturgor und Schleimhautfeuchte als Hinweis auf Hypovolämie
  - Ekchymosen, Petechien als Hinweis auf Koagulopathien (Sepsis!)
  - *„Flush"* als Zeichen der anaphylaktoiden Reaktion
  - warme hyperämische Haut bei Sepsis
- Hals:
  - gestaute Jugularvenen, evtl. sichtbarer Venenpuls als Hinweis auf (Rechts-)Herzinsuffizienz, Perikardtamponade oder Spannungspneumothorax
  - kollabierte Jugularvenen sind Zeichen einer Hypovolämie (oft auch in der Trendelenburg-Lage)
- bei Trauma- und Polytraumapatienten:
  - Thorax (Tabelle 4.4)
  - Abdomen (Tabelle 4.5)
  - Becken: Prüfen auf sagittale und seitliche Stabilität; Blutfluss aus Urethra? Bei Beckenfraktur *Blutverlust* bis 5 l möglich!
  - Extremitäten (Tabelle 4.6)
  - Neurologie (Tabelle 4.7)

Tabelle 4.4 Thoraxuntersuchung.

Befund	(möglicher) Hinweis auf
Auskultation	
feuchte Rasselgeräusche	pulmonale Stauung, Herzinsuffizienz
Giemen/Stridor	Bronchospasmus bei Anaphylaxie
neues Systolikum	Mitralinsuffizienz bei Linksherzinsuffizienz
Atemgeräusch ↓	Hämo-/Pneumothorax
Palpation/Perkussion	
Rippenfrakturen	Hämo-/Pneumothorax
Sternumfraktur	Perikardtamponade

Tabelle 4.5 Abdomenuntersuchung.

Befund	(möglicher) Hinweis auf
prall gebläht	Ileus (Hypotonie durch Volumenverlust ins Darmlumen); Pankreatitis
Abwehrspannung	Ileus/Blutung (Umfangzunahme des Abdomens!)/Sepsis
Peritonismus	Sepsis
pulsatile Masse	abdominales Aortenaneurysma
Drainagen-Blutung	Hypovolämie

Tabelle 4.6 Extremitätenuntersuchung.

Befund	(möglicher) Hinweis auf
Fehlstellung/Hämatom	Blutverlust/Hypovolämie
Pulsverlust peripher	Kreislaufzentralisation
Pulsverlust Aa. femorales	Verdacht auf abdominales Aortenaneurysma
Ödeme	Herzinsuffizienz
infizierter i.v.-Zugang	Ursache einer Sepsis

Tabelle 4.7 Neurologische Untersuchung.

Befund	(möglicher) Hinweis auf
Vigilanzabnahme	zerebrale Perfusion ↓
fehlende Reflexe	spinales Trauma
Harnabgang	spinales Trauma

Laborbestimmung.
- Gerinnung: Fibrinogen, Prothrombinzeit, partielle Thromboplastinzeit, Thrombinzeit; Thrombozyten, Antithrombin III, sowie Thrombelastographie (Rotem)
- (arterielle) Blutgasanalyse:
  – wiederholte Hämoglobin- und Hämatokritbestimmung, *auch aus Drainagen-Blut!*

Merke Hämoglobinabfall korreliert nur bei ausreichender Volumensubstitution mit dem tatsächlichen Blutverlust.

  – Elektrolyte: Natrium ↓ und Kalium ↑, z.B. bei Addison-Krise; Säure-Basen-Haushalt (Tabelle 4.8)
- Myokardinfarktdiagnostik: Kreatinkinase, Troponin T und I (s.o.)

Tabelle 4.8 Laborbefunde bei Blutgasanalyse.

Befund	(möglicher) Hinweis auf
respiratorische Alkalose	Hyperventilation bei Spontanatmung als Hinweis auf beginnende respiratorische Insuffizienz
metabolische Azidose/ Hypoxie	insuffiziente Gewebsoxygenierung durch Minderperfusion

- Blutglukose: im Schock durch endogene Katecholaminausschüttung meist Hyperglykämie. Ketoazidose: Laktat ↑, Glukose ↓, Elektrolyt-Imbalancen
- Schwangerschaftstest: bei Verdacht auf rupturierte Extrauteringravidität
- Blutgruppenbestimmung und Kreuzblutabnahme

Apparative Diagnostik.
- EKG:
  – ST-Strecke ↓: z.B. Innenschichtischämie, Digitalisintoxikation (muldenförmig) (s.o., Kap. 4.2)
  – ST-Strecke ↑: z.B. Myokardinfarkt (transmurale Ischämie), Perikarditis, Herzwandaneurysma (EKG-Veränderungen schon präoperativ!)
  – Arrhythmiediagnostik (z.B. Herzzeitvolumenabnahme um bis zu 20% bei Vorhofflimmern)
  – Niedervoltage bei Perikardtamponade
- Röntgenthorax:
  – Stauung/Infiltrate/Zwerchfell-Rippen-Winkel einsehbar? Sonst Hinweis auf Herzinsuffizienz?
  – Pneumo-/Hämatothoraxausschluss
  – Herzkonfiguration
- Sonografie Abdomen: freie Flüssigkeit intraabdominell, besonders auf Oberbauchorgane achten: *Milz!*
- Echokardiogramm, z.B. transösophageale Echokardiografie:
  – Herzklappendiagnostik
  – Pumpfunktion der Ventrikel
  – Perikarderguss, -tamponade (intrakardiale Thromben, intrakardiale Luft, Pleuraergüsse)
  – Ausschluss einer Lungenembolie (akute Rechtsherzbelastung)
  – Volumenstatus

Therapie

Therapieziele.
- Mittlerer arterieller Blutdruck > 70 mmHg
- Herzfrequenz < 100/min
- Diurese mindestens 0,5–1 ml/kg/h

Allgemeines Notfallmanagement.
- Atemwege und Oxygenierung sichern
- Blutdruckkontrolle (Fehlmessung?)
- Trendelenburg-Lagerung
- Schaffung großlumiger peripher-venöser Zugänge; zentralvenös: Anlage eines Shaldon-Katheters
- Infusion von 250–500 ml kristalloider oder kolloidaler Lösung (im Sinne eines sog. „volume challenge")

- ggf. invasive Druckmessung
- erweitertes hämodynamisches Monitoring (z.B. PICCO oder Pulmonaliskatheter)

> **Merke** Der sog. PICCO-Katheter kann auch intraoperativ wichtige Informationen liefern!

- Kreuzblut abnehmen und ggf. unverzüglich Eigenblutkonserve bereitstellen
- O_2-Gabe/Intubation bei zunehmender respiratorischer Insuffizienz
- Blasenkatheteranlage
- Zentraler Venenkatheter zur Verlaufsbeobachtung des zentralen Venendrucks
- Vermeidung negativ-inotrop wirkender Anästhetika, ggf. Anpassung der Narkosetiefe oder Verfahrenswechsel, z.B. Analgosedierung mit Fentanyl/Midazolam

Hypovolämischer Schock.
- 2–3 großlumige, periphere i.v.-Zugänge (14–16 G) und/oder Shaldon-Katheteranlage
- Bereitstellung eines Druckinfusionsgerätes
- Volumengabe:
  - Blut (nach Hämoglobinkontrolle)
  - Kristalloide/Kolloide
  - *„Small Volume Resuscitation"*: HyperHes (3–4 ml/kg innerhalb von 2–3 min)

> **Merke** Die Abschätzung des richtigen Volumens stellt eine schwierig zu beantwortende Frage dar. Der zentrale Venendruck sollte nur als Trendgröße dienen. Aussagekräftige Informationen liefert die transthorakale Thermodilutionsmethode und die Pulskonturanalyse mittels PICCO-Monitor sowie das transösophageale Echokardiogramm. Eine vorsichtige Volumengabe in 250-ml-Portionen oder Trendelenburg-Lagerung können im Zweifelsfall im Sinne eines *„Volume Challenge"* ebenfalls hilfreich sein.

- Anlage eines zentralen Venenkatheters (wegen geringer Durchflussraten *kein* Zugang der 1. Wahl): mehrlumig zur Messung des zentralen Venendrucks und zur Gabe von Katecholaminen
- Gerinnungsoptimierung bei Blutung (s. Kap. 10.1, S. 140):
  - 1 ml *Fresh-frozen-Plasma*/kg hebt den Quickwert um 1%
  - 1 ml *gefriergetrockneter Prothrombinkomplex (PPSB)* pro kg KG hebt die Faktoren II, VII, IX, X um ca. 1% (wegen Gefahr einer PPSB-induzierten Verbrauchskoagulopathie vorher Antithrombin-III-Mangel ausgleichen)
- invasive Blutdruckmessung, so bald wie möglich
- Vasopressoren (Akrinor, Noradrenalin, Adrenalin) erst nach ausreichender Volumensubstitution. Dosierung nach Wirkung.

> **Merke** Noradrenalin ist im Rahmen einer Hypovolämie und guter kardialer Pumpfunktion oder kardialer Hypertrophie das Katecholamin der ersten Wahl.

Neurogener Schock.
- Volumentherapie nach Blutdruckmessung und Diurese
- Noradrenalin, um den mittleren arteriellen Druck und damit den Perfusionsdruck zu erhöhen. Dosierung nach Wirkung (ausreichende Verdünnung!)
- neurologische Schädigung beim Bewusstlosen muss prima vista nicht offensichtlich sein

Septischer Schock.
- Vorgehen nach sog. *„Early Goal directed Therapy"* (Abb. 4.**14**)
- außerdem:
  - Blut-/Urin-/Sputumkulturen
  - umgehende Antibiotikagabe
  - Gerinnungskontrolle
  - ausreichende Volumentherapie und frühzeitiges erweitertes, hämodynamisches Monitoring
  - Vasopressortherapie: meist *Noradrenalin*

Anaphylaktischer Schock (s. Kap. 4.10, S. 70).

Addison-Krise.
- 100 mg Hydrokortison als Bolus i.v.
- 10 mg/h über 24 h kontinuierlich
- bei Hypotonie: Vasopressoren
- Ausgleich des Natrium- und Wasserverlustes mit isotoner Kochsalzlösung

4.5 Kardiogener Schock: Akute Linksherzinsuffizienz

Grundlagen und Definition

Beim kardiogenen Schock kommt es aufgrund eines kardialen Pumpversagens zu einer zunehmenden Kreislaufzentralisation mit konsekutiver Minderversorgung lebenswichtiger Organe. Die häufigste Ursache ist ein Myokardinfarkt mit mindestens

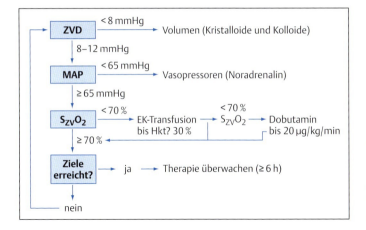

Abb. 4.14 Early-Goal-directed-Therapie: Ziele sind die Kreislaufstabilisierung (mittlerer arterieller und zentraler venöser Druck) und $S_{ZV}O_2 \geq 70\%$ (Quelle: Rivers et al. 2001).

40% Verlust an Myokardmasse. Ein Linksherzversagen ist definiert durch:
- Herzindex (Herzzeitvolumen/Körperoberfläche) < 2 l/min·m²
- Abnahme des systemarteriellen Mitteldrucks < 70 mmHg („Vorwärtsversagen")
- Anstieg des pulmonalkapillären Verschlussdrucks > 18 mmHg („Rückwärtsversagen")

Ursachen

- Myokardinfarkt (> 70% der Fälle)
- akute Volumenüberlastung
- arterielle hypertone Krisen
- Kardiomyopathie, Myokarditis
- Perikardtamponade
- Spannungspneumothorax
- Aortenklappenstenose oder -insuffizienz, z.B. infolge von Aortendissektion
- Pharmakatoxizität (z.B. Kalziumantagonisten, Antidepressiva, Neuroleptika, Antrazykline usw.)

Symptome/Diagnostik

Klinische Symptome.
Können denen eines allgemeinen Schockgeschehens ähneln.
- Hypotonie
- Tachykardie (ggf. Normofrequenz oder Bradykardie bei β-Blockade!)
- Müdigkeit, Somnolenz
- Oligurie
- akrale Marmorierung der Haut und Kaltschweißigkeit

- Dyspnoe und Hypoxämie: Zeichen des beginnenden Lungenödems („Rückwärtsversagen")

EKG und Laborparameter.
Insbesondere Infarktzeichen (s.o.); Laktatanstieg und Zeichen der Hypoxämie.

Echokardiografie.
Gibt sehr gut Auskunft über Füllungsvolumen, Wandbewegungsstörungen und links- und rechtsventrikuläre Funktion.

> **Merke** Die Echokardiografie kann die wichtigsten Differenzialdiagnosen, wie akute Lungenembolie und Perikardtamponade, ausschließen!

Erweitertes hämodynamisches Monitoring.
- Invasive Blutdruckmessung
- Pulmonaliskatheter
- Zentraler Venendruck
- Picco-Katheter

Messung der gemischt- oder zentralvenösen Sauerstoffsättigung.
- Einfache und evtl. sehr hilfreiche Methode
- Einflussgrößen: Herzzeitvolumen, Hämoglobin, arterielle Sauerstoffsättigung SaO_2 und Sauerstoffverbrauch VO_2

> **Merke** Ein Abfall der $S_{ZV}O_2$ oder S_VO_2 unter 65% kann bei konstantem Hb und konstanter Oxygenierung ein Hinweis auf ein unzureichendes Herzzeitvolumen sein!

Therapie

Ziel ist die Optimierung der linksventrikulären Funktion durch Senkung der Nachlast (bessere Koronarperfusion), Optimierung der Vorlast, Steigerung der Inotropie, Normalisierung der Kammerfrequenz und Therapie des Lungenödems.

Optimierung der Oxygenierung.
O_2-Gabe; ggf. Intubation; $FiO_2 = 1,0$.

Optimierung der Koronarperfusion.
- Vorgehen wie bei Myokardinfarkt (s. Kap. 4.3, S. 50)
- ggf. Anlage einer intraaortalen Ballongegenpulsation (IABP) (steigert die Koronarperfusion und das Herzzeitvolumen um 10–20 %); Rücksprache mit Kardiochirurg/Kardiologen

Optimierung der peripheren Organperfusion.
Steigerung des Herzzeitvolumens und Senkung des systemvaskulären Widerstands.
- Vasodilatatoren: Nitroperfusor 0,2–2 µg/kg/min (Vorlast ↓ + Koronardilatation + Nachlast ↓) titriert

> **Cave** Nitrate sollen nicht bei Patienten mit einem systolischen Blutdruck ≤ 90 mmHg angewendet werden, insbesondere dann nicht, wenn Hypotonie mit Bradykardie bzw. ein Hinterwandinfarkt mit rechtsventrikulärer Beteiligung vorliegen.

- Diuretika, z.B. Furosemid 40 mg i.v.; bei akutem Nierenversagen frühzeitige Hämofiltration

Positiv inotrope Substanzen.
- Dobutamin (Dobutrex) als Mittel der 1. Wahl: 3–10 µg/kg/min langsame Titration.
- Bei Bedarf: Adrenalin und Noradrenalin: Der Einsatz sollte unter erweitertem hämodynamischem Monitoring überwacht werden (Pulmonaliskatheter, PICCO).
- Gegebenenfalls Kombination von Adrenalin mit Phosphodiesterase-III-Hemmern: Verbesserung der Kontraktilität bei systemischer Vasodilatation (sog. Inodilatatoren); z.B. Amrinone, Milrinone und Enoximone. *Wichtig:* Auf ausreichenden Hydratationszustand achten!
- Dosierung:
  Amrinon (Wincoram): 0,75 mg/kg ggf. als Bolus über 2–3 min, 5–10 µg/kg/min
  Enoximon (Perfan): 0,5 mg/kg ggf. als Bolus über 10 min, 2,5–10 µg/kg/min
  Milrinon (Corotrop): 0,05 mg/kg ggf. als Bolus über 10 min, 0,375–0,75 µg/kg/min
  Vorsicht bei Bolusgaben wegen Blutdruckabfall.

> **Merke** Im akuten kardiogenen Schockgeschehen sind Herzglykoside, Kalziumantagonisten und Hemmer des Angiotensin-converting-Enzyms (ACE) kontrainidiziert.

4.6 Kardiogener Schock: Akutes Rechtsherzversagen

Den Kompensationsmechanismen des rechten Ventrikels sind enge Grenzen gesetzt. Verschiedene Situationen können zu einer akuten Rechtsherzbelastung führen.

Ursachen/Pathophysiologie

Für eine akute Dekompensation können 3 Faktoren verantwortlich sein:
- *Nachlast* (pulmonaler Gefäßwiderstand): bei z.B.:
  - Lungenembolie (thrombembolisch, Luft, CO_2)
  - Perikardtamponade
  - pulmonaler Hypertonie
  - pulmonaler Vasokonstriktion bei Hypoxie oder Hyperkapnie
  - Kompression durch erhöhte intrathorakale Drücke (Beatmung; chronisch-obstruktive Lungenerkrankung) oder Ödembildung
  - Medikamentenwirkung (z.B. Protamin; zur Antagonisierung von Heparin)
  - durch konstringierende Mediatoren, z.B. bei Sepsis, Schock
  - Verringerung der Lungenstrombahn durch Pneumektomie
  - Trauma: Lungenkontusion
- *Verringerung der Kontraktilität:* bei z.B.:
  - Ischämien, Contusio cordis
  - durch negativ inotrope Medikamente
- *Erhöhung der Vorlast:* kann bei vorgeschädigtem Myokard ebenfalls zur akuten Dekompensation beitragen, z.B. bei:
  - akuter Volumenbelastung
  - Niereninsuffizienz

Diagnostik

- Jugularvenenstauung.
- Hepatomegalie.
- Periphere Ödeme.
- Zeichen der Rechtsherzhypertrophie im EKG bei chronischem Verlauf (oft schwierige Diagnose).
- Insbesondere EKG und transösophageale Echokardiografie sind diagnoseweisend.
- Röntgenthorax: nicht spezifisch, dient insbesondere zum Ausschluss von Differenzialdiagnosen.
- Zunahme des zentralen Venendrucks: Massive pulmonale Hypertension kann zum Auftreten einer Trikuspidalinsuffizienz führen, die sich in der Kurve des zentralen Venendrucks in einer prominenten V-Welle äußert. Eine 2-fach größere A-Welle als die V-Welle kann Ausdruck einer chronischen Rechtsherzhypertrophie sein (Abb. 4.**15**).

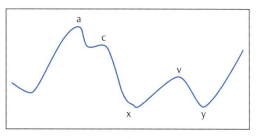

Abb. 4.**15** Zentrale Venendruckkurve.

Merke Der zentrale Venendruck als Absolutwert ist kein geeigneter Parameter zur Diagnostik eines akuten Rechtsherzversagens!

Erweitertes hämodynamisches Monitoring.
- Pulmonaliskatheter (Messung des enddiastolischen Füllungsvolumens und der Auswurffraktion des rechten Ventrikels, insbesondere mit der „*Fast-Response*"-Thermodilutionsmethode) oder
- evtl. PICCO-Katheter

Merke Die Aussagekraft der Methoden ist teilweise beschränkt und nicht immer valide. Der Echokardiografie kommt eine zentrale Rolle zu.

Therapie

Insgesamt ist das akute Rechtsherzversagen eine schwer zu stellende Diagnose, und die Therapie muss verschiedene Einzelelemente berücksichtigen. Zentrale Bedeutung kommt der *Optimierung der 3 Stellgrößen Vorlast, Ventrikelfunktion und Nachlast* zu (Tabelle 4.**9**):
- Optimierung von rechtsventrikulärer Vor- und Nachlast und der Inotropie: 40 mg *Furosemid* zur Vorlastsenkung bei hohem zentralem Venendruck, *Dobutamin* 3–10 µg/kg/min, *Nitroglyzerin* (s.o.)
- Optimierung der Oxygenierung

Tabelle 4.**9** Optimierung der 3 Stellgrößen bei Rechtsherzversagen.

	Vorlast	**Rechter Ventrikel**	**Nachlast**
zu optimierende Stellgrößen	• enddiastolisches Volumen • Flüssigkeitsbilanz	• Herzfrequenz • koronarer Perfusionsdruck • Sauerstoffbedarf und -angebot	• pulmonalarterieller Mitteldruck (PAP) • pulmonaler Gefäßwiderstand (PVR)
Maßnahmen	• vorsichtige Volumenbelastung in 100-ml-Portionen • vorsichtige Kopftieflagerung • Nitroglycerin (0,2–2 µg/kg/min)	• Noradrenalin bei deutlich reduziertem Systemdruck (*Cave*: zu starker Anstieg des pulmonalen Gefäßwiderstands) • Inotropika, z.B. Dobutamin, Adrenalin • Phosphodiesterase-III-Inihibitoren, z.B. Milrinone (Corotrop): 50 µg/kgKG Bolus, dann 0,375–0,75 µg/kg/min i.v.	• Senkung des pulmonalarteriellen Widerstands: – Sauerstoffgabe – Hyperventilation und Alkalisierung – intravenöse Vasodilatation – Vernebelung von Ilomedin (Iloprost) 10–20 µg über 10–15 min • *Cave*: Bolusgabe der Phosphodiesterase-III-Inhibitoren: starker Abfall des Systemdrucks (Inodilatatoren)! Dann ggf. Zugabe von Noradrenalin

- Einsatz von Phosphodiesterasehemmern (Inodilatation) zur Senkung eines pulmonalen Hypertonus und damit der rechtsventrikulären Nachlast (z.B. *Milrinon* 0,375–0,75 μg/kg/min)
- bei schwerem Verlauf PGI$_2$ Epoprostenol i.v. (*Flolan* 10–20 ng/kg/min)

> **Cave** Abfall des systolischen Blutdrucks!

– bei anhaltender pulmonaler Hypertonie: *Ilomedin* (Iloprost) per inhalationem
– bei beginnender Dekompensation (Abfall des systemischen Druckes, Zunahme des zentralen Venendrucks) besteht die Therapie in einer maximalen Steigerung der Inotropie und einer Steigerung des peripheren Widerstands, um die koronare Perfusion zu verbessern; Mittel der Wahl ist die vorsichtige *Noradrenalin*-Verabreichung

4.7 Lungenembolie

Definition

Meist Einschwemmung eines Thrombus in die Lungenstrombahn. Die meisten Thromben entstammen dem Zuflussgebiet der V. cava inferior. Embolien mit Luft, Fett, Tumorfragmenten, Fruchtwasser oder Fremdmaterial, wie Knochenzement (Palacos), sind eher selten.

Pathogenese

Prädisponierend sind venöse Stase, Blutgefäßalterationen (z.B. Atherosklerose) und Koagulopathien, die sog. *Virchow-Trias*. Kleine Lungenembolien bleiben meist klinisch unauffällig. Erst bei einer Verlegung der Lungenstrombahn um mindestens 40% zeigen sich erste Symptome. Die hämodynamischen Veränderungen korrelieren mit dem Ausmaß der verlegten Lungenstrombahn. Bei 70–93% der Patienten mit Lungenembolie ist eine tiefe Beinvenenthrombose nachweisbar. Infolge der Lungenembolie kommt es zu einer akute Rechtsherzbelastung, zu sinkender Vorlast des linken Ventrikels, zu arterieller Hypotonie und zu Tachykardie.

Symptome

- Abfall des endexspiratorischen CO_2
- Anstieg des arteriellen PCO_2
- *Anstieg des zentralen Venendrucks*, hohe V-Wellen in der Venendruckkurve (Ausdruck der Stauung vor dem rechten Herz)
- gestaute Halsvenen
- Tachykardie
- Abfall der SaO_2
- Auskultation: gespaltener 2. Herzton, Systolikum über Pulmonalisklappe

Beim wachen Patienten.
- Luftnot, Tachypnoe
- einseitige Beinschwellung als Hinweis auf Beinvenenthrombose
- substernaler, *atemabhängiger* Schmerz
- selten Hämoptyse
- Pulsus paradoxus: „paradoxe" Abnahme des systolischen Blutdrucks um mindestens 20 mmHg bei tiefer Inspiration

> **Merke** Beim Patienten in Allgemeinanästhesie: Plötzlicher *Abfall des endexspiratorischen CO_2* infolge der Totraumvergrößerung. Eine ausgeprägte Differenz zwischen endexspiratorischem CO_2 und arteriellem CO_2-Blutgas ist typisch für die Lungenembolie, tritt jedoch auch bei Bronchusverlegung, Pneumothorax oder einseitiger Intubation auf.

Diagnose

Transthorakale oder transösophageale Echokardiografie.
- Hohe Sensitivität und Spezifität
- dient auch dem Nachweis und Ausschluss bestimmter Differenzialdiagnosen

> **Praxistipps** Die echokardiografische Bestimmung des sog. R-S$_{wacker}$-„*Scores*" bietet einen sehr guten Prädiktor für die Einschätzung der Schwere einer Lungenembolie: Ein R-S$_{wacker}$-„*Score*" < 2,25 lässt ein gutes Outcome vermuten. Von einer Thrombolyse sollte ggf. Abstand genommen werden.

Computertomografie (CT).
Insbesondere das sog. „*Multislice*"-CT; bietet eine hohe Sensitivität und Spezifität für die Diagnose einer Lungenembolie.

EKG.
- Insbesondere Zeichen einer akuten Rechtsherzbelastung
- unspezifische ST-Streckenveränderungen (bei > 70 %)
- T-Welleninversion in Ableitung V_1-V_4
- Vorhofflimmern
- Entstehung eines P pulmonale
- Tachykardie
- S_1Q_3-Typ, $S_{I,II,III}$-Typ (bei < 30 % der Patienten mit Klinik) (Abb. 4.**16**)
- Rechtsschenkelblock

Cave Ein „normales" EKG schließt eine Lungenembolie nicht aus!

Röntgen.
Ein Röntgenthoraxbild dient insbesondere dem Ausschluss möglicher Differenzialdiagnosen.
- Dystelektasen/Atelektasen der betroffenen Gebiete
- Pulmonalarterienabbruch, prästenotisch Auftreibung der Gefäße
- Zwerchfellhochstand der betroffenen Seite
- Zeichnungsaufhellung des betroffenen Areals durch lokale Oligoämie (Westmark-Zeichen)
- Zeichen der pulmonalen Hypertonie (z.B. Rechtsherzvergrößerung)
- Zeichen lokaler Minderperfusion
- Zeichen einer Infarktpneumonie

Cave Ein unauffälliger Röntgenthorax schließt eine Lungenembolie nicht aus!

Andere diagnostische Hilfsmittel.
Pulmonaliskatheter (Anstieg des pulmonalarteriellen Druckes), *Szintigrafie* und *Pulmonalisangiografie* spielen in der akut lebensbedrohlichen Situation zum Ausschluss einer Lungenembolie eher eine untergeordnete Rolle.

Labor.
- *D-Dimere:* sog. Fibrinspaltprodukte; ein negatives Testergebnis bei einem Grenzwert von 500 µg/l schließt eine Lungenembolie praktisch aus (99,5 %); der Test ist jedoch *wenig spezifisch* (z.B. bei akuter Verbrauchskoagulopathie).
- *Troponin I und T:* erhöht bei schwerer Lungenembolie mit deutlicher Rechtsherzbelastung; jedoch wenig spezifisch.

Klinische Einteilung

Tabelle 4.**10** gibt die Stadieneinteilung der Lungenembolie wieder.

Therapie

Ggf. Sedierung und Analgesierung des Patienten.

Sicherstellung der Oxygenierung.
Großzügige Intubationsindikation, Beatmung mit einer FiO_2 von 1,0: Sauerstoff bewirkt eine pulmonale Vasodilatation. Der Thrombus kann somit im dilatierten Gefäß in die periphere Lungenstrombahn geschwemmt werden. Die Folge ist eine größer werdende pulmonalarterielle Strombahn.

Heparin.
Bei Verdacht auf eine Lungenembolie: nach Rücksprache mit Operateur unmittelbare Antikoagulation mit 5000 IE Heparin i.v., dann 800–1000 IE/h i.v.; Ziel ist eine Verdoppelung der partiellen Thromboplastinzeit (> 55 s).

Vorsichtige Volumentherapie.
Dient zur Optimierung der rechtsventrikulären Vorlast, möglichst gesteuert mittels EKG und/oder zentalvenöser Druckmessung.

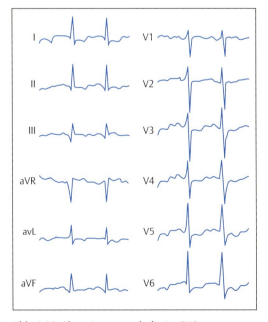

Abb. 4.**16** Akute Lungenembolie im EKG.

Tabelle 4.10 Stadieneinteilung der Lungenembolie.

Stadium	I	II	III	IV
Klinik	80% stumm	akute Dyspnoe, thorakaler Schmerz, Tachykardie, Angst, evtl. Hämoptyse	akute Dyspnoe, thorakaler Schmerz, Tachykardie, Angst, evtl. Hämoptyse	Schock
Blutdruck	normal	normal hypoton	hypoton	Schock
pulmonalarterieller Mitteldruck	< 20 mmHg	meist < 20 mmHg	25–30 mmHg	> 30 mmHg
PaO$_2$ bei FiO$_2$=0,21	> 75 mmHg	>75 mmHg	< 70 mmHg	< 60 mmHg
obliteriertes Gefäß	peripher	Segmentarterien	1 Pulmonalarterienast ohne Lappenarterien	1 Pulmonalarterienast + Lappenarterien

Lysetherapie.

> **Merke** Indikation nur bei hämodynamisch instabilen Patienten. Bei stabilen Patienten lediglich Heparinisierung! Lyse immer unter begleitender Heparintherapie! Unbedingt Herstellerinformationen beachten!

Beispiel:
- rt-PA=Alteplase=Actilyse: 10 mg über 1–2 min, dann 90–100 mg über 2 h, Dosierung: siehe Fachinfo.

Zu Kontraindikationen vgl. Tabelle 4.3 (s. Kap. 4.3, S. 50).

Operative Embolektomie.
Die Indikation zur Embolektomie wird bei Schocksymptomatik und bestehenden Kontraindikationen für eine Lyse gestellt. Der Erfolg ist insgesamt fraglich. Empfohlen wird der Einsatz der Herz-Lungen-Maschine, wann immer möglich.

Intraaortale Ballonpumpe (IABP).
Therapieoption zur Steigerung der koronaren Perfusion und des HZV.

Katecholamintherapie.
Die kreislaufunterstützende Katecholamintherapie dient insbesondere der Therapie des Rechtsherzversagens (s. Kap. 4.6, S. 62).
- *Dobutamin:* Dient zur Verbesserung der Lungenventilations-/-perfusionsverhältnisse.
- *Arterenol:* Verbesserung der koronaren Perfusion und Wiederherstellung des linksventrikulären Ausflusstrakts. Durch die Erhöhung der linksventrikulären Nachlast wird ein ausreichender Druckgradient zwischen Aorta und rechtem Ventrikel wiederhergestellt. Dieser sollte > 60 mmHg betragen und berechnet sich nach der Formel: mittlerer arterieller Druck – pulmonalarterieller Mitteldruck. Weiter wird durch die Erhöhung des linksventrikulären Füllungsdrucks die Vorwölbung des Ventrikelseptums in Richtung des linken Ventrikels vermindert. Die Indikation ist im Schock oder bei kardiopulmonaler Reanimation bei Lungenembolie gegeben.

> **Cave** Konstriktion der Lungenstrombahn und Anstieg des pulmonalen Gefäßwiderstands möglich!

- *Adrenalin:* Kann eingesetzt werden, wenn mit Dobutamin kein ausreichender systemischer Blutdruck zu erreichen ist.
- frühzeitige Therapie des drohenden Rechtsherzversagens (s.o.)

4.8 Perikardtamponade

Ursachen

Dies ist eine seltene Komplikation nach kardiochirurgischen Eingriffen, durch eine Herzkontusion, eine Aortendissektion oder eine Herzwandruptur. Sie kommt aber auch durch Gefäßperforation nach Kavakatheteranlage vor. Es handelt sich darüber hinaus um eine Komplikation einer Perikarditis oder einer chronischen Niereninsuffizienz.

Die eingeschränkte diastolische Füllung bewirkt einen lebensbedrohlichen Schockzustand.

Diagnose

Der sichere Nachweis erfolgt durch die *Echokardiografie*. Der diagnostische Wert der Thoraxröntgenaufnahme ist eingeschränkt!
- Schocksymptomatik
- obere Einflussstauung
- rascher Anstieg des zentralvenösen Druckes
- Röntgenthorax: verbreitertes Mediastinum, Bocksbeutelform des Herzes
- Pulsus paradoxus: „paradoxe" Abnahme des systolischen Blutdrucks um mindestens 20 mmHg bei tiefer Inspiration

Prophylaxe

- Besonders bei kardiochirurgischen Patienten intra und postoperative Gerinnungsoptimierung (Quick-Wert, partielle Thromboplastinzeit, Thrombinzeit, Thrombozyten)
- nach Herzoperationen auf die Durchgängigkeit der substernalen Drainage achten
- Probleme bei der Anlage des zentralen Venenkatheters (s. Kap. 10.9, S. 153) dokumentieren und kommunizieren

Differenzialdiagnose

Ausschluss eines *Spannungspneumothorax* vor Diagnosestellung (Auskultation und Perkussion der Lunge im Seitenvergleich, Röntgenthorax).

Therapie

- Optimierung der Oxygenierung, ggf. Intubation und Beatmung
- möglichst rasche chirurgische Entlastung mittels Thorakotomie oder Perikardiotomie
- *transkutane Perikardiozentese:*
  - halbsitzende Lagerung des Patienten, ggf. mit Rolle in der Lendenwirbelsäule
  - subxyphoidaler Zugang am sog. Larrey-Punkt (Winkel zwischen Xyphoid und Knorpel der 7. Rippe links)
  - Vorschieben der Kanüle unter Aspiration im 45°-Winkel auf die sternale Ansatzstelle der 7. Rippe zu

Cave Die transkutane Perikardiozentese ist ultima ratio und birgt ein hohes Verletzungsrisiko! Indikation nur bei *offensichtlicher Diagnose* und *manifestem Schockzustand* des Patienten.

- ausreichende bis massive (!) *Volumentherapie* zur Verbesserung der diastolischen Füllung (kolloidale und kristalloide Flüssigkeiten)
- unbedingte Vermeidung einer systemischen Vasodilatation und Verbesserung der Inotropie:
  - *Noradrenalin*: Beginn mit 0,05–0,1 µg/kgKG/min i.v. (Erhöhung des endsystolischen Blutvolumens wirkt einer weiteren Kompression der Ventrikel von außen entgegen)
  - *Suprarenin*: beginnend mit 0,1–0,25 µg/kgKG/min i.v. (positive Inotropie, β-mimetische Wirkung als Prophylaxe eines Vorwärtsversagens)
  - Aufrechterhaltung der reflektorischen Tachykardie: unbedingt Bradykardien vermeiden (ggf. Atropin, Dobutamin usw.)

Narkoseeinleitung.
Vermeidung negativ-inotroper, sympatholytischer oder vasodilatorischer Medikamente. Geeignet erscheinen z.B.: S-Ketamin, Etomidate, Fentanyl oder Midazolam

Cave Kommt es im Rahmen einer Perikardtamponade zu einer kardiopulmonalen Reanimation, zeigt eine externe Herzdruckmassage wenig Wirkung, weil sich das Blut aufgrund eines sog. „Wasserkisseneffekts" nicht aus dem Herz auspressen lässt. Eine chirurgische Entlastung muss umgehend durchgeführt werden!

4.9 Perioperative Hypertonie

Definition

Eine arterielle Hypertonie ist anhand des diastolischen Wertes wie folgt eingeteilt:
- *mild:* diastolischer Blutdruck 95–115 mmHg
- *mittelschwer:* diastolischer Blutdruck 115–130 mmHg
- *schwer:* diastolischer Blutdruck >130 mmHg

Allerdings sind klare Grenzwerte schwierig zu bestimmen und werden von persönlicher Disposition,

Vorerkrankung und Medikation beeinflusst. Flankierende differenzialdiagnostische Überlegungen sind z.B. folgende Punkte:
- Herz- und Atemfrequenz? Begleitende *Tachykardie* und *Tachypnoe* als Hinweis auf (postoperativen) Schmerz, aber auch als Zeichen eines Überhangs an Muskelrelaxanzien, einer Sauerstoffschuld oder einer Stoffwechselentgleisung. Eine begleitende *Bradykardie* kann auf intrakranielle Druckerhöhung hinweisen.
- Hypertonus in der Anamnese? Bei präoperativ hypertensiven Patienten findet sich postoperativ oftmals ein milder *Hypertonus* infolge großzügiger intraoperativer Volumensubstitution. Vergleiche mit dem Anästhesieprotokoll (Blutdruck präoperativ, Bilanz).
- Thoraxschmerz?

Merke Arterieller Hypertonus belastet insbesondere den Patienten mit koronarer Herzkrankheit und kann eine Angina pectoris induzieren. Andererseits können ein ischämiebedingter Thoraxschmerz (Angina pectoris und Myokardinfarkt) oder eine Aortendissektion eine hypertensive Entgleisung bewirken. Sofortige Abklärung notwendig!

- Medikamentenanamnese: Überprüfung der Dosierung applizierter sympathomimetischer Medikamente. Bilanzierung des Volumenstatus (intraoperative Verluste/Zufuhr). Hat der Patient präoperativ seine Antihypertensiva eingenommen („*Rebound*"-*Effekt*, besonders nach dem Absetzen von β-Blockern oder Clonidin)? Auch Steroide wirken in hoher Dosierung blutdrucksteigernd.

Differenzialdiagnose

Intraoperativ.
- Schmerzinduziert (vegetative Begleitsymptomatik: Schwitzen, Tachykardie, Mydriasis)
- zu flache Narkose
- Hypervolämie
- gefüllte Harnblase
- Angina pectoris
- Pneumothorax

Postoperativ.
Ein postoperativ beobachteter Hypertonus ist meist schmerzinduziert. Weitere Auslöser können eine Hypervolämie sein (Bilanzierung!), eine Hypoxie (auch Kältezittern steigert den O_2-Verbrauch um den Faktor 10), ein Harnverhalt, ein Vasospasmus (Zentralisierung durch Hypothermie), eine Störung des Karotissinusreflexes, eine Angina pectoris, ein Pneumothorax oder ein erhöhter intrazerebraler Druck (Pupillendifferenz, Bradykardie, Fokalzeichen). Außerdem sollte differenzialdiagnostisch unbedingt bedacht werden:
- Überhang an Muskelrelaxanzien (Patient ist tachykard, tachypnoisch mit niedrigen Atemzugvolumina; stressinduzierte Mydriasis und Schweißproduktion)
- zentrales anticholinerges Syndrom: zentral gestörtes Gleichgewicht zwischen cholinergen und anticholinergen Substanzen; der Patient erscheint meist agitiert und nicht ansprechbar (s. Kap. 6.5, S. 100)

Sekundäre Hypertonie.
- Renaler Hypertonus: vaskulär/parenchymatös
- endokrine Störung: Phäochromozytom/Morbus Cushing/Thyreotoxikose
- maligne Hyperthermie
- medikamenteninduziert: Sympathomimetika/Ketamin/Steroide/Kontrazeptiva
- Schwangerschaft: (Prä-)Eklampsie
- erhöhter Hirndruck: zusätzlich meist Bradykardie („*Cushing*"-Reflex)
- Polycythaemia vera, Stimulation der Barorezeptoren, Alkoholentzug, Drogenintoxikation (Kokain, Ecstasy)
- Erstmanifestation des akuten Nierenversagens
- Messfehler: Verwendung einer zu kleinen Blutdruckmessmanschette (Minimum: ⅓ der Oberarmlänge)

Untersuchung

Anamnese.
Medikamente/Prädisposition.

Körperliche Untersuchung.
- *Vitalzeichen:* Blutdruckmessung an *beiden* Armen, Pulsfrequenz und -qualität, Messung der Körperkerntemperatur.
- *Lunge:* Feuchte Rasselgeräusche geben Hinweis auf Lungenödem oder Herzinsuffizienz.

4.9 Perioperative Hypertonie

- *Abdomen:* Tastbarer pulsatiler Tumor lässt an ein abdominelles Aortenaneurysma denken.
- *Neurologie:* Fokalzeichen geben Hinweis auf zerebrale Ischämie.
- *Augenhintergrund:* Papillenödem, retinale Hämorrhagie und retinale Exsudation sind hinweisgebend auf erhöhten intrazerebralen Druck oder eine maligne Hypertonie.
- *Diurese:* Ausschluss eines ursächlichen akuten Nierenversagens oder eines Harnverhalts.

Laborwerte.
- Arterielle Blutgasanalyse
- Urinanalyse, Harnstoff und Kreatinin im Serum; Nierenfunktion überprüfen, da die arterielle Hypertonie eine Niereninsuffizienz begleiten kann
- Katecholaminspiegel, Vanillinmandelsäure im Harn, bei Verdacht auf Phäochromozytom

Apparative Diagnostik.
- *EKG:* Routine bei älteren Patienten nach herz-/thorax-/gefäßchirurgischen Eingriffen; Routine bei Patienten mit koronarer Herzkrankheit; bei jeder Art von Thoraxschmerz
- *Röntgenthorax:* Hinweise auf Lungenödem, Ausschluss eines Pneumothorax, Beurteilung der Herzkonfiguration, Abschätzung der Breite des Mediastinums (bei Aortendissektion)
- *Echokardiografie:* bei Verdacht auf kardiale Dekompensation
- TTE/TEE zur Beurteilung der kardialen Funktion

Therapie

> **Merke** Eine maligne Hypertonie oder hypertensive Krisen bei Risikopatienten (Verdacht auf abdominelles Aortenaneurysma, koronare Herzkrankheit, Subarachnoidalblutung) müssen unverzüglich medikamentös therapiert werden.

Medikamente.
- Nifedipin (Adalat): 10 mg p.o. alle 15–30 min wiederholen, *Perfusor:* Fertigspritze mit 6,3–12 ml/h Laufgeschwindigkeit, entspricht 0,63–1,2 mg/h oder
- Glyzeroltrinitrat: 2 Hübe (0,8 mg) alle 3–5 min wiederholen, *Perfusor:* 0,2–2 µg/kg/min oder
- Urapidil (Ebrantil): je 10–30 mg alle 5 min i.v., *Perfusor:* 150 mg/50 ml mit 5–10 ml/h Laufgeschwindigkeit, entspricht 15–30 mg/h oder
- Esmolol (Brevibloc): 0,5 mg/kg i.v. bei Tachykardie, *Perfusor:* 2,5 g/50 ml mit 4–10 ml/h Laufgeschwindigkeit, entspricht 200–500 mg/h oder

> **Cave** Ampullenverwechselungsgefahr: 100-mg- und 2500-mg-Ampullen!

- Clonidin 150 µg verdünnt langsam i.v., dann Clonidinperfusor (1,5 mg auf 50 ml, Dosierung 1–3 ml/h. *Cave:* initiale Bradykardie! Medikament der Wahl im akuten Entzug.
- Dihydralazin (Nepresol): Ampulle = 25 mg, *Perfusor:* 75 mg/50 ml mit 1–5 ml/h Laufgeschwindigkeit, entspricht 1,5–7,5 mg/h oder

> **Cave** Reflextachykardie (β-Blockade erwägen).

Nitroprussidnatrium (Nipruss).
- Wirkung durch Stickstoffmonoxidfreisetzung mit geringer Halbwertszeit und optimaler Steuerbarkeit.
- Vor allem arterioläre Dilatation.
- Oft deutliche reflektorische Tachykardie, deshalb ggf. Indikation für β-Blocker, z.B. Esmolol.
- Eine Ampulle enthält 60 mg: mit 6 ml Glukose 5% aufziehen und 1 ml verwerfen, entspricht 50 mg/5 ml, dann mit 45 ml Glukose 5% verdünnen, entspricht 50 mg in 50 ml.
- *Cave:* Lichtempfindlichkeit, deshalb schwarzen Perfusor verwenden.
- Immer einschleichend mit etwa 0,2 µg/kg/min beginnen.
- Alle 3 bis 5 min Verdopplung der Dosis, bis gewünschtes RR-Niveau erreicht ist.
- Maximale Laufrate bis 3 (selten bis 10) µg/kg/min.
- Infusion wegen Gefahr einer massiven Hypertonie ausschleichend beenden.
- Gesamtmenge max. 1,0–1,5 mg/kgKG.

> **Merke** Symptome einer zunehmenden Zyanidintoxikation durch Zyanidfreisetzung:
> - metabolische Azidose (anaerobe Glykolyse)
> - Zunahme der $SgvO_2$- oder $SzvO_2$-Sättigung (geringere O_2-Ausschöpfung)
> - Tachykardie und Schocksymptome
> - Therapie: 150 mg/kgKG Natriumthiosulfat (etwa 10 g bei 70 kgKG) langsam i.v.
> - als Prophylaxe: Nitroprussidthiosulfat 1:10
> - nur bei schwerer Cyanidvergiftung: 4-DMAP (3–4 mg/kgKG i.v.)

> **Cave** Alle Vasodilatanzien führen auch zu einer zerebralen Vasodilatation mit Steigerung der Hirndurchblutung und des Hirndrucks! Deshalb Einsatz bei erhöhtem Hirndruck nur nach Eröffnung der Dura mater.

Adjuvante Therapie.
- Oberkörperhochlagerung um 30°
- Sedierung mit *Diazepam* oder *Midazolam*
- zur Vorlastsenkung und Diuresesteigerung *Furosemid* 20–40 mg i.v.

4.10 Anaphylaxie

Grundlagen

Die Wahrscheinlichkeit, in der perioperativen Medizin mit anaphylaktischen oder anaphylaktoiden Reaktionen konfrontiert zu werden, ist sehr hoch. Dabei ist die Vorhersagbarkeit solcher Reaktionen schwierig und eine Antigenexposition nicht unbedingt notwendig. Frauen scheinen häufiger betroffen als Männer. Zur Abwendung bleibender Schäden des Patienten bis hin zum Tode ist eine schnelle Therapie notwendig, die auch den frühzeitigen Einsatz von Adrenalin erfordert.

Definition und Pathophysiologie

Die *anaphylaktische Reaktion* beruht auf einer IgE-vermittelten, perakut und generalisiert ablaufenden Antigen-Antikörper-Reaktion, entsprechend dem Typ I nach Coombs. Typische Effektorzellen der IgE-vermittelten Immunreaktion sind die basophilen Leukozyten sowie die Mastzellen.

Die *anaphylaktoide Reaktion* hingegen beruht auf einer direkten Mediatorfreisetzung der Effektorzellen durch chemischen, thermischen oder osmotischen Reiz, ist also nicht Antigen-Antikörper-vermittelt.
- *Typ I:* Sofortreaktion IgE-vermittelt (z.B. allergisches Asthma, anaphylaktischer Schock)
- *Typ II:* zytotoxische Reaktion (z.B. hämolytische Anämie, Myasthenia gravis)
- *Typ III:* Immunkomplexreaktion (z.B. Serumkrankheit)
- *Typ IV:* zelluläre Reaktion (z.B. Kontaktallergie)

Anaphylaxien (IgE-vermittelt) und anaphylaktoide Reaktionen (nicht IgE-vermittelt), die klinisch nicht unterschieden werden können, führen zu einer Verteilungsstörung des Blutvolumens im Sinne eines distributiven Schockes. Die Stadieneinteilung und die Symptomatik der Anaphylaxie sind in Tabelle 4.11 dargestellt.

> **Merke** Die Fruchtwasserembolie (s. Kap. 8.5, S. 129) wird ebenfalls aus Gründen der Pathogenese dem anaphylaktoiden Formenkreis zugerechnet, was therapeutisch bedeutsam ist.

Häufige Ursachen

Muskelrelaxanzien.
Zum Beispiel:
- Succinylcholin (30% aller Reaktionen)
- Atracurium und cis-Atracurium
- Mivacurium
- Pancuronium
- Vecuronium
- Rocuronium

Tabelle 4.11 Stadieneinteilung und Symptomatik der Anaphylaxie.

Stadium	Symptomatik
0	lokal begrenzte kutane Reaktion
1	leichte Allgemeinreaktion: • disseminierte kutane Reaktion (Flush, Urtikaria) • Schleimhautreaktionen (Nase, Konjunktiven) • Allgemeinreaktionen (Unruhe, Kopfschmerz)
2	ausgeprägte Allgemeinreaktion: • Kreislaufdysregulation (Blutdruck, Puls) • Luftnot (leichte Dyspnoe, Bronchospasmus) • Stuhl- bzw. Harndrang
3	bedrohliche Allgemeinreaktion: • Schock • Bronchospasmus mit bedrohlicher Dyspnoe • Bewusstseinstrübung, -verlust
4	vitales Organversagen: • Atemstillstand • Kreislaufstillstand

Latexprodukte.
Durch „*Rubber Elongation Factor*" (REF), Polypeptide und Proteine.

 Eine Latexallergie manifestiert sich meistens 30–60 min, bei entsprechender Disposition auch wenige Minuten nach Operationsbeginn, insbesondere in der Gynäkologie, Abdominal- und Kinderchirurgie.

Andere Substanzen.
- Antibiotika (Penizillin, Cephalosporine usw.)
- Hypnotika (Thiopental, Propofol)
- Opioide (insbesondere Morphin)
- Lokalanästhetika: besonders vom Estertyp (Metabolit: p-Aminobenzoesäure, gegen die viele Menschen sensibilisiert sind)
- Blutprodukte: besonders alte Konserven (Mediatorfreisetzung)
- kolloidale Lösungen: Gelatine; die anaphylaxieauslösende Wirksamkeit nimmt gemäß folgender Reihe ab: harnstoffvernetzt > Dextran > Hydroxyäthylstärke
- Analgetika: Azetylsalizylsäure, Metamizol(!)
- Protamin, Heparin, Aprotinin
- Stabilisatoren und Konservierungsmittel (Natriumdisulfid)
- Knochenzement (Pallacos)

Häufige Erstmanifestationen

Richtungweisend ist die Trias aus *hämodynamischer, pulmonaler* und *kutaner* Symptomatik. Bei wachen Patienten treten evtl. auch *gastrointestinale* Symptome auf. Allerdings:

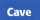 Bei anaphylaktischen Reaktionen gibt es kein einheitliches Bild klinischer Symptome!

Mögliche Symptome.
- Hypotonie bis zur Drucklosigkeit

 Bei einem perioperativen Kreislaufstillstand auch ohne klassische Zeichen einer allergischen Reaktion muss immer ein anaphylaktischer Schock als Ursache in Erwägung gezogen werden.

- Schwellungen (insbesondere der Atemwege, wie Larynx und Pharynx) und der Augen (Quincke-Ödem=Angioödem)
- Anstieg des Beatmungsdrucks bis zur Unmöglichkeit der Beatmung (s. Bronchospasmus, Kap. 5.4, S. 84)
- spastisches Giemen
- „*Flush*", Erythem
- SaO_2-Abfall
- Pruritus beim wachen Patienten
- Rasselgeräusche, teilweise Husten beim wachen Patienten (Hinweis auf beginnendes Lungenödem)
- EKG-Veränderungen, insbesondere Tachykardien und Extrasystolie, später auch Bradykardie
- Urtikaria
- gastrointestinale Symptome beim wachen Patienten

 Beim wachen Patienten kündigt sich ein laryngeales Ödem durch Heiserkeit und Stridor an. Dieses stellt eine lebensbedrohliche Situation dar!

Therapie

Siehe Tab. **4.12**.

Allgemein.
- Sofortige Unterbrechung der Antigenzufuhr, Verminderung der systemischen Resorption (z.B. durch „*Tourniquet*"-Manöver)
- Sicherung der Atemwege:
  - Sauerstoffgabe und $FiO_2=1,0$ schon im Stadium 1
  - Intubation bei bedrohlicher Dyspnoe/Zyanose und Beatmung mit 100% O_2

 Bei Larynxödem oder Obstruktion der oberen Atemwege erschwerte Intubation. Ultima ratio ist die Koniotomie!

- Trendelenburg-Lagerung des Patienten
- Legen großlumiger Volumenzugänge (18–14 G)

Medikamentös.
- Volumentherapie:
  - Primäre Gabe *kristalloider Lösungen* (initial bis zu 2–3 l).
  - Bei schweren Reaktionen bzw. im anaphylaktischen Schock: *HAES 130* (Voluven; bis 1,5 l/ Tag beim Erwachsenen) als Kolloid der Wahl.
- *Frühzeitige Katecholamintherapie* (insbesondere bei Kreislaufinstabilität oder massivem Bronchospasmus):

Tabelle 4.12 Stadien und Behandlung des anaphylaktischen Schocks (Quelle: Breckwoldt 2007, S. 10).

Stadien					
0	1	2	3	4	
Lokal begrenzte Reaktion (ggf. auch sehr ausgedehnt)	Disseminierte kutane Reaktionen Uvula-Ödem Schleimhautödem Übelkeit, Bauchkrämpfe	Kreislaufdysregulation Dyspnoe, verlängertes Exspirium Stuhl- und Harndrang	Hypovolämischer Schock mass. Dyspnoe, Bronchospasmus; Zyanose Bewusstseinseintrübung	Atem- und Kreislaufstillstand	
Klinische Stadien	1	2	3	4	
Basistherapie	i.v. Zugang, Sauerstoffgabe (möglichst 100%)				
	Antihistaminika i.v. H1- und H2-Blockade, z.B. mit Cimetidin 300 mg und Clemastin 2 mg				
	Kortikosteroide i.v. (in Prednisolon-Äquivalenten)				
	125–250 mg	250–500 mg	500–1000 mg	1000 mg	
Kardiozirkulatorische Manifestationen		Kristalloides Volumen 0,5–2 l Vasopressoren: Adrenalin s.c./i.m. (0,3–0,5 mg)	Kolloidales Volumen HAES 6% 0,5–2 l Vasopressoren: Adrenalin i.m. und i.v. (0,1 mg/min), Noradrenalin i.v.	CPR unter Volumengabe HAES 6% und Adrenalin	
Pulmonale Manifestationen		Broncholytika: Adrenalin inhal./s.c./i.m. oder Atrovent/ Saltanol	Broncholytika: Adrenalin inhal./s.c./ i.m./i.v. Theophyllin 5 mg/ kgKG	Intubation/Beatmung Adrenalin i.v. 1 mg/ min	

- Adrenalin: Katecholamin der Wahl (insbesondere bei pulmonaler Symptomatik); Wirkungsprofil: am α-Rezeptor antiödematöse Wirkung und Erhöhung des systemischen Widerstands durch Vasokonstriktion; am $β_1$-Rezeptor Tachykardie und -arrhythmie durch positive Chronotopie, Herzindexsteigerung durch positive Inotropie, am $β_2$-Rezeptor Bronchodilatation, durch cAMP-Erhöhung: Hemmung der Mediatorfreisetzung (Dosierung: 0,1 mg Adrenalin/min i.v. repetitiv; bei Kindern: 0,01 mg/kg).

Cave Niemals unverdünntes Adrenalin i.v. verabreichen (mindestens 1 Ampulle auf 10 ml NaCl verdünnen).

- Bei der Unmöglichkeit einer i.v. Anlage kann Adrenalin in 3- bis 5-fach höherer Dosis (300–500 μg) auch endobronchial verabreicht werden. Eine intramuskuläre Applikation ist ebenfalls möglich.
- Gegebenenfalls bei Schwellung der oberen Atemwege bzw. bei Bronchokonstriktion zusätzliche inhalative Gabe von Adrenalin.
- *Bei adrenalinrefraktärer schwerer Hypotonie:* zusätzliche Gabe von Noradrenalin mit 50–100 μg Einzeldosen oder kontinuierlich nach Wirkung unter Kreislaufkontrolle (nicht geeignet zur Therapie pulmonaler Symptome!).

Merke Beschriebene Adrenalin-„Non-Responder" sind vermutlich auf eine zu geringe Dosis, zu späten Beginn sowie falsche Applikation zurückzuführen.

- *Als ultima ratio:* Therapieversuch mit 1×40 I.E. Vasopressin i.v. oder 2×1 mg Glukagon i.v. über 5 min (anschließend 5–15 µg/min kontinuierlich)
- *Begleitende Therapie:*
  - Glukokortikoide: Indikation bei kutaner oder pulmonaler Manifestation, keine Besserung kardiovaskulärer Symptome; Prophylaxe einer biphasisch verlaufenden Anaphylaxie; Wirkungsprofil: antiinflammatorische Wirkung nach 1–2 h, Membranstabilisierung bei hoher Dosis nach 10–15 min; Dosierung 500–1000 mg Prednisolon, je nach Symptomatik, sowie als Rezidivprophylaxe 3×125 mg.
  - Histaminantagonisten: Keine Medikamente der 1. Wahl bei der schweren Anaphylaxie! Ein wichtiger Nutzen der Kombination von H_1- und H_2-Antagonisten liegt in der Prävention; H_1-Antagonisten vom Typ des Clemastin oder Dimetindin sind, bedingt durch ihren schnellen Wirkbeginn, insbesondere bei der Therapie kutaner Reaktionen indiziert; Dosierung H_1-Blocker: Clemastin (Tavegil 2 mg i.v.), Dimetinden (Fenistil 1 mg/10 kg·30 s), H_2-Blocker: Cimetidin (Tagamet 4 mg/kg i.v.), Ranitidin (Zantic 50 mg i.v.).

Merke Zur Vermeidung überschießender kardialer Effekte H_1- vor H_2-Blockade! Histaminfreisetzung, Blutdruckabfall, Bradykardie bei zu schneller Injektion!

  - Theophyllin: Einsatz nur bei bedrohlichen bronchospastischen Reaktionen; Dosierung 5 mg/kg als Bolus langsam i.v., 1 mg/kg/h als Erhaltungsdosis.

Cave Tachykardie begrenzt die Dosierung!

- bei schweren therapierefraktären Bronchospastiken: S-Ketamin mit 0,5–1 mg/kgKG.

Merke Besonders schwer zu therapierende Formen anaphylaktischer Reaktionen bei:
- vorbestehendem Asthma bronchiale (Bronchospasmus)
- Einnahme von β-Blockern, trizyklischen Antidepressiva, ACE-Hemmern
- gleichzeitiger rückenmarknaher Anästhesie

Erweiterte Diagnostik

Um eine anaphylaktische Reaktion zu diagnostizieren oder zu quantifizieren, können mittels einer Serumonovette 10 ml Blut zur Tryptasebestimmung entnommen werden. Eine durch Mastzelldegranulation ausgelöste Tryptaseerhöhung ist im Blut 30 min bis 6 h (Maximalwert nach 1 h) nach dem auslösenden Ereignis nachweisbar. Dabei sollten 3 Proben entnommen werden:
- direkt nach Therapie
- 1 h nach Erstreaktion
- 7–24 h nach der Reaktion zur Bestimmung des Ausgangswerts

Prophylaxe

Die strikte Vermeidung des auslösenden Agens ist die wichtigste Prophylaxe bei bekannter Allergie. Außerdem ist zu berücksichtigen:
- Kreuzallergien ausschließen
- bei Latexallergie mindestens 12 h präoperativ latexfreie Säuberung des Operationssaals (Planung und Aufhängen von Warnschildern! Info über latexfreie Produkte:
  http://www.uk-erlangen.de/e1768/e2321/e3145/e3918/e3953/index_ger.html)
- Anamnese: Risikofaktoren für eine Latexallergie sind:
  - Spina bifida
  - Fehlbildung des Urogenitaltrakts
  - Atopiker
  - berufliche Exposition (Klinikpersonal)
  - allergische Disposition für Kiwi, Banane, Feige, Papaya
- bei Verwendung von Substanzen mit hoher Antigenität (z.B. Aprotinin: Trasylol) Anaphylaxieprophylaxe mit H_1- und H_2-Blockern sowie mit Kortison durchführen:
  - H_1-Blockade: Clemastin 0,03 mg/kgKG i.v.; 1–2 Ampullen i.v. bei Erwachsenen
  - H_2-Blockade: Ranitidin 1–2 mg/kgKG i.v.; ~100 mg (2 Ampullen) i.v. bei Erwachsenen
  - Kortikosteroide: Prednisolon 3–5 mg/kgKG i.v.; ~250 mg i.v. bei Erwachsenen

Merke Prophylaxe frühzeitig (> 20 min) vor Exposition verabreichen.

- Dextrane: 60% der Bevölkerung tragen Dextraneantikörper; Prophylaxe durch Haptengabe (1 ml Promit i.v.)

Merke Eine weitere Klärung des auslösenden Agens durch allergologische Tests sowie das Ausfüllen eines Anästhesie- bzw. Allergiepasses sind ebenso unerlässlich wie eine weitere Überwachung des Patienten für mindestens 24 h.

Differenzialdiagnose

Erkrankungen, die u.a. mit einer Anaphylaxie verwechselt werden könnten:
- vasovagale Episoden
- akute respiratorische Ereignisse
- akute kardiale Ereignisse
- Überdosierung von Medikamenten
- Betäubungsmittelintoxikationen
- Karzinoid, Mastozytose, hereditäres Angioödem

4.11 Kardiopulmonale Reanimation

Die aktuellen Richtlinien zur kardiopulmonalen Reanimation gelten sowohl für den präklinischen als auch für den klinischen Bereich. Abb. 4.**17** gibt, ergänzend zu den aktuellen Leitlinien, schematisch die wichtigsten Eckpunkte der intraoperativen Reanimation von Erwachsenen wieder (zur Reanimation von Kindern s. Kap. 9.3, S. 137), Tabelle 4.**13** listet die zur kardiopulmonalen Reanimation geeigneten Medikamente auf.

Eine gute *„Team Performance"* und eine suffiziente Durchführung der Reanimation setzen eine stete Weiterbildung aller Mitarbeiter voraus. Insbesondere Klinikmitarbeiter, die nicht in regelmäßige präklinische Fortbildungsprogramme zur Reanimation eingebunden sind, sollten sich um regelmäßiges Training bemühen.

Tabelle 4.**13** Medikamente zur kardiopulmonalen Reanimation (nach ERC-Richtlinien 2005).

Medikament	Indikation	Dosierung
Adrenalin (Epinephrin)	VF/VT, nach 2. Defibrillation, bei PEA/Asystolie sofort	1 mg i.v. oder i.o.
Amiodaron (Cordarex)	VF/VT, nach 3. Defibrillation	300 mg i.v. (in 20 ml Glukose 5%) als Bolus
	zusätzlich zur 1. Gabe, wenn VT/VF persisitierend oder rezidivierend	weitere 150 mg i.v. als Bolus, anschließend 900 mg über 24 h
Atropin	Bradykardie/Asystolie/PEA (bei Pulsfrequenz < 60/min)	3 mg 1×i.v.
Kalzium	PEA bei Hyperkaliämie, Hypokalzämie, Überdosierung von Kalziumkanalblockern	10 ml einer 10%igen Lösung i.v.
Lidocain (Xylocain)	falls Amiodaron nicht verfügbar oder nicht wirksam	1–1,5 mg/kgKG i.v.
Magnesium (Magnesiumsulfat)	therapierefraktäres VF/VT und Verdacht auf Hypomagnesiämie (z.B. im Rahmen einer Diuretikatherapie und Torsade-de-Pointes)	8 mmol Magnesiumsulfat i.v.=4 ml 50%ige Lösung i.v.=2 g i.v.
Natriumbikarbonat	Hyperkaliämie, Vergiftung mit trizyklischen Antidepressiva	50 mmol NaHCO$_3$ i.v.=50 ml 8,4%ige Lösung, ggf. mehr nach Blutgasanalyse

PEA=pulslose elektrische Aktivität
VF =Extremitätenableitung
VT=ventrikuläre Tachykardie

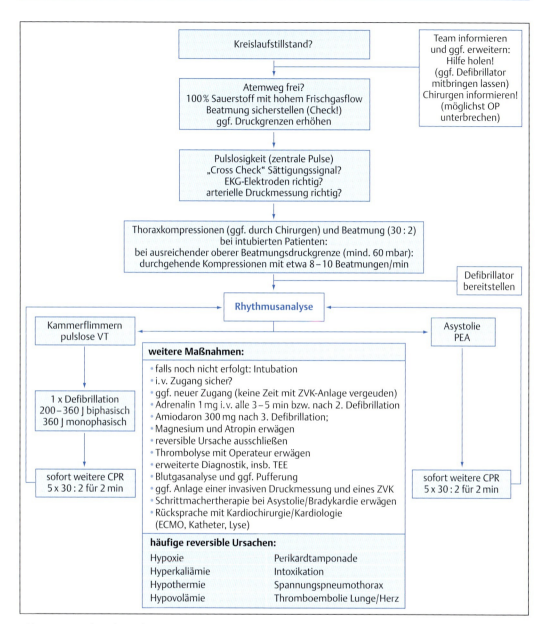

Abb. 4.17 Kardiopulmonale Reanimation intraoperativ (nach ERC-Richtlinien 2005, http://www.erc.edu; CPR= kardiopulmonale Reanimation, PEA=Pulseless electrical Activity, TEE=transösophageale Echokardiografie, VT= ventrikuläre Tachykardie).

5 Respiratorisches System

5.1 Hypoxie

Definition

Unterhalb eines PaO_2 von 40 mmHg bei Raumluftatmung spricht man von Hypoxie. Diese stellt die schwerste aller respiratorischen Komplikationen dar; unbehandelt führt sie zu schweren, irreversiblen Schäden oder bis zum Tod. Die Vermeidung und Therapie hypoxischer Zustände mit einem kritischen Abfall des PaO_2 zählt zu den wichtigsten Aufgaben des Anästhesisten.

Pathogenese

- Hypoventilation:
  - Lunge: chronisch-obstruktive Lungenerkrankung, Emphysem, Kyphoskoliose, Thoraxtrauma
  - Medikamente: Opiate (Kommandoatmung, hohes Zugvolumen), Relaxanzien (Tachypnoe, Stress), Sedativa (Bradypnoe), Anästhetika
  - neuromuskulär: Myasthenia gravis, Polyneuropathie
  - zentral: Hirndrucksymptomatik, z.B. Schädel-Hirn-Trauma, Apoplex
- ungenügende Perfusion (Lungenembolie, Pneumothorax, geringes Herzzeitvolumen)
- intrapulmonaler Rechts-links-Shunt:
  - Atelektase
  - Pneumothorax
  - Pleuraerguss
  - akute respiratorische Insuffizienz
  - Lungenödem
- Respiratordefekte (Leckage, Diskonnektion)
- Rechts-links-Shunt durch Herzvitien
- manifeste Anämie

Symptome

Zunächst *sympathoadrenerge Gegenreaktion* mit Tachykardie, unter Umständen Tachypnoe mit passagerer Hypertonie und gesteigertem Herzzeitvolumen, Zyanose, Schwitzen und Unruhe, konsekutiv *Bradykardie* (Frühzeichen beim Säugling), Hypotonie, Bewusstseinsverlust, tonisch-klonische Krämpfe und Tod.

> **Merke** Bei akut auftretender Bradykardie immer auch an ein hypoxisches Ereignis denken.

Diagnose

Allein bei Verdacht muss gehandelt werden (s. Teil II, Einführung).
- FiO_2 auf 100%, SaO_2-Kontrolle, arterielle oder gemischtvenöse Blutgasanalyse
- Handbeatmung über das Kreisteil (hoher Atemwegsdruck? Hebt sich der Thorax seitengleich?)
- konstante $PetCO_2$-Kurve? (sonst Verdacht auf ösophageale Intubation bzw. akzidentielle Extubation)
- Auskultation (Seitenvergleich, Giemen, feuchte Rasselgeräusche, Verdacht auf Pneumothorax)
- Kreislauf (Pulskontrolle, kreislaufwirksame Arrhythmien)

> **Merke** Die Diagnose ergibt sich aus dem klinischen Bild, der SaO_2 und der arteriellen Blutgasanalyse.

- Normwerte venös: PvO_2 > 35 mmHg und SvO_2 > 70%
- Normwerte arteriell: PaO_2 > 70 mmHg und SaO_2 > 96% bei 21% FiO_2

> **Merke** Eine begleitende Hyperkapnie deutet auf eine Hypoventilation hin, während bei erhöhtem intrapulmonalem Shunt der $PaCO_2$ durchaus im Normbereich (40 mmHg) liegen kann.
> - pH-Wert-Änderung um 0,1 → Basenänderung gleichsinnig um 7 mval
> - Anstieg des pCO_2 um 10 mmHg → pH-Wert fällt um 0,05
> - Abfall des pCO_2 um 10 mmHg → pH-Wert steigt um 0,1

Therapie und erweiterte Diagnostik

- Bis zur definitiven Diagnosestellung muss umgehend mit *FiO_2=1,0* beatmet werden!
- Unter kontrollierten Bedingungen kann mit einer CPAP-Maske (6–10 mmHg über festsitzende Continuous-positive-Airway-Pressure-Maske) oxygeniert werden, ansonsten großzügige Intubation.
- Antagonisierung von Muskelrelaxanzien, Benzodiazepinen oder Opiaten.
- Auskultation (z.B. Spastik, Giemen, Rasselgeräusche?).
- Röntgenthorax bei Verdacht auf pulmonale Ursache:
  - Pneumothorax, Pleuraerguss → Bülau-Drainage
  - Lungenödem → diuretische Therapie
- Ausschluss einer Lungenembolie.
- Myokardinfarktausschluss.
- Anämie beseitigen.

5.2 Schwierige Intubation

Grundlagen

Das Management des sog. „schwierigen Atemwegs" stellt eine der wichtigsten Aufgaben des Anästhesisten dar. Einheitliche Definitionen sind schwierig zu finden. Gelingt es dem „durchschnittlich" ausgebildeten Anästhesisten nicht, nach 3 Versuchen oder nach 10 min einen Endotrachealtubus zu platzieren, dann spricht man von einem „schwierigen Atemweg". Gelingt es darüber hinaus ebenfalls nicht, supraglottische Beatmungshilfen (z.B. Larynxmaske; Larynxtubus usw.) einzusetzen, wird eine sog. „schwierige pharyngeale Atemwegfreihaltung" definiert. Der schlimmste anzunehmende Zwischenfall ist die sog. *„Cannot-ventilate-cannot-intubate"*-Situation, bei der auch über eine Maskenbeatmung keine ausreichende Oxygenierung des Patienten möglich ist. Die Inzidenz wird mit 0,01–0,03% angegeben. Um eine sichere Vorhersagbarkeit des schwierigen Atemwegs zu gewährleisten, ist die vollständige Untersuchung und Anamneseerhebung essenziell und sollte unter elektiven Bedingungen anhand einer Checkliste (beispielsweise auf dem Prämedikationsprotokoll) abgearbeitet werden. Somit wird zwischen dem erwarteten und dem unerwarteten schwierigen Atemweg unterschieden.

Hinweise auf einen zu erwartenden schwierigen Atemweg

- Genaue Anamneseerhebung bezüglich früherer Intubationsprobleme; Anästhesieausweis?
- Tumor oder Struma?
- Mögliche kongenitale Anomalien mit Gesichtsanomalien und großer Zunge:
  - Pierre-Robin-Syndrom
  - Down-Syndrom
  - mandibuläre Hypoplasie
- Inspektion und Untersuchung:
  - Suche nach Narbenstrikturen, Verbrennungs- oder Bestrahlungswunden, Dyspnoe, Stridor, Stimmveränderungen, lokalen Entzündungen, möglichen Hämatomen

> **Praxistipps** Die Durchführung einer Tracheazielaufnahme bei Stridor durch z.B. Struma oder Tumor kann evtl. auftretende Intubationsprobleme näher verifizieren.

  - Schleimhautödeme in der Perinatalphase oder sonstige Schrankenstörungen mit ödematöser Einlagerung, z.B. bei Sepsis
  - große Zunge (Akromegalie)
  - Kiefer- und Zahnveränderungen: sehr lange obere Schneidezähne, starker maxillärer Überbiss
  - Gaumendach spitzbogenartig oder sehr eng
  - eingeschränkte Mundöffnung; Distanz zwischen Schneidezähnen < 4 cm

> **Cave** Bei weniger als 2 cm Mundöffnung ist auch das Einführen supraglottischer Beatmungshilfen nahezu unmöglich.

  - verringerter thyreomentaler Abstand

- Erhebung des Mallampati-Scores (in sitzender Patientenposition bei herausgestreckter Zunge ohne Phonation); Einteilung:
  - *Grad I:* weicher Gaumen, Gaumenbögen, Uvula, Tonsillenlogen sichtbar
  - *Grad II:* weicher Gaumen, Gaumenbögen sichtbar
  - *Grad III:* weicher Gaumen sichtbar
  - *Grad IV:* nur harter Gaumen sichtbar
- → Bei einer Klassifikation ≥ Grad III nach Mallampati ist von einer schwierigen Intubation auszugehen.
- Thyreomentaler Abstand nach Patil bei maximal extendiertem Kopf: Bei einem Abstand zwischen Kinnspitze und Oberkante des Schildknorpels von weniger als 6 cm ist die Laryngoskopie möglicherweise deutlich erschwert.
- Flexion und Beweglichkeit im Atlantookzipitalgelenk der Halswirbelsäule: eingeschränkt z.B. bei:
  - Adipostas
  - Ankylose bei lang bestehendem Diabetes mellitus
  - rheumatoider Arthritis
  - Spondylarthritis ankylosans
- Vorliegen von Larynxdeviationen.

5.2.1 Erwartet schwierige Intubation

Grundsätze

Bei diesen Patienten sollte bis zur definitiven Sicherung der Atemwege die Spontanatmung erhalten bleiben. Die fiberoptische Intubation in Analgosedierung ist das Verfahren der Wahl, die Anlage eines Tracheostomas in Lokalanästhesie eher die Ausnahme. Die blindnasale Intubation sollte nicht mehr durchgeführt werden. Regionalanästhesieverfahren sollten bevorzugt werden, können aber kritische Zwischenfälle nicht ausschließen.

Intubation in Spontanatmung.
- Optimale Präoxygenierung über dicht sitzende Maske (hierdurch deutliche Verlängerung der Apnoezeit)

> **Merke** Die Präoxygenierung ist bei allen Patienten, insbesondere bei eingeschränkter funktioneller Residualkapazität (z.B. Adipositas) und/oder erhöhtem O_2-Verbrauch (z.B. Schwangere) eine lebenswichtige Maßnahme und darf auch unter den zeitlichen Implikationen eines modernen Operationsmanagements niemals vernachlässigt werden.

- optimale Lagerung
- Anästhesie der Nasenschleimhaut mit Lidocainspray 4%
- Einführen des flexiblen Bronchoskops und Vorschieben unter Sicht
- Applikation von 2 ml Lidocain 4% auf die Glottis, 2 min einwirken lassen
- Passage der Glottisebene, erneute Applikation von 2 ml Lidocain 4%
- Alternative: Vernebelung von Lidocain
- Vorschieben des Tubus über das Bronchoskop

> **Cave** Die bronchoskopische Intubation im Wachzustand kann in begleitender Analgosedierung durchgeführt werden. Hierbei ist jedoch unbedingt auf den Erhalt der Spontanatmung zu achten und die Dosierung vorsichtig durchzuführen!

5.2.2 Unerwartet schwierige Intubation

> **Merke** Eine unerwartet schwierige Intubation erfordert ein striktes Notfallmanagement mit einfach aufgebauten Algorithmen. Diese sollten eingehend kommuniziert und trainiert werden. Alle Maßnahmen und Materialien sollten so weit wie möglich auch in der klinischen Routine eingesetzt werden! Die Algorithmen sollten den Voraussetzungen der jeweiligen Abteilungen angepasst sein und somit individuell ausgearbeitet werden.

Die unerwartet schwierige Intubation stellt keine vitale Bedrohung des Patienten dar, solange die Maskenbeatmung noch möglich ist. Jede Traumatisierung durch wiederholte konventionelle Intubationsversuche ist unbedingt zu vermeiden. Vorschlag für ein Vorgehen:

> **Cave** Die Oxygenierung muss zu jedem Zeitpunkt gewährleistet bleiben! Die Patienten werden nicht durch die Unmöglichkeit der Intubation, sondern durch die Unmöglichkeit der Oxygenierung geschädigt.

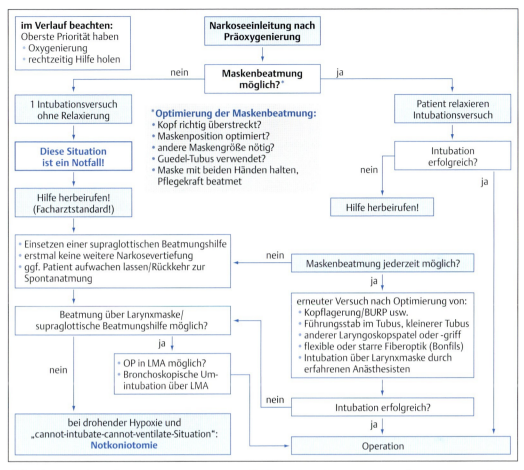

Abb. 5.1 Algorithmus des schwierigen Atemwegs (BURP = Backward, upward and rightward Pressure, LMA = Larynxmaske).

- intermittierende Maskenbeatmung mit 100% O_2
- umgehendes Hinzuziehen eines erfahrenen Anästhesisten und ggf. einer zusätzlichen Pflegekraft
- Herbeischaffung zusätzlichen Equipments

Praxistipps Komplette Ausstattung eines Wagens oder Koffers für den schwierigen Atemweg. Ein „Zusammensuchen" der Materialien im Notfall würde unnötig Zeit verschwenden (s.u.).

- Kreislaufkontrolle und Therapie (Alarmgrenzen, Pulstöne über Pulsoxymetrie)
- Anwendung des Algorithmus der schwierigen Intubation (Abb. 5.1)

Möglichkeiten zur Verbesserung der Intubationsbedingungen.
- Veränderung der Kopflagerung (z.B. Kissen oder auch Überstreckung)
- BURP- („Backward upward rightward Pressure") oder OELM-Manöver („Optimal external laryngeal Manipulation")
- Wechsel des Laryngoskopspatels:
  - gerader Spatel nach Miller oder Henderson
  - Hebellaryngoskop nach McCoy
  - Universalspatel nach Dörges
  - retromolares Videoendoskop nach Bonfils
- vorstehender Führungsstab

Cave Immer weich gummiertes Ende verwenden, sonst droht erhebliche Verletzungsgefahr!

- Verwendung eines „*Oxford-non-Kinking*"-Tubus.

> **Cave** Wiederholte Intubationsversuche können zu Schleimhautverletzungen, Einblutungen und Schwellungen führen, die eine Beatmung und das Einführen einer supraglottischen Beatmungshilfe erschweren können. Frühzeitige Kortisongabe als Ödemprophylaxe erwägen.

Möglichkeiten zur Verbesserung der Maskenbeatmung.
- Veränderung der Kopflage
- Esmarch-Handgriff
- Guedel-Tubus
- Maske mit 2 Händen halten

> **Cave** Bei erschwerter Maskenbeatmung und hohen Beatmungsdrücken über 20 mmHg zur Vermeidung einer Regurgitation und Aspiration evtl. Krikoiddruck (Sellick-Handgriff) durchführen!

> **Praxistipps** Die Maskenbeatmung kann auch mittels druckkontrollierter Beatmung durchgeführt werden, wodurch zu hohe Beatmungsdrücke und Hyperventilation vermieden werden.

5.2.3 „Cannot-ventilate-cannot-intubate" (CVCI)

> **Merke** Vorrangigste Maßnahme: Applikation einer supraglottischen Beatmungshilfe (Auswahl nach persönlicher Präferenz und Erfahrung)!

Dies kann insbesondere bei folgenden Situationen nicht gelingen:
- Schwellung und Blutungen im Kopfbereich
- ausgeprägte anatomische Veränderungen durch Trauma, Tumor oder Infektion

5.2.4 Notkoniotomie

Chirurgische Technik.
- Senkrechte Hautinzision über dem Lig. cricothyreoideum.
- Waagerechte, ca. 1 cm lange Inzision des Ligaments.
- Durch ein Nasenspekulum kann nun das Ligament aufgedehnt werden und ein kleiner Tubus mit Cuff (ID 4.0-6.0) platziert werden.

> **Praxistipps**
> - Die Technik der Koniotomie sollte im Rahmen eines Kurses an Mannequins und an anatomischen Präparaten von jedem Anästhesisten geübt werden. Der erstmalige Umgang mit der Technik der Notkoniotomie unter Notfallbedingungen generiert vermeidbare Fehlerquellen und Risiken.
> - Das frühzeitige Herbeirufen chirurgischer oder Hals-Nasen-Ohren-(HNO-)ärztlicher Kollegen bietet ggf. die Möglichkeit, eine Notfalltracheotomie durchführen zu lassen.
> - Ist die Ursache der CVCI-Situation eine blutungsbedingte Schwellung der Halseingeweide (z.B. nach Karotisoperation oder Strumektomie), so kann auch die notfallmäßige Entlastung durch Öffnen der Operationsnähte durch den Anästhesisten die Beatmungssituation wieder verbessern.

Punktionsverfahren/transtracheale Jet-Ventilation. Über:
- Großlumige Venenverweilkanüle; Technik:
  - Die Membrana cricothyreoidea wird unter Aspiration punktiert.
  - Aus einer 2-ml-Spritze wird der Spritzenstempel entfernt und verworfen; der Spritzenkörper wird mit der Verweilkanüle konnektiert.
  - Von einem Erwachsenentubus (ID 7-9 mm) wird der Konnektionskonus entfernt und auf die Spritze aufgesetzt.
  - Jet-Ventilation über die Kanüle mithilfe eines Notfallbeatmungsbeutels oder eines Jet-Ventilators möglich.
- Quicktrach-Koniotomiekanüle.
- Melker-„*Emergency-Cricothyrotomy-Catheter-Set*" („Seldinger-Technik").

> **Merke** Ein kranial der Punktionsstelle vollständig verlegter Atemweg ist eine Kontraindikation für die Punktionstechnik. Die sog. *apnoeische Oxygenierung* ermöglicht eine O_2-Versorgung, nicht aber eine ausreichende CO_2-Elimination. Der „Ausstrom" der Jet-insufflierten Atemgase muss gewährleistet sein!

Mögliche Komplikationen:
- Insufflation in paratracheales Gewebe mit weiterer Verlegung der Atemwege
- Barotrauma bei ungenügendem kranialem Gasabstrom
- subkutanes und mediastinales Emphysem
- Pneumothorax/Spannungspneumothorax
- akzidentielle Gefäßpunktion

> **Merke**
> - *Spontanatmung* ist sicherer als Relaxation und Maskenbeatmung.
> - „Übertriebenes Ego ist der Feind des Patienten": Frühzeitig Hilfe holen!
> - Kurz wirksame Medikamente verwenden.
> - Nur wer die Larynxmaske bzw. den Larynxtubus bei elektiven Eingriffen regelmäßig verwendet, beherrscht sie im Zwischenfall!

5.2.5 Equipment des schwierigen Atemwegs

> **Merke** Im Notfall sollten möglichst nur Hilfsmittel verwendet werden, mit denen eine ausreichende klinische Erfahrung besteht!

Beispiele für Equipment des schwierigen Atemwegs (Auswahl nach individuellen Erfordernissen und Erfahrungen der Anästhesieabteilung):
- Laryngoskopiespatel und Endotrachealtuben (mit Führungsstab bzw. sog *„Gum elastic Bougie"*) in verschiedenen Größen
- *„Oxford-non-Kinking"*-Tuben
- Masken in verschiedenen Größen
- fiberoptisches Bronchoskop, ggf. mit Mainzer Adapter, für die fiberoptische Intubation während der Maskenbeatmung
- Lichtquelle
- Notfallkrikotomieset
- Larynxmasken, Combitube, Larynxtuben
- Intubationslarynxmasken, Fasttrach
- suffiziente Absaugeinheit
- 2., erfahrener Anästhesist in unmittelbarer Nähe
- verschiedene alternative Laryngoskopiespatel, z.B. Miller, Henderson, Universalspatel nach Dörges
- Hebellaryngoskop nach McCoy
- kurzer Laryngoskopgriff
- Cook-Stäbe in verschiedenen Größen
- Videolaryngoskop
- retromolares Intubationsendoskop nach Bonfils
- Bullard-Laryngoskop
- Easy-Cap oder mobile Kapnometrie
- chirurgisches Besteck für Notkoniotomie: Skalpell, Klemmen, Pinzette, Nasenspekulum (zum Aufweiten der Punktionswunde und besseren Einführen des Tubus)
- Jet-Ventilator

5.2.6 Extubation nach schwierigem Atemweg

Grundsätzliche Überlegungen.
- Was war das Problem für den schwierigen Luftweg?
- Gesamtsituation des Patienten?
- Aspiration ausgeschlossen?
- Extubation schon jetzt möglich und sinnvoll?
- Nachbeatmung erforderlich?
- Operative Sicherung des Luftweges notwendig?
- Kommunikation mit dem Operateur!
- Ist eine gefahrlose Reintubation möglich?
- Extubationsstrategie überlegen!
- Extubation in Narkose bei suffizienter Spontanatmung versus Wachextubation!

Durchführung eines sog. „Leakage"-Tests.
- Absaugen des Pharynx und Entblockung des trachealen Tubus.
- Bei entlastetem Cuff und verschlossener Tubusöffnung kann der Patient trotzdem atmen. Falls nicht, könnte dies ein Hinweis auf eine schwellungsbedingte „Einmauerung" des Tubus in die Trachealwand sein.

Praktische Vorbereitungen.
- Medikamentöse abschwellende Therapie, z.B. Prednisolon (SDH) 250–500 mg i.v. oder topisch verabreichtes Adrenalin.
- Medikamente und Equipment zur Reintubation bereithalten.
- Operativen Partner informieren und Anwesenheit eines erfahrenen Kollegen und einer 2. Anästhesiepflegekraft sicherstellen.
- Empfehlenswert ist die Extubation über einen liegenden Cook-Stab, der im Falle einer Reintubation als sichere Führungsschiene genutzt werden kann; über den Cook-Stab kann sowohl beatmet als auch abgesaugt werden.
- Im Anschluss muss dem Patienten unbedingt ein Anästhesieausweis ausgestellt werden!

5.3 Aspiration

Definition

Unter Aspiration wird das Eindringen von körpereigenem oder -fremdem Material in den Tracheobronchialbaum verstanden. Dies kann auch unbemerkt in Form einer sog. „stillen Aspiration" ohne sonst merkliche klinische Symptome, wie Husten, Laryngo- oder Bronchospasmus, erfolgen. Perioperativ erfolgt die Aspiration meistens während der Narkoseein- und -ausleitung.

Prädisposition

- Herabgesetzte laryngeale Reflexe:
  - Bewusstseinsstörungen
  - Lokalanästhesie
  - anatomische Besonderheit (Hypopharynxkarzinom)
  - generalisierte Myopathien
- Inkompetenz des gastroösophagealen Sphinkters
- diabetische Neuropathie (Gastroparese)
- nicht nüchterne Patienten:
  - Nüchternheitsgrenze
  - Ileussymptomatik
  - Gravidität > 10. Schwangerschaftswoche
  - unbekannte Patienten
- gastrale Gasinsufflation (Maskenventilation, prolongierte Intubation)

> **Merke** Das Risiko für eine Aspiration während der Laryngoskopie ist vergleichbar mit dem während der Narkoseausleitung und wird besonders begünstigt durch mangelnde Narkosetiefe.

Klinik

Aspiration fester Bestandteile.
- Stridor, Giemen, Tachypnoe, Husten
- Bronchospasmus

Aspiration von saurem Magensaft.

> **Cave** Die Ableitung eines Prognosefaktors mit einem pH von unter 2,5 oder einer Aspiratmenge über 0,4 ml/kg als kritische Grenze für eine Aspirationspneumonie ist wissenschaftlich eher fraglich. Prognostisch sind vermutlich insbesondere der pH-Wert und weniger das Volumen entscheidend.

- Tachypnoe, Husten, Giemen
- pathologische Rasselgeräusche
- Sputumproduktion
- Zyanose
- Hypotension und Schock
- Hypoxie unmittelbar nach Aspiration: rasche Compliance- und Abnahme der funktionellen Residualkapazität, Atelektasenbildung und Zunahme des Rechts-links-Shunts

Diagnose

- Absaugen von Aspirat.
- Arterielle Blutgasanalyse: PaO_2-Abfall.
- Röntgenthorax:
  - Ausgangsbefund dokumentieren.
  - Erste Hinweise auf eine Aspiration oft erst nach 4–6 h sichtbar.
  - Diffuse Infiltrate erst 12–20 h nach klinischem Bild sichtbar.
  - Wenn nur 1 Lungenlappen betroffen ist, finden sich Infiltrate zu 60% im rechten Unterlappen, zu 40% im linken unteren Lobus.
- Bronchoskopie und Nachweis von Aspirat.

Therapie

Allgemeine Therapie.
- Lagerungsmaterial unter dem Kopf entfernen und den Kopf auf die Seite drehen.
- Luftwege freimachen und umgehende Absaugung.

> **Merke** Das Vorhandensein einer laufenden suffizienten Absaugung in unmittelbarer Reichweite des Anästhesisten und die Möglichkeit der Kopftieflagerung ist obligat (keine Operationstisch-Lafette vor ausreichender Wachheit des Patienten unterfahren).

- *Großzügige Intubationsindikation*, spätestens bei einer FiO_2 über 0,5 und einer abfallenden SaO_2 unter 90%.
- Schocklagerung seitlich (linke Flanke nach oben) nach Intubation.
- Vor intermittierender positiver Druckbeatmung Absaugen der Trachea, falls Aspirat im Pharynx sichtbar.
- Bronchoskopie, insbesondere wenn größere Partikel aspiriert wurden oder zur Materialgewinnung für die Mikrobiologie.

> **Cave** Keine pulmonale Lavage bei Aspiration von saurem Mageninhalt!

- *Druckkontrollierte Beatmung*: initial $FiO_2 = 1,0$ mit schrittweiser Reduktion nach Blutgasanalyse, positiv-endexspiratorische Druckbeatmung 5–10 mbar.

> **Merke** Elektive Operation absagen, wenn eine FiO$_2$ > 0,5 bzw. eine positiv-endexspiratorische Druckbeatmung > 5–10 mmHg nötig werden, um eine Hypoxämie zu vermeiden. Ansonsten nur Eingriffe von hoher Dringlichkeit zulassen. Verlegung auf die Intensivstation!

Medikamentöse Therapie.
- β$_2$-Mimetika als Aerosol bei Bronchospastik (alle 20 min 2 Hübe)
- β$_2$-Mimetika und/oder Theophyllin i.v. bei andauernder Bronchospastik:
  - Reproterol 1 Ampulle/10 ml NaCl, nach Bedarf
  - Theophyllin 5 mg/kg Bolus, dann 1 mg/kg/h
- Ambroxol 1 g/24 h i.v.
- H$_2$-Blocker i.v. zur Stressulkusprophylaxe (z.B. Ranitidin 50 mg/6 h)
- Steroide: keine Anwendung während der hypoxischen Phase (Verzögerung der Lungenheilung, Begünstigung von Sekundärinfektionen)
- Antibiose:
  - normalerweise nicht empfohlen bei Aspiration von saurem Mageninhalt
  - nach Antibiogramm
  - kalkuliert vor allem bei symptomatischen Patienten oder bei Verdacht auf Aspiration von Darminhalt oder Eiter, z.B. mit Zephalosporinen der 2. Generation in Kombination mit Metronidazol oder Beginn mit Carbapenem

Überwachung

> **Merke** Eine engmaschige Überwachung auch bei Verdacht auf eine Aspiration ist für mehrere Stunden sicherzustellen. Bleibt über 2 h die SaO$_2$ unter Raumluft über 90% des Ausgangswerts, ist eine weitere Verschlechterung eher unwahrscheinlich.

Prävention

- Regionalanästhesieverfahren in Betracht ziehen.
- Zurückhaltende präoperative Sedierung von Risikopatienten.
- Medikamentöse Aspirationsprophylaxe bei Risikopatienten:
  - am Vorabend der Operation: 150 mg Ranitidin p.o.
  - ausreichende Narkosetiefe bei Laryngoskopie
  - 30 min präoperativ: 50 mg Ranitidin i.v., 30 ml 0,3 mol Natriumzitrat p.o., 10 mg Metoclopramid i.v.
- So genannte „Ileuseinleitung":

> **Merke** Es existieren keine einheitlichen Vorgaben und Leitlinien zur Durchführung einer Ileuseinleitung. Keine der akzeptierten Methoden verhindert hundertprozentig eine Aspiration. Wichtig ist die klinische Erfahrung des Anästhesisten und die individuelle Einschätzung des Risikos.

  - Hinweis auf schwierige Intubation (s. Kap. 5.2, S. 77)?
  - Oberkörperhochlagerung.
  - 10 min Präoxygenierung und Denitrogenierung mit 100% O$_2$.
  - Magensonde legen, absaugen, Magensonde ziehen.
  - Genauer Sicherheitscheck aller zur Intubation benötigten Materialien.
  - Laufender großer Sauger.
  - Einleitung (als eine Möglichkeit): Rocuronium 5 mg („Präkurarisierung"), Trapanal 5–7 mg/kg, Succinylcholin 1,5 mg/kg.
  - ggf. Sellick-Handgriff (Druck nach dorsal und kranial), bis der Tubus lagekontrolliert ist.

> **Cave** Loslassen bei aktivem Erbrechen (Ösophagusruptur)! Die Wirksamkeit des Sellick-Handgriffes ist umstritten!

  - Bei Erbrechen sofortige Oberkörpertieflage.
  - Erneutes Legen einer Magensonde nach Intubation (Saugen vor Extubation).
  - Extubation erst nach Überprüfung der laryngealen Reflexe/Wachextubation.

Differenzialdiagnose

- Lungenödem
- hoher Beatmungsdruck
- Lungenembolie
- Bronchospasmus

> **Merke** Protonenpumpenblocker wie Omeprazol werden aufgrund einer hohen „Nonresponder"-Rate (ca. 35%) nicht zur Prophylaxe empfohlen.

5.4 Bronchospasmus

Definition

Abnahme des Durchmessers der kleinen und mittleren Atemwege, hervorgerufen durch Kontraktion der Atemwegsmuskulatur.

Genese

Mechanische Irritation.
- Endobronchiale Intubation/Extubation
- Platzierung eines oropharyngealen Tubus, meist bei *zu flacher Narkose*

Chemische Irritation.
- Maskeneinleitung mit volatilen Anästhetika: DES > ISO > ENF > (HALO > SEVO)
- Aspiration
- Hitzeentwicklung bei trockenem Atemkalk und Verwendung von Sevofluran
- Rauchgasintoxikation

Medikamente.
- Histaminfreisetzung: Relaxanzien, Protamin, Antibiotika, Thiopental
- β-Blocker
- Azetylsalizylsäure
- Cholinesteraseinhibitoren
- Opiate

Prädisposition.
- Emphysembronchitis
- Asthma bronchiale
- Säuglinge und Kleinkinder
- Patient mit hyperreagiblem Bronchialsystem
- akuter Atemwegsinfekt

Diagnose

- Erhöhte Beatmungsspitzendrücke und Plateau-Drücke.
- Abnahme des Tidalvolumens durch Abnahme der Compliance.
- Giemen und Brummen in der Exspiration (kann bei Vollbild *[„Silent Chest"]* fehlen!).
- PaO_2 + SaO_2 nehmen ab, $PaCO_2$ steigt, der Patient wird zyanotisch.

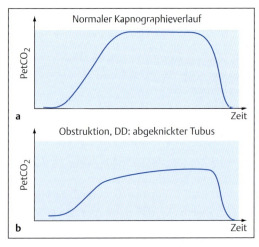

Abb. 5.**2a,b** Kapnografiekurven
a Normaler Kapnografieverlauf.
b Kapnografiekurve bei Obstruktion.

- *Kapnografie:* träge ansteigende CO_2-Antwortkurve während der Exspiration in Abhängigkeit vom Schweregrad der Obstruktion (Abb. 5.**2**).
- Air Trapping: Bei starker Obstruktion und kurz gewählter Exspirationsdauer (z.B. IE-Verhältnis von 1:1) kommt es zur unvollständigen Exspiration; der (intrinsische) positiv-endexspiratorische Druck steigt (Abb. 5.**3**).

Differenzialdiagnose

- Tubuskinking/-verlegung: abgeschwächtes Atemgeräusch, aber kein Giemen
- Fremdkörperaspiration (s. Kap. 5.3, S. 81)
- stille Aspiration (s. Kap. 5.3, S. 81)
- Pneumothorax: Atemgeräusch 1-seitig abgeschwächt
- Lungenödem

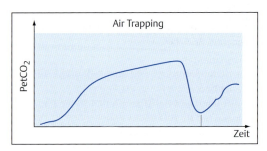

Abb. 5.**3** Kapnografieverlauf bei Air Trapping.

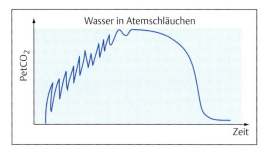

Abb. 5.4 Kapnografieverlauf bei Wasser in den Atemschläuchen.

- Lungenembolie/Fruchtwasserembolie (s. Kap. 4.7, S. 64, und Kap. 8.5, S. 129)
- Anaphylaxie
- 1-seitige endobronchiale Intubation
- „Pressen" des Patienten gegen den Respirator bei zu flacher Narkose
- Wasser in den Atemschläuchen (vermeintliches Giemen bei der vergleichenden Auskultation); undulierende Wellenbewegung der exspiratorischen CO_2-Antwortkurve in der Kapnografie durch Wasserbewegung (Abb. 5.4)

Komplikationen

- Barotrauma
- Hypoxie: Herzrhythmusstörungen, Kreislaufstillstand
- Notwendigkeit der prolongierten Respiratortherapie

Therapie

Allgemeine Therapie.
- Sicherung der Beatmung und Oxygenierung:
  - Beatmung gleich mit 100%

> **Cave** Bei Übergang von N_2O auf 100% O_2 sinkt die Narkosetiefe, es kommt zur Aggravierung des Bronchospasmus!

  - Handbeatmung (Spitzendruck sinkt, Abschätzung der Lungen-„*Compliance*")
- Evaluierung der Differenzialdiagnosen:
  - Auskultation (Pneumothorax, Aspiration, Lungenödem, 1-seitige endobronchiale Intubation)
  - Tubuscheck („*Kinking*", Verlegung, H_2O in Atemschläuchen)
  - endotracheales Absaugen; Beschaffenheit und Menge des Sekrets können Hinweis geben auf die Ursache (*zäh:* Dyskrinie, Obstruktion; *schaumig:* Lungenödem; *blutig:* Herzinsuffizienz, Lungenödem, -embolie)

Spezielle Therapie.
Bei beginnendem Bronchospasmus:
- Vertiefung der Narkose: volatile Anästhetika; bei fulminantem Verlauf ist die alveoläre Ventilation stark eingeschränkt, deshalb Ketamin (s.u.).

> **Cave** Desfluran in > 1,6-facher minimaler alveolärer Konzentration kann Tachykardien verursachen!

- Inhalation von β-Mimetika via Tubus (z.B. 2–4 Hübe Fenoterol alle 3–5 min). Da sich jedoch Aerosole an der Tubuswand niederschlagen, sind höhere Dosen als beim wachen Patienten nötig.
- Inhalation über speziellen Vernebler, z.B. mit Salbutamol und Ipratropiumbromid (Atrovent).

Bei ausbleibendem Erfolg:
- Theophyllin: 5 mg/kg „*Loading-Dose*" i.v., 1 mg/kg Erhaltungsdosis.

> **Cave** Dosisreduktion bei Dauertherapie (max. 2 mg/kg)! Vorsicht bei Tachykardie und alten Patienten! Geringe therapeutische Breite!

- Prednisolon (Solu-Decortin H): 3–4 mg/kg Bolus i.v.
- Reproterol (Bronchospamin): (1 Ampulle=1 ml= 90 µg) 1 Ampulle langsam i.v.
- Adrenalin: 0,1 µg/kg langsam i.v. ggf. wiederholen.
- S-Ketamin: 0,5–1 mg/kg i.v. ggf. bis 2,5 mg/kg; *Cave:* narkotische Dosis und starke Salivation!
- Terbutalin (Bricanyl): 0,25–0,5 mg subkutan.
- Respiratortherapie: Wegen der Gefahr eines Barotraumas oder einer Kreislaufdepression sollte eine Normokapnie nicht erzwungen werden; evtl. permissive Hyperkapnie. Bei persistierender Symptomatik Übergang auf Intensivrespirator und differenzierte Beatmungstherapie erwägen.

Prophylaxe

Vorbereitung prädisponierter Patienten (chronisch-obstruktive Lungenerkrankungen, Asthma bronchiale):
- Bodyplethysmografie/Spirometrie,
- Durchführung einer perioperativen antiobstruktiven Therapie.
- Bei Prämedikation auf Medikamente mit atemdepressiver Wirkung, z.B. Opiate und Benzodiazepine, verzichten; evtl. Gabe von Neuroleptika, z.B. Atosil 20 gtt.
- Regionalanästhesieverfahren in Betracht ziehen.
- Bei Maskeneinleitung auf Sevofluran zurückgreifen.
- Balancierte Anästhesie: Nach i.v. Einleitung schon während der Maskenbeatmung vor Intubation wird ein volatiles Anästhetikum supplementiert.
- Keine Barbiturate verwenden!
- Medikamente mit geringer Histaminfreisetzung benutzen, z.B. Midazolam, Etomidat, Fentanyl, Propofol, Vecuronium.
- Vom Operateur gewünschte Antibiotika *20 min vor Einleitung* applizieren (Histaminliberation!).
- Vier Hübe eines β_2-Mimetikums z.B. Fenoterol (Berotec) 15 min vor Narkoseeinleitung senken nachweislich die Inzidenz eines intubationsbedingten Bronchospasmus.

5.5 Pneumothorax/Spannungspneumothorax

Definition

Ein *Pneumothorax* stellt eine Verbindung zwischen Pleuraspalt und Atmosphäre dar. Man unterscheidet Verletzungen der Pleura visceralis (z.B. Platzen einer Emphysembulla) von denen der Pleura parietalis (Verletzung der Thoraxwand).

Kommt ein Ventilmechanismus hinzu, der verhindert, dass die Luft aus dem Pleuraspalt wieder austritt, entsteht ein sog. *Spannungspneumothorax*, der durch eine Mediastinalverlagerung lebensbedrohlich werden kann.

Ätiologie

Iatrogen chirurgisch.
- Komplikation nach Tracheostomie
- diagnostische Eingriffe: Bronchoskopie, Pleurapunktion, Pleurozentese, Mediastinoskopie, perkutane Leberblindpunktion
- intraoperativ: z.B. Splen-/Nephrektomie, Laparoskopie, z.B. Fundoplicatio oder *„Gastric Banding"*, Cholezystektomie

Iatrogen anästhesiologisch.
- Anlage eines zentralvenösen Katheters: insbesondere bei Punktion der V. subclavia, aber auch der V. jugularis interna
- Regionalanästhesieverfahren: Interkostalblockade, Ganglion-stellatum-Blockade, Blockaden des Plexus brachialis, insbesondere vertikal-infraklavikuläre Plexusanästhesie
- Beatmung mit zu hohem Spitzendruck oder zu hohen Zugvolumina bei Patienten mit chronisch-obstruktiven Lungenerkrankungen
- aufgrund von Vorerkrankungen:
  - chronisch-obstruktive Lungenerkrankungen
  - bullöse Emphysembronchitis
  - tumoröses Exspirationshindernis
  - hereditärer α_1-Antitrypsinmangel
  - Spontanpneumothorax, besonders bei Jugendlichen vom leptosomalen Typ
  - Bindegewebserkrankungen

Diagnose

Beim wachen Patienten.
- Atemabhängiger Thoraxschmerz, Husten
- Tachypnoe, Dyspnoe, Zyanose
- 1-seitig abgeschwächtes Atemgeräusch
- hypersonorer Klopfschall
- Hautemphysem
- Hypoxie und Zyanose
- Röntgenthorax:
  - Gefäß-/Bronchienabbruch
  - zum Pleuraraum abgrenzbare, kollabierte Lunge
  - *Mediastinalverschiebung* beim Spannungspneumothorax

Zusätzlich beim anästhesierten, beatmeten Patienten.
- Ansteigen von P_{max}
- abfallende Compliance

Beim Spannungspneumothorax.
- Obere Einflussstauung mit Venenpuls, stehenden Halsvenen, Gesichtsplethora
- Hypotension und kompensatorische Tachykardie
- Vernichtungsschmerz beim wachen Patienten
- unter Beatmung Verschlechterung der Symptomatik mit jedem Atemhub
- Kreislaufstillstand

Therapie

Merke Jeder Pneumothorax mit kreislaufrelevanter Hypotension wird als Spannungspneumothorax betrachtet und muss entlastet werden!

- Chirurgischen Kollegen informieren.
- Entlastungspunktion:
  - *Bülau-Drainage:* insbesondere Methode der Wahl beim Hämatothorax: Punktion im 4. Interkostalraum, vordere Axillarlinie, epikostal, Präparation mit Rippenkontakt bis Pleura, Pleuraeröffnung mit Finger/gespreizter Klemme, Vorschieben der Drainage 5–10 cm intrapleural.

Cave Interkostalblutung, Leberpunktion, subkutaner Verlauf der Drainage.

  - *Monaldi-Punktion:* Methode der Wahl beim Spannungspneumothorax; schnell und sicher, Punktion im 2. Interkostalraum medioklavikulär epikostal, Punktion mit 14-G-i.v.-Verweilkanüle.
  - Auf N_2O verzichten!

Differenzialdiagnose

- Hämatothorax (Thoraxtrauma, hypovolämischer Schock ohne äußere Blutungsquelle, respiratorische Insuffizienz)
- endobronchiale Intubation (nur 1-seitiges Atemgeräusch)
- Aspiration mit Bronchusverlegung (Giemen durch Verwirbelung am Fremdkörper)
- bronchopleurale Fistel
- Lungenembolie (atemunabhängiger Thoraxschmerz)

5.6 Hoher Beatmungsdruck

Definition

Plötzliches, unerwartetes und deutliches Ansteigen des Beatmungsdrucks oder von Beginn der Beatmung an Spitzendruck über 20 mmHg.

Ursachen

Extrapulmonal.
- Abknicken des Tubus (träger Anstieg ohne Plateau-Bildung in der Kapnografie, ähnlich dem Bronchospasmus; vgl. Abb. 5.2 T.-Abb. b, Kap. 5.4, S. 84)
- Abknicken der Beatmungsschläuche
- Tubusverlegung durch Sekret
- Bakterienfilter durch Kondenswasser verlegt
- Pneumoperitoneum bei Laparoskopien mit intraabdominellem Druck > 20 mmHg
- Cuff-Hernie
- Funktionsfehler des Beatmungsgeräts (s. Kap. 11.1, S. 158)

Intrapulmonal.
- Bronchospasmus (s. Kap. 5.4, S. 84)
- Sekretstau
- Pneumothorax oder Spannungspneumothorax (z.B. bei Laparoskopien, insbesondere Cholezystektomien)
- flache Narkose, Patient presst gegen den Respirator
- nachlassende Muskelrelaxierung
- endobronchiale Intubation (meist rechtsseitig)
- Asthma, chronisch-obstruktive Lungenerkrankung, Emphysem, Lungenfibrose
- Atelektasen, auch durch fehlerhafte Lagerung, Manipulation des Operators bei Oberbaucheingriffen
- Lungenödem bei Linksherzversagen

Vorgehen

Kontrolle des gesamten Atemwegs vom Patienten zum Respirator:
- Pneumothoraxausschluss durch Auskultation und Perkussion (hypersonorer Klopfschall) im Seitenvergleich (s. Kap. 5.5, S. 86)
- endotracheales Absaugen
- Tubuslagekontrolle (auch laryngoskopisch) und ggf. Neupositionierung bei 1-seitiger Intubation

- Check der Beatmungsschläuche (sind die Schläuche abgeknickt, ist die Wasserfalle übergelaufen?)
- bei Verdacht auf Atelektasenbildung „Recruitment"-Versuch durch manuelles oder maschinelles Blähmanöver (z.B. durch Erhöhung des positiv-endexspiratorischen Druckes)
- Narkose vertiefen, Patienten ggf. relaxieren

5.7 Veränderungen des Kohlendioxidgehalts

Definition

Der Normalwert des $PaCO_2$ liegt zwischen 35 und 45 mmHg. Oberhalb davon spricht man von einer Hyperkapnie, unterhalb von Hypokapnie (Tabelle 5.1).

5.7.1 Hyperkapnie

Pathogenese

Absolute Hypoventilation.
- Atemdepression durch Opiate bei Spontanatmung
- Relaxanzienüberhang bei Spontanatmung
- aufsteigende Spinalanästhesie
- akute respiratorische Insuffizienz
- vorbestehende obstruktive und restriktive Lungenerkrankungen
- Lungenembolie (Totraumerhöhung durch regionale Minderperfusion)
- Totraumvergrößerung, z.B. durch überlange Atemschläuche
- Leckagen am Respirator oder Tubus-Cuff

Relative Hypoventilation (bei erhöhter CO_2-Produktion).
Hypermetaboler Kreislauf bei:
- Sepsis
- Fieber
- Polytrauma
- maligner Hypertonie
- Hyperthyreose

Metabolische Ursachen.
- Kompensation einer metabolischen Alkalose (z.B. Säureverlust über den Magen)
- Hyperalimentation

Technische Ursachen.
Mangelnde inspiratorische CO_2-Elimination durch verbrauchten CO_2-Absorberkalk.

Tabelle 5.1 Ursachen für Veränderungen des $p_{et}CO_2$.

	Erhöhtes endexpiratorisches CO_2 ($p_{et}CO_2$)	Erniedrigtes endexpiratorisches CO_2 ($p_{et}CO_2$)
metabolisch	flache Narkose, Stress, Sepsis, erhöhter Metabolismus (Zittern, Fieber, maligne Hyperthermie), Pufferung mit Natriumbikarbonat	tiefe Narkose, Hypothermie
respiratorisch	Hypoventilation, Leckage, obstruktive Lungenerkrankungen, Bronchospasmus, abgeknickter Tubus	Hyperventilation, Bronchospasmus, Sekretverlegung, Fehlintubation (primär oder sekundär), Tubusverlegung (Tubusknick oder Cuff-Hernie)
kreislaufbedingt	erhöhtes Herzzeitvolumen, Sepsis	erniedrigtes Herzzeitvolumen (akute Hypotension, Hypovolämie), Lungen-, Luft-, Fett- oder Fruchtwasserembolie, Herzstillstand
gerätetechnisch/operativ	erhöhte CO_2-Aufnahme im Rahmen einer Laparoskopie, CO_2-Rückatmung bei verbrauchtem Atemkalk oder defektem Exspirationsventil	Leckage, Diskonnektion, Ausfall des Beatmungsgeräts

Diagnose

Die Diagnose beruht auf der arteriellen Blutgasbestimmung. Meist ergibt sich das Bild einer respiratorischen Azidose, selten das einer kompensierten metabolischen Alkalose.

Symptome

Im Sinne einer sympathoadrenergen Reaktion kommt es zu Tachykardie, Hypertonie, Zunahme des Herzzeitvolumens und einer Tachypnoe. Schwitzen und Hautrötung sind Ausdruck einer Dilatation der peripheren Arteriolen durch hohes CO_2. Bei zunehmender Hyperkapnie ($PaCO_2$ > 60 mmHg) setzt eine reversible Bewusstseinstrübung und Hirndrucksteigerung ein. Postoperativ klagen die Patienten häufig über Kopfschmerzen, Übelkeit und Halluzinationen.

Therapie

Um die metabolischen Verschiebungen bei respiratorischer Azidose (Kaliumanstieg, Hydrogenkarbonatabfall, pH-Senkung) zu kompensieren, reicht es in der Regel, eine ausreichende Ventilation sicherzustellen. Anzustreben ist ein $PaCO_2$ von 35–45 mmHg. Die Indikation zur Intubation ist großzügig zu stellen. Liegt der Hyperkapnie eine metabolische Alkalose zugrunde, so ist diese ursächlich zu therapieren!

5.7.2 Hypokapnie

Eine Hypokapnie stellt im engeren Sinne zwar kein akutes Zwischenfallsereignis dar, sollte jedoch aufgrund verschiedener pathophysiologischer Konsequenzen möglichst vermieden werden. Häufigste Ursache: Hyperventilation. Die Verringerung des $PaCO_2$ um 1 mmHg reduziert aufgrund autoregulatorischer Prozesse des Gehirns die Perfusion um 3–4%. Dieser bei erhöhtem Hirndruck gewünschte Effekt (unbedingte Normoventilation und Vermeidung einer Hyperkapnie) kann bei Säuglingen zur dramatischen Reduktion der zerebralen Perfusion führen. Bei pulmonaler Hypertonie sollte ebenfalls eine Normoventilation im unteren Grenzbereich angestrebt werden.

> **Merke** Ein plötzlicher Abfall des endexspiratorischen CO_2-Gehalts ist pathognomonisch für eine akute Minderperfusion der Lungenstrombahn, z.B. im Rahmen einer Lungenembolie (s. Kap. 4.7, S. 64) oder eines akuten Kreislaufversagens (Low-Output-Syndrom; s. Kap. 4.5, S. 60, und Kap. 4.6, S. 62). Konsekutiv kommt es hierbei zur arteriellen Hyperkapnie.

5.8 Massive Hämoptyse

Definition

Eine Blutungsmenge zwischen 200 und 600 ml/24 h oder eine Verlegung der Luftwege durch Blut bzw. eine beginnende Kreislaufdepression werden als schwere Hämoptyse definiert. Die Hämoptyse ist ein seltener Notfall, der aber hoch dramatisch verläuft und eine 60%ige Letalität aufweist.

Vorkommen

- Entzündliche Grunderkrankungen (90%), z.B. Tuberkulose, Bronchiektasien, Pneumonie
- traumatisch:
  - während thoraxchirurgischer Eingriffe
  - traumatische Intubation (Doppellumentubus, vorstehender Führungsstab)
  - Ruptur der A. pulmonalis durch den Ballon des Swan-Ganz-Katheters
- als Komplikation einer pulmonalen Hypertonie oder einer Mitralstenose

Diagnose

Beim wachen Patienten.
- Luftnot, Zyanose
- Bluthusten (nicht zu verwechseln mit blutig-schaumigem Sekret bei fulminantem Lungenödem; s. Kap. 4.3, S. 50)

Beim intubierten Patienten.
- Blut steigt im Tubus auf (wird durch endrobronchiales Absaugen nicht weniger).
- Beatmungsschwierigkeiten (Anstieg des Beatmungsdrucks, Abfall des Atemminutenvolumens, Abfall der SaO_2).

Vorgehen

Die meisten Patienten ersticken an dem aspirierten Blut, sie sterben nicht am Blutverlust. Solange der Patient wach ist, darf sein Hustenreiz nicht unterdrückt werden; dieser kann lebenserhaltend sein (kein Einsatz von Benzodiazepinen usw.).

Intubation.
- Präoxigenierung mit 100%igem O_2 und maximalem Frischgas-Flow.
- Lagerung des Patienten: Patient wird halbsitzend und in Seitenlage gelagert, sodass die Seite mit der vermuteten Blutungsquelle in die abhängige Position kommt (obere Luftwege sind so besser einsehbar, der Hustenreiz ist verringert).
- Wahl des Tubus:
  - Seitengetrennte Ventilation muss möglich sein, deshalb vorrangig einen Doppellumentubus verwenden (Möglichkeit, die blutende Lunge intermittierend abzusaugen). Alternative: Anwenden eines Bronchusblockers.
  - Methode 2. Wahl ist u.a. die endobronchiale Intubation mit einem langen Einlumentubus unter fiberoptischer Kontrolle.

> **Praxistipps** Da der Patient in Seitenlage liegt, dreht man den *Einlumentubus* nach Passieren der Glottis so, dass die konkave Seite deckenwärts weist, und schiebt den Tubus so weit als möglich vor. Der Einlumentubus sollte jetzt in dem Hauptbronchus der nicht abhängigen und nicht blutenden Lunge liegen. Die Lagekontrolle erfolgt bronchoskopisch oder durch Auskultation und Absaugen (es sollte nur wenig Blut zu aspirieren sein!). Liegt der Tubus rechts-endobronchial, ist der Oberlappen meist komplett verlegt. Bei einer Blutung aus der linken (rechten) Lunge einen linksbronchialen (rechtsbronchialen) *Doppellumentubus* verwenden. Bei unbekannter Blutungsseite den linksbronchialen Doppellumentubus anwenden.

- Intubation unter Spontanatmung anstreben; die oberen Luftwege sind so besser einsehbar, z.B.:
  - S-Ketamin: 1 mg/kgKG i.v.
  - Propofol: 1 mg/kgKG i.v.

Nach Intubation und Tubuslagekontrolle (s. Kap. 10.11, S. 156).
- Patient drehen, sodass die blutende Lunge in die nicht abhängige Position kommt.
- Bei Komplikationen der 1-Lungenventilation s. Kap. 10.11, S. 156.
- Bronchoskopie der blutenden Seite und in Absprache mit dem Operator:
  - Spülung mit eiskalter Kochsalzlösung endobronchiales Einbringen von adrenalingetränkten Tupfern
- Therapie von Gerinnungsstörungen/Kreislaufunterstützung.

Nach erfolgter operativer Blutstillung.
Patient in jedem Falle intubiert und kontrolliert beatmet auf die Intensivstation bringen (jeder Blutdruckanstieg, jeder Hustenstoß kann zum Wiederauftreten der Blutung führen).

5.9 Trachea-/Bronchusruptur

Ätiologie

Die Ruptur der Trachea oder eines Hauptbronchus ist eine seltene, aber lebensbedrohliche Komplikation. Als Ursache kommen infrage:
- Traumata, z.B. das stumpfe *Thoraxtrauma* oder Stichverletzungen
- *traumatische Intubation*, meist mit Doppellumentubus
- Überblähen des *Tubus-Cuffs*
- Laserchirurgie
- massives Husten oder Kopfbewegungen des intubierten Patienten

Meist ist die Pars membranacea oberhalb der Karina betroffen.

Diagnose

Liegt der Tubus proximal der Perforation, so entwickelt sich die Symptomatik rasch. Liegt der Tubus hingegen distal, wird die Perforation erst nach Extubation oder gar erst an den Spätsymptomen (Trachealstenosen) erkannt.
- Hautemphysem
- Dyspnoe, Zyanose, SaO_2-Abfall
- evtl. Hämoptyse
- zunehmende Volumendifferenz zwischen inspiriertem und exspiriertem Tidalvolumen, steigender Beatmungsdruck

- Röntgenthorax:
  - *laryngeale oder tracheale Ruptur:* Hautemphysem, Pneumomediastinum
  - *bronchiale Ruptur:* Pneumomediastinum, Pneumothorax
  - im Verhältnis zur Trachea stark nach rechts verlagerte Tubusspitze
- *Bronchoskopie:* zeigt Perforationen meist an der Pars membranacea
- Ausschluss eines Spannungspneumothorax (s. Kap. 5.5, S. 86)

Therapie

- Ist die *Trachea rupturiert*, wird ein Endotrachealtubus unter fiberoptischer Kontrolle über die rupturierte Stelle vorgeschoben, geblockt und fixiert.
- Ist ein *Hauptbronchus rupturiert*, wird die kontralaterale Seite mithilfe eines Doppellumentubus intubiert und beatmet.
- Bei einer *Blutung in das Trachealsystem* wird ebenso vorgegangen (s. auch Kap. 5.8, S. 89).
- Ist der Tubus zu kurz, um über die verletzte Stelle geschoben zu werden, dann:
  - manuelle Ventilation mit kleinen Atemhüben, um hohe Spitzendrücke und damit ein vermehrtes Entweichen von Luft aus dem Trachealsystem zu verhindern
  - FiO_2 von 1,0
  - sofortige chirurgische Therapie, evtl. Tracheotomie und seitengetrennte endobronchiale Beatmung über das Stoma
- Der Patient muss in jedem Fall kontrolliert beatmet und tief sediert (Hustenstoß kann die Perforation vergrößern) auf die Intensivstation gebracht werden.
- Bei *kleinen Einrissen* der Trachealschleimhaut an der Pars membranacea reicht eine Beatmung von 3 Tagen aus, damit sich das Leck selbst abdichten kann.
- Bei *größeren Verletzungen* besteht die definitive Therapie in einem chirurgischen Verschluss der Perforation.
- Im Anschluss an die chirurgische Therapie wird der Tubus unter bronchoskopischer Kontrolle ausgetauscht oder so weit zurückgezogen, dass der Cuff sicher kranial des Operationsgebiets liegt.
- Zur Vermeidung einer Pneumonie oder einer Mediastinitis ist eine antibiotische Therapie indiziert.

Prophylaxe

- Verwendung von „High-Volume-/Low-Pressure-Cuffs".
- Cuff-Druck auf 20 mmHg beschränken (entspricht 2 ml Luft zum Blocken des bronchialen Cuffs des Doppellumentubus).
- Führungsstab nicht über Tubusspitze hinausreichen lassen.
- Tiefe Narkose bzw. vollständige Muskelrelaxation bei laserchirurgischen Eingriffen.
- Nie mit Gewalt intubieren; Optimierung der Intubationsbedingungen (s. Kap. 5.1, S. 76).

> **Merke** Der im Doppellumentubus befindliche steife „*Guide*" ist kein Führungsstab, sondern dient lediglich der Formgebung des Tubus und muss vor der Intubation entfernt werden.

5.10 Thermische und toxische Wirkungen

Ätiologie

- Tubusbrand während der Laserchirurgie in der HNO- oder plastischen Chirurgie.
- Inspiration heißer Gase, beispielsweise bei Verbrennungspatienten oder bei einem Defekt der inspiratorischen Atemgasanwärmung (z.B. auf der Intensivstation); oberhalb einer Gastemperatur von 40 °C besteht die Gefahr der schweren Schädigung des Bronchialsystems.
- Exposition von Feuer, Rauch oder giftigen Gasen.

Sofortmaßnahmen

Tubusbrand.
Sichtbare Flammen- und Rauchentwicklung; Flammen schlagen in das Kreissystem über:
- Sofortige Diskonnektion des Tubus vom Beatmungssystem.
- Abklemmen des brennenden Tubus.
- Sauerstoffzufuhr unterbinden (brennbar!).
- Patienten mit möglichst viel Wasser löschen (z.B. aufgeschnittene Infusionsbeutel).
- Bei defektem Tubus schnellstmöglich Tubuswechsel (oftmals Tubusokklusion durch geschmolzenen Kunststoff); durch die rasche Ent-

wicklung eines Larynxödems verschlechtern sich die Reintubationsbedingungen rapide.

Inspiration heißer oder toxischer Gase.
Kreisteil und Patient fühlen sich unerwartet heiß an; beginnendes Lungenödem:
- sofortige Diskonnektion des Tubus vom heißen Beatmungssystem und Entfernung des Heizgeräts
- Beatmung des Patienten mit hohem Frischgasfluss (Kühlung) und hoher FiO_2

Weiterführende Therapie

- Wegen der Gefahr des Auftretens eines toxischen Lungenödems (auch durch Tubus-PVC) kontrollierte Beatmung mit positivem endexspiratorischem Druck > 5 mmHg erwägen.
- Prednisolongabe 500–1000 mg i.v. (oder Äquivalent).
- Arterielle Blutgasanalyse und ggf. Erhöhung der FiO_2 nach Löschen des Brandes.
- Verlegung auf die Intensivstation.
- Bronchoskopie.

Komplikationen

- Pneumothorax
- akute respiratorische Insuffizienz/Pneumonie
- Lungenfibrose

Prophylaxe

Laserchirurgie.
- Verwendung eines schwer entflammbaren Lasertubus oder von geeigneten Folien, die auf den normalen Tubus geklebt und dann angefeuchtet werden.
- Beatmung mit geringem Frischgas-Flow führt bei Tubusperforation zu früherem Abfall des Atemminutenvolumens und damit zur rascheren Auslösung des Diskonnektionsalarms.
- Tubus-Cuff mit (gefärbtem) Wasser füllen, damit der Operator eine Cuff-Leckage frühzeitig bemerkt.
- FiO_2 unter 0,4 halten, N_2O vermeiden.
- da ein Tubusbrand meist in der endexspiratorischen Phase (geringer Gasfluss in Richtung Respirator) auf die Atemwege übergreift, sollte routinemäßig mit geringem positivem endexspiratorischem Druck (5 mmHg) beatmet werden.
- Augen des Patienten abdecken.
- Selbstschutz (Laserbrille).

6 Zentrales Nervensystem

6.1 Komplikationen in Zusammenhang mit rückenmarknahen Regionalanästhesien

6.1.1 Hohe und totale Spinalanästhesie

Definition

Meist kurz nach Applikation des Lokalanästhetikums eintretende Atem- und Kreislaufinsuffizienz durch Anästhesie thorakaler und zervikaler Segmente. Eine sog. „totale Spinalanästhesie" mit Blockade medullärer Strukturen bzw. einer konsekutiven Perfusionsminderung im Hirnstamm führt häufig zu Atem- und Kreislaufstillstand.

Ursachen und Pathogenese

- Iatrogene Ursachen sind:
  - Überdosierung
  - Kopftieflagerung bei hyperbarer Technik
  - Duraperforation bei Periduralanästhesie
  - ausgeprägte Barbotage
  - akzidentielle intrathekale Applikation bei schmerztherapeutischen Maßnahmen (z.B. Facettenblockaden)
- Bei geplanter Spinalanästhesie können eine zu hohe Ausbreitung bewirken:
  - reduziertes zerebrospinales Liquorvolumen
  - Gebrauch hyperbarer Lösungen bei ausgeprägter lumbaler Lordose
  - erhöhte Sensibilität gegenüber Lokalanästhetika
  - mechanische Atemhindernisse (gravider Uterus, geblähtes Abdomen bei Ileus)

Cave Durch Pressen und Husten nach Injektion des Lokalanästhetikums in den Subarachnoidalraum (Spinalanästhesie) kann es zu einem deutlich höheren Niveau der Spinalanästhesie kommen (sog. „Queckenstedt-Versuch").

Symptome

Ausbreitung höher als Th10.
Hypotonie als Hinweis für eine (präganglionäre) *Sympatholyse* in der Frühphase der aufsteigenden Spinalanästhesie (signifikanter Blutdruckabfall erst bei Ausbreitung höher als Th10). Als Ausdruck einer zerebralen Minderperfusion kommt es zu *Nausea*, *Erbrechen* und *motorischer Unruhe*.

Ausbreitung bis Th4-6.
- Beginnende *Ateminsuffizienz* durch Schwäche der Interkostalmuskulatur als Zeichen einer thorakalen Beteiligung; keine Vitalgefährdung, solange die Zwerchfellfunktion durch die Nn. phrenici intakt ist.
- Die Abnahme der Vitalkapazität bei Beteiligung aller thorakalen Spinalnerven beträgt ca. 20%.
- *Bradykardie* bei Beteiligung der Nn. accelerantes (Th4-6).
- Zunehmende *Hypotonie* durch Hemmung der Katecholaminfreisetzung aus den Nebennieren (Th5-L1).
- Passagerer *Bronchospasmus* durch Sympatholyse.

Ausbreitung C4 bis zerebral.
- Klagt der Patient über einen *metallischen Geschmack* oder über ein *orales Taubheitsgefühl*, so muss von einer Beteiligung des Zervikalmarks ausgegangen werden.
- Durch Parese der Nn. phrenici (C4-C5) besteht die Gefahr einer *beatmungspflichtigen Ateminsuffizienz*.
- Auch sollten die Augen auf das Vorliegen einer *Horner-Trias* (Miosis, Ptosis, Enophtalmus) bei

Beteiligung des Ganglion stellatum kontrolliert werden.
- *Krampfanfälle* und *Bewusstseinsverlust* entstehen bei zerebraler Affektion.
- Die Pupillen können hierbei wieder *weit* und *lichtstarr* werden.

Diagnose

Die Diagnose erfolgt aus der zeitlichen Abfolge zwischen Applikation des Lokalanästhetikums und dem Auftreten obiger Symptome. Bewusstlosigkeit kann bis zu 4 h, die motorische Blockade bis zu 6 h andauern, je nach verabreichtem Medikament und verabreichter Dosis.

Therapie

- O_2-Gabe über eine dicht sitzende Maske am Narkoserespirator mit Monitoring des Atemminutenvolumens
- Hochlagerung der Beine bei flach oder leicht erhöht gelagertem Oberkörper (autologe Transfusion ohne weitere rostrale Ausbreitung des Lokalanästhetikums)
- Volumenersatztherapie wegen relativem Volumenmangel infolge einer Vasodilatation, z.B. mit Hydroxyäthylstärke 6% 1000 ml i.v.
- Vasokonstriktion, z.B. Cafedrin/Theodrenalin fraktioniert und/oder Dihydroergotamin (Dihydergot) 0,5 mg i.v. (venöse und arterielle Vasokonstriktion)
- Atropin i.v. bei Bradykardie (um die Imbalance zwischen Parasympatho- und Sympathotonus zu korrigieren)
- ggf. Intubation und Beatmung mit FiO_2 von 1,0; bei Ateminsuffizienz infolge Beteiligung der Nn. phrenici (zur Einleitung der Narkose ist ein Muskelrelaxans evtl. nicht nötig)
- ggf. kardiopulmonale Reanimation (s. Kap. 4.11, S. 74)

Prophylaxe

- Bei jeder Periduralanästhesie erst mit einer Testdosis beginnen, um eine spinale Lage auszuschließen; dies gilt auch für bereits liegende Katheter, die wieder neu bestückt werden (Gefahr der sekundären Duraperforation!).

> **Praxistipps** Testdosis: z.B. 3 ml Bupivacain 0,5% oder 3 ml Ropivacain 0,2%. Anschließend einige Minuten abwarten, bevor die komplette „*Loading Dose*" verabreicht wird!

- Kontinuierliche Kontrolle der Anästhesieausbreitung, z.B. mit Kältespray.
- Bei Verwendung eines *hyperbaren Lokalanästhetikums* breitet sich das Lokalanästhetikum in Rückenlage nur bis Th5 aus, den in Rückenlage tiefsten Ort der Wirbelsäule; die Kopftieflage ist zu vermeiden.
- Unterlassung einer ausgeprägten Barbotage.
- Langsame und kontinuierliche Applikation des Lokalanästhetikums, um intrathekale Verwirbelungen (intrathekale Barbotage) zu vermeiden; bei langsamer Applikation verbleibt das Lokalanästhetikum eher in der Nähe des Punktionsorts.

Differenzialdiagnosen

Intravasale Injektion.
- Als Zeichen der *ZNS-Toxizität* der Lokalanästhetika ist der *tonisch-klonische Krampfanfall* das Leitsymptom der Injektion z.B. in ein Vertebralgefäß. Verstärkt wird die Toxizität durch einen erhöhten PCO_2 (Azidose), abgeschwächt durch Benzodiazepine (z.B. Midazolam) oder Barbiturate.
- Als Zeichen der *Kardiotoxizität* der Substanzen zeigen sich bei toxischen Plasmakonzentrationen eine Bradykardie, Abschwächung von Inotropie, Dromotropie, therapieresistente Arrhythmien und direkte Vasodilatation (außer bei Ropivacain!). Kardiotoxizität: Bupivacain > Ropivacain > Lidocain. Verstärkt wird die kardiotoxische Wirkung durch Hypoxie, Azidose, Hyperkaliämie und Schwangerschaft (s. Kap. 6.3.2, S. 97).

Anaphylaktoide Reaktion auf Lokalanästhetika. Siehe Kap. 4.10, S. 70.

> **Cave** Die intrathekale Opioidgabe zur postoperativen Schmerztherapie ohne Lokalanästhetikum bewirkt zwar keine hohe Spinalanästhesie, erhöht jedoch die Inzidenz von perioperativen Apnoezuständen und erfordert eine engmaschige Überwachung der Vitalfunktionen über mehrere Stunden!

6.2 Krampfanfälle

Pathogenese und Ursachen

Krampfanfälle leiten sich von spontanen Entladungen abnormer exzitatorischer Neurone ab. Neben den genuinen Formen der Epilepsie kommen ursächlich infrage:
- Hypoxie
- Alkoholintoxikation oder -entzug
- Hypoglykämie (immer kontrollieren!)
- Hyperthermie > 38 °C (insbesondere bei Kindern)
- Schädel-Hirn-Trauma
- Eklampsie (s. Kap. 8.4, S. 128)
- transurethrales Resektionssyndrom (s. Kap. 10.6, S. 150).

Cave Manche Epilepsieformen beruhen auf Mitochondriopathien. Hierbei sollte unbedingt auf eine triggerfreie Narkoseführung zur Vermeidung einer MH geachtet werden!

Anfälle als Folge einer intravasalen Intoxikation mit *Lokalanästhetika* resultieren dagegen aus einer Hemmung inhibitorischer Neurone und bedürfen teilweise einer anderen Therapie (s. Kap. 6.3, S. 96).

Therapie

- Sicherung der Atemwege und der Oxygenierung: Unkoordinierte Kontraktionen der Atemmuskulatur können effektive Atemexkursionen bis zum Atemstillstand behindern.
- Keine Hyperventilation (Alkalose reduziert die Flimmerschwelle!).
- Antikonvulsive Therapie:
  - *Diazepam* 10 mg i.v. oder
  - repetitive Gabe von *Thiopental* 25–50 mg i.v. oder
  - *Propofol* 1 mg/kgKG i.v. als Bolus, dann 2–4 mg/kgKG/h.

Dieses Therapieschema macht eine Intubation unumgänglich.

Bei Fortbestehen der Symptomatik.
Intubation, Beatmung und Relaxation.

Cave Die epileptische Aktivität, die ursächlich für Sekundärschäden im ZNS ist, wird durch die Gabe von Muskelrelaxanzien nicht beeinflusst! Die Relaxation wiegt den Anästhesisten in falscher Sicherheit. Deshalb immer mit einer antikonvulsiven Therapie kombinieren.

Bei vermutetem Fieberkrampf im Kindesalter.
- Antipyrese mit 20 mg Paracetamol Suppositorium/kgKG
- Oberflächenkühlung
- Diazepamrektiolen

Hypoglykämieausgleich.
Zum Beispiel 20–40 ml 40%ige Glukoselösung und anschließende engmaschige Kontrolle.

Prophylaxe

- Bei vermuteter Prädisposition sollten zur Narkose prokonvulsive Substanzen unbedingt vermieden werden (Senkung der Krampfschwelle; Tabelle 6.1).
- Frühzeitige Intubation und Beatmung bei Schädel-Hirn-Traumatisierten mit ≤ 8 Punkten auf der „Glasgow-Coma-Scale" oder bei vermuteter Hypoxie.
- Zur Prophylaxe eines transurethralen Resektionssyndrom s. Kap. 10.6, S. 150.

Tabelle 6.1 Pro- bzw. antikonvulsiver Effekt verschiedener Substanzen.

Wirkung	Substanzen
vermutlich prokonvulsiver Effekt	Enfluran
	Ketamin
	Sevofluran
	Etomidate
	Fentanyl und Alfentanil (sehr fraglich)
antikonvulsiver Effekt	Barbiturate
	Midazolam
	Diazepam
wahrscheinlich neutraler Effekt	Propofol
	Isofluran
	Lachgas
	fast alle Opioide
	Muskelrelaxanzien

Differenzialdiagnose

- Bei der *hohen Spinalanästhesie* (s. Kap. 6.1, S. 93) kommt es initial zu einem Krampfanfall; das EEG zeigt jedoch infolge der Burst-Suppression einen atonen Patienten.
- Etomidate verursacht extrapyramidale motorische Kloni ohne EEG-Korrelate einer Epilepsie.

6.3 Lokalanästhetikatoxizität

Grundlagen

Lokalanästhetika wirken an spannungsabhängigen Natriumkanälen, die man in allen menschlichen Geweben finden kann. Da sich das in die Nähe von Natriumkanälen applizierte Lokalanästhetikum kugelförmig ausbreitet, ist immer auch von einer Diffusion in Blutgefäße auszugehen.

> **Merke** Es besteht eine enge Korrelation zwischen der Serumkonzentration und der lokalanästhetischen Potenz der Substanz sowie der Schwere der Symptomatik im Zwischenfall.

Die *Serumkonzentration* ist abhängig von folgenden Punkten:
- *Substanzgruppe:* Ester werden im Serum rasch hydrolysiert, während Amide langsam in der Leber verstoffwechselt werden; hier liegt die Gefahr toxischer Serumspiegel ungleich höher.
- *Proteinbindung:* Bupivacain und Ropivacain befinden sich zu über 95% in Eiweißbindung; Gefahr toxischer Spiegel bei Hypoproteinämie (Schwangerschaft, Leberfunktionsstörung).
- *Injektionsort:* Lokalanästhesie in Regionen mit hoher Gefäßdichte (Periduralkatheteranlage bei der Schwangeren mit erweiterten Venenplexus).
- *Adrenalinzusatz:* Dieser dient der Reduktion resorptionsbedingter Spitzenspiegel; in 1. Linie wirksam bei Lidocain oder Mepivacain, weniger bei Prilocain (hohes Verteilungsvolumen) und Bupivacain. Die Pharmakologie von Ropivacain soll nicht beeinflusst werden.
- *Dosierung:* Die Höchstdosierungen sollten eingehalten werden (Tabelle 6.2).
- *Metabolische Situation:* Hypoxie und Azidose bewirken eine Erhöhung der geladenen, aktiven Variante im Serum und in der Zelle; hierdurch kommt es zu einer signifikanten Steigerung der Toxizität. Die einer Azidose folgende Vasodilatation führt zu einer besseren Resorption der Substanz; dies gilt auch für den fetalen Kreislauf.

Lokalanästhetische Potenz.
Je lipophiler, desto potenter ist das Lokalanästhetikum. Aber auch die systemische Toxizität korreliert mit der Lipophilie, da diese Substanzen schnell in gut durchbluteten Geweben (ZNS, Herz) aufgenommen werden.

pK_a-Wert.
Der pK_a-Wert einer Substanz gibt den pH-Wert an, bei dem 50% der Substanz als ungeladene Base und 50% als geladenes Kation vorliegen. Je niedriger der pk_a-Wert, desto höher ist der Basenanteil unter physiologischen Bedingungen. Die Gewebepenetration und damit der Wirkungseintritt der Substanz werden beschleunigt.

6.3.1 Komplikationen am zentralen Nervensystem

ZNS-Komplikationen entstehen durch Diffusion des Lokalanästhetikums durch die Blut-Hirn-Schranke bei hohen Plasmaspiegeln oder durch akzidentielle intrathekale Applikation bzw. eine aufsteigende Spinalanästhesie.

Tabelle 6.2 Höchstdosierungen von Lokalanästhetika.

	Ohne Adrenalin	Mit Adrenalin
Lidocain	3–4 mg/kg (300 mg)	7 mg/kg (500 mg)
Mepivacain	4 mg/kg (300 mg)	7 mg/kg (500 mg)
Prilocain	5–6 mg/kg (400 mg)	8–9 mg/kg (600 mg)
Ropivacain	3–4 mg/kg (250 mg)	–
Bupivacain	2 mg/kg (150 mg)	2–3 mg/kg (150–225 mg)

Symptome

Prodromi.
- Hyperakusis
- metallischer Geschmack auf der Zunge
- periorale Taubheit

Präkonvulsiv.
- Tinnitus, Schwindel
- Unruhe, Kopfschmerz
- Tremor
- Sehstörungen, Nystagmus
- Müdigkeit bis zur Bewusstlosigkeit

Konvulsiv.
- Tonisch-klonische Krampfanfälle, ausgelöst durch Hemmung übergeordneter inhibitorischer Neurone
- Koma und in der Folge Nulllinien-EEG durch Hemmung der übergeordneten exzitatorischen Neurone durch fortgesetzte Exposition

Die Abfolge der Symptome muss nicht unbedingt eingehalten werden, insbesondere bei akzidentieller intravasaler Applikation.

Therapie

- Sauerstoffgabe
- 5–10 mg Midazolam i.v. frühzeitig (erhöht die Krampfschwelle)
- bei ausbleibender Wirkung: 1–2 mg/kg Thiopental i.v. repetitiv
- bei ausbleibender Wirkung: Intubation und moderate Hyperventilation (senkt zwar die Krampfschwelle, die zerebrale Vasokonstriktion führt aber zu einer verminderten Exposition des Lokalanästhetikums)

> **Cave** Klassische Antiepileptika (z.B. Phenhydan) wirken unzureichend, da sie an einem anderen Entstehungsmechanismus der Konvulsionen ansetzen.

> **Merke** In der Regel wird bei richtigem Handeln eine restitutio ad integrum erreicht.

Patienten, die wegen obiger Symptomatik intubiert werden mussten, können, je nach verwendeter Substanz, nach 2–4 h extubiert werden.

6.3.2 Kardiale Komplikationen

Lokalanästhetika besetzen auch kardiale Natriumkanäle, die insbesondere in der Phase 0 des Aktionspotenzials (Depolarisation durch schnellen Natriumeinstrom) von Bedeutung sind. In der Folge kommt es zu einer Blockade der Depolarisation.

Symptome

- Bradykardie
- Breiter QRS-Komplex
- Verlängerung der PQ-Strecke
- hohe T-Welle (Ropivacain)
- atrioventrikuläre Dissoziation
- Asystolie

Außerdem beeinflussen Lokalanästhetika den intrazellulären Stoffwechsel; Adenosintriphosphat (ATP) wird vermindert bereitgestellt und Kalziumkanäle werden unspezifisch beeinflusst. Folge ist eine, insbesondere bei Bupivacain, ausgeprägte negative Inotropie und Vasodilatation.

Therapie

- Sofortige Beendigung der Exposition.
- Sauerstoffapplikation.
- Frühzeitige Intubation, um eine Azidose zu vermeiden.
- Eventuell Azidoseausgleich mit Natriumbikarbonat.
- Atropin bei Bradykardie.
- Gefäßtonisierung mit z.B. Akrinor (Cafedrin und Theoadrenalin) i.v.
- Katecholamintherapie (positiv-inotrop), z.B. Adrenalinperfusor 0,1–0,25 µg/kg/min; Blutdruck und Herzfrequenz überprüfen und nach Wirkung dosieren.
- Bei Herzstillstand ist Elektrotherapie erfolglos; Herzdruckmassage evtl. über langen Zeitraum (> 1 h); alle 2 min zum Effektivitätserhalt für Ablösung sorgen!

Ultima ratio und „Off Label Use".
- 1 mg/kg Lidocain i.v. (kompetitive Verdrängung; zur Therapie auftretender Arrhythmien)
- rasche Lipidinfusion (absorbiert Lokalanästhetikum) z.B. Intralipid 20% 1,5 ml/kg Bolus anschließend 0,25 ml/kg/min
- Phosphodiesterasehemmer (erhöhen die intrazellulären Energievorräte)

6.3.3 Allergische Reaktion

Grundlagen

Beim Abbau der Lokalanästhetika vom *Estertyp* bildet sich p-Aminobenzoesäure, die auch als Konservierungsmittel in der Nahrungsmittelindustrie Verwendung finden. Viele Menschen sind hierfür sensibilisiert; es kommt zu einer anaphylaktischen Reaktion (Symptome und Therapie s. Kap. 4.10, S. 70).

Lokalanästhetika vom *Amidtyp* bilden keine p-Aminobenzoesäure. Der Zubereitungsform ist aber teilweise in den 50-ml-Mehrwegflaschen das Konservierungsmittel Methylparaben beigegeben, für das sich ebenfalls ein hoher Sensibilisierungsgrad finden lässt (Einmalbehältnisse sind konservierungsstofffrei!).

Bupivacain (Carbostesin).
- „Fast-in-slow-out"-Mechanismus
- pK_a-Wert = 8,16; Öl-Wasser-Koeffizient = 27,5; Halbwertszeit = ca. 2,5 h
- äußerst lipophil und lang wirksam

> **Cave** Kardiotoxizität! Meist kommt es vor dem Auftreten schwer wiegender kardialer Nebenwirkungen zum Auftreten von ZNS-Komplikationen.

- Erhöhung der Toxizität durch *Azidose*, *Hypoxie* und *Schwangerschaft*.

Ropivacain (Naropin).
- „Fast-in-medium-out"-Mechanismus
- pK_a-Wert=8,1; Öl-Wasser-Koeffizient=9,0; Halbwertszeit=ca. 1,5–2 h
- lipophil und relativ lang wirksam
- Differenzialblock möglich
- geringe Kardiotoxizität
- größere Spanne zwischen ZNS-Toxizität und kardialer Symptomatik

> **Merke** Keine EKG-Veränderungen bei subkonvulsiver Plasmakonzentration (anders als bei Bupivacain)!

Lidocain (Xylocain).
- „Fast-in-fast-out"-Mechanismus
- pK_a-Wert=7,91; Öl-Wasser-Koeffizient = 2,9
- Antiarrhythmikum der Klasse Ia, da es die kardialen Natriumkanäle synchron und extrem kurzfristig blockiert
- Auftreten vorübergehender Neuropathien bei intrathekaler Applikation (letztlich unklarer Genese)

Prilocain (Xylonest).
- pK_a-Wert=7,9; Öl-Wasser-Koeffizient=0,9.
- Bei Abbau entsteht o-Toluidin, das die Reduktion von Methämoglobin zu Hämoglobin durch Oxidation des 2-wertigen Eisenatoms des Hämoglobins hemmt; Methämoglobin steht zum O_2-Transport nicht zur Verfügung. *Indikation zur Therapie:* 1–2 mg/kg Methylenblau i.v. (10 ml 2%ige Lösung), kann bis 7% Methämoglobin reduzieren. Bei Glukose-6-Phosphatdehydrogenase-Mangel ist Methylenblau kontraindiziert! Alternative: Toluidinblau: 2–4 mg/kg i.v. oder bei geringer Met-Hb-Bindung: 2 g Ascorbinsäure i.v.
- Extrem hohes Verteilungsvolumen, dadurch niedrige Plasmaspiegel und geringe Toxizität.
- Ausgeprägter pulmonaler „*First-Pass*"-Effekt; deswegen sicheres Medikament auch bei versehentlicher intravasaler Applikation.

6.4 Postoperative Vigilanzstörungen und psychische Verwirrtheitszustände

Definition

Deutliche postoperative Veränderung der Bewusstseinslage des Patienten im Vergleich zur präoperativen Ausgangssituation.

Ursachen

- Postoperativer Überhang von Narkotika
  - infolge Überdosierung
  - infolge verminderter Proteinbindung
  - infolge vermindertem Abbau und Ausscheidung
  - Opioiden: Pupillen beurteilen (Miosis); Kommandoatmung
  - Volatila: endexspiratorische Konzentration bzw. Fötor
  - Muskelrelaxanzien: „*Train of Four*"/„*Double-Burst*" mit deutlichem „*Fading*"

> **Cave** Ein normales neuromuskuläres Monitoring schließt einen Relaxansüberhang nicht unbedingt aus! Der klinische Eindruck kann hier wichtiger sein (klinisch oft windende, unruhige und ruckartige Bewegungen sowie erschwerte unvollständige Lidöffnung unter Runzeln der Stirn; unkoordinierte Schaukelatmung; Prüfung des Händedrucks: beidseits abgeschwächt; Stressreaktionen).

- zentrales anticholinerges Syndrom (s. Kap. 6.5, S. 100)
- bestehende Enzephalopathie, z.B. frühes Stadium der Sepsis
- endokrine Störungen:
  – Hypothyreose
  – Nebenniereninsuffizienz (Morbus Addison, s. Kap. 7.13, S. 122), insbesondere bei Kortisondauertherapie
- Hypoxie und Hyperkapnie/Hypokapnie
- Störungen des Glukosehaushalts (s. Kap. 7.4, S. 112, und Kap. 7.5, S. 113), insb. Hypoglykämie
- Hyponatriämie (s. Kap. 7.8, S. 116), Hypermagnesiämie
- Hypothermie oder Hyperthermie
- Verletzungen des ZNS: Blutung, Ödem oder Ischämie
- volle Blase

Vorgehen

Siehe auch postoperative Ateminsuffizienz (Kap. 10.2, S. 145).

Ausschluss der verlängerten Medikamentenwirkung.
- Bei Verdacht auf Überhang volatiler Gase: exspiratorische Konzentrationsmessung des volatilen Anästhetikums und anschließend Beatmung mit hohem Frischgasfluss
- bei Verdacht auf Opiatüberhang: Naloxon repetitiv 0,1 mg i.v.
- bei Verdacht auf Benzodiazepinüberhang: Flumazenil (Anexate) repetitiv 0,2 mg i.v.
- bei Verdacht auf Relaxansüberhang: Pyridostigmin (Mestinon) 0,1–0,2 mg/kgKG i.v. + 0,5 mg Atropin
- insb. bei Rocuronium: Sugammadex (Bridion): ca. 2–4 mg/kgKG

> **Cave** Muskarinerge Nebenwirkungen von Pyridostigmin:
> - Bradykardie
> - Speichelsekretion
> - Bronchospamus
> - Harndrang
> - Übelkeit und Erbrechen
> - bei Myasthenia gravis: Auslösung einer cholinergen Krise (folglich gelten als Kontraindikationen Asthma bronchiale, Bradyarrhythmien und AV-Blockierungen)

Ausschluss metabolischer Störungen.
- Arterielle Blutgasanalyse: Hypoxie/Hyperkapnie, Azidose/Alkalose (s. Kap. 7.3, S. 111), Hypo-/Hyperglykämie (s. Kap. 7.4, S. 112, und Kap. 7.5, S. 113), Hyponatriämie (s. Kap. 7.8, S. 116), Hypermagnesiämie
- zentrales anticholinerges Syndrom (s. Kap. 6.5, S. 100)

Ausschluss endokrinologischer Störungen.
Da die Zeit für endokrinologische Untersuchungen fehlt, gibt lediglich die Patientenanamnese und -untersuchung Hinweise auf bestehende Erkrankungen:
- Hypothyreose: Thyroxinsubstitution, Gewichtszunahme, Myxödem
- Nebenniereninsuffizienz (s. Kap. 7.13, S. 122): Kortikoidtherapie
- bestehende Enzephalopathie: Alkohol-Anamnese, erhöhte Leberenzyme, Sepsis

Ausschluss von Hypothermie, Blasenentleerungsstörungen (notfalls durch Einmalkatheterisierung) und von operativen Komplikationen.
Bei allen Operationen im Kopf-/Halsbereich daran denken, insbesondere bei:
- Neurochirurgie: intrakranielle Eingriffe
- HNO: Pansinusoperationen
- Mund-/Kiefer-/Gesichtschirurgie: Orbitabodenrekonstruktionen usw.
- Gefäßchirurgie: A.-carotis-Desobliteration

> **Praxistipps** Kontrolle und Dokumentation der Pupillomotorik auch präoperativ! Bei begründetem Verdacht, z.B. bei neu aufgetretener Pupillendifferenz, träger Reaktion auf Licht oder neurologischen Auffälligkeiten, wie einer Halbseitensymptomatik, umgehend den Operateur informieren, in Absprache kranielle CT/MRT oder erneuter operativer Eingriff.

6.5 Zentrales anticholinerges Syndrom (ZAS)

Definition

Durch Blockade zentraler muskarin-cholinerger Neurone und/oder einer Verringerung des Angebots von Azetylcholin im ZNS kommt es zur Ausprägung eines sog. ZAS.

Pathophysiologie

Neben den zentralgängigen Anticholinergika können auch andere zentral wirksame Pharmaka zu einem Minderangebot von Azetylcholin am Rezeptor führen. Auch eine Stimulation des γ-Aminobuttersäurerezeptors, z.B. durch Benzodiazepine, kann eine Hemmung der Aktivität cholinerger Neurone bewirken. Auslösende Medikamente sind neben Atropin und Benzodiazepinen auch fast alle Narkosemedikamente (Opioide, volatile Anästhetika, Ketamin, Propofol) sowie H_1- und H_2-Blocker, Lokalanästhetika und Alkohol.

Klinik

> **Merke** Zwei verschiedene Ausprägungsformen werden unterschieden:
> - *agitierte Form* mit zentraler Erregung
> - *komatöse Form* mit Vigilanzminderung

Zentrale Symptome.
- Desorientierung
- Halluzinationen
- Schwindel
- Ataxie
- Erregbarkeit (Hyperaktivität, Unruhe, Angst)
- Krämpfe
- Störung des Kurzzeitgedächtnisses
- Amnesie
- Somnolenz, Koma
- Temperaturanstieg (zentrale Hyperpyrexie)

Periphere Symptome.
- Tachykardie, Arrhythmie
- Mydriasis
- Sprachschwierigkeiten
- trockene, heiße, gerötete Haut
- Harnretention
- Mundtrockenheit

Tabelle 6.3 Differenzialdiagnosen zum ZAS.

Differenzialdiagnose	mögliche Symptome
Muskelrelaxanzienüberhang	Tachykardie, Unruhe, Hypertonie
Opiatüberhang	Somnolenz, Harnretention
Narkotikaüberhang	Somnolenz, Desorientierung, Exzitation
Sevofluran bei Kindern	Unruhe, Angst
Infektion	Hyperthermie, Tachykardie usw.
postoperative Hypoxie	Tachykardie, Unruhe
Operationsergebnis	bei allen Eingriffen in unmittelbarer Nähe zum Gehirn an Komplikationen denken, z.B. iatrogene Verletzung der A. cerebri anterior bei Siebbeinausräumung in der HNO-Heilkunde

Diagnose

Zur Diagnose eines ZAS müssen mindestens 1 zentrales und 2 periphere Symptome vorhanden sein. Das ZAS ist eine Ausschlussdiagnose! Vorrangig gilt es mögliche Differenzialdiagnosen auszuschließen (Tabelle 6.3).

Therapie

> **Merke** Die Indikation zur Therapie sollte von einer möglichen vitalen Bedrohung des Patienten oder einer starken subjektiven Beeinträchtigung (Angst, Halluzinationen) abhängig gemacht werden.

Physostigmin (Anticholium; zentraler Cholinesterasehemmer): 0,04–0,08 mg/kg i.v. als initiale Dosierung, dann 1–2 mg/h als Perfusor; Repetitionsdosis 0,02–0,04 mg/kg i.v. nach etwa 20 min.

Absolute Kontraindikationen.
- Patient mit vorbestehender Muskeldystrophie
- Glaukom
- Schädel-Hirn-Trauma

Relative Kontraindikationen.
- Bradykardie
- Bronchialobstruktion und Asthma bronchiale
- Morbus Parkinson

Nebenwirkungen.
- Bradyarrhythmien, evtl. auch Tachykardien
- zerebrale Krampfanfälle
- Bronchialobstruktion
- Übelkeit und Erbrechen

6.6 Verletzungen bei rückenmarknahen Anästhesieverfahren

Definition

Verletzungen des ZNS, meist infolge von epiduralen oder spinalen Anästhesieverfahren.

Pathogenese

Nach den Daten der „ASA Closed Claims Study Database" handelt es sich meist um folgende Komplikationen einer Regionalanästhesie.
- *Spinales/epidurales Hämatom* (1:100000/ 1:10000): Meist treten diese Hämatome spontan auf; in Zusammenhang mit Regionalanästhesien finden sie sich in der ganz überwiegenden Anzahl der Fälle bei Patienten, die unter systemischer Antikoagulation stehen oder an einer Gerinnungsstörung leiden.
- *Intranervale Injektion* des Lokalanästhetikums.
- *A.-spinalis-anterior-Syndrom:* meist auftretend im thorakalen Versorgungsbereich der A. radicularis magna (Adamkiewicz), da hier keine Kollateralen ausgebildet sind; typisch bei Aorten- „Crossclamping" oder bei ausgeprägter arterieller Hypotonie nach Blutverlust in Periduralanästhesie.
- *(Aseptische) Arachnoiditis* (1:10000 bis 1:25000):
  - *Aseptisch:* Irritationen der Meningen mit verwendeten Desinfektionsmitteln oder Lokalanästhetika (4% Lidocain).
  - *Septisch*: unzureichende Desinfektion; überdurchschnittlich hohe Inzidenz bei thorakalen Periduralkathetern, da die Anlage in der Regel traumatischer als beim lumbalen Periduralkatheter ist und sich ein Abszess im hier engeren Periduralraum eher klinisch bemerkbar macht.
- *Postspinaler Kopfschmerz:* Neben dem Liquorverlustsyndrom wird die Dilatation zerebraler Venen (zur Kompensation eines Volumenverlusts im ZNS) vermutet, zu einer schmerzhaften Reizung der Meningen zu führen.

Diagnose

Bei allen sich entwickelnden neurologischen Symptomen in zeitlichem Zusammenhang mit einer Regionalanästhesie oder Schmerztherapie muss unverzüglich eine Untersuchung im CT, besser im MRT, durchgeführt werden.
- *Spinales epidurales Hämatom:* Das klinische Bild entwickelt sich schlagartig und rasant, bei Patienten unter Kortikoidtherapie aber auch verzögert!
- *Rückenschmerzen* mit oder ohne Nervenwurzelirritationen.
- *Muskelschwächen und Paralysen, Harnverhalt.*
- *Hyperreflexie*, im Verlauf *Hyporeflexie*.
- *Nackensteife und Kopfschmerzen.*
- *Befundsicherung* durch *MRT, CT* oder *Myelografie* direkt bei Verdacht.
- *Intramedulläre Injektion* des Lokalanästhetikums:
  - brennender Schmerz direkt bei der Injektion
  - Cauda-equina-Syndrom (Reithosenanästhesie, Blasenentleerungsstörung, Stuhlinkontinenz) bei Punktion des Conus medullaris
  - Lokalisation und Befunderhebung durch *CT* oder *MRT* bei Verdacht
- A.-spinalis-anterior-Syndrom:
  - schlaffe Lähmung mit Verlust der Muskeleigenreflexe
  - dissoziierte Sensibilitätsstörung unterhalb des betroffenen Segments
- *(aseptische) Arachnoiditis:*
  - wegweisend: starker Rückenschmerz kurz nach der Injektion
  - Fieber, Kopfschmerz, Nackensteifigkeit und Photophobie; entwickeln sich in einem Zeitraum von 24–48 h
- postspinaler Kopfschmerz:
  - Auftreten meist 24–48 h nach Spinalanästhesie, Liquorpunktionen oder schwieriger Periduralkatheteranlage mit akzidentieller Duraperforation

– dumpfer, meist okzipital oder frontal betonter Kopfschmerz
– Schmerzzunahme im Stehen

Therapie

> **Merke** Spinales/epidurales Hämatom: operative Entlastung spätestens 8 h nach Auftreten der ersten Symptome (danach schlechtes Outcome).

- Bei *intramedullärer Injektion* des Lokalanästhetikums evtl. chirurgische Dekompression.
- *A.-spinalis-anterior-Syndrom:* lediglich symptomatische neurologische Therapie; schlechte Prognose.
- *(Aseptische) Arachnoiditis:*
  – konservativ neurologisch
- bei Zeichen der spinalen Kompression mikrochirurgische Lyse von arachnoidalen Konstriktionen
- *Postspinaler Kopfschmerz:*
  – Konservative Schmerztherapie, z.B. mit Bettruhe, flach Liegen, 3×600 mg Ibuprofen p.o., reichlich Volumen, z.B. 1000 ml Ringer-Lösung i.v., großzügige Gabe von koffeinhaltigem Kaffee.
  – Bei Resistenz der Symptomatik: Anlage eines *Blut-Patches* sollte aufgrund der blutgerinnungshemmenden (Hemmung der Thromboxan-A_2-Freisetzung) und fibrinolysesteigernden Wirkung aller Amidlokalanästhetika erst 24 h postoperativ erfolgen. 5–10 ml autologes Blut werden an der Punktionsstelle in den Epiduralraum injiziert. Der Patient bleibt dann 60 min auf dem Rücken liegen.

Tabelle 6.4 Empfohlene Zeitintervalle vor und nach rückenmarknaher Produktion bzw. Katheterentfernung (Quelle: Gogarten et al. 2007, S. 112).

	Vor Punktion / Katheterentfernung*	Nach Punktion / Katheterentfernung*	Laborkontrolle
Unfraktionierte Heparine (Prophylaxe, ≤ 15 000 IE/d)	4 h	1 h	Thrombozyten bei Therapie > 5 Tagen
Unfraktionierte Heparine (Therapie)	4–6 h	1 h (keine i.v. Bolusgabe)	aPTT, (ACT), Thrombozyten
Niedermolekulare Heparine (Prophylaxe)	12 h	2–4 h	Thrombozyten bei Therapie > 5 Tagen
Niedermolekulare Heparine (Therapie)	24 h	2–4 h	Thrombozyten, (anti-Xa)
Fondaparinux (Prophylaxe, ≤ 2,5 mg/d)	36–42 h	6–12 h	(anti-Xa)
Vitamin-K-Antagonisten	INR < 1,4	nach Katheterentfernung	INR
Hirudine (Lepirudin, Desirudin)	8–10 h	2–4 h	aPTT, ECT
Argatroban**	4 h	2 h	aPTT, ECT, ACT
Acetylsalicylsäure (100 mg)***	keine	keine	
Clopidogrel	7 Tage	nach Katheterentfernung	
Ticlopidin	10 Tage	nach Katheterentfernung	
NSAR	keine	keine	

* alle Zeitangaben beziehen sich auf Patienten mit einer normalen Nierenfunktion
** verlängertes Zeitintervall bei Leberinsuffizienz
*** NMH einmalig pausieren, kein NMH 36–42 h vor der Punktion oder der geplanten Katheterentfernung.

Prophylaxe

- *Subkutane Tunnelung* jedes Periduralkatheters zur Infektionsprophylaxe; eine 18-G-Verweilkanüle wird von der Einstichstelle des Periduralkatheters aus subkutan ca. 3 cm nach lateral geschoben, der Konnektionskonus steril abgeschnitten und der Periduralkatheter durchgefädelt; dann wird die Verweilkanüle über den Periduralkatheter entfernt.
- Abkleben aller *Punktionsstellen* mit durchsichtigem Pflaster und Katheterentfernung bei ersten Anzeichen einer Hautinfektion.
- zur Vermeidung eines *A.-spinalis-anterior-Syndroms* ist es wichtig, den Blutdruck im Normbereich zu halten, beispielsweise mit 1000 ml Ringer-Lösung oder 500 ml Hydroxyäthylstärke 6 % i.v. vor der Anlage einer rückenmarknahen Regionalanästhesie.
- die Durchführung einer *Schmerztherapie über einen Periduralkatheter* sollte so gestaltet sein, dass eine neurologische Untersuchung des Patienten jederzeit möglich ist; ansonsten droht die Verschleierung der Symptomatik, z. B. eines epiduralen Hämatoms.
- Läuft bei der Spiralanästhesie nach Punktion des Spinalraums der Liquor nicht spontan ab oder lässt sich nur mühsam aspirieren, so darf wegen der Gefahr der *intraneuralen Injektion* kein Lokalanästhetikum injiziert werden.
- Prophylaxe von *Blasenentleerungsstörungen*:
  - Moderate Volumensubstitution intraoperativ.
  - Blockadedauer des Lokalanästhetikums sollte so lang wie nötig, aber so kurz wie möglich sein.
  - Nach lang dauernden Eingriffen (> 2 h) oder reichlicher Volumenzufuhr sollte im Aufwachraum eine prophylaktische Einmalkatheterisierung durchgeführt werden.
  - Toilettengang vor Anlage der Regionalanästhesie.

Die Zeitintervalle zwischen präoperativer Antikoagulation und Regionalanästhesie zeigt Tabelle 6.**4**.

6.7 Periphere Nervenschädigungen

Ursachen

- *Periphere Regionalanästhesieverfahren:* Durchführung solcher Verfahren ohne periphere Nervenstimulation (PNS) mit Injektion von Lokalanästhetikum in die unmittelbare Nähe des Nervs kann Schädigung durch Kompression, intraneurale Injektion kann Schädigung durch direktes Trauma, Ischämie und Kompression bewirken.
- *Venöse Punktion:* Versuch der venösen Punktion in der Ellenbeuge kann zur Schädigung des N. medianus führen.
- *Lagerungsschäden:* Das sind nach Anästhesie neu aufgetretene neurologische Defizite im Bereich peripherer Nerven, ausgelöst durch Druck oder Zug am Nerv (Ischämie der Vasa nervorum).
- *Larynxmaske:* Überblähen des Cuffs einer Larynxmaske führt zur Druckschädigung der Nn. recurrentes.
- *Hypothermie:* Tritt besonders bei Oberflächenkühlung hyperthermer Patienten auf.
- *„Frost-bitten"-Phrenicus:* Es kommt zur Parese des N. phrenicus bei oberflächlicher Spülung des Herzens mit eiskalter NaCl-Lösung in der Herzchirurgie.

Die meistbetroffenen Nerven sind in Tabelle 6.**5** dargestellt.

Tabelle 6.**5** Am häufigsten betroffene Nerven bei peripheren Nervenschädigungen (Daten aus ASA „*Closed Claims Project Database*" 1990 und 1999; keine Unterscheidung zwischen Neurapraxie, Axonotmesis oder Neurotmesis).

	1990	1999
N. ulnaris	~28 %	~28 %
Plexus brachialis	~11 %	~20 %
Plexus lumbosacralis	~10 %	~16 %
Rückenmark	~4 %	~13 %

Verletzungen des N. ulnaris und des Plexus brachialis treten vornehmlich während einer Allgemeinanästhesie auf, Verletzungen des Plexus lumbosacralis und des Rückenmarks hingegen bei Regionalanästhesien.

Prophylaxe

- Ultraschallgestützte Regionalanästhesie.
- *Verwendung eines Nervenstimulators* zur peripheren Regionalanästhesie: Bei Diabetikern ist ein längerer Impuls zu wählen (1,0 ms); auch bei Patienten mit einem Herzschrittmacher kann ein Nervenstimulator gefahrlos angewandt werden.

> **Merke** Keine Injektion eines Lokalanästhetikums bei einer Reizantwort unter 0,2 mA und einer Impulsbreite von 0,1 ms (bei Reizantwort unter Stimulation mit 0,1 mA besteht die Gefahr einer intraneuralen Injektion).

- *Axillarrolle bei Seitlagerung des Patienten:*
  - Schulterstützen auf dem Akromioklavikulargelenk bei Kopftieflagerung.
  - Abduktion im Schultergelenk muss in jedem Fall unter 90° betragen.
  - Vermeidung von Druck auf alle oberflächlich verlaufenden Nerven, z. B. N. ulnaris am Olekranon oder N. saphenus am medialen Kondylus der Tibia.
  - Bei Verwendung einer Blutsperre muss diese spätestens alle 2 h für > 15 min geöffnet werden; ansonsten droht neben einer Druck- auch eine hypoxische Schädigung der Nerven.
- Extreme periphere Hypothermie vermeiden.
- Bei Verwendung der Larynxmaske: Zum Blocken des Cuffs soll das empfohlene Volumen nicht überschritten werden; kontinuierliche Kontrolle des Cuff-Drucks!

Therapie

- Abbruch der Applikation des Lokalanästhetikums (s. o.)
- Schmerztherapie des Patienten
- (neuro-)chirurgisches Konsil (chirurgische Dekompression)
- O_2-Zufuhr
- moderate Hyperventilation (Vermeidung einer Azidose)

6.8 Gefäßverletzungen

Definition

Punktion eines Blutgefäßes bei der Anlage einer peripheren oder rückenmarknahen Regionalanästhesie.

■ Vorkommen

Punktion von Blutgefäßen im Epiduralraum.
Bei 0,1–10% der Patienten kommt es während der Anlage einer Peridural- oder Spinalanästhesie oder während des Entfernens des Katheters (!) zur versehentlichen Verletzung eines Gefäßes im Periduralraum. Die Inzidenz schwankt in Abhängigkeit vom Ort der Punktion (thorakal > lumbal), in Abhängigkeit von der verwendeten Kanüle (Periduralkatheter > Spinalanästhesie) und vom Zustand der Patienten (erhöhte Inzidenz bei Schwangeren oder schwieriger Anatomie).

Arterielle Punktion.
Zum Beispiel bei arterieller Punktion der A. axillaris im Rahmen der Anästhesie des Plexus brachialis bei axillärem Zugang.

■ Diagnose

Blutfluss aus der Punktionskanüle bzw. dem Periduralkatheter mit oder ohne Aspiration.

6.8.1 Gefäßverletzung im Epiduralraum

Vorgehen

- Entfernen der Punktionskanüle.
- Manuelle Kompression der Injektionsstelle, bis die Blutung nach außen sistiert.
- Erneute Punktion kaudaler oder kranialer, aber:
  - Reduktion des Lokalanästhetikums, um die Symptomatik eines Hämatoms nicht durch eine Anästhesie zu verschleiern und um die Auswirkung einer Blutgerinnungsstörung möglichst gering zu halten.
  - Wenn möglich, sollte eine erneute Punktion mit zeitlicher Latenz erfolgen, am Ende der Operation oder postoperativ.

– Soll der Katheter primär der postoperativen Schmerztherapie dienen, so ist zu überlegen, ob ein Verfahrenswechsel zur systemischen Schmerztherapie (z.B. patientenkontrollierte Analgesie) sinnvoll ist.

Aufgrund der geringen Eintrittswahrscheinlichkeit für ein spinales oder epidurales Hämatom wird man sich bei Patienten, die nicht unter Koagulation stehen, für eine erneute Punktion entscheiden. Hierbei gilt es, den Patienten regelmäßig auf neurologische Symptome (Rückenschmerzen, mit oder ohne radikuläre Ausfälle) hin zu kontrollieren.

6.8.2 Sonstige Gefäßverletzungen

Vorgehen

- Manuelle Kompression über der Einstichstelle, bis die Blutung sistiert (bei arterieller Verletzung mindestens 5 min), um Hämatombildung zu vermeiden.
- Bei arteriellen Verletzungen Kontrolle des Versorgungsgebiets (Temperatur, Hautkolorit, Pulsoxymetrie, Parästhesien).
- Bei Verdacht auf Nervenschädigung oder Perfusionsstörungen durch Vasospasmus oder Hämatombildung muss ein (gefäß-)chirurgisches Konsil erfolgen.
- Gerinnungskontrolle.
- Ist die Gerinnung in Ordnung, sistiert die Blutung und sind die Leitstrukturen zu tasten (z.B. A. axillaris bei axillärem Zugang), so kann ein 2. Punktionsversuch unter Neurostimulation versucht werden.

Komplikationen

Siehe Kap. 6.6, S. 101, und Kap. 6.7, S. 103.

Prophylaxe

Zeitabstände zwischen Applikation von Antikoagulanzien und Verfahren der Regionalanästhesie – gemäß den Richtlinien der DGAI – sollten eingehalten werden (s. Kap. 6.6, S. 101).

Kommt es bei Patienten mit einer beabsichtigten intraoperativen Heparinisierung zu einer blutigen Punktion, so sollte die Operation bei normalen Gerinnungsparametern um mindestens 12 h verschoben werden, um die Gefahr eines epiduralen Hämatoms zu minimieren.

Die Patienten sollten so lange in anästhesiologischer Überwachung bleiben, bis das Niveau der Regionalanästhesie deutlich rückläufig ist, z.B. Abnahme der sensiblen Blockade um 2 Segmente.

Eine dezidierte (Sicherungs-)Aufklärung der Patienten über mögliche postoperative Komplikationen nach Regionalanästhesie-Verfahren oder arteriellen Gefäßpunktionen trägt zu einer frühzeitigeren Wiedervorstellung bei und vermeidet eine Symptomverschleppung.

7 Endokrines System und Metabolismus, Transfusionszwischenfälle

7.1 Transfusionszwischenfälle

Definition

Unterschieden werden Transfusionszwischenfälle immunologischer und nicht immunologischer Art. Die Inzidenz wird mit 1:5000 Bluttransfusionen angegeben. In einer Vielzahl der Fälle handelt sich dabei um Fehltransfusionen mit inkompatiblen Blutgruppen.

7.1.1 Hämolytische Sofortreaktion

Beginn während der Transfusion, dramatischer Verlauf.

Ursachen

- Meist Alloantikörper aus dem AB0-System
- Inzidenz bei 1:100 000, Letalität 1:176 000
- meist (> 80%) iatrogene Ursache

Symptome

- Hämolyse, Hämaturie, diffuse Blutung im Operationsgebiet
- Hypotonie, Tachykardie, kalter Schweiß *(Schocksymptome)*

Komplikationen

- Akute Verbrauchskoagulopathie
- Akutes Nierenversagen (durch Myoglobinurie)

Diagnose

Blutentnahme vor weiteren Maßnahmen.
- Blutgruppe, Kreuzprobe, Antikörpersuchtest, Hämoglobin, Bilirubin, Kreatinin, Harnstoff, Laktatdehydrogenase
- Thrombozyten, Absinken des Haptoglobinwertes (Norm: 0,5–2,5 g/dl), D-Dimere (stark erhöht), Fibrinogenspaltprodukte (> 400 µg/l), freies Hämoglobin (positiv)

Merke Ein Abfall des Haptoglobins ist ein empfindlicher Marker für eine intravasale Hämolyse.

Therapie

- Transfusion bei Verdacht sofort abbrechen.
- Großzügige Volumengabe.
- Bei Diurese 1000 ml 6%ige Hydroxyäthylstärke.
- Bei Anurie 1000 ml NaCl 0,9%.
- Katecholamintherapie bei einem mittleren arteriellen Druck < 65 mmHg.
- Adrenalin 0,1–1 µg/kg/min.
- 500–1000 mg Prednisolon (z.B. SDH).
- Atemwege sichern, Intubation, FiO_2=1,0.
- Diurese steigern mit 20–40 mg Furosemid i.v.
- Eventuell Azidoseausgleich mit Natriumbikarbonat.
- Bei beginnender akuter Verbrauchskoagulopathie: Heparinisierung 125 IE/kg.

Cave Volumenüberlastung bei Anurie!

Prophylaxe

- *Eigenblutspenden* besonders gut kontrollieren („*Bedside*"-Test der Eigenblutspende ebenfalls vorgeschrieben).
- Durchführung des „*Bedside*"-Tests patientenseitig *immer* durch den transfundierenden Arzt.
- Keine Transfusion ohne Blutgruppenschein des Patienten und der Konserve (Ausnahme: Notfalltransfusion von blutgruppengleichen und nicht gekreuzten Blutkonserven).
- Blutkonserven werden vom Arzt persönlich abgezeichnet (*nicht delegierbar!*).

> **Praxistipps** Aus Sicht eines guten „*Team-Ressource*"-Managements sollte sich, wenn möglich, während einer Massivtransfusion ein zusätzlicher Anästhesist ausschließlich um die Kontrolle und die Applikation der Blutprodukte kümmern.

7.1.2 Febrile, nicht hämolytische Reaktion

Beginn oft erst Stunden nach der Transfusion (Aufwachraum); meist blander Verlauf; häufig als *Ausschlussdiagnose*; Inzidenz etwa 1%.

Ursachen

- Präformierte Alloantikörper gegen Leukozyten
- zytotoxische Reaktion

Symptome

Fieber und Schüttelfrost.

Diagnose

Um eine *hämolytische Reaktion* auszuschließen, Laborkontrolle von Haptoglobin (niedrig bei Hämolyse, < 0,5 g/l) und von freiem Hämoglobin.

Therapie

- Transfusion stoppen, bis eine hämolytische Reaktion ausgeschlossen ist.
- Symptomatische Therapie (Antipyrese).

Prophylaxe

Leukozytendepletierte EK's/TK's: Da seit Oktober 2001 in Deutschland nur noch leukozytendepletierte Erythrozyten- und Thrombozytenkonzentrate im Verkehr sind, sinkt die Inzidenz zunehmend.

7.1.3 Allergische Reaktion

Beginn während der Transfusion; meist anaphylaktoide Reaktion I–II, selten anaphylaktischer Schock. Inzidenz: Urtikaria 1:100; Schock 1:3000.

Ursache

Alloantikörper gegen Plasmaproteine, meist bei Patienten mit einer Hypogammaglobulinämie.

Symptome

Siehe Kap. 4.10, S. 70.

Diagnose

Ausschluss einer hämolytischen Reaktion s.o.

Therapie

- Transfusion sofort beenden; Ausnahme ist eine nur geringe Urtikaria.
- 500–1000 g Prednisolon (z.B. SDH) i.v.
- Therapieschema s. Kap. 4.10, S. 70.

Prophylaxe

- Medikamentöse Prophylaxe bei bekannter allergischer Disposition auf Blutkonserven:
  – Prednisolon (SDH) 250 mg i.v.
  – Ranitidin 100 mg i.v.
  – Clemastin 4 mg i.v.
- ausschließliche Verwendung plasmaarmer Erythrozytenkonzentrate (Vorschrift seit 10/2001).

7.1.4 Septische Reaktion

Beginn während der Transfusion; fulminant verlaufend; meist zeigt sich das Vollbild des septischen Schocks.

Ursache

Bakteriell infizierte Konserven, wobei Thrombozytenkonzentrate am meisten betroffen sind (Lagerung bei 20–24 °C).

Therapie

Siehe Kap. 7.1.3 (S. 107).

Prophylaxe

Bei der *isovolumetrischen Hämodilution* auf aseptische Abnahme-, Retransfusions- und Lagerbedingungen achten (bei ≥ 6 h zwischen Abnahme und Transfusion ist Kühlung im Blutschrank obligat!).

7.1.5 Transfusionsassoziierter akuter Lungenschaden

Sog. TRALI („Transfusion-related acute Lung Injury").

Ursache

Immunologisch durch alle Blutkomponenten ausgelöster Lungenzellschaden infolge von Leukozytenaggregation und konsekutiver Schädigung der Kapillarstrombahn. Diagnosestellung meist im Sinne einer Ausschlussdiagnose. Ursächlich für die Leukozytenaktivierung werden Alloantikörper und Mediatoren im Spenderplasma diskutiert. Leitsymptome sind die akute Hypoxie und das nicht kardiale Lungenödem.

Klinik

- Erste Symptome meist innerhalb der ersten 2–6 h nach Transfusion (in Einzelfällen bis 48 h).
- Klinische Symptome entsprechen denen der akuten respiratorischen Insuffizienz.
- Hypoxämie in der Blutgasanalyse; feinblasige Rasselgeräusche *ohne* Zeichen einer Volumenüberladung.
- Im Röntgenthoraxbild meist alveoläre und interstitielle Lungeninfiltrate.

Wichtigste Differenzialdiagnosen

- Akutes Lungenödem
- kardiales Pumpversagen
- Sepsis

 Merke Vor Diagnosestellung eines TRALI muss eine Volumenüberladung ausgeschlossen sein.

Therapie

Intensivmedizinische Therapie der akuten respiratorischen Insuffizienz.

Prophylaxe

Vermutlich durch Verwendung von leukozytendepletierten Erythrozytenkonzentraten und durch Vermeidung länger gelagerter Erythrozytenkonzetrate.

7.2 Maligne Hyperthermie

Definition

Die maligne Hyperthermie ist eine hypermetabole Stoffwechselentgleisung der Quergestreiften Muskulatur, die nicht therapiert in 60–70 % der Fälle letal verläuft. Vermutet wird ein autosomal-dominanter Erbgang unterschiedlicher Ausprägung, bei dem das Gen für den intrazellulären Ryanodinrezeptor (z.B. Chromosom 19) falsch kodiert wird. Die maligne Hyperthermie gehört zu den sog. pharmakogenetischen Erkrankungen, bei denen in 1. Linie volatile Anästhetika und depolarisierende Muskelrelaxanzien als sog. Triggersubstanzen fungieren.

Pathogenese

Die intrazelluläre Kalziumhomöostase des sarkoplasmatischen Retikulums ist bei der malignen Hyperthermie außer Kontrolle. Durch eine Steigerung kalziumabhängiger energieverbrauchender Prozesse kommt es zu überschießender Muskelkontraktion (Muskelrigidität und Hyperthermie) und einer massiven Herabsetzung des ATP-Gehalts. Der enorme Energiebedarf wird anfangs aerob, später anaerob aufrechterhalten (Laktazidose und CO_2-Anstieg). Letztlich kommt es zum Zusammenbruch der Zellfunktionen (Rhabdomyolyse und Hyperkaliämie).

Symptome/Diagnose

Merke Selten sind sämtliche Symptome vorhanden. Kein einziges ist per se pathogonomisch für eine maligne Hyperthermie.

- Muskelrigidität (Masseterspasmus, der die Laryngoskopie erschwert bzw. unmöglich macht)
- generalisierter Rigor
- Hyperkapnie:
  – Ausdruck der hypermetabolischen Stoffwechsellage
  – Erwärmung und Verbrauch des CO_2-Absorbers
- Tachykardie
- verschiedene Formen von ventrikulären und supraventrikulären Rhythmusstörungen
- Hypertonie
- Hypoxie mit Zyanose (sog. „gefleckte Zyanose")
- Ausbildung maligner *Herzrhythmusstörungen*
- Tachypnoe
- metabolische und respiratorische Azidose, Laktatanstieg
- Hyperkaliämie, im Rahmen der Rhabdomyolyse
- Myoglobinurie mit Gefahr des Nierenversagens
- Myoglobinurie/Kreatinkinaseanstieg
- Temperaturerhöhung

Cave Die Temperaturerhöhung ist *kein* Frühzeichen; Anstieg um 1–2 °C etwa alle 5 min.

- Schwitzen
- Lungenödem
- Verbrauchskoagulopathie
- Nierenversagen
- Leberversagen
- Hirnödem

Differenzialdiagnose

Merke Auch der Verdacht einer malignen Hyperthermie sollte frühzeitig wie eine maligne Hyperthermie behandelt werden! Der unverzügliche Therapiebeginn ist prognostisch entscheidend.

- Masseterspasmus:
  – unzureichende Muskelrelaxation/Narkosetiefe
  – Myotonie
  – Malfunktion des Temporomandibulargelenks
- Temperaturerhöhung infolge:
  – Infektion, Sepsis
  – Hyperthyreose
  – idiopathischem Fieber
  – akzidenteller Überwärmung
  – Atropingabe
- s. Hyperkapnie (Kap. 5.7.1, S. 88)
- s. Herzrhythmusstörungen (Kap. 4.1, S. 39, und Kap. 4.2, S. 48)
- malignes neuroleptisches Syndrom
- Porphyrie (s. Kap. 7.10, S. 118)
- intraoperative Stressreaktionen
- Serotonin-Syndrom

Triggersubstanzen

Bekannte Triggersubstanzen.
- Succinylcholin
- alle volatilen Anästhetika
- Kresole (Konservierungsstoff u. a. in Succinylcholin, aber auch in Insulinen, Heparinen und Hormonpräparaten)
- „Stress": Mitverursacher oder Verstärker einer Krise der malignen Hyperthermie

Fragliche Substanzen.
Substanzen, deren Triggerpotenz noch nicht eindeutig geklärt ist, deren Gabe bei einer Disposition zur malignen Hyperthermie jedoch vermieden werden sollte:
- Kalzium
- Ketamin
- Atropin
- Neuroleptika vom Phenothiazintyp
- Monoaminooxidase-Hemmstoffe
- trizyklische Antidepressiva
- Digitalis

Sichere Medikamente.
- Propofol, Barbiturate, Etomidat, Benzodiazepine
- *Nicht* depolarisierende Muskelrelaxanzien
- Opioide

- Antibiotika, Antihistaminika
- Lokalanästhetika vom Estertyp
- Lokalanästhetika vom Amidtyp
- Lachgas
- Droperidol
- β-Blocker

Risikogruppen

- Kinder mit Entwicklungsdefekten und Strabismus
- Muskelerkrankungen (z.B. Muskeldystrophie Typ Duchenne und Becker)
- mitochondriale Myopathien
- „*Central Core Disease*" (immer mit maligner Hyperthermie assoziiert)
- King-Denborough-Syndrom (immer mit maligner Hyperthermie assoziiert)

Therapie

> **Merke** Umgehend den Operateur auf lebensbedrohliche Komplikation aufmerksam machen! Steht auch nur der Verdacht einer malignen Hyperthermie im Raum, sollte eine Therapie im Sinne einer malignen Hyperthermie begonnen werden, insbesondere die sofortige Elimination der Triggersubstanzen.

Die 3 Elemente der Therapie der malignen Hyperthermie zeigt Abb. 7.1.

Initialtherapie.
- Zufuhr von Triggersubstanzen sofort beenden:
  - evtl. Beatmungsschläuche und Verdampfer entfernen(!).
  - TIVA starten.
  - Der komplette Austausch des Narkosegeräts ist viel zu zeitaufwendig; aufgrund des hohen Frischgas-Flows ist wenig Restsubstanz vorhanden.
- Maschinelle Hyperventilation (3- bis 4-faches Atemminutenvolumen) mit maximalem Frischgas-Flow und 100%igem O_2.
- Dantrolenapplikation: 2,5 mg/kg rasch infundieren (9 Flaschen/70 kg; eine Flasche enthält 20 mg Dantrolen; *Cave:* pH von Dantrolen ist 9,5, deshalb auf streng intravasale Injektion achten; falls vorhanden, Applikation zentralvenös).
- Abbruch bzw. rasche Beendigung des operativen Eingriffs.
- Bei fehlender primärer Dantrolenwirkung: repetitive Dosen mit 2,5 mg/kg bis zu einer Normalisierung der Symtomatik der malignen Hyperthermie.

> **Merke** Sollten Bolusgaben von Dantrolen > 20mg/kg keinen Erfolg haben, ist die Diagnose „maligne Hyperthermie" fraglich!

- Azidoseausgleich mit Natriumbikarbonat.
- Diuresesteigerung (40 mg Furosemid i.v + Infusion von 1000 ml NaCl).
- Arrhythmietherapie: bei SVES z.B. Esmolol (Brevibloc 20–100 mg), bei VES z.B. Propafenon (Rytmonorm 0,5 mg/kg langsam i.v.).

> **Cave** Lidocain und Kalziumantagonisten sind bei der Therapie der malignen Hyperthermie kontraindiziert!

- Hyperkaliämieausgleich (Furosemid i.v., 50 ml 50%ige Glukose + 8 IE Insulin über 20 min i.v.; s. Kap. 7.7, S. 114).

Sekundäre Therapie im Operationssaal.
- Kühlung des Patienten (kalte Infusionen, gastrale Lavage, Eispackungen)
- *Narkose mit triggerfreien Substanzen weiterführen:* Propofol, Opioide, Benzodiazepine, moderne, nicht depolarisierende Muskelrelaxanzien

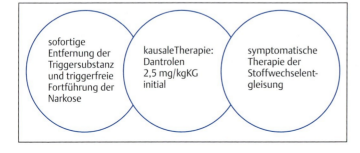

Abb. 7.1 Elemente der Therapie der malignen Hyperthermie.

- Legen eines Blasenkatheters
- Erweiterung des Monitorings: arterielle Blutdruckmessung, Anlage eines zentralen Venenkatheters

Zubereitung der Dantrolenlösung.
- Dantrolen liegt als schlecht lösliches, lyophylisiertes Pulver vor; einer Durchstechflasche mit 20 mg sind 3 g Mannitol beigefügt; auflösen in destilliertem Wasser.
- Hinzuziehen einer Hilfsperson (chirurgischer Assistent, Operationsschwester) zum Auflösen des Dantrolenpulvers.

Cave Gummiverschlussstopfen dislozieren teilweise in das Flascheninnere! Statt der Überlauf-Spikes kann auch mit einer 50-ml-Perfusorspritze und einer großlumigen Kanüle aufgelöst werden.

Intensivmedizinische Weiterbehandlung.
- Dantrolendauerinfusion bis 24 h bei Bedarf auf der Intensivstation: 10 mg/kg über 24 h
- Ausschluss einer akuten Verbrauchskoagulopathie (Quick-Wert, Prothrombinzeit, Thrombozyten, Fibrinogen)
- Laborkontrolle: Kalium, Kreatinkinase, Weiterführen einer forcierten Diurese (Lasix 40 mg i.v.); Gefahr einer „Crush"-Niere durch Myoglobin

Praxistipps Die Erfahrung zeigt, dass die Therapie der malignen Hyperthermie zwar den meisten Anästhesisten geläufig, der zeitliche Ablauf aber oft optimierbar ist. *Empfehlung:* Obiges Therapieschema den eigenen Gegebenheiten anpassen und diesen Algorithmus jeder Packung Dantrolene gut lesbar beilegen.

Appendix

- Etwa 40 % aller Patienten mit maligner Hyperthermie hatten zuvor problemlose Narkosen.
- Keine Prophylaxe durch maligne Hyperthermie gefährdeter Patienten notwendig:
  - Durchführung einer triggerfreien Narkose.
  - Dantrolen wird im Operationssaal vorgehalten.
- Der Aufbewahrungsort von Dantrolen muss bekannt und umgehend erreichbar sein.
- Nach einer stattgehabten Testung (sog. „In-Vitro-Kontakturtest" nach dem Protokoll der „European malignant Hyperthermia Group") werden 3 Gruppen unterschieden:
  - empfindlich für maligne Hyperthermie (MHS, „*susceptible*")
  - durch maligne Hyperthermie gefährdet (MHR, „*equivocal*")
  - normal (MHN, „*negative*")
- Notfall-Hotline (24 h): 07131-48 20 50

7.3 Metabolische Azidose

Ätiologie

Additionsazidose.
Anionenlücke vergrößert, Serumchlorid normal.
- Ketoazidose (Diabetes mellitus)
- Laktatazidose (Schock, Herzinsuffizienz, Leberversagen)
- Vergiftungen (Methanol, Salizylsäure)

Subtraktionsazidose.
Anionenlücke normal, Serumchlorid erhöht.
- Nierenfunktionsstörungen (Diuretika, Hypoaldosteronismus, tubuläre Azidose)
- Bikarbonatverluste (Ileostoma, Diarrhöen, Polyposis coli)

Eine Anionenlücke ist definiert als:

$$\text{Anionenlücke} = Na^+ - (Cl^- + HCO_3^-)$$

Merke Die häufigsten Ursachen für intraoperative metabolische Azidosen sind Schock, Diabetes und Niereninsuffizienz.

Symptome

Kardiovaskulär.
- Vermindertes Ansprechen auf Katecholamine für Adrenalin (linearer Wirkungsverlauf in Abhängigkeit vom pH-Wert)
- Abnahme der myokardialen Kontraktilität
- pulmonaler Hypertonus
- Entwicklung von Reentry-Tachykardien

Metabolisch.
- Hyperkaliämie
- Insulinresistenz, Hemmung der Glykolyse
- Katabolie

Diagnostik

Arterielle Blutgasanalyse: HCO_3^- erniedrigt, pH-Wert erniedrigt, $PaCO_2$ bei Spontanatmung erniedrigt.

Therapie

Therapie der Grunderkrankung und medikamentöse Therapie:
- *Natriumbikarbonat:* $NaHCO_3$ [mmol]=negativer Basenüberschuss·kgKG·0,3
  - nur bei intakter Atmung oder Beatmung
  - Kontraindikation: Hypernatriämie
- *Tris-Puffer:* Tris [mmol]=negativer Basenüberschuss·kgKG·0,1
  - Indikationen: bei Hypernatriämie und Azidose; bei Azetylsalizylsäureintoxikation
  - Kontraindikationen: Niereninsuffizienz, Hyperkaliämie
  - Nebenwirkungen: Atemdepression, verstärkt Hypoglykämien

7.4 Hypoglykämie

Definition

Blutglukosespiegel unterhalb 70–80 mg/dl (entspricht 3,9–4,5 mmol/l). Bewusstseinsstörungen treten bei einem Blutzuckerspiegel unter 40–50 mg/dl (entspricht 2,2–2,8 mmol/l) auf. Der Umrechnungsfaktor von mg/dl in mmol/l ist 0,056, d.h. 1 mg/dl=0,056 mmol/l, bzw. 1 mmol/l =18,02 mg/dl.

Manche Blutzuckermessgeräte zeigen „LO" oder „LOW" für niedrige und „HI" oder „HIGH" für hohe, außerhalb des Messbereichs befindliche Blutzuckerkonzentrationen.

Symptome

- Anzeichen von Stress (Differenzialdiagnose: zu flache Narkose):
  - Tachykardie
  - Schwitzen
  - arterielle Hypertonie, in der Folge Hypotonie
- Bewusstseinsstörungen (Differenzialdiagnose s. Kap. 6.4, S. 98):
  - verzögertes Erwachen aus der Narkose
  - Verwirrtheit, Kopfschmerzen
  - Koma
  - Verlangsamung, Aggressivität
- Krampfanfälle (Differenzialdiagnose s. Kap. 6.2, S. 95), sowohl beim wachen als auch beim anästhesierten Patienten

Vorkommen

- Vorbestehender Diabetes mellitus, auch ohne Insulinsubstitution
- Überangebot an Insulin:
  - Applikation in der präoperativen Nahrungskarenz
  - Insulinom
  - Leberinsuffizienz (da Insulin zu 30% einem hepatischen „*First-Pass*"-Mechanismus unterliegt)
- orale Antidiabetika (Hypoglykämie auch noch 48 h nach Einnahme möglich; Vorsicht bei Verwendung von β-Blockern)
- Alkoholintoxikation
- Ileussymptomatik, Erbrechen, Dehydratation
- frühzeitiges Absetzen einer (par-)enteralen Ernährung präoperativ
- „*Dumping*"-Syndrom nach partieller Gastrektomie
- unmittelbar nach der Entfernung der Plazenta in der Geburtshilfe

Diagnose

Bestimmung der Blutglukose bei Verdacht. Ist dies nicht möglich, dann diagnostische Glukosegabe, z.B. 40 ml 40%ige Glukose i.v.

Therapie

- 40 ml 40%ige Glukose als Bolus i.v., dann
- 5%ige Glukoselösung als Dauerinfusion unter Blutzuckerkontrolle (< 130 mg/dl oder 7,3 mmol/l)

Komplikationen

- ZNS-Schädigung
- Verletzungen durch Krampfanfall
- Myokardinfarkt infolge der sympathoadrenergen Gegenreaktion

Prophylaxe

- Absetzen von oralen Antidiabetika am Vorabend der Operation.
- Patienten mit einem insulinpflichtigen Diabetes möglichst an 1. Stelle operieren.
- Sichere Gewährleistung peri- und intraoperativer regelmäßiger Blutzuckermessungen.

7.5 Hyperglykämie

Definition

Bei Blutzuckerwerten über 200 mg/dl (entspricht 11,1 mmol/l) liegt eine Hyperglykämie vor.

Vorkommen

- Vorbestehender Diabetes-mellitus-Typ I oder II
- perioperativer Stress und Postaggressionsstoffwechsel
- Katecholamintherapie
- Infektion, generalisierte systemische Entzündungsantwort oder Sepsis
- inadäquate Volumensubstitution

Komplikationen

- Ketoazidotisches Koma
- hyperosmolares Koma
- Hirnödem (bei zu raschem Ausgleich der Hyperosmolarität)
- Wundheilungsstörungen

Symptome

Osmotische Diurese.
- Polyurie
- arterielle Hypotension
- Hypovolämie, Tachykardie
- Dehydratation

Zentralnervöse Störungen.
- Verzögertes Erwachen aus der Narkose
- Verwirrtheit, Kopfschmerzen
- Kussmaulatmung (bei Ketoazidose)
- Tachypnoe
- Verlangsamung, Aggressivität

Elektrolytentgleisungen.
Insbesondere Hypokaliämie.

Diagnose

- Blutzuckerbestimmung
- Blutgasanalyse mit Elektrolyten (Hypokaliämie)
- bei insulinpflichtigen Diabetikern:
  - Laktatbestimmung
  - Ketonkörper
- Suche nach Zeichen der Hypovolämie (niedriger zentraler Venendruck, erhöhter Hämatokrit, weiche Bulbi)

Therapie

Hyperglykämie.

 An Hypokaliämie denken! Gegebenenfalls vorher oder gleichzeitig Ausgleich der Hypokaliämie!

- Blutzucker 200–230 mg/dl: 4–6 IE Altinsulin i.v.
- Blutzucker 230–300 mg/dl: 6–8 IE Altinsulin i.v.
- bei höheren Blutzuckerwerten oder Nichtansprechen der Therapie: Repetition

Hypovolämie.
- 1000–2000 ml Ringer-Lösung i.v.
- Kaliumsubstitution (s.u.)

 Bei zu schnellem Ausgleich der Hyperosmolarität besteht die Gefahr eines Hirnödems.

Metabolische Azidose.
Therapie der Hyperglykämie und der Hypovolämie, erst dann Pufferung mit Natriumbikarbonat (s.u.).

Prophylaxe

- Patienten mit einem insulinpflichtigen Diabetes möglichst an 1. Stelle operieren.
- Sichere Gewährleistung peri- und intraoperativer regelmäßiger Blutzuckermessungen.

> **Praxistipps** Die Insulingabe sollte intraoperativ nur i.v. erfolgen; die Resorption nach subkutaner Applikation ist, bedingt durch Hypothermie, Zentralisation oder Hypotonie, nicht vorhersehbar (verzögerter Wirkungsbeginn, verlängerte Wirkdauer). Der Diabetiker kennt sich selbst am besten! Deswegen gibt es kein fixes perioperatives Schema; es sollte immer in Absprache mit dem Patienten, ggf. mit dem Diabetologen, erarbeitet werden. In der Regel sollte auf Insulin und orale Antidiabetika am OP-Tag verzichtet werden. Über das Intervall zum Absetzen von Metformin existieren kontroverse Meinungen.

7.6 Hypokaliämie

Definition

Bei Kaliumwerten unter 4 mmol/l spricht man von einer Hypokaliämie, die meist erst bei Werten unter 3 mmol/l klinisch relevant wird.

Ätiologie

- Ungenügende Kaliumaufnahme: Diät, parenterale Ernährung
- gesteigerte Kaliumexkretion durch Diuretika, Laxanzien, Diarrhöen, Erbrechen, mineralokortikoide Wirkung
- Verlust in den 3. Raum: Ileus
- Verschiebung nach intrazellulär: β-Mimetika, Insulin
- respiratorische oder metabolische Alkalose

Diagnose

Durch Blutgasanalyse oder im Labor.

> **Cave** Der Kaliumspiegel in heparinisierten Probenröhrchen zur Blutgasanalyse ist etwa 0,4–0,5 mval/l niedriger als in gerinnbaren Proben.

Symptome

- Gehäuft auftretende, meist tachykarde Rhythmusstörungen (s. Kap. 4.1, S. 39)
- EKG-Veränderungen:
  - abgeflachte T-Welle, ggf. U-Welle
  - ST-Streckennegativierung
  - supraventrikuläre oder ventrikuläre Tachykardien
- Erbrechen, Ileus, Diarrhö
- Polyurie bis zur Dehydratation
- Ermüdung, Adynamie
- Wirkungsverlängerung von Muskelrelaxanzien

Therapie

- Gegebenenfalls Alkaloseausgleich
- vor elektiven Eingriffen Kalinorbrausetabletten auf Station
- vor Notfalleingriffen und intraoperativ 20–40 mval KCl oder Inzolen als Perfusor i.v. über ½–1 h, je nach Kaliumwert und klinischer Symptomatik: Kaliumdefizit = ⅓ $(K^+_{soll} - K^+_{ist}) \cdot kgKG$. Hiervon wird zu Beginn die Hälfte substituiert

> **Cave** Immer engmaschige Kaliumkontrolle! Die Applikation über frei laufende Infusionen kann bei versehentlicher, zu schneller Volumentherapie zu einer lebensgefährlichen Kaliumüberladung führen. Deshalb Verwendung eines Perfusors oder einer Infusionspumpe. Die Kaliummenge bei Verabreichung von 1000 ml einer sog. 2/3-Elektrolytlösung entspricht 18–20 mmol K^+ (= 1 Ampulle KCl).

> **Praxistipps**
> - Erhöhte Digitalistoxizität bei Hypokaliämie!
> - Kein (elektiver) Eingriff bei einem Serumkalium unter 3 mmol/l!
> - Vorsicht bei Patienten mit begleitender Katecholamintherapie: Nach deren Absetzen kommt es zu einem schnellen Anstieg des Serumkaliums mit der Gefahr einer symptomatischen Hyperkaliämie!

7.7 Hyperkaliämie

Definition

Im Allgemeinen kommt es oberhalb eines Serumkaliumwerts von 6,5 mmol/l zu lebensbedrohlichen Komplikationen. Oberhalb von 10–12 mval/l führt eine Unterbrechung der Reizleitung (Depolarisation) zum Herzstillstand.

Ätiologie

- *Verminderte Kaliumausscheidung:* z.B. bei Nierenversagen
- *erhöhte Kaliumzufuhr:*
  - alte Erythrozytenkonzentrate (hier sind Kaliumwerte bis zu 40–60 mval/l möglich)
  - Überkorrektur einer Hypokaliämie, z.B. während einer Alkalose
  - Nichtbeachten einer Kaliumdiät bei Dialysepatienten (z.B. Bananen)
- *erhöhte Freisetzung:*
  - Gewebetrauma (Verbrennung, Erfrierung, Quetschung)
  - spinales Trauma
  - Rhabdomyolyse
  - Hämolyse
  - Succinylcholin

> **Cave** Bei neurologischen Vorerkrankungen (insbesondere bei schlaffer und spastischer Lähmung) sowie bei längerer Immobilisation kann es nach Gabe von Succinylcholin zu einer lebensbedrohlichen Kaliumfreisetzung kommen. Hier ist Succinylcholin kontraindiziert!

Diagnose

Durch Blutgasanalyse oder im Labor.

> **Cave** Der Kaliumspiegel in heparinisierten Probenröhrchen zur Blutgasanalyse ist etwa 0,4–0,5 mval/l niedriger als in gerinnbaren Proben.

Symptome

> **Merke** Je schneller sich die Hyperkaliämie entwickelt, desto niedriger ist der Serumkaliumwert, bei dem erste Komplikationen auftreten!

- EKG-Veränderungen (Abb. 7.**2**):
  - hohe T-Wellen
  - verlängertes PQ-Intervall bis zum AV-Block
  - Verlust der P-Welle
  - Verbreiterung des QRS-Komplexes
  - Bradykardie
  - VES, Kammerflimmern
  - elektromechanische Entkoppelung
- Ermüdung
- Parästhesien und Lähmungserscheinungen
- Hypotonie

Therapie

Die Therapieoptionen bei Hyperkaliämie sind in Tabelle 7.**1** aufgelistet.
- Unterbrechung jeder weiterer Kaliumzufuhr
- ggf. Azidoseausgleich (s. Kap. 7.3, S. 111)

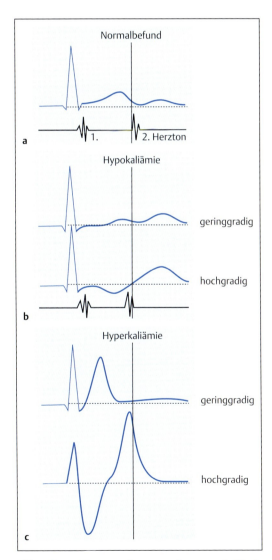

Abb. 7.**2a–c** EKG-Veränderungen bei Hyperkaliämie (Quelle: Boemke et al. 2009, S. 446).

Tabelle 7.1 Therapieoptionen bei Hyperkaliämie.

Maßnahme	Wirkeintritt	Wirkdauer
Kalzium i.v.	sofort	30 min
Natriumbikarbonat i.v.	30 min	4–6 h
Glukoselösung + Altinsulin i.v.	5–10 min	2 h
β_2-Mimetika	5–10 min	2 h
Resonium-A-Einlauf	1 h	4–6 h
Hämodialyse/-filtration	sofort	

- milde Alkalisierung: 0,5 ml NaHCO$_3$/kgKG (1 ml = 1 mval)
- forcierte Diurese mit 20–40 mg Furosemid i.v.
- Kalziumgabe: 10–30 ml Kalziumglukonat langsam i.v.

Merke Wird Kalziumchlorid verwandt, dann beträgt die zu injizierende Menge nur ⅓ der von Kalziumglukonat. Kalzium und Natriumbikarbonat nicht mischen: Ausfällung!

- Glukose-Insulin-Gabe im Verhältnis Glukose [g] : Insulin [IE] wie 2(-3):1

Merke Bezogen auf das extrazelluläre Volumen (= 20% des KG in [l]) des Patienten verschieben 1 IE Altinsulin und 2 g Glukose etwa 1 mmol Kalium von extra- nach intrazellulär! *Beispiel:* Patient wiegt ca. 70 kg; der Kaliumgehalt soll von 6,5 auf 5 mmol/l gesenkt werden. Der Insulinbedarf errechnet sich folgendermaßen: 70·0,2·(6,5 - 5) = 21. Der Insulinbedarf beträgt also 21 IE. Der Glukosebedarf errechnet sich wie folgt aus dem Insulinbedarf: 21·2 = 42 g (200 ml 20%ige Glukose). *Wichtig:* Kontrolle von Blutzucker und Kalium mindestens alle 30 min!

- β_2-Mimetika, z.B. Fenoterolaerosol 2 Hübe (*Cave:* Tachykardie)
- rektale Applikation eines Kationenaustauschers: Einläufe mit Resonium A (deutlich verzögerter Wirkbeginn!); Dosierung:
  – via Magensonde: 15 g/60 ml H$_2$O
  – per Einlauf: 30 g/200 ml H$_2$O (nach 6 h 2 Reinigungseinläufe); *Cave:* Ileus, Subileus oder Darmatonie
- Hämofiltration oder Hämodialyse
- Einsatz eines externen oder einschwemmbaren Herzschrittmachers bei drohendem AV-Block

Praxistipps
- Bei Kindern und niereninsuffizienten, azidotischen Patienten sollte der Kaliumgehalt einer Blutkonserve erst kontrolliert werden, bevor diese verabreicht wird. Aus eigener Erfahrung wissen wir, dass Kaliumwerte von 40–60 mmol/l bei korrekt gelagerten Blutkonserven vor Ablauf der Haltbarkeit möglich sind.
- Bei unerklärlich hohen Kaliumwerten muss an die Möglichkeit eines Artefakts durch zu lange Stauung, zu hohen Sog bei der Blutentnahme, der zur Hämolyse führt, oder durch kaliumhaltige Infusion am Blutentnahmearm gedacht werden; ggf. muss eine neue Probe genommen werden.
- Kein elektiver Eingriff bei einem Ausgangskaliumwert von > 5,5 mmol/l.

7.8 Hyponatriämie

Definition

Abnormal niedriger Natriumwert (< 130 mval/l) bei einer gleichzeitig vorliegenden Hypoosmolarität (< 270 mosmol/l). Ist die Osmolarität nicht oder nur gering erniedrigt, spricht man von der Verdünnungshyponatriämie (z.B. transurethrales Resektionssyndrom; s. Kap. 10.6, S. 150).

Ursachen

- Paraneoplastisches Syndrom mit erhöhten Alkoholdehydrogenasespiegeln (Schwartz-Bartter-Syndrom, Syndrom der inadäquaten Alkoholdehydrogenasesekretion)
- chronische Niereninsuffizienz
- manifeste Pneumonie
- ZNS-Erkrankungen

Symptome

Natriumkonzentration < 120 mval/l.
- Neurologische Symptome
- Blutdruckabfall, negativ-inotrope Wirkung

Natriumkonzentration < 100 mval/l.
Asystolie (s. transurethrales Resektionssyndrom, Kap. 10.6, S. 150).

Therapie

- O$_2$-Gabe, ggf. Intubation und Beatmung nach klinischem Befund
- wenn Natriumkonzentration < 120 mmol/l, dann Substitution wie folgt: Natriumbedarf [mval] = (Na$_{soll}$ - Na$_{ist}$) · kgKG · 0,2; z.B. mit 3%iger NaCl-Lösung 250 ml über 4 h; Stopp bei einer Natriumkonzentration ≥ 130 mmol/l; maximaler Natriumanstieg in 24 h: 10 mmol/l
- forcierte Diurese mit Furosemid, z.B. 40 mg
- Azidoseausgleich mit 8,4%igem Natriumbikarbonat
- Absetzen von NSAID, Opioiden und Carbamazepin
- Wasserrestriktion

> **Cave** Ein zu schnelles Anheben der Natriumkonzentration kann zu neurologischen Symptomen (zentrale pontine Myelinolyse) führen.

7.9 Perioperative Hypothermie

Definition

Abfall der Körperkerntemperatur auf Werte unter 35°C bei Herzgesunden bzw. 36°C bei kardialen Risikopatienten.

Verlauf

Unabhängig von der Wahl des Anästhesieverfahrens sinkt in der 1. Stunde die Körperkerntemperatur um ca. 1,5°C und in der 2. Stunde um < 0,8°C, um sich ab der 3. Stunde auf einem Niveau zwischen Wärmeproduktion und Abgabe einzupendeln.

Pathogenese

Allgemeinanästhesie.
- Beeinflussung der hypothalamischen Temperaturregulation durch Inhalationsanästhetika und zentralwirksame Medikamente
- Abnahme der Wärmeproduktion um ca. 30% (verstärkt durch Muskelrelaxanzien)
- vermehrte Wärmeabgabe (Konvektion, Radiation, Konduktion, Evaporation), z.B. durch Desinfektionsmittel
- kutane Vasodilatation

Spinal- und Periduralanästhesie.
- Ausgeprägte kutane Vasodilatation durch Sympatholyse
- falsch-positive hypothalamische Temperaturwahrnehmung als Ursache für eine zentrale Regulationsstörung

Diagnose

Messung der Körperkerntemperatur ösophageal, tympanal, vesikal bzw. rektal.

Klinik

Intraoperativ.
- *Erhöhter Blutverlust und Substitutionsbedarf*; in Hypothermie sind sowohl die Thrombozytenfunktion (alterierte Thromboxanausschüttung) als auch die plasmatische Gerinnung (intrinsisch und extrinsisch durch Enzymhemmung) gestört; 2°C geringere Körpertemperatur erhöht den Blutverlust bei Hüfttotalendoprothese um 500 ml!

> **Cave** Da eine Gerinnungskontrolle in vitro bei 37°C durchgeführt wird, können Werte für Prothrombinzeit, partielle Thromboplastinzeit und Thrombinzeit unter Umständen falsch positiv sein. Der klinische und chirurgische Eindruck kann hier wichtige Hinweise geben!

- *Verlängerte Medikamentenwirkung:* Herabsetzung der hepatischen und renalen „Clearance", z.B. Hoffmann-Elimination bei Atracurium (Verlängerung der Wirkdauer um > 50%); z.B. Erhöhung des Plasmaspiegels von Propofol um 28% bei 34°C

- *Maskierung einer Hypovolämie* durch reflektorische Vasokonstriktion unterhalb von 34 °C

Postoperativ.
- *Kardiale Komplikationen:* Postoperatives „Shivering" und konsekutive Katecholaminausschüttung durch wieder einsetzende Thermoregulation erhöhen den O_2-Verbrauch um ca. 40 %; Dies kann bei kardialen Risikopatienten und postoperativen Temperaturen von < 35 °C nach Extubation zu signifikanten ST-Streckenveränderungen, Arrhythmien und Infarkten führen.
- *Demaskierung einer intraoperativen Hypovolämie* und ausgeprägter Volumenbedarf bei Wiedererwärmung: hohe Inzidenz für postoperatives „Shivering".

Prophylaxe und Therapie

- *Warmluftdecken:* Warmluftdecken wie Bair Hugger oder Warm Touch sind sinnvolle physikalische Methoden, um perioperativ die Körpertemperatur zu erhöhen bzw. zu erhalten.
- *Raumtemperatur:* Unabhängig vom Alter des Patienten kann durch Raumtemperaturen um 25–26 °C eine Hypothermie vermieden werden.
- *Warme Infusionen:* nur sinnvoll über ein Infusionswärmegerät (Hotline); ansonsten zu hoher Temperaturverlust über das Infusionssystem.

> **Cave** Bei Massivtransfusion: Ein Erythrozytenkonzentrat mit 4 °C reduziert die Körpertemperatur um 0,25 °C. Deshalb möglichst Applikation über Wärmedrucksysteme, z. B. LevelOne.

- *Spüllösungen:* nach Möglichkeit immer körperwarm.
- *Atemgase:* Erwärmte und angefeuchtete Atemgase sind nicht in der Lage, einem Temperaturverlust vorzubeugen bzw. diesen zu therapieren; sinnvoll ist eine „Minimal-Flow"-Anästhesie.
- *Medikamente:* Das Kältezittern lässt sich unterdrücken mit:
  - Pethidin 12,5–25 mg i. v.
  - Clonidin 75–150 µg i. v.

> **Cave** Die Wiedererwärmung im Aufwachraum nach rückenmarknahen Verfahren ist erschwert, da ein Großteil der Muskulatur nicht für die Thermogenese durch Zittern zur Verfügung steht.

7.10 Porphyrie

Definition

Seltene Erkrankung im Porphyrinstoffwechsel, die auf einem Defekt bestimmter Enzyme der Hämsynthese beruht. Als Folge kommt es zur exzessiven Produktion von δ-Aminolävulinsäure und Porphobilinogen. Für die Anästhesie bedeutsam sind die hepatischen Formen, nämlich die akut intermittierende Porphyrie, die hereditäre Koproporhyrie und die Porphyria variegata. Durch Medikamentengabe oder Operationsstress kann durch Cytochrom-P_{450}-Induktion ein akuter Schub ausgelöst werden. Die Letalität beträgt dabei bis zu 30 %.

Auslöser

- Medikamente (Tabelle 7.**2**), Alkohol, Rauchen
- Stress (Sedierung bei *Regionalanästhesie*), Schmerz
- Infektion, Sepsis, Fieber
- hohe Östrogenspiegel

Symptome

> **Merke** Die Porphyrie ist ein Chamäleon der Klinik!

- Akute, abdominelle, kolikartige Schmerzattacken, die als Appendizitis oder Gallenkolik missgedeutet werden können
- Übelkeit und Erbrechen, Temperaturanstieg
- neurologische Symptomatik: motorische (bis zur Quadriplegie) bzw. sensorische (Parästhesien) Symptome
- autonome Neuropathien mit Hyper- oder Hypotonus bzw. Tachykardie

Diagnose

- Erhöhte Konzentration von Gesamtporphyrinen, δ-Aminolävulinsäure und Porphobilinogen im 24-h-Urin
- schillernde Rotfärbung des Urins im Licht

Tabelle 7.2 Medikamente anhand ihres porphyrinogenen Potenzials. Für einzelne Medikamente liegen häufig nur unvollständige Daten vor. Es besteht weiterhin eine große interindividuelle Variabilität hinsichtlich der Porphyrinogenität (Quelle: DGAI-Empfehlung 2008, S. 615).

„Sichere" Medikamente	„Wahrscheinlich sichere"	„Unsichere"
Propofol	Ketamin	Barbiturate Etomidat
Morphin Fentanyl Remifentanil Buprenorphin Naloxon Acetylsalicylsäure Paracetamol	Alfentanil Sufentanil Pethidin	Pentazocin Diclofenac
Lachgas Halothan Xenon	Isofluran Sevofluran Desfluran	Enfluran
Succinylcholin Neostigmin	Atracurium Cisatracurium Vecuronium Rocuronium	Pancuronium
Promethazin	Midazolam	Flunitrazepam Clonazepam
Procain	Bupivacain Prilocain Ropivacain???	Lidocain
Penicilline Cephalosporine		Sulfonamide Erythromycin Griseofulvin
Betablocker Nitroglycerin Adrenalin Dopamin	Clonidin	Verapamil Nifedipin Phenytoin Theophyllin
Glukokortikoide Oxytocin Thyroxin		Östrogene Danazol
Heparin	Cimetidin	Sulfonylharnstoffe Äthanol

Therapie

Symptomatisch.
- *Schmerzen:* Azetylsalizylsäure, Morphin, Paracetamol
- *Koliken:* zusätzlich Butylscopolamin (Buscopan)
- *Tachykardie:* β-Blocker
- *Oligurie:* Etacrynsäure
- *Übelkeit, Erbrechen:* Chlorpromazin
- *Obstipation:* Neostigmin
- *Krampfanfall:* Magnesium, Gabapentin, Vigabatrin
- *Hyponatriämie:* Flüssigkeitsrestriktion

Spezifisch.
- *Glukose* 400–500 g/Tag i.v. (~1500–2500 ml 20%ige Glukose/Tag)
- *Hämatin* (Hemmung der δ-Aminolävulinsäuresynthese) 3 mg/kg/Tag i.v. für 4–7 Tage; *Cave:* akutes Nierenversagen ab 1000 mg möglich)
- Regulation des Wasser- und Elektrolythaushalts

Prophylaxe

- Bei Verdacht bei körperlicher Untersuchung auf kutane Druckstellen achten, ggf. nach der Urinfarbe fragen.
- Bei Verdacht keine Prämedikation mit einem Benzodiazepin (alternative Neuroleptika z.B. Promethazin=Atosil).
- Lokalanästhesie:
  - Regionalanästhesie vor Allgemeinanästhesie; Spinal- vor Periduralanästhesie.
  - *Cave: kein* Lidocain!
  - Stressabschirmung.
  - Kontraindikation bei bestehenden Parästhesien.
- Allgemeinanästhesie: totale intravenöse Anästhesie (Propofol und Remifentanil oder Fentanyl).

Medikamentenliste mit sicheren und unsicheren Präparaten: vgl. Tabelle 7.**2**.

7.11 Phäochromozytom

Definition

Das Phäochromozytom ist ein meist benigner, Katecholamin (meist Adrenalin und Noradrenalin) produzierender Tumor des chromaffinen Gewebes.

Diagnose

Ist ein Phäochromozytom diagnostiziert, wird der Patient präoperativ medikamentös eingestellt (Phenoxybenzamin 60–240 mg/Tag p.o. und β-Blocker oral über 2–4 Wochen).

Ist ein Phäochromozytom beim Patienten dagegen unbekannt, können in Zusammenhang mit einer intraoperativen, scheinbar *idiopathischen Hypertonie* (systolischer Blutdruck bis 300 mmHg und Herzfrequenz bis 200/min) die folgenden vorbestehenden Diagnosen oder Symptome hinweisgebend für das Vorliegen eines Phäochromozytoms sein:

- medulläres Schilddrüsenkarzinom + Nebenschilddrüsenadenom *(MEN IIa)*
- Marfan-Syndrom *(MEN IIb)*
- Hämangioblastom (von-Hippel-Lindau-Syndrom)
- *globale Herzinsuffizienz, Myokardinfarkt, intrazerebrale Blutung* (häufigste Todesursachen von Patienten mit unentdecktem Phäochromozytom)
- Episoden von paroxysmaler Hypertonie, Tachykardie, Arrhythmie, ST-Streckenveränderungen und *orthostatischer Dysregulation*
- Glukoseintoleranz und paroxysmale Hypertonie

> **Cave** Ein Drittel aller Patienten mit einem *unbekannten* Phäochromozytom verstirbt intra- oder postoperativ.

Therapie

Therapie der Hypertonie.
- Bei Hypertonie (> 160/100 mmHg): Nitroprussidnatrium (Nipruss); bewirkt Vasodilatation besonders an Arteriolen; *Zubereitung einer Niprusslösung:*
  - 60-mg-Ampulle Trockensubstanz in 3 ml Zitratlösung auflösen.
  - 0,5 ml verwerfen, den Rest mit 250 ml G 5% verdünnen (50 mg in 250 ml).
  - Hiervon 50 ml in eine Perfusorspritze aufziehen (1 ml=0,2 mg; vor Licht schützen!).
  - Dosierung: 0,2–10 μg/kg/min.
  - Höchstdosis etwa 0,5 mg/kg/h.
  - Eine Ampulle *Natriumthiosulfat 10%* in 500 ml Ringer-Lösung langsam mitinfundieren (Bildung von CN-Ionen durch Natriumthiosulfat) oder 0,5 mg/kg/h als Perfusor.
- Magnesiumsulfat 40 mg/kg als Kurzinfusion.
- Hochdosierte totale intravenöse Anästhesie mit Propofol und Remifentanil.
- Nach Beginn der Niprusstherapie Esmolol 0,5 mg/kg als Bolus, dann 5–15 mg/min.
- Lidocain 1,5 mg/kg bei Arrhythmien.

> **Cave** Nie β-Blockade vor α-Blockade – Induktion eines Lungenödems durch akutes linksventrikuläres Pumpversagen! Kein Atropin bei Bradykardie!

Folgende Medikamente sollten bei begründetem Verdacht für das Vorliegen eines Phäochromozytoms (s.o.) *nicht* eingesetzt werden:

- Atracurium: ungeklärte hypertone Entgleisungen
- Pancuronium, Halothan, Ketamin: Sensibilisierung gegenüber Katecholaminen
- DHB: lang dauernde α-Blockade führt zur Hypotonie nach der Exstirpation

Therapie der Hypotonie nach Tumorexstirpation.
- Volumenersatz bei Hypovolämie: 1000–3000 ml Kristalloide und Kolloide im Verhältnis 1:1
- evtl. Vasopressoreinsatz: Noradrenalin 0,05–0,1 µg/kg/min

7.12 Thyreotoxische Krise

Definition

Als thyreotoxische Krise wird die plötzliche Exazerbation einer vorbestehenden Hyperthyreose bezeichnet. Die Abgrenzung zur malignen Hyperthermie kann klinisch schwierig sein.

Klinik

- Tachykardie, Hypotonie; führt zu Schocksymptomatik
- Hyperthermie
- akute Herzinsuffizienz

Therapie

- Esmolol 0,5–1 mg/kg Bolus i.v., dann Infusion 5–15 µg/kg/min
- kalte Infusion 500–1000 ml, z.B. Ringer-Lösung
- Hydrokortison 100 mg/h i.v.
- Thyreostatika, z.B. initial Thiamazol (Favistan) 80 mg i.v.
- zur Fiebersenkung: Azetylsalizylsäure

- bei jodinduzierter thyreotoxischer Krise: notfallmäßige chirurgische Resektion der Schilddrüse interdisziplinär erwägen

Prophylaxe

- Elektive Eingriffe nur bei euthyreoter Stoffwechsellage durchführen (freies Trijodthyronin, freies Tetrajodthyronin und Thyreotropin im Normbereich; Tabelle 7.3).
- Folgende Medikamente sollten bei bekannter Hyperthyreose nicht angewendet werden:
  – Amiodaron (Cordarex)
  – Anticholinergika (positiv chronotrop)
  – Halothan, Desfluran, Enfluran
  – Ketamin
  – Pancuronium
  – Lokalanästhetika mit Adrenalinzusatz
- Ausreichende Sedierung und Anxiolyse abends und präoperativ.

> **Praxistipps** Narkoseeinleitung mit *Thiopental* (hat antithyroidale Eigenschaften).

> **Cave** Mögliche schwierige Intubation aufgrund einer Struma bedenken! Postoperativ mögliche Ateminsuffizienz infolge Tracheomalazie!

Tabelle 7.3 Normalwerte der Schilddrüsenhormone.

Test	Normwert (konventionell bzw. SI-Einheit)
T_4-Test	4,5–12 µg/dl bzw. 60–160 nmol/l
RIA T_3	100–200 ng/dl bzw. 1,5–3,0 nmol/l
TSH (RIA-TSH)	0,1–3,5 µU/ml
freies T_4	0,5–2,3 ng/dl bzw. 7–30 pmol/l
freies T_3	3,0–6,0 pg/ml bzw. 5–9 pmol/l

T_3 = Trijodthyronin
T_4 = Tetrajodthyronin
TSH = Thyreotropin

7.13 Addison-Krise (akute Nebenniereninsuffizienz)

Ätiologie

Patienten, die dauerhaft mit Glukokortikoiden oberhalb der „*Cushing*"-Schwelle (Tabelle 7.4) therapiert werden oder hypophysektomiert bzw. beidseits adrenektomiert sind, können auf perioperativen Stress nicht mit einer suffizienten Kortisolausschüttung reagieren.

Klinik

Plötzlich auftretende intraoperative Hypotonie und Bradykardie ohne erkennbare andere Ursache bei mittlerem bis großem operativem Stress (z.B. offene Cholezystektomie, Totalendoprothese, Hysterektomie, Darmchirurgie, Pankreas- und Magenchirurgie; s. auch Kap. 4.11, S. 74). Postoperativ Übelkeit und Erbrechen, Adynamie, Bewusstseinsstörung bis zum Koma.

> **Merke** Die akute Nebenniereninsuffizienz sollte als Differenzialdiagnose bei intraoperativer hämodynamischer Instabilität miteinbezogen werden!

Diagnose

ACTH-Stimulationstest (nicht für den Notfall geeignet; ACTH=adrenokortikotropes Hormon).

> **Merke** Im Zweifelsfall und bei positiver Kortisonanamnese unverzügliches Einleiten der Therapie.

Therapie

- 100 mg Hydrokortison als Kurzinfusion
- anschließend 10 mg/h kontinuierlich für 24 h über Perfusor
- 2. und 3. Tag: 100 mg/24 h i.v.
- 4. Tag: 60 mg oral (30-20-10)
- 5. Tag: 40 mg oral (20-15-5)
- 6. Tag: 30 mg oral (15-10-5)
- 7. Tag: Dosis wie präoperativ

Bei persistierender Hypotonie.
- Noradrenalin 0,05–0,1 µg/kg/min
- großzügige und aggressive Volumengabe
- Glukosegabe bei Hypoglykämie
- Ausgleich der Hyponatriämie und Hyperkaliämie

> **Merke** Auf die Gabe von Etomidat sollte bei Verdacht auf Nebenniereninsuffizienz verzichtet werden (Hemmung der Kortisolsynthese)!

7.14 Akute perioperative Oligurie

Definition

Oligurie ist definiert als Urinproduktion von weniger als *0,5 ml/kg/h* bei palpatorisch leerer Blase. Wird dieser Zustand nicht therapiert, kann die Oligurie zum akuten Nierenversagen (ANV) führen.

Ätiologie/Diagnose

Prärenale Ursachen.
- *Herabgesetzte Nierenperfusion:*

Tabelle 7.4 Cushing-Schwelle verschiedener Glukokortikoide.

Substanz	Handelsname	Orale Tagesdosis [mg]
Kortisol	Hydrocortison	30–50
Prednisolon	SDH	7,5–10
Prednison	Decortin	7,5–10
Methylprednison	Urbason	6–8
Dexamethason	Fortecortin	1–2
Triamcinolon	Volon	6–8

- kontrollierte Beatmung mit positiv-endexspiratorischer Druckbeatmung > 5–10 mmHg
- Schock unterschiedlicher Genese
- hypotone Phasen intraoperativ
- medikamentös: z.B. Aminoglykosidantibiotika, Glykopeptidantibiotika, Amphotericin B, NSAID
- hoher Blutverlust oder Extravasation und inadäquate Volumensubstitution (hohe Rückresorptionsleistung der Niere führt zu hohem Sauerstoffverbrauch)
- Beeinflussung des aortalen oder renalen Blutflusses durch chirurgische Manipulation, z.B. „Crossclamping" der Aorta (suprarenal 25% akutes Nierenversagen, infrarenal 5–10% akutes Nierenversagen)
- Nierenarterienstenose
- Herzinsuffizienz
- *erhöhte Vasopressinfreisetzung:*
  - intermittierende positive Druckbeatmung mit/ohne positiv-endexspiratorischer Druckbeatmung
  - Stress durch flache Narkose

Renale Ursachen.
- Myoglobinurie nach Trauma („*Crush*"-Niere)
- Hämoglobinurie bei Transfusionszwischenfall
- vaskuläre Genese, z.B. bei renalem Gefäßverschluss
- tubulär-interstitiell, z.B. Glomerulonephritis
- Hyponatriämie, metabolische Azidose

Postrenale Ursachen.
Obstruktion der ableitenden Harnwege, z.B. Harnleiterstenose, verstopfter Blasenkatheter, Vorerkrankungen.

Prophylaxe

Bei Patienten im Schock, mit hohem Flüssigkeitsverlust oder auch bei Patienten mit Nierenarterienstenose rechtzeitige und suffiziente Volumensubstitution. Ziel ist die Aufrechterhaltung eines normalen oder bei Nierenarterienstenose hochnormalen Perfusionsdrucks.
 Bei Herzinsuffizienz gilt es, das Herzzeitvolumen im Normbereich zu halten (Herzindex > 3,5 l/min/m^2). Großzügige Indikation zur Herzzeitvolumenmessung über Pulmonaliskatheter oder PICCO-System.

Cave Beachte auch kleine Blutverluste!

Differenzialdiagnose

- Obstruktion des Blasenkatheters bzw. Blasenentleerungsstörungen postoperativ; *Diagnose:* Palpation oder Sonografie der Blase bei unruhigen, tachykarden oder hypertensiven Patienten ungeklärter Genese im Aufwachraum.
- Obstruktion bzw. Verletzung der Urethren durch den Operateur; *Diagnose:* bei Verdacht urologisches Konsil anfordern.
- Sammelurin am Blasendach bei Trendelenburg-Lagerung; *Diagnose:* Ausschluss durch Lageänderung.

Vorgehen/Therapie

Bei akutem Sistieren der Urinproduktion.
- Was macht der Chirurg (Aortenklemme, Uretherobstruktion usw.)?
- Liegt der Katheter noch in der Blase (Temperaturabfall am Blasenkatheterthermometer)?
- Kontrolle des Sammelsystems vom Patienten zum Beutel.
- Vom Chirurgen Blasenfüllung und Uretheren manuell kontrollieren lassen.

Liegen Anzeichen einer Hypovolämie oder eines erniedrigten Herzzeitvolumens vor?
- Hypotonie und Tachykardie?
- Verlängerte Rekapillarisierungszeit (> 2 s).
- Kühle, bei massiver Hypovolämie marmorierte Peripherie.
- Schlechtes Pulsoxymetersignal: intraoperative Bilanzierung! An Blut in Operationstüchern, Perspiratio insibiles und Extravasation denken!
  - Volumengabe: Bei ausgeschlossener Herzinsuffizienz ist die aggressive Volumentherapie die Therapie der Wahl zur Erhöhung des renalen Perfusionsdrucks; 500–1000 ml kristalline, isotonische Lösung und 500 ml Hydroxyäthylstärke 6%; zentralen Venendruck > 5 mmHg anstreben; Erythrozytenkonzentrat nach Hämoglobin- und Hämatokritkontrolle.
  - Steigerung des Herzzeitvolumens: Dobutamin 3–10 µg/kg/min, Adrenalin 0,05–0,2 µg/kg/min; zur Anhebung des Herzzeitvolumens als dem wahrscheinlich wichtigsten Parameter zur Diuresesteigerung ist Dobutamin besser geeignet als die standardisierte Gabe von „Low-Dose"-Dopamin.

- Hypovolämie und erniedrigtes Herzzeitvolumen ausgeschlossen:
  - „*Low-Dose*"-Dopamin 2–3 µg/kg/min; zu beachten: keine Reduktion der Retentionswerte; auch in niedriger Dosierung sind vasokonstriktorische Effekte möglich!
  - Furosemid 5–10 mg i.v., steigern auf 10–50 mg i.v.
  - Mannitol 125 ml 20%-Lösung.
  - Langsamer Ausgleich einer Hyponatriämie.
  - Azidoseausgleich.

Mögliche Ursachen bei Verdacht auf akutes primäres Nierenversagen.
- Schock oder Hypotonie?
- Vorangegangenes Trauma/„*Crush*"-Syndrom (Myoglobinurie)?
- Transfusionsreaktion (Hämoglobinurie).

> **Cave** Beim akuten Nierenversagen ist die renale Autoregulation aufgehoben. Die Nierenperfusion ist vom Herzzeitvolumen bzw. vom systemischen Druck abhängig. Bei Therapierefraktärität und ansteigenden Retentionsparametern (Kalium > 6 mmol/ml, Kreatinin > 7 mg/dl, Harnstoff > 200 mg/dl) unverzüglich nephrologisches Konsil anfordern und Nierenersatztherapie beginnen (z.B. kontinuierliche venovenöse Hämodiafiltration).

8 Spezielle geburtshilfliche Probleme

8.1 Notsektio

Definition

Die Notsektio (nach den Richtlinien der Deutschen Gesellschaft für Gynäkologie und Geburtshilfe (DGG) mit einer Entscheidungsentbindungszeit (EEZ) von maximal 20 min) stellt zwar keinen genuinen Zwischenfall dar, ist jedoch aufgrund des äußersten Zeitdrucks, der höheren Inzidenz für die Situation eines schwierigen Atemwegs und die nicht stattgehabte Prämedikationsvisite eine in hohem Maße zwischenfallsträchtige Situation. Die Aspiration ist dabei die häufigste Ursache maternaler Morbidität.

> **Merke** Ein standardisiertes und trainiertes Prozedere zur raschen operativen Entbindung in geburtshilflichen Notfällen führt durch die kürzere Entscheidungsentbindungszeit zu einem besseren kindlichen Outcome!

Vorgehen

Narkosebeginn.

> **Merke** Die Narkose muss so schnell wie möglich begonnen werden; optimal ist ein Narkosebeginn ≤ 5 min nach der Alarmierung.

- Patientin in Linksseitenlage bringen.
- Für Aspirationsprophylaxe ist oft keine Zeit mehr.
- Präoxygenierung mit festsitzender Maske und hohem Gasfluss, bis der i.v. Zugang liegt und das Monitoring (SaO_2, EKG, periphere Blutdruckmessung) angeschlossen ist.

> **Cave** PaO_2-Abfall der Schwangeren am Termin beträgt 150 mmHg/min; kritische PaO_2-Werte (< 70 mmHg) werden ohne Präoxygenierung schon nach 1 min, mit 5-minütiger Präoxygenierung erst nach 3 min erreicht.

- Ileuseinleitung; beispielhafter Ablauf:

> **Merke** Beginn der Narkoseeinleitung bei vollständig abgedeckter und abgewaschener Patientin in Anwesenheit und nach Rücksprache mit operierenden Gynäkologen.

- S-Ketamin 10–25 mg i.v. (kontraindiziert bei Verdacht auf Gestose, Placenta praevia, vorzeitiger Lösung und drohender Uterusruptur (durch Vasospasmus kann eine Plazentainsuffizienz verstärkt werden).
- Thiopental 200–300 mg i.v.
- Eventuell Präkurarisierung mit 2 mg Alcuronium (Alloferin; nicht plazentagängig).
- Succinylcholin (Lysthenon) 100 mg i.v. (kontraindiziert u.a. bei neurologischen Vorerkrankungen, Disposition zur malignen Hyperthermie und Hyperkaliämie).
- Eventuell Sellick-Handgriff (*Cave:* Bei aktivem Erbrechen besteht Gefahr der Ösophagusruptur).
- Intubation: schwierige Intubation durch Ödeme im Pharynx, Larynx oder der Epiglottis, besonders häufig bei präklamptischen Patientinnen; es empfiehlt sich die Verwendung eines kurzen Griffes; alle Utensilien zum Management des schwierigen Atemwegs müssen griffbereit sein (z.B. *Larynxmaske*, Größe 3 und 4, und *Koniotomieset;* s. schwierige Intubation, Kap. 5.2, S. 77).

Narkoseführung bis zur Abnabelung.
- Isofluran oder Sevofluran mit etwa ½ minimaler alveolärer Konzentration.
- $FiO_2 = 1,0$: bei hohem maternalem PaO_2 wird eine kindliche Hyperoxie durch einen Vasospasmus der Nabelarterie vermieden.
- Kein N_2O: *„Floppy-Infant"*-Syndrom, proemetische Wirkung (Aspirationsgefahr bei Narkoseausleitung).
- Ausreichende Volumengabe mit kristalloiden und ggf. kolloidalen Volumenersatzlösungen.
- Strikte Vermeidung von Hypotonien; ggf. Einsatz von Vasopressoren, bei denen darauf zu achten ist, dass die Plazentaperfusion nicht durch zu starke Vasokonstriktion eingeschränkt wird.

> **Merke** Auch Hyperventilation unbedingt vermeiden: Unterhalb eines $PaCO_2$ von 33–35 mmHg droht eine Minderperfusion der Plazenta durch Vasokonstriktion!

Nach Abnabelung.
Beliebige Aufrechterhaltung der Narkose. *Relaxierung:* Wenn die Patientin mit Magnesium vorbehandelt ist und nachrelaxiert werden muss, sollte die Dosis verringert werden.

8.2 Arterielle Hypotonie bei rückenmarknahen Anästhesieverfahren

Grundlagen

Die arterielle Hypotonie bei regionalanästhesiologischen Verfahren beruht auf einer Abnahme der rechtsventrikulären Vorlast als Folge der Sympatholyse. Ursächlich zu unterscheiden ist die V.-cava-Kompression, häufig in Rechtsseitenlage (die rechtsventrikuläre Vorlast wird durch Druck von außen vermindert). Infolge des herabgesetzten Herzzeitvolumens führt die Minderdurchblutung der uteroplazentären Einheit zur fetalen Depression. Ein nur kurz andauernder, richtig therapierter mütterlicher Blutdruckabfall beeinträchtigt das fetale Outcome (Apgar-Index, Säure-Basen-Status nach Geburt) jedoch nicht.

Diagnose

Blutdruckabfall mit folgender Symptomatik:
- Schwindel, Übelkeit, Erbrechen der Gebärenden
- Änderung der Bewusstseinslage
- Tachykardie und Abfall der SaO_2
- fetale Bradykardie und Dezelerationen im Kardiotokogramm

Therapie

- Linksseitenlage und manuelles Verschieben des Uterus nach links bei angenommener V.-cava-Kompression
- Schocklagerung
- O_2-Gabe 4 l/min über Nasensonde
- nach Rücksprache ggf. Beenden der i.v. Tokolyse mit Fenoterol (Partusisten)
- Volumengabe: 500–1000 ml Hydroxyäthylstärke, z.B. 6% und kristalloide Lösungen

> **Cave** Bei Langzeittokolyse, insbesondere in Kombination mit einer Kortikoidgabe zur fetalen Lungenreifung, besteht in 0,4–3% der Fälle die Gefahr eines *Lungenödems*! Eine akute respiratorische Insuffizienz kann auch präpartal zur Konsultation der Anästhesie bzw. zur Indikation einer Sektio führen.

Medikamentöse Therapie.
- Atropin i.v. bei Bradykardie
- Ephedrin 5–10 mg i.v. (zu beziehen über internationale Apotheke) *oder*
- Akrinor (Cafedrin und Theodrenalin; eine Ampulle 1:10 mit NaCl 0,9% verdünnt) 2-ml-Boli repetitiv *oder*
- Etilefrin (Effortil) 1–2 mg i.v. (1:10 mit NaCl 0,9% verdünnt)

> **Cave** Eine übermäßig starke Vasokonstriktion zur Anhebung des Blutdrucks reduziert die Uterusdurchblutung mit Gefahr einer fetalen Bradykardie (Dezelerationen im Kardiotokogramm). Wichtig ist deshalb die bedarfsadaptierte Dosistitration des Vasopressors.

Akrinor und *Ephedrin* scheinen die Uterusdurchblutung nur geringfügig einzuschränken, da ihre Wirkung insbesondere durch eine Steigerung des venösen Rückstroms und eine Verbesserung des Herzzeitvolumens bedingt ist!

Komplikationen bei länger bestehender Hypotonie

- Fetale Depression führt zu einer fetalen Asphyxie.
- Lungenödem.
- A.-spinalis-anterior-Syndrom (s. Kap. 6.6, S. 101).
- Aspiration bei Verlust der Schutzreflexe (s. Kap. 5.3, S. 81).

Prophylaxe

Merke Eine mütterliche Hypotension oder eine Steigerung der Uterusaktivität sind die häufigsten Ursachen für einen akuten Abfall der uterinen Perfusion.

- Großzügige Volumensubstitution vor Anlage eines Periduralkatheters oder einer Spinalanästhesie zur Sectio caesarea, z.B. mindestens 500 ml kolloidale und 500 ml kristalloide Lösungen.
- Anlage eines Kardiotokografen und Überwachung bis zum Beginn der Sektio.
- Nach Möglichkeit dopplersonografische Überwachung des uterinen Blutflusses.
- Lagerung der Gebärenden in Linksseitenlage.
- Die prophylaktische Gabe von Ephedrin oder Akrinor bei Spinal-/Periduralanästhesie bei Normotonie wird in der Literatur unterschiedlich bewertet.
- Sobald die Peridural- bzw. Spinalanästhesie „sitzt", nicht vergessen, den Fenoterolperfusor patientenseitig nach Rücksprache mit Gynäkologen zu diskonnektieren.

Cave Zu langes Abwarten bei der Therapie einer Hypotonie gefährdet Mutter und Kind!

8.3 Blutverlust während der Geburt

Definition

Während der Geburt kommt es zu einem Blutverlust zwischen 500 ml (vaginale Entbindung) und 1000 ml (Sektio). Oberhalb dieses Verlusts sollte man nach Hb-Kontrolle die Gabe von Erythrozytenkonzentraten erwägen. Ursächlich für den Blutverlust können z.B. sein:

- Placenta praevia
- Placenta accreta
- Abruptio placentae
- Uterusruptur
- unvollständige Plazentalösung
- iatrogene Schädigung
- akute Verbrauchskoagulopathie bei bestehender Eklampsie
- Uterusatonie (s.u.)

Cave Der Blutverlust kann dramatisch sein und bei falscher Einschätzung der Situation zum Tode der Patientin führen!

Diagnose und Symptome

- Plötzlicher Blutdruckabfall mit fetaler Minderversorgung vor Abnabelung
- Tachykardie
- Hämoglobinabfall

Therapie

Sicherung von Ventilation und Oxygenierung.
- Gegebenenfalls Intubation und Beatmung mit 100% O_2
- Ileuseinleitung

Cave Eine *Hyperventilation* kann zur Minderung der plazentaren Durchblutung durch Vasokonstriktion führen.

Kreislaufunterstützung.
Siehe unten.
- Großlumigen Zugang legen.
- *Ephedrin* 5–10 mg i.v. (nur über internationale Apotheken!).
- *Akrinor* 2 ml der auf 10 ml verdünnten Ampulle i.v. applizieren.

Cave α-Mimetika (z.B. Noradrenalin) reduzieren die Uterusdurchblutung durch Vasokonstriktion signifikant und finden daher keine Anwendung. Akrinor und Ephedrin beeinflussen die Uterusdurchblutung nur geringfügig.

- *Volumentherapie:* großzügig mit kristalloiden und kolloidalen Lösungen zur Aufrechterhaltung des intravasalen Volumens.
- Transfusion mit Erythrozytenkonzentraten.
- Gegebenenfalls Substitution von Plasma, Thrombozyten und Gerinnungsfaktoren.

Therapie von Gerinnungsstörungen.
Siehe Blutverlust und Substitution, Kap. 7.1, S. 106.

Komplikationen

- Fetale Asphyxie
- akute Verbrauchskoagulopathie
- akute respiratorische Insuffizienz
- Volumenüberlastung: Gefahr des Lungenödems, insbesondere bei Patientinnen, die tokolytisch, z.B. mit Partusisten (Fenoterol), vortherapiert wurden

Notfalltherapie der postpartalen atonischen Nachblutung

> **Merke** Da die postpartale Uteruskontraktion normalerweise zu einer Autotransfusion von ca. 500 ml Blut führt und ohne diese Kontraktion ein weiterer Blutverlust nicht vermieden werden kann, ist die Therapie der Atonie sehr wichtig!
> Unbedingt intensivmedizinische Überwachung (siehe auch Leitlinien der Deutschen Gesellschaft für Gynäkologie und Geburtshilfe).

Oxytocin (z.B. Syntocinon).
- Oxytocin 3–10 IE i.v. (*Cave:* Blutdruckanstieg bei gleichzeitiger Verwendung von Ephedrin) und
- Oxytocin 10 IE in die laufende Infusion

Methylergotamin (Methergin).
- 1 Ampulle (1ml)=200 µg; Dosierung: 1–2 Ampullen i.v.; Wirkeintritt i.v. nach 1 min oder
- 1–2 Ampullen i.m.; Wirkeintritt i.m. nach 10 min
- Mutterkornalkaloide wie Methergin: Mittel der 2. bzw. 3. Wahl
- Kontraindikation: Hypertonie/Präeklampsie

Dinoprost (Minprostin F2α).
Entspricht 5 mg Dinoprost-Trometamol.
- Infusion:
  - 10 mg (2 Ampullen) in 500 ml kristalloider Lösung=20 µg/ml
  - Beginn mit der Maximaldosis 150 µg/min= 7,5 ml/min=450 ml/h
  - bei Sistieren der Blutung schrittweise Reduktion
  - kontinuierliche Infusion nicht länger als 2 Tage
- ggf. intrakavitäre Applikation durch Gynäkologen:
  - 1 ml in 19 ml NaCl 0,9%=250 µg/ml
  - alle 2 h über Foley-Katheter 4–12 ml (= 1–3 mg)
  - maximal 2–3 Instillationen

Sulproston-(Nalador-)Infusion.
- Eine Ampulle Nalador (500 µg) auf 50 ml mit NaCl 0,9% verdünnt in Perfusorspritze (= 500 µg/50 ml=10 µg/ml)
- Laufgeschwindigkeit 25 ml/h=250 µg/h
- Maximaldosis 500 µg/h und 1500 µg/Tag

Novo Seven.
- Als ultima ratio: „*Off Label Use*" von rekombinantem Faktor VIIa (Novo Seven)
- Initialdosis 90 µg/kg, ggf. Wiederholung nach frühestens 15–20 min

8.4 Eklampsie

Definition

Die Eklampsie ist die dramatischste Ausprägung einer Gestose mit tonisch-klonischen Krämpfen. Diese ist häufig von Prodromi, wie Kopfschmerzen, Sehstörungen, Schwindel oder Hyperreflexie, begleitet. Die wichtigste Therapie ist die baldmöglichste Entbindung.

Symptome

- Tonisch-klonische Krämpfe (Zungenbiss!)
- maligne Hypertonie (Blutdruck > 200/120 mmHg)
- Zyanose, Apnoe
- Bewusstlosigkeit
- Oligurie, bedingt durch intravasale Hypovolämie
- Hypoproteinämie und generalisierte Ödeme
- Gerinnungsstörungen (HELLP-Syndrom)

Therapie

Senkung der muskulären und zentralen Erregbarkeit, Sedierung mit Magnesiumsulfat 3–5 g langsam i.v., dann weitere 5 g als Infusion.

Cave Potenzierung der Wirkung von Muskelrelaxanzien durch verminderte Azetylcholinfreisetzung; solange Magnesium bei der Mutter im therapeutischen Bereich liegt, ist auch beim Neugeborenen eine toxische Überdosierung unwahrscheinlich. Magnesium-„Antidot" ist Kalzium i.v.!

Merke Zeichen der Magnesiumüberdosierung:
- Verlust des Patellarsehnenreflexes
- Vigilanzstörungen
- Hypoventilation
- Überleitungsstörungen im EKG
- Übelkeit, Erbrechen, Seh- und Sprachstörungen

Magnesium wird renal eliminiert, deshalb Dosisreduktion bei erhöhten Retentionswerten.

Im Krampfanfall außerdem:
- Diazepam, Midazolam oder Thiopental.
- Aus Gründen der fetalen Depression sollte auf eine Krampfprophylaxe vor einem Anfall möglichst verzichtet werden (z.B. auf Barbiturate und Benzodiazepine).
- Sicherung der Atemwege, Intubation.
- Kontrollierte antihypertensive Therapie, beispielsweise mit Nepresol (Dihydralazin; Blutdrucksenkung ≤ 10 mmHg/h); Bolusgabe von 2,5–5 mg bei einem Blutdruck > 200/120 mmHg.
- Alternative: Urapidil (Ebrantil).
- Ausreichende Volumentherapie mit kristalloiden und kolloidalen Lösungen; Ziel ist ein zentraler Venendruck > 5 mmHg und eine Diurese von > 0,5 ml/kg·h.
- Azidoseausgleich und Elektrolytkorrektur.
- Therapie der Gerinnungsstörungen.
- Post partum: intensivmedizinische Behandlung von Mutter und Kind; Abklingen der Symptome bei der Mutter gewöhnlich innerhalb von 48 h.

Merke Sofern keine Gerinnungsstörungen vorliegen, kann die Geburt auch in Periduraloder Spinalanästhesie durchgeführt werden. Es kann jedoch zu ausgeprägten Hypotensionen kommen. Voraussetzung ist somit neben der Beachtung der Kontraindikationen eine ausreichende Flüssigkeitstherapie und der umgehende Einsatz von Vasopressoren zur Therapie etwaiger Hypotensionen.

Komplikationen

- *Arterielle Hypotonie:* Blutdruckabfall > 30% vom Ausgangswert durch Antihypertensiva und Narkoseinduktion führt zur Mangeldurchblutung der uteroplazentaren Einheit. *Therapie:* Volumengabe, Vasopressoren.
- *Therapierefraktäre arterielle Hypertonie:* Entwicklung eines status eclampticus in Verbindung mit zerebralen Schäden, akutem Nierenversagen, Leberfunktionsstörungen, hämorrhagischem Syndrom durch Plazentalösung und Kindstod.
- *Lungenödem:* bedingt durch rasche Infusion bei niedrigem kolloidosmotischem Druck oder akute Linksherzinsuffizienz. *Therapie:* 40 mg Furosemid i.v.
- *„Floppy Infant":* hohe kindliche Mortalität durch Schwerebild der Erkrankung; Hypoxie aber auch infolge einer Magnesiumüberdosierung.
- *Disseminierte Gerinnungsstörungen:* bedingt durch ubiquitäre Fibrinablagerungen besonders in kleinen Blutgefäßen oder Glomeruli. Kennzeichen sind Thrombozyten, Fibrinogen- und Antithrombin-III-Abfall, Petechien. *Therapie:* s. Kap. 4.3, S. 50.

8.5 Fruchtwasserembolie

Definition

Die Fruchtwasserembolie ist ein bisher nur unvollständig verstandener, lebensbedrohlicher Notfall mit der Symptomtrias Hypoxie, Hypotension und schwerste Gerinnungsstörung. Die maternale Mortalität ist dabei sehr hoch (bis 86%). Die Fruchtwasserembolie ist eine Ausschlussdiagnose.

Pathogenese

- Einstrom von Fruchtwasser in das mütterliche Gefäßsystem mit mechanischer Verlegung der mütterlichen Lungenstrombahn durch fetale zelluläre Bestandteile
- anaphylaktoide Reaktionen durch im Fruchtwasser enthaltene Prostaglandine und Leukotriene
- Verbrauchskoagulopathie duch Einschwemmung von Gewebsthromboplastin

Prädisponierende Faktoren (unsicher!)

- Oxytozinstimulation
- Placenta praevia
- hoher Scheidenriss/Zervixriss/Uterusruptur
- kurzer Geburtsverlauf mit starker Wehentätigkeit
- Sectio caesarea
- fortgeschrittenes Alter der Mutter
- Multiparität
- fetomaternales Missverhältnis und Makrosomie

Symptome und Diagnostik

- Plötzliche Atemnot:
  - Abfall des exspiratorischen CO_2
  - Abfall der SaO_2
  - Zyanose, Dyspnoe, Hämoptyse
  - Husten, pleuritischer Schmerz
  - Bronchospasmus
- Angst und Unruhe
- Kreislaufversagen:
  - schwere Hypotonie
  - Tachykardie
  - akute Rechtsherzbelastung und pulmonale Hypertension (s. Lungenembolie, Kap. 4.7, S. 64)
  - EKG: Vorhofflimmern, ST ↓, Herzfrequenz ↑, S_1Q_3-Typ, Einflussstauung V. cava superior, Kammerflimmern, Asystolie
  - Lungenödem (auch im Röntgenthorax)
  - arterielle Blutgasanalyse: metabolische Azidose mit inadäquater respiratorischer Kompensation
- Aggravierung der Blutungsneigung durch gleichzeitige Uterusatonie
- Labordiagnostik:
  - Quick-Wert, partielle Thromboplastinzeit, Thrombinzeit, Thrombozyten: Zeichen einer schweren disseminierten intravasalen Koagulopathie
  - Fibrinogen, -spaltprodukte
  - Nachweis embryonaler Bestandteile im mütterlichen Blut

Ausschluss von Differenzialdiagnosen

- Lungenembolie/Luftembolie
- Hypovolämie
- kardiale Dekompensation/Myokardinfarkt
- Spannungspneumothorax
- Uterusruptur, vorzeitige Plazentalösung
- Eklampsie
- Aspiration
- anaphylaktische Reaktion

Therapie

Atmung.
Frühzeitige Intubation und Beatmung mit $FiO_2 = 1{,}0$ bei respiratorischer oder kardialer Insuffizienz, PaO_2- und $PaCO_2$-Kontrolle.

Kreislauf.
- Volumensubstitution: 500 ml Ringer-Lösung als Bolus
- bei mittlerem arteriellem Druck < 60 mmHg Adrenalin 0,1–0,25 µg/kg/min
- ggf. Reanimationsmaßnahmen
- bei Lungenödem 40 mg Furosemid
- ggf. Einschwemmen eines Pulmonaliskatheters zur weiteren Therapieoptimierung (s. Rechts- und Linksherzversagen, Kap. 4.5, S. 60, und Kap. 4.6, S. 62)

Operateur.
Sofortige Entbindung.

Stoffwechsel/Gerinnung.
- Azidoseausgleich
- Blasenkatheter und Diuresekontrolle
- Transfusion, Fresh frozen Plasma, Thrombozytenkonzentrate

9 Spezielle pädiatrische Probleme

Zwischenfälle im Kindesalter umfassen im Besonderen folgende Problemkreise:
- Atemwege/Hypoxie
- Schwierigkeiten der Kreislaufbeurteilung und -aufrechterhaltung
- Besonderheiten in Dosierung, Ausrüstung und Medikamentenapplikation
- seltene Erstmanifestationen von Störungen der Stoffwechsel- und Muskelfunktion oder von sonstigen seltenen Erkrankungen

Besonnenes und zielgerichtetes Handeln sind auch für den erfahrenen Anästhesisten eine Herausforderung.

9.1 Atemwege/Hypoxie

Ein perioperativer Abfall der Sauerstoffsättigung kann unterschiedlichste Ursachen haben (Tabelle 9.1). Es sollte die umgehende Handbeatmung mit 100% Sauerstoff erfolgen.

> **Merke** Bei jeder kindlichen Bradykardie muss an eine Hypoxie gedacht werden (insbesondere bei Neu- und Frühgeborenen). Die Gabe von Atropin ist dabei oft ohne Wirkung! Bis zum Beweis des Gegenteils ist bei einer Bradykardie von einer Hypoxie auszugehen!

Insbesondere im Kindesalter ist ein frühzeitiges Erkennen einer Hypoxie essenziell. Die Pulsoxymetrie und Kapnometrie sind obligate Monitoringverfahren. Darüber hinaus kann ein linksthorakal aufgeklebtes Stethoskop nützliche Zusatzinformationen liefern (Belüftung, Kreislaufzustand).

9.1.1 Inspiratorischer Stridor

Ursachen

Obstruktion in den oberen Luftwegen infolge von:
- anatomischen Engstellen (subglottische oder tracheale Stenose)
- Ödembildung:
  - Zustand nach schwieriger, traumatischer Intubation
  - angioneurotisches Ödem
- Operationskomplikation Stimmbandparese
- Anatomie: Tracheomalazie
- Extubation während der Exzitation
- Laryngospasmus (s.u.)

Diagnose

- Inspiratorisches Giemen
- Zeichen der Atemnot: Stressreaktionen, Zyanose
- forcierte diaphragmale Atmung mit interkostalen Einziehungen und paradoxen Atembewegungen

Prophylaxe

- Auswahl eines nicht zu großen Tubus
- 3–5 mg Prednisolon/kgKG i.v. nach schwieriger oder traumatischer Intubation
- Ausschluss von Medikamentenüberhängen
- keine Extubation in Exzitationsphase
- keine Manipulation an den oberen Luftwegen (z.B. tiefes Absaugen, Guedel-Tubus)

Therapie

- Seitenlagerung mit leichter Reklination des Kopfes
- O_2-Insufflation über Maske

Tabelle 9.1 Differenzialdiagnosen bei Hypoxämie im Kindesalter.

Check	Problem	Info, Fallstricke, Lösungen und Tipps
√	Diskonnektion	*Cave:* Verklebung mit Operationstüchern
√	Abknicken des Tubus	• Tubus möglichst immer in Sichtweite • Tubus kann auch enoral abknicken • Gefahr: bessere In- als Exspiration („Ventilmechanismus") → Überblähung und Hyperkapnie
√	technische Defekte in der Gasversorgung	Inspiratorische O_2-Messung checken! Im Zweifel Beatmung mit Beutel und O_2-Flasche
√	unbemerkte ösophageale Fehlintubation	• Auskultation ist nicht aussagekräftig und kann täuschen! • bei massiven Bronchospasmen kann initial die exspiratorische CO_2-Konzentration reduziert sein • durch Lagerung kann der Tubus auch sekundär intraösophageal dislozieren • „in doubt take it out"
√	1-seitige Intubation	ggf. nochmalige Laryngoskopie, um die Tubustiefe zu verifizieren (bei Säuglingen und Kleinkindern: schwarze Markierung sollte gerade noch sichtbar sein!); ultima ratio: Röntgenaufnahme oder Bronchoskopie
√	Tubusverlegung	• vorsichtige endotracheale Absaugung! • *Cave:* durch Schleimpfropfen kann der Tubus komplett verlegt werden
√	überblähter Magen nach Maskenbeatmung	kurz mit Magensonde oder Absaugkatheter Magen entlasten
√	Laryngospasmus	insbesondere bei Narkoseein- und -ausleitung
√	Fremdkörperaspiration	z.B. Zähne oder Adenoidgewebe bei nasaler Intubation s.o.
√	Epiglottitis	*Cave:* keine unnötigen Manipulationen; Intubation in Koniotomiebereitschaft
√	Tracheobronchitis/Pseudokrupp	inspiratorischer Stridor, bellender Husten, häufig im Rahmen eines grippalen Infekts
√	Aspiration	auch sekundäre 2-seitige Bronchialverlegungen möglich
√	Bronchospasmus	insbesondere bei Narkoseein- und -ausleitung oder zu flacher Narkosetiefe

- abschwellende Inhalation mit z.B. InfektoKrupp Spray oder Epinephrin-(Suprarenin-)Inhalation über spezielle Inhalatoren; z.B. 3 mg mit 7 ml NaCl inhalieren lassen

9.1.2 Laryngospasmus

Definition und Ursachen

Spasmus der aryepiglottischen Falten und der Lig. vocales. Ausbildung eines Ventilmechanismus, bei dem Luft zwar exspiriert, aber nicht inspiriert werden kann. Eine Reizung der Larynxschleimhaut führt zur Kontraktion der Kehlkopfmuskulatur. Zurückfließendes Blut oder Speichel, Erbrochenes, Fremdkörper oder Larynxmanipulation (In-/Extubation, Saugung), besonders während der Exzitationsphase, können die Auslöser sein.

Symptome

Bei *inkomplettem* Spasmus imponiert ein hochtoniger inspiratorischer Stridor im Sinne einer Verlegung der oberen Atemwege, während beim *kompletten* Spasmus kein Luftstrom möglich ist. Interkostale Einziehungen weisen auf das Inspirationshindernis hin. Die Patienten, meist Kleinkinder, zeigen Stresssymptome (initial Hypertonus, Tachykardie, Mydriasis). Im Verlauf Abfall von SaO_2, Herzfrequenz, Blutdruck und Vigilanz.

Vorkommen

- HNO-Eingriffe bei Kleinkindern (Tonsillektomie, Adenotomie)
- Extubation in Exzitation, Intubation in zu flacher Narkose
- laryngeales Absaugen nach Extubation
- laryngeale Reize im Rachen: Sekret, Absaugen, Laryngoskopie, Larynxmaske
- Ketamineinleitung/Relaxansantagonisierung ohne Atropinschutz (Hypersalivation)
- allergische Reaktion
- Narkosen bei bestehender Laryngobronchitis (erhöhte Schleimhautsensibilität)
- Narkoseeinleitung mit volatilen Narkosegasen

Therapie

- Vorsichtige Überdruckbeatmung mit 100% Sauerstoff und optimiertem Maskensitz (Esmarch-Handgriff);
  Cave: zu hohe Druckspitzen wegen Überblähung des Magens vermeiden
- Narkosevertiefung mit Propofol 1–2 mg/kgKG i.v.
- alternativ Succinylcholin meist 0,5 mg/kgKG ausreichend
- abschwellende Maßnahmen (Prednisolon 2–3–5 mg/kg i.v.)

Cave Das Auftreten eines Laryngospasmus im Rahmen einer sog. „Maskeneinleitung" stellt ein lebensbedrohliches Problem durch den nicht vorhandenen i.v. Zugang dar. Als notfallmäßige Zugangswege bieten sich die intraossäre und intramuskuläre Injektion an, sofern nicht umgehend ein intravenöser Zugang (z.B. V. jugularis externa) geschaffen werden kann.

Alternative 1: intraossäre Applikation.

Merke Intraossäre Nadeln müssen nicht nur im präklinischen, sondern auch im klinischen Bereich vorgehalten werden. Die Einfachheit und Schnelligkeit macht diese Methode zu einer effektiven Alternative.

Alternative 2: intramuskuläre Applikation.
Succinylcholin 4–5 mg/kgKG (ab 6 Jahre 3 mg/kgKG) i.m. in den M. genioglossus über einen sog. submentalen Zugang (0,5–1 cm hinter Protuberantia mentalis); Einstichtiefe ca. 1–2 cm; 1. Wirkbeginn bereits nach 30 s.

Komplikationen

- Gefahr eines hypoxischen Kreislaufstillstands.
- Sauerstoffresorptionsatelektasen (Erhöhung des Rechts-links-Shunts).
- Stimulation des N. laryngeus superior kann über die Hemmung medullärer inspiratorischer Motoneurone eine *Reflexapnoe* auslösen.
- Gefahr der Ausbildung eines *interstitiellen Lungenödems* (sog. „Negative Pressure pulmonary Edema" = NPPE).

Merke Eine ausreichend lange Überwachung nach Laryngospasmus muss diesen möglichen Sekundärschädigungen Rechnung tragen! Symptome: Husten, Kurzatmigkeit, Atemnot und Abfall der Sauerstoffsättigung.

Prophylaxe

- Bei der Intubation auf ausreichendes Anästhesieniveau achten.
- Inhalative Narkoseeinleitung nur mit Sevofluran (oder Halothan).
- Geringere Inzidenz bei Einleitung mit Propofol.
- Extubation:
  – in Narkose bei wiederkehrenden Schutzreflexen *oder*
  am wachen Patienten („kaut auf dem Tubus")
- *Keine Elektiveingriffe* bei Kindern mit Tracheolaryngitis während der letzten 3–4 Wochen.
- Kein larynxnahes Absaugen nach der Extubation.
- Atropin- (0,01–0,02 mg/kg) bzw. Glycopyrrolat (Robinul) (0,005–0,01 mg/kgKG) bei Hypersalivation.
- Routinemäßig sollten Parasympatholytika wegen teilweise ausgeprägter Mundtrockenheit nicht verabreicht werden.

Praxistipps Um die Reizbarkeit der Stimmbänder vor Extubation zu vermindern, können 2–3 min zuvor 1–1,5 mg/kg Xylocain langsam i.v. verabreicht werden.

9.1.3 Fremdkörperaspiration

Ätiologie

Aspiration von Fremdmaterial, z.B. Erdnüsse oder kleines Spielzeug. Die Fremdkörperaspiration ist eine der häufigsten Todesursachen von Kindern im 2. Lebensjahr. Nach stattgehabter Aspiration kann es auch zu einem symptomfreien Intervall kommen.

Symptome

Symptome der akuten Aspiration sind:
- anfallsartiger Husten
- evtl. Luftnot und Zyanose, Tachypnoe
- retrosternale Schmerzen
- Giemen und Brummen

Bleibt die Fremdkörperaspiration längere Zeit unentdeckt, bilden sich schwer therapierbare bronchopulmonale Infekte aus.

Komplikation

- *Inspiratorische Ventilstenose:* Bei forcierter Inspiration unter Spontanatmung wird das Mediastinum zur betroffenen Seite hin verlagert; begleitend ist ein Zwerchfellhochstand.
- *Exspiratorische Ventilstenose:* Während der Exspiration unter Spontanatmung kommt es zu einer Mediastinalverschiebung zur gesunden Seite; hier besteht die Gefahr der Kreislaufdepression bis hin zum Stillstand durch Mediastinalverschiebung.
- Zusätzlich Aspiration von Mageninhalt bei nicht nüchternen Kindern.
- Bronchiales Schleimhautödem und Bronchopneumonie.
- Bronchospasmus (s. Kap. 5.4, S. 84).

Vorgehen und Therapie

- Legen des i.v. Zugangs unter O_2-Insufflation
- Einleitung der Narkose mit:
  - Atropin 0,01 mg/kg i.v.
  - S-Ketamin 0,5–1 mg/kg i.v.
  - Propofol 1 mg/kg i.v.
- Lidocainspray (maximal 4 mg/kg) auf Larynx und in den Tracheaeingang
- Einführen eines starren Beatmungsbronchoskops und Beatmung mit $FiO_2 = 1,0$

 Cave Keine Beatmung bei Verdacht auf einen Ventilmechanismus! Spontanatmung muss möglichst lange erhalten bleiben.

- 3–5 mg/kg Prednisolon i.v. zur Schleimhautödemprophylaxe
- bei Bronchospasmus s. Kap. 5.4, S. 84
- fiberoptische Untersuchung des Tracheobronchialbaums auf Verletzungen (s. Kap. 5.9, S. 90)

Nach dem Entfernen des Beatmungsbronchoskops empfiehlt sich eine orale Umintubation. Die Extubation sollte nur bei einem wachen, ausreichend spontan atmenden Kind erfolgen.

9.1.4 Aspiration von Mageninhalt

Siehe auch Kap. 5.3, S. 81.

Ätiologie

- Verringerter Verschlussdruck des unteren Ösophagussphinkters
- Passagestörungen des Gastrointestinaltrakts: Pylorusstenose, Hernien
- Maskenbeatmung mit deutlich erhöhtem Beatmungsdruck
- nicht nüchterner Patient

Symptome

Merke Die Zeit bis zum Auftreten von Symptomen gibt Hinweise auf die Schwere der Aspiration: Nach 30–60 min ohne Symptome ist eine relevante Aspiration unwahrscheinlich.

- Feuchte Rasselgeräusche
- Bronchospasmus, Stridor
- Hypoxämie,
- im Röntgenthorax Verschattungen (Prädilektionsstellen: unteres Segment des rechten Oberlappens und oberes Segment des rechten Unterlappens)

Therapie

- Sofortiges tracheales Absaugen
- Vertiefung der Narkose
- Beatmung mit 100% O_2, ggf. mit Überdruck und positiv-endexspiratorische Druckbeatmung
- Bronchodilatation i.v. und inhalativ (s.o.)
- Bronchoskopie bei Aspiration von festen Bestandteilen
- evtl. arterielle Blutgasentnahme und Applikation einer arteriellen Kanüle
- Antibiotikatherapie bei Verdacht auf kontaminiertes Aspirat (z.B. Koterbrechen)

9.1.5 Pseudokrupp

Ätiologie

Ätiologien und Charakteristika des Pseudokrupp zeigt Tabelle 9.2.

Symptome und Therapie

Symptome und Therapie des Pseudokrupp sind in Tabelle 9.3 zusammengefasst.

Intubation.
- Empfohlen wird die Intubation unter erhaltener Spontanatmung, z.B. mit *Sevofluran 5 Vol.%* und hohem Frischgas-Flow.
- Erst in tiefer Inhalationsnarkose wird ein i.v. Zugang gelegt und die Narkose vertieft (z.B. S-Ketanest 0,5 mg/kg).
- Anzeichen der Befundbesserung ist eine zunehmende *Luft-Leckage* entlang des Tubus.
- Therapie auf einer pädiatrischen Intensivstation fortführen.
- Extubation erfolgt erst nach dem Abklingen des Infekts, meist nach 3–5 Tagen.
- Extubation ist schwieriger als bei der Epiglottitis; Notwendigkeit der *Reintubation* bedenken (daraufhin erneuter Extubationsversuch nach frühestens 2 Tagen).

Tabelle 9.2 Ätiologien und Charakteristika des Pseudokrupp.

Krankheitsbild	Ätiologie	Klinische Charakteristika
akuter infektiöser Krupp (Laryngitis hypoglottica, virale Laryngotracheitis, Pseudokrupp im engeren Sinne)	Parainfluenzaviren (RS- Adeno- influenzaviren)	Beginn mit Erkältung während 1–3 Tagen, inspiratorischer Stridor, bellender Husten, Heiserkeit, Einziehungen
spastischer Krupp („Spasmodic Croup", „Recurrent Croup")	allergisch-infektiöse Genese wahrscheinlich	nächtlicher Befall aus vollem Wohlbefinden mit Atemnot, bellendem Husten und inspiratorischem Stridor
bakterielle Laryngotracheobronchitis	Staphylococcus aureus, Pneumokokken, Haemophilus influenza	rasch progredienter Verlauf mit hohem Fieber, Stridor, Einziehungen, Husten, Heiserkeit, gelegentlich Schluckschmerzen

Tabelle 9.3 Symptome und Therapie des Pseudokrupp.

Stadium	Symptome	Therapie
I	bellender Husten, Heiserkeit	Anfeuchtung der Atemluft
II	inspiratorischer Stridor, beginnende Einziehungen	Mikronephrininhalation (0,4 ml auf 4 ml destilliertes Wasser)
III	starke Einziehungen, Blässe, Tachykardie, Dyspnoe	Prednisolon (Rectodelt) als Suppositorium 100 mg
IV	Zyanose, respiratorische Dekompensation	Intubation und Beatmung

Differenzialdiagnose

 Cave Alle Kinder mit einer Obstruktion der oberen Luftwege sind Notfälle!

Die wichtigste Differenzialdiagnose neben der *Fremdkörperaspiration* (s. Kap. 9.1.3, S. 134), dem Larynxödem allergischer Genese (selten) und Tumoren ist die *Epiglottitis* (s.u.).

9.1.6 Epiglottitis

Ätiologie

Meist bakterielle Infektion. Der Verlauf ist perakut und dramatisch und kann zur Komplettverlegung des Larynxeingangs führen.

Klinik

Merke Leitsymptom ist die kloßige Sprache (*"Hot Potato Voice"*).

- Akuter Beginn mit hohem Fieber und toxischer Blässe
- Speichelfluss
- selten: bellender Husten
- möglich: Dysphagie, selten: Heiserkeit

Therapie

Inhalation.
Abschwellende Inhalation mit z.B. InfektoKrupp Spray oder Epinephrin-(Suprarenin-)Inhalation über spezielle Inhalatoren; z.B. 3 mg mit 7 ml NaCl oder unverdünnt inhalieren lassen. Wichtig: Kontinuierliches Monitoring!

Prophylaktische Intubation.
- Empfohlen wird die Intubation unter erhaltener Spontanatmung, z.B. mit *Sevofluran 5 Vol.%* und hohem Frischgas-Flow (6 l O_2/min).
- Erst in tiefer Inhalationsnarkose wird ein i.v. Zugang gelegt und die Narkose vertieft (z.B. S-Ketanest 0,5 mg/kg).
- Schwierige Intubation, deshalb kleine Tuben bereithalten (bis zu 2 mm Innendurchmesser, dünner als altersentsprechend), bei oraler Intubation Tubus mit Führungsstab verwenden.
- *Koniotomieset in Bereitschaft*, da durch frustranen Intubationsversuch eine Komplettverlegung des Larynx droht.
- Therapie auf einer pädiatrischen Intensivstation fortführen.

Tabelle 9.4 Differenzialdiagnose: Epiglottis und akuter infektiöser Krupp.

	Epiglottitis	Akuter infektiöser Krupp
Alter (meist)	2–7 Jahre	½–2 Jahre
vorbestehende virale Infektionen	– (bis +)	+
Verschlechterung	rasch	variabel
Körperstellung	sitzend	nicht typisch
inspiratorischer Stridor	– bis +++	+++
Fieber	+++	+ bis +++
Blässe	+++	+
Schluckakt schmerzhaft	+++	–
Dysphagie	+++	–
kloßige Sprache (*"Hot Potato Voice"*)	+++	–
Speichelfluss	+++	–
Heiserkeit	–	+++
bellender Husten	–	+++

Antibiotikatherapie.
Gezielte Antibiose, z.B. Amoxicillin/Clavulansäure (Augmentan) i.v. (3×30 mg/kg) für 5–7 Tage.

Differenzialdiagnose

> **Merke** Alle Kinder mit einer Obstruktion der oberen Luftwege sind Notfälle, die nur in die Hände von erfahrenen Anästhesisten bzw. Pädiatern gehören.

- Fremdkörperaspiration (s. Kap. 9.1, S. 134)
- Larynxödem allergischer Genese (selten)
- Tumoren
- Pseudokrupp (Tabelle 9.4)

9.2 Latexallergie

Definition

IgE gegen Polyisopren (Naturkautschuk) lösen anaphylaktische Reaktionen (Typ-I-Anaphylaxie) aus. Die Latexallergie ist mittlerweile eine häufige Ursache anaphylaktischer Zwischenfälle in der Kinderanästhesie.

Symptome

- Bei der *Typ-I-Reaktion* (~60% der Fälle) zeigen sich Symptome direkt während der Exposition (z.B. Legen einer Uretherschiene oder Exploration intraabdominell mit latexhaltigen Handschuhen).
- Bei der *Typ-IV-Reaktion* klinische Zeichen erst nach 4–8 h.
- Tachykardie, Bronchospasmus, arterielle Hypotonie (s. Kap. 4.10, S. 70).

Prophylaxe

- Latexhaltiges Material am Vorabend der Operation aus dem Operationssaal entfernen.
- Medikamentöse Prophylaxe:
  - Clemastin 0,025 mg/kg i.v.
  - Ranitidin 2 mg/kg i.v.
  - Prednisolon 3–5 mg/kg i.v.
- Verwendung ausschließlich latexfreier Materialien.

Anamnestische Informationen

- Kreuzallergien auf Banane, Kiwi, Kastanien
- Spina bifida
- häufige Exposition
- oftmalige Uretherschienungen
- Lippenschwellung beim Aufblasen von Luftballons

Therapie

Siehe Anaphylaxie (Kap. 4.10, S. 70).

9.3 Reanimation bei Kindern

Siehe auch Kap. 4.11, S. 74. Abb. 9.1 gibt schematisch die wichtigsten Eckpunkte der Reanimation von Kindern wieder.

Medikamentendosierung bei Kindern

Adrenalin.
Adrenalin ist Medikament der 1. Wahl, wie bei Erwachsenen. Dosis: 0,01–0,05 (-0,1) mg/kg i.v.
- *Praktischer Hinweis (bei Säuglingen):* 1 mg Adrenalin auf 10 ml verdünnen, davon wieder 1 ml auf 10 ml verdünnen; Lösung ist 1:100000 verdünnt, d.h. 1 ml (0,01 mg); von dieser Lösung 1–5 ml/kgKG repetitiv i.v. geben.
- *Bei Erfolglosigkeit:* Steigerung auf 0,1 mg/kgKG (Lösung 1:10000 verwenden).
- *Bei Kleinkindern:* Lösung 1:10000 verwenden.
- *Bei endotrachealer Applikation über Absaugkatheter:* 0,1 mg/kgKG initial, Steigerung auf 1 mg/kgKG.

Atropin.
Vagolytikum bei reflektorischer Bradykardie; Dosis: 0,01–0,02 (-0,05) mg/kgKG.
Einzeldosis minimal 0,1 maximal 0,5 mg

> **Cave** Die meisten Bradykardien bei Kindern sind hypoxämisch bedingt!

Amiodaron (Cordarex).
- *Indikation:* Kammerflimmern, pulslose ventrikuläre Tachykardie (PVT)
- *Dosis:* 5 mg/kgKG

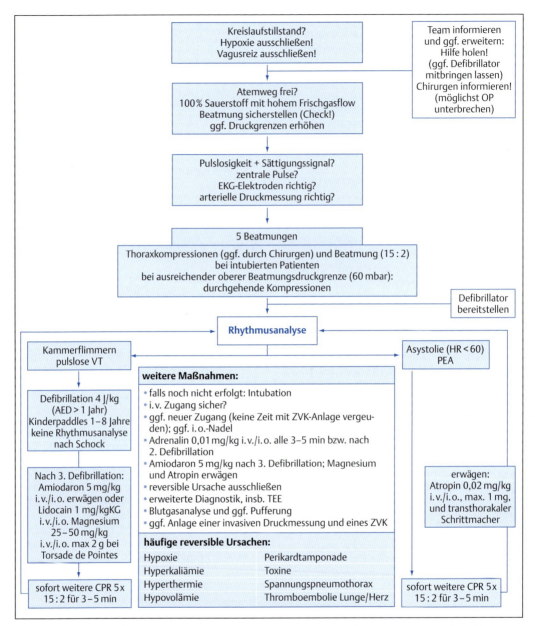

Abb. 9.1 Kardiopulmonale Reanimation intraoperativ bei Kindern (nach ERC-Richtlinien 2005, http://www.erc.edu; AED=automatischer externer Defibrillator, CPR=kardiopulmonale Reanimation, HR=Herzfrequenz, PEA=Pulseless electrical Activity, TEE=transösophageale Echokardiografie, VT=ventrikuläre Tachykardie).

Xylocain.
- *Indikation:* Kammerflimmern, ventrikuläre Tachykardie (bei Kindern wesentlich seltener indiziert als bei Erwachsenen)
- *Dosis:* 1 mg/kgKG
- *Nebenwirkungen:* Verstärkung einer Bradykardie, Abfall von Herzzeitvolumen und Blutdruck, Krampfanfälle bei hoher Dosierung

Natriumbikarbonat.
Ist kein Medikament der 1. Wahl; vorsichtiger Azidoseausgleich nach protrahierter Reanimation oder Kreislaufstabilisierung; Dosis: 1 mval/kgKG.

Defibrillation.
- *Indikation:* Kammerflimmern, Kammertachykardie
- *Elektrodengröße:* 4,5 cm bei Säuglingen, 8 cm bei Schulkindern
- *Energiedosis:* 2–4 J/kg ab dem 3. Versuch

Merke Die Geräte reduzieren Defibrillationsenergie zum Teil automatisch, wenn Säuglingspaddel aufgesteckt sind, zum Teil muss die niedrige Energie vorgewählt werden. Sich unbedingt mit dem Gerät vertraut machen!

Infusionslösungen.
Ringer-Lösung (kein Ringer-Laktat; Pädiafusin II oder III [leicht hypotone Lösungen!]). Kein NaCl 0,9 % (Natriumüberladung junger Säuglinge). Keine reine Glukoselösung (Wasserintoxikation und Hyperglykämie verschlechtern das zerebrale Outcome).

Praxistipps
- Der aufgeblähte Magen kann eine Maskenbeatmung oder eine Beatmung über den Tubus unmöglich machen. Das Legen einer Magensonde, wenn möglich nach Intubation, um die Reanimation nicht unnötig zu unterbrechen, ist dann obligat.
- Bei vermutet schwieriger Intubation ist die orale Intubation geeigneter als die nasale. Ansonsten ist die nasale Intubation wegen besserer Tubusfixation vorzuziehen.
- Fällt während des Intubationsvorgangs die SaO_2 auf Werte unter 90 %, ist eine Zwischenbeatmung über die Maske erforderlich. Die „no-flow-time" muss so kurz wie möglich sein!

Cave Beträgt bei einem Säugling die SaO_2 78 %, sind sämtliche pulmonalen Sauerstoffspeicher leer!

Für den erneuten Intubationsversuch Rachen-Continuous-positive-Airway-Pressure benutzen. Der Tubus wird während des Intubationsvorgangs mit dem Kreisteil oder Ambubeutel verbunden; ein Helfer ventiliert hierüber hochfrequent.

10 Spezielle operative und anästhesiologische Probleme

10.1 Intraoperativer Blutverlust und Substitution

Merke Blutverlust führt zu Hypovolämie und Abfall der Hämoglobinkonzentration. Der Ausgleich der Hypovolämie mit kristalloiden und kolloidalen Lösungen hat 1. Priorität. Die Transfusion von Blutkomponenten dient dem Ausgleich der normovolämen Anämie und nicht der Volumengabe.

Verschiedene Informationen können helfen, die Notwendigkeit einer Transfusion von Erythrozytenkonzentraten zu bestimmen; exakte Richtlinien sind jedoch schwierig festzulegen.

Transfusionstrigger

Physiologische Transfusionstrigger.
- Abfall der Sauerstofftransportkapazität unter einen kritischen Wert (meist bei einem PvO_2 unter 32 mmHg)
- Abfall des Sauerstoffverbrauchs VO_2 (meist über 10%)
- Beginn einer Laktazidose als Ausdruck einer beginnenden Gewebehypoxie
- Abfall des gemischt-venösen Sauerstoffpartialdrucks unter eine kritische Grenze, als Ausdruck einer erhöhten Sauerstoffausschöpfung (richtungweisend kann auch die zentralvenöse Sauerstoffsättigung sein: < 70%)

Nummerische Transfusionstrigger (nach Richtlinien der ASA und des „College of American Pathologists").
- *Hämoglobinwert < 6 g/dl:* Bluttransfusion ist meistens indiziert, aber nicht in jedem Fall zwingend.
- *Hämoglobinwert 6–10 g/dl:* Hier sollten Faktoren zur Entscheidungsfindung herangezogen werden, die das Risiko des einzelnen Patienten im Rahmen seiner Komorbiditäten berücksichtigen, Komplikationen aufgrund einer inadäquaten O_2-Versorgung zu erleiden; Risikofaktoren:
  - koronare Herzkrankheit
  - Herzklappenvitien
  - eingeschränkte linksventrikuläre Ejektionsfraktion
  - zerebrovaskuläre Erkrankungen
  - Alter (< 3–4 Monate oder > 80 Jahre)
  - Schwangere
- *Hämoglobinwert > 10 g/dl:* Transfusion ist nur in seltenen Ausnahmefällen indiziert.

Anämiebedingte Veränderungen der Hämodynamik

Merke Zuerst muss mangelnde Narkosetiefe ausgeschlossen und eine Hypovolämie ausgeglichen werden!

- Tachykardie (Werte > 120–130% des Ausgangswerts)
- Hypotension (Werte < 60–80% des Ausgangswerts)
- anämiebedingte Veränderungen der ST-Strecke im EKG als Ausdruck einer drohenden Ischämie
- neue ST-Streckensenkung > 0,1 mV oder ST-Streckenhebung > 0,2 mV über mehr als 1 min

Fremdblutsparende Maßnahmen

Konstanthaltung der Körpertemperatur.
- Reduktion der Körpertemperatur um 2 °C steigert bei Hüfttotalendoprothese den Blutverlust im Mittel um 500 ml.
- Zwei Liter 20 °C kalter Infusionslösung senken die Körperkerntemperatur beim Erwachsenen um ~1 °C.

10.1 Intraoperativer Blutverlust und Substitution

Isovolumetrische Hämodilution.
Diese ist indiziert bei zu erwartenden Blutverlusten von > 1000 ml und normalem Ausgangshämoglobinwert; *Kontraindikationen:* Hämoglobin < 9 g/dl, Herzinsuffizienz, Angina pectoris, respiratorische Insuffizienz, Aortenstenose, florider Infekt, schlechter Allgemeinzustand.

Eigenblutspende.
Lange Zeit zuvor präoperativ abgenommenes Eigenblut: Auch die Gabe von Eigenblut bedarf einer entsprechenden Transfusionsindikation!

Tranexamsäure (Cyklokapron) (Alternative zu Aprotinin, wird nicht mehr hergestellt).
- Wirkung: Hemmung von Plasminogenaktivatoren mit konsekutiver Hemmung der Fibrinolyse, aber *keine* Hemmung der Thrombingeneration wie bei Aprotinin; deshalb potenzielle Gefahr der Hyperkoagulabilität; kontraindiziert bei vorbestehender Thrombose
- Dosierung:
  - bei lokaler Fibrinolyse 1–2 Ampullen langsam i.v. (0,5–1 g Tranexamsäure) als Kurzinfusion über 10 min
  - bei schwerer generalisierter Fibrinolyse 1 g (2 Ampullen) langsam i.v. alle 6–8 h, entsprechend 15 mg/kgKG, verabreicht
  - Dosisreduktion bei Niereninsuffizienz

> **Praxistipps** Wie bei Tranexamsäure sollte bei vielen anderen Medikamenten mit renalen Eliminationswegen eine Dosisreduktion erfolgen. Eine gute Online-Dosierungshilfe bietet hierfür die Abteilung „Klinische Pharmakologie & Pharmakoepidemiologie" der Universität Heidelberg mit der Adresse http://www.dosing.de.

Vitamin-K-Gabe.
Erhöhung der Gerinnungsfaktoren II, VII, IX, X; Wirkungseintritt jedoch sehr langsam (nach ~24 h).

Cell Saver.
- Indikation: alle größeren, sicher aseptischen Operationen (z.B. Kardio- und Gefäßchirurgie)
- Achtung: Transfundat enthält *hochwertige Erythrozyten*, aber keine Thrombozyten und keine Gerinnungsfaktoren (werden ausgewaschen); außerdem enthält es keine Stabilisatoren, deshalb sofort retransfundieren oder verwerfen (s. auch Kap. 11.3 S. 162).

Therapie

Die Therapie bei intraoperativem Blutverlust zeigt Tabelle 10.**1**, die altersabhängigen Grenzwerte für eine Transfusion Tabelle 10.**2**.

Transfusionen sind zu erwägen, wenn neben dem Erreichen der Grenzwerte relevante hämodynamische Instabilitäten (Tachykardie, Hypotonie) oder Zeichen einer Hypoxie (z.B. ST-Senkung, -Hebung) auftreten.

Tabelle 10.**3** fasst nochmals aktuelle Empfehlungen zur Transfusion mit entsprechendem Evidenzgrad zusammen.

Im Folgenden werden die verschiedenen *Blutkomponenten* erläutert.

Erythrozytenkonzentrate.
Die erforderliche Menge Erythrozytenkonzentrat lässt sich wie folgt berechnen:

$$V_{EK} = \frac{(Hkt_{soll} - Hkt_{ist}) \cdot Blutvolumen}{Hkt_{EK}}$$

mit:
V_{EK} = Volumen des Erythrozytenkonzentrats
Hkt_{soll} = gewünschter Hämatokritwert
Hkt_{ist} = tatsächlicher Hämatokritwert
Hkt_{EK} = Hämatokritwert des Erythrozytenkonzentrats

Tabelle 10.**1** Therapie bei intraoperativem Blutverlust.

Blutverlust [in %]	Infusion/Transfusion
< 20 bei Erwachsenen < 15 bei Kindern unter 6 Jahren	Kristalloide/Kolloide
15–50	EK nach Hkt (FFP:EK entspricht 1:2)
50–100	EK nach Hkt (FFP:EK entspricht 1:1)
> 100	EK nach Hkt (FFP:EK entspricht 1:1) Thrombozyten, wenn < 50000/µl AT III, PPSB nach Kontrolle

AT = Antithrombin
EK = Erythrozytenkonzentrat
FFP = Fresh frozen Plasma
Hkt = Hämatokrit
PPSB = gefriergetrockneter Prothrombinkomplex

Tabelle 10.2 Grenzwerte für die Transfusion in Abhängigkeit vom Alter.

Lebensalter	Grenzwert [Hkt/Hb]	Normalwert [%]	Sonstige Kriterien
Frühgeborenes	40%		
Reifgeborenes	30% (< 7 g/dl)	45–65	Hypotonie[1]
1 Jahr	25%	35–45	
6 Jahre	20% (< 7 g/dl)	35–45	
gesunder Erwachsener	20% (7 g/dl)	35–45	(s. Kap. 10.1, S. 140)
Patient mit koronarer Herzkrankheit	28% (10 g/dl)	40–50	ST-Alteration (s. Kap. 10.1, S. 140)

[1] therapieresistent
Hb = Hämoglobin
Hkt = Hämatokrit

Merke *Faustformel:* 4 ml/kg transfundiertes Erythrozytenkonzentrat erhöhen den Hämoglobinwert um 1%.

Cave Azidoseausgleich im Rahmen einer Massivtransfusion (Austausch des halben Soll-Blutvolumens binnen 12 h) mit der Gefahr der Überkorrektur (da Zitrat aus Erythrozytenkonzentraten in der Leber zu Bikarbonat verstoffwechselt wird).

Fresh frozen Plasma.
- Indikationen: Tabelle 10.4
- Dosierung: 1 ml Fresh frozen Plasma/kg → Faktoranstieg (Inhibitoren und Aktivatoren) um 1–2% (gilt näherungsweise auch für die Anhebung des Quick-Werts); Gabe direkt nach dem Auftauen (nach ca. 6 h kompletter Verlust der Gerinnungsaktivität)

Thrombozytenkonzentrate.
- *Apharese-Thrombopherese-Konzentrat:* Ein Apherese-Thrombopherese-Konzentrat enthält etwa $200–400 \cdot 10^9$ Thrombozyten. Dies führt beim

Tabelle 10.3 Empfehlungen zur Transfusion bei akuter Anämie (Quelle: Schaaf u. Vogel 2009)

HB-Wert	Kompensationsfähigkeit Risikofaktoren	Transfusion	Level*
≤ 6 g/dl	–	ja	1 C+
> 6 bis 8 g/dl	Kompensation adäquat, keine Risikofaktoren	nein	1 C+
> 6 bis 8 g/dl	Kompensation eingeschränkt, Risikofaktoren vorhanden	ja	1 C+
> 6 bis 8 g/dl	Anämische Hypoxie	ja	1 C+
8 bis 10 g/dl	Anämische Hypoxie	ja	2 C
> 10	–	nein**	1 A

* Key Words: 1 A, 1 C+, 1 B = soll; 1 C, 2 A = sollte; 2 C+, 2 B = kann; 2 C = könnte. Erklärungen, Implikationen und Kommentare dazu: www.baek.de/downloads/Querschnittsleitlinie_Blutkomponente_22092009.pdf
** Individuelle Faktoren können eine von den Empfehlungen abweichende Indikation erforderlich machen.
(Modifiziert nach Auflage 4 Querschnitts-Leitlinien zur Therapie mit Blutkomponenten und Plasmaderivaten, BÄK 2009)

Tabelle 10.4 Indikationen und Kontraindikationen für die Gabe von gefrorenem Frischplasma (aus Scherer RU, Giebler M. Perioperative Gerinnungsstörungen. Anästhesiol Intensivmed Notfallmed Schmerzther. 2004;39:415-443).

Indikationen:
- Verlust- oder Verdünnungskoagulopathie bei Massivtransfusion
- hepatogene Hämostasestörung
- Verbrauchskoagulopathie
- thrombotisch-thrombozytopenische Purpura
- Substitution bei Faktor-V- oder Faktor-XI-Mangel
- Austauschtransfusion alternativ zu heparinhaltigem Antithrombin oder gefriergetrockneter Prothrombinkomplex bei bestehender heparininduzierte Thrombozytopenie II

Kontraindikationen:
- Isolierter IgA-Defekt mit Antikörpern gegen IgA
- Volumenersatztherapie ohne Hämostasestörung
- „kosmetischer" Ersatz von Gerinnungsfaktoren
- Albuminersatz zur Erhöhung des kolloidosmotischen Druckes
- Einsatz zum Zweck der parenteralen Ernährung
- Substitution von Immunglobulinen
- kardiale Dekompensation

Erwachsenen zu einem Anstieg um 20000–30000 Thrombozyten/µl.
- *Thromboplasma:* Ein Einzelspender-Thrombozytenkonzentrat (sog. „Thromboplasma") enthält in der Regel 60–80 · 10^9 Thrombozyten (entspricht einer ausreichenden Thrombozytenkonzentratmenge für 15 kgKG).
- *Indikation bei Thrombozytopenien:*
  - < 50000 Thrombozyten/µl intraoperativ und postoperativ
  - < 100000 Thrombozyten/µl bei Risikoeingriffen (Auge, Herz, Gehirn)
  - < 30000 Thrombozyten/µl postoperativ (3.–7. Tag)
- *Indikation bei Thrombozytopathien:* z.B. als Folge einer Thrombozytenaggregationshemmung, z.B. mit Clopidogrel (Plavix) oder erworbenen Aggregationsstörungen im Rahmen einer Urämie

Merke Bei Osteomyelofibrosen, myeloproliferativen Erkrankungen und Thrombozytenaggregationshemmung können die Thrombozyten quantitativ im Normbereich sein, sind jedoch qualitativ nicht voll funktionsfähig. Bei Splenektomie wegen Thrombozytenfunktionsstörung erst nach Unterbindung der A. lienalis transfundieren („*First Pass*" von 30–40%). Thrombozyten sollen blutgruppengleich transfundiert werden, können aber im Einzelfall nach Freigabe durch die Blutbank und Test der Antikörperkonzentrationen auch blutgruppenungleich transfundiert werden. Bei rhesusnegativen Frauen im gebärfähigen Alter und rhesuspositivem Thrombokonzentrat unbedingt an eine Anti-D-Prophylaxe denken (250–300 µg Anti-D-Immunglobulin i.v.)!

Gefriergetrockneter Prothrombinkomplex (PPSB).
- *Zusammensetzung:* Enthält die Vitamin-K-abhängig in der Leber synthetisierten Faktoren II, VII, IX, X sowie Protein C, S, Z; außerdem ist immer Heparin (etwa 0,5 IE pro IE) enthalten; bei manchen Produkten auch Antithrombin III.
- *Kontraindikation:* heparininduzierte Thrombozytopenie II; pathologische und durch Antiphospholipidantikörper ausgelöste Thromboplastinzeiten.

Merke Durch aktivierte Gerinnungsfaktoren besteht ein potenzielles Thromboembolierisiko: Deshalb ist vor Gabe von gefriergetrocknetem Prothrombinkomplex unbedingt auf eine hochnormale Antithrombin-III-Konzentration zu achten und ggf. Antithrombin III zu substituieren.

- *Indikation:*
  - Nachgewiesener Mangel an den Faktoren II, VII, IX und X.
  - Wenn Fresh frozen Plasma nicht ausreicht bzw. wegen einer Volumenüberlastung kontraindiziert ist.
  - Als „Antidot" einer Marcumartherapie bei unstillbaren Blutungen oder bei ausgeprägten Leberparenchymschäden mit reduzierter Proteinsynthese.
- *Dosierung:* Initialdosis = gewünschter Faktorenanstieg (%) · kgKG
  - 1 IE gefriergetrockneter Prothrombinkomplex/kg steigert den Quick-Wert um ~0,8%.
  - 1 IE entspricht der Aktivität von 1 ml Plasma beim Gesunden.

Antithrombin III.
- *Synthese:* Wird in der Leber nicht Vitamin-K-abhängig synthetisiert.
- *Wirkung:* Inaktiviert freies Thrombin durch Bildung von Thrombin-Antithrombin-Komplexen; deshalb wichtig zur Wiederherstellung des Gleichgewichts der Hämostase. Wirkung wird durch Heparin um den Faktor 1000 verstärkt; bei ungenügender Heparinwirkung immer zuerst an einen Antithrombin-III-Mangel denken.
- *Thromboserisiko:* Unterhalb eines Wertes von 70% steigt das Thromboserisiko an.
- *Dosierung:* 1 IE Antithrombin III/kgKG erhöht die Antithrombin-III-Aktivität um 1–2%; die Halbwertszeit liegt bei > 30 h, in der Sepsis jedoch nur bei 6–7 h.
- *Indikation:*
  - Substitution bei Massivtransfusion (nach Kontrolle).
  - Ungenügende Heparinwirkung bei Antithrombin-III-Mangel.
  - Akute Verbrauchskoagulopathie (Sepsis oder Polytrauma).

Fibrinogen.
- *Synthese:* Die für die Blutgerinnung wichtigen Fibrinmoleküle werden aus Fibrinogen durch Thrombin abgespalten.
- *Kritische Untergrenze*: bei etwa 100 mg/dl.
- Kritische Untergrenze bei starker Blutung oder vermuteter Fibrinogenpolymerisationsstörung (z.B. nach HES-Gabe): 150 mg/dl.
- *Indikation:* im Rahmen einer schweren Blutungsanämie auftretende Dilutionskoagulopathie und Polymerisationsstörung von Fibrin.
- *Dosierung:* Fibrinogen (g)=erwünschter Anstieg (g/l)·Plasmavolumen (l); in der Regel 2 bis 6 g (Plasmavolumen 40 ml · kgKG).

> **Merke** In Anwesenheit von Hydroxyäthylstärkemolekülen werden falsch-hohe Fibrinogenwerte gemessen! Die beste Messmethode zur Bestimmung der Fibrinogenwirkung auf die Hämostase ist die Thrombelastographie!

Faktor XIII (fibrinstabilisierend).
- *Indikation:* bei kongenitalem oder im Rahmen großer Eingriffe erworbenem Mangel.
- *Wirkung:* Werte unter 40% vom Normalwert führen zu vermehrten intrakraniellen Blutungen nach neurochirurgischer Intervention.
- *Dosierung:* 0,6·kgKG · gewünschter Anstieg (%).

Faktoren VIII und IX.
- *Anwendung:* Therapie der Hämophilie Typ A (VIII, antihämophiles Globulin), Typ B (IX, antihämophiler Faktor B) und des von-Willebrand-Syndroms (VIII).
- *Zusammensetzung:* Faktorkonzentrate enthalten Heparin, Antithrombin III, Humanalbumin oder Aprotinin.
- *Dosierung:*
  - Faktor VIII: Einheiten=0,4·kgKG · gewünschter Anstieg (%).
  - Faktor IX: 1 IE/kgKG erhöht den Plasmaspiegel um 0,5–1,5%.

> **Cave** Gerinnungsfaktorenkonzentrate (Antithrombin III, gefriergetrockneter Prothrombinkomplex, Faktoren) werden aus vielen 1000 Einzelspenden gepoolt. Das Risiko, besonders von sog. „Slow-Virus"-Infektionen, lässt sich trotz sorgfältiger Virusinaktivierung nicht absolut ausschließen. Daher nur nach differenzierter Gerinnungsanalyse geben!

Sonderfall: Zeugen Jehovas

Eine Transfusion von Blut oder von Blutkomponenten gegen die ausdrückliche Weigerung des *willensfähigen Patienten* ist grundsätzlich rechtlich unzulässig. Das Selbstbestimmungsrecht und die Freiheit der Religionsausübung des Patienten sind grundsätzlich höher einzuschätzen als der Heilungsversuch des Arztes. Dennoch muss der Arzt bei vitaler Indikation einen Eingriff bzw. eine Narkose durchführen. Zwischen den Ecksteinen der ethischen Verpflichtung dem Leben gegenüber und der juristischen Bindung an den mutmaßlichen Patientenwillen müssen schwer wiegende Entscheidungen getroffen werden. Hier ist der interdisziplinäre Konsens im Vorfeld einer Krise ausgesprochen wichtig und neben dem Willen des Patienten muss auch das ethische Gewissen des Arztes in die Entscheidungen mit einbezogen werden.

Bei *Kindern und Jugendlichen* können die Eltern eine lebensrettende Bluttransfusion grundsätzlich nicht verweigern. Im Notfall wird den Eltern über das Familiengericht (meist beim Dienst habenden Amtsrichter) vorübergehend das Sorgerecht entzogen; bleibt dazu keine Zeit, kann sich der Arzt auf seine Pflicht zur Hilfeleistung und Notkompetenz berufen und sich über den Wunsch der Eltern hinwegsetzen.

Prophylaxe

- Fremdblutsparende Maßnahmen: s.o.
- Therapie mit niedermolekularem Heparin 10–12 h präoperativ beenden.
- Therapie mit normalem, unfraktioniertem Heparin 4 h präoperativ beenden.
- Niedrige Heparindosen beeinflussen nur die Thrombinzeit, nicht die partielle Thromboplastinzeit oder den Quick-Wert.
- Bei Heparintherapie über mehr als 5 Tage präoperative Thrombozytenkontrolle (Differenzialdiagnose: heparininduzierte Thrombozytopenie I und II).
- Marcumarpatienten 6 Tage präoperativ auf i.v. Heparin umstellen.
- Warfarinpatienten 2 Tage präoperativ auf i.v. Heparin umstellen.
- Ausschluss potenzieller Blutungsquellen:
  - Magenulkus bei Intensivpatienten
  - Ösophagusvarizen
  - Becken- oder Röhrenknochenfrakturen

10.2 Postoperative Ateminsuffizienz

Ursachen

- *Zentrale Atemdepression* durch Opioide oder volatile Anästhetika; neben eigener atemdepressiver Wirkung verstärken volatile Anästhetika diese Wirkung der Opioide durch eine Vigilanzminderung.
- *Muskelrelaxansüberhang*:
  - Durch intraoperative *Hypothermie* ist der Abbau von (cis-)Atracurium und Vecuronium verlängert.
  - Verwendung *synergistisch wirkender Pharmaka* (volatile Anästhetika, Aminoglykoside, Clindamycin, Glykopeptide, Magnesium, Lidocain, Chinidin, Kalziumantagonisten, Kortikosteroide).
  - *Verminderte Aktivität der Plasmacholinesterase*, z.B. bei Leberinsuffizienz, in der Schwangerschaft, nach Verbrennungen, bei Nierenerkrankungen mit Eiweißverlust, bei Vorliegen atypischer Cholinesterase, bei Mangelernährung.
  - Hypokaliämie.
- *Abnahme des Atemzugvolumens* und damit verbundene Zunahme der Totraumventilation durch unzureichende Schmerztherapie, insbesondere nach Oberbaucheingriffen.
- *Mechanische Ursachen:*
  - Nach laparoskopischen Eingriffen führt intraperitoneal verbleibendes CO_2 zu einer abdominellen Blähung; die Folge sind Ventilationsstörungen durch Kompression des Zwerchfells.
  - Abnahme der funktionellen Residualkapazität in Rückenlage, insbesondere bei adipösen Patienten.
  - Atemwegsverlegung durch Ödeme, Blutungen, Salivation oder operativen Eingriff (z.B. Parese des N. recurrens nach Strumektomie).
- *Vigilanzabnahme:*
  - Prämedikationsmedikamente (Benzodiazepine) wirken nach.
  - Intraoperative Hyperventilation (respiratorische Alkalose) oder
  - Vorliegen einer metabolischen Azidose.
- Laryngospasmus, wenn während der Exzitation extubiert wird.
- Pneumothorax (s. Kap. 5.5, S. 86), Aspiration (s. Kap. 5.3, S. 81), Bronchospasmus (s. Kap. 5.4, S. 84), Atelektasen (s. Kap. 5.8, S. 89).

Diagnose

- *Opiatüberhang:* Bradypnoe, tiefe Atemzüge, Kommandoatmung, Miosis.
- *Relaxansüberhang:*
  - Tachypnoe, flache Atemzüge, Patient ist unruhig.
  - „Fading" im „Train of Four" (Relaxometrie).
  - Motorische Schwäche des Patienten.
  - Bei Anwendung von Succinylcholin oder Mivacurium an das Vorliegen eines *Pseudocholinesterasemangels* denken.
- *Benzodiazepinüberhang:* schläfriger bis nicht erweckbarer Patient, Bradypnoe.
- *Schmerz:* Patient ist unruhig, schwitzt, atmet schnell und flach; Tachykardie und Hypertonie.
- *Mechanische Verlegung der oberen Atemwege:* inspiratorischer Stridor, unruhiger, panischer Patient.
- *Laryngospasmus:* inspiratorischer Stridor.
- *Hypothermie:* überprüfen.
- *Neurologischer Check:*
  - Besteht eine Pupillendifferenz?
  - Verzögertes Aufwachen, z.B. nach einer Siebbeinausräumung in der HNO-Heilkunde oder nach intrakraniellen Eingriffen (s. Kap. 6.4, S. 98).

- *Arterielle Blutgasanalyse:* bei Verdacht auf Alkalose oder Azidose, Hypokaliämie, Hypermagnesiämie, Hypoxie oder Hyperkapnie.

Therapie

Allgemeine Therapie.
- Beatmung bis zum Abklingen der Narkosewirkung fortsetzen.
- Ist der Patient offensichtlich *anrelaxiert und ansprechbar*, so wird ihm die Situation erklärt und die Narkose wieder vertieft, bis der *„Train of Four"* kein *„Fading"* mehr zeigt und kräftiger Händedruck möglich ist.
- Extubierter Patient:
  – O_2-Insufflation über Nasensonde.
  – Speziell nach Oberbaucheingriffen an Atemtraining, beispielsweise COACH oder Nasen-Continuous-positive-Airway-Pressure, denken.
  – Wenn möglich, Lagerung mit erhöhtem Oberkörper.
- Sedierung des *agitierten, extubierten* Patienten erst nach Ausschluss einer Hypoxie, eines Atemhindernisses und nach Beginn einer suffizienten Schmerztherapie.
- *Normothermie* anstreben: Ganzkörperwärmematte (z.B. Bair Hugger) und warme Infusionen verwenden.

Spezielle Therapie.
Antagonisierung:
- *Opioide:* Bolusweise 0,1 mg Naloxon i.v. nach Wirkung titrieren.
- *Relaxanzien:* jeweils 5 mg Pyridostigmin (Mestinon) i.v. und i.m., nach Gabe von 0,5 mg Atropin i.v.;
  bei Rocuronium: Sugammadex (Bridion);
  bei Mivacurium und Succinylcholin bei Verdacht auf Cholinesterasemangel: Patienten beatmet auf die Intensivstation verlegen.
- *Benzodiazepine:* Flumazenil 0,2 mg i.v., nach Wirkung wiederholen.

Prophylaxe

- Frühzeitige und patientenadaptierte Prämedikation; die Wirkung der meistens verwendeten Benzodiazepine sollte in der Aufwachphase bereits abklingen.
- Bei intraoperativen Blutdruckanstiegen trotz adäquater Narkose und Analgesie an eine primäre Hypertonie denken und diese therapieren, falls eine Reaktion auf Vertiefung der Narkose ausbleibt.
- Muskelrelaxanzien unter relaxometrischer Kontrolle applizieren.
- Normothermie erhalten.
- Patienten präoperativ mit dem Umgang von Atemtrainern vertraut machen.
- Dosisreduktion bei Leber- oder Niereninsuffizienz, in der Schwangerschaft oder bei Patienten mit höherem Lebensalter.
- Dosisreduktion der Muskelrelaxanzien bei Magnesiumsulfattherapie.
- Keine Extubation ohne Schutzreflexe und suffiziente Spontanatmung (Patienten vom Respirator diskonnektieren; wenn Atemmechanik unauffällig und SaO_2 nach 2 min > präoperativer Ausgangswert, kann die Extubation erfolgen).
- Operateur muss nach einer Laparoskopie dafür Sorge tragen, dass das insufflierte CO_2 vor der Peritonealnaht vollständig abgelassen ist.
- Durch Spritzenkodierung (für jedes Medikament immer die gleiche Spritzengröße, den gleichen Aufkleber und die gleiche Konzentration wählen) einer Medikamentenverwechselung vorbeugen.
- Extubation bei ausreichenden Schutzreflexen.

> **Cave** Die Inzidenz einer postoperativen Atemdepression ist nach intrathekaler Opioidgabe deutlich erhöht. Wenn derartige schmerztherapeutische Verfahren gewählt werden, ist eine Überwachung des Patienten bis 24 h nach Applikation sicherzustellen!

10.3 Luftembolie

Unter Luftembolie versteht man Lufteintritt in das Gefäßsystem mit konsekutiver Unterbrechung des Blutflusses. Man unterscheidet zwischen arteriellen oder venös-pulmonalen, bzw. beide Kreislaufsysteme betreffenden (sog. paradoxen) Luftembolien, meist infolge eines persistierenden Foramen ovale (bei bis zu 30% der Bevölkerung). *Arterielle Luftembolien* entstehen meist infolge einer extrakorporalen Zirkulation oder eines Thoraxtraumas. Dabei sind insbesondere schwere myokardiale

Ischämien mit Arrhythmien und myokardialen Infarzierungen sowie zerebrale Infarkte akut lebensbedrohlich. *Pulmonal-venöse Luftembolien* führen zu einer Verlegung pulmonal-arterieller Kapillargebiete mit konsekutiver Erhöhung des pulmonalen Strömungswiderstands und akuter Rechtsherzbelastung. Am häufigsten treten pulmonal-venöse Embolien durch Eröffnung von Venen oberhalb des rechten Herzvorhofniveaus auf.

Folgende *Gefahrenmomente für Luftembolien* sind zu beachten:
- neurochirurgische Operationen in sitzender Position, z.B. sitzende Operationen in der hinteren Schädelgrube

Merke Diese bergen das höchste Risiko!

- Operationen über Herzniveau, z.B. in Seiten- und Bauchlage
- alle Thoraxtraumata oder offene Thoraxwunden
- Extremitätentraumata
- jede Form der Eröffnung des Kreislaufsystems:
  - offene Herzchirurgie
  - Leber- und Nierentransplantationen
  - Hämodialyse
- jede Infusion und Kanülierung des Gefäßsystems:
  - Druckinfusionen
  - Katheterisierung zentraler Gefäße, insbesondere der V. subclavia als nicht kollabierendes Gefäß
- jeder Eingriff in Verbindung mit einer Gasinsufflation:
  - insbesondere Laparoskopien
  - therapeutisch angelegter Pneumothorax
  - Pneumenzephalografie
- jeder Eingriff oberhalb des Herzniveaus
- jede ausgedehnte Wundfläche, z.B.:
  - Schwenklappen
  - Mastektomie
  - Hüftgelenkersätze (Totalendoprothese)
  - verschiedene orthopädische Operationen
- Explosionstrauma

10.3.1 Pulmonal-venöse Luftembolie

Symptomatik und Diagnose

Kleinere Luftembolien verlaufen asymptomatisch; ab etwa 0,5 ml/kgKG zeigt sich eine deutliche Symptomatik. Als letal werden Mengen zwischen 1 und 2 ml pro kgKG angenommen, wobei nicht nur die Menge, sondern auch die Insufflationszeit eine Rolle zu spielen scheint.
- Hypoxämie und Zyanose
- Halsvenenstauung und akute Rechtsherzbelastung (im EKG häufig zu diagnostizieren), evtl. Vorhofflimmern und ST-Streckenveränderungen, selten $S_I Q_{III}$-Typ oder S_I-, S_{II}-, S_{III}-Typ
- Blutdruckabfall, Tachykardie
- evtl. Bronchospasmus infolge eines akuten pulmonalen Ödems
- dopplersonografisch detektiertes „Schneegestöber" und Rauschen: Detektion von Luftvolumina ab 0,25 ml
- Info: Platzierung der Sonde rechtspräkordial im 3.–6. Interkostalraum rechts parasternal
- transösophageale Echokardiografie: sensitivstes Verfahren; bietet zusätzlich den Vorteil, ein offenes Foramen ovale zu erkennen

Cave Bei Dauergebrauch kann sich die transösophageale Echokardiografiesonde überhitzen und zu Schleimhautschädigungen führen!

- dramatischer endtidaler CO_2-Abfall in der Kapnometrie; Differenzialdiagnose: Abfall des Herzzeitvolumens durch Hirnstammkompression oder Arrhythmien
- hoher endtidal-arterieller pCO_2-Gradient
- auskultatorisches Mühlradgeräusch über dem Herzen (Spätsymptom)

Therapie

- Bei Verdacht sofortige Information des Chirurgen: Operationsgebiet bzw. potenzielle Eintrittspforten unter Herzhöhe absenken, mit isotoner Lösung fluten, die Eintrittspforte orten und mit Knochenwachs oder Hämostyptika abdecken.
- Bilaterale Kompression der Jugularvenen durch den Operator (*Cave:* Bradykardie).
- *Info:* Für eine deutliche Erhöhung des PEEP (10–15 mmHg) fehlt eine Evidenz.

Cave Durch Erhöhung eines venösen Druckes kann ein bisher geschlossenes Foramen ovale geöffnet werden → paradoxe Emboliegefahr bei noch im rechten Vorhof befindlicher Luft.

- Beatmung mit $FiO_2=1,0$ und hohem Flow.

> **Cave** Insbesondere eine lachgasbedingte Ausdehnung des Gasembolus muss umgehend ausgeschlossen werden → bei potenzieller Luftemboliegefahr (s.o.) möglichst Verzicht auf Lachgas!

- Versuch der Luftaspiration über einen bis in den rechten Vorhof reichenden V.-cava-superior-Katheter mit mehreren Öffnungen (Effektivität dieser Maßnahme ist heute sehr umstritten).
- Durant-Manöver (Linksseitenlage, Kopf tief): durch die Linksseitenlage kann im Tierversuch trotz des sog. „Luftschlosses" das Herzzeitvolumen aufrechterhalten werden.
- Erhöhung des zentralen Venendrucks mittels vorsichtiger Volumengabe.
- Katecholamintherapie bei Cor pulmonale: β-Mimetika (Dobutamin) zur Inotropiesteigerung des rechten Ventrikels und zur Senkung des pulmonalen Widerstands; α-Mimetika (Noradrenalin), um die Koronarperfusion zu verbessern und ein Shifting des Ventrikelseptums zu vermeiden.
- Maßnahmen der kardiopulmonalen Reanimation.
- Die Elimination der Luft über das Abatmen nach Überschreiten der pulmonal-alveolären Kapillarmembran kann nur so lange erfolgen, wie ein ausreichender Blutkreislauf besteht; die Aufrechterhaltung des Herzzeitvolumens ist somit therapeutisch sehr wichtig.

10.3.2 Arterielle Luftembolie

Symptomatik und Diagnose

- Myokardiale Arrhythmien und/oder Infarktzeichen
- neurologische Auffälligkeiten im Sinne einer zerebralen Ischämie
- Luftnachweis im Doppler (thorakal oder transkraniell) oder im transösophagealen Echokardiogramm

Therapie

- Sofortige Unterbindung weiteren Lufteintritts.
- Außer symptomatischen Maßnahmen bleibt als einzige spezifische Therapie die hyperbare Behandlung in einer Druckkammer.

Prophylaxe

- Anwendung eines möglichst sensitiven Überwachungsverfahrens zur Detektion einer Embolie:
  - transösophageale Echokardiografie (< 0,01 ml Luft/kg)
  - transthorakaler Doppler (> 0,01 ml Luft/kg)
  - Pulmonaliskatheter (akuter Anstieg des pulmonalarteriellen Mitteldrucks)
  - Kapnometrie (akuter etCO$_2$-Abfall)
  - Anstieg des zentralen Venendrucks
  - Ösophagusstethoskop (Mühlradgeräusch > 2 ml Luft/kg)
- Präoperative Erhöhung des zentralen Venendrucks (z.B. 500 ml Hydroxyäthylstärke 10%).
- Narkose ohne Stickoxydul planen.
- Spontanatmung vermeiden, um den subatmosphärischen Druck der Venen im Operationsgebiet nicht zu erhöhen.
- Adduktion der Ober- und Unterschenkel auf Herzhöhe oder Anlage einer Kompressionshose zur Erhöhung des zentralen Venendrucks.
- Zentralvenösen Zugang in den rechten Vorhof positionieren (umstritten).

Differenzialdiagnose

- *Paradoxe Embolie* über ein offenes Foramen ovale (bei bis zu 30% der Bevölkerung) mit der Gefahr des Auftretens von Embolien im zerebralen oder koronaren Kreislauf.
- *Bradykardie, Arrhythmien, Hyper- oder Hypotonie* während der Manipulation am Hirnstamm, am N. vagus oder an der Medulla können eine Luftembolie vortäuschen.
- *Hypotonie*, z.B. durch sitzende Lagerung bei niedrigem zentralem Venendruck.

> **Cave** Auch in Seiten- oder Bauchlage, beim Katheterwechsel oder während thorakaler Eingriffe kann es zu einer venösen Luftembolie kommen.

10.4 Subarachnoidalblutung

Probleme aus anästhesiologischer Sicht sind:
- Hirndrucksteigerung/Hydrozephalus mit folgenden Symptomen:
  - Bradykardie, -arrhythmie
  - Hypertension (oft therapieresistent)
  - Pupillendifferenz
- *Hypertensive Phasen:* keine abrupte Blutdrucksenkung, da sonst bei Hirndruck kein ausreichender Perfusionsdruck mehr vorhanden ist; schon bei Narkoseeinleitung daran denken.
- *Blutung:* großzügige Blutbereitstellung schon möglichst frühzeitig (s. hämorrhagischer Schock, Kap. 4.4, S. 56); Aufforderung an den Operateur zum temporären „*Clipping*".
- *Vasospasmus:* Versuch mit Kalziumantagonisten Nimodipin (5–10 ml/h unter Blutdruckkontrolle) oder Magnesium (3 g Magnesiumsulfat i.v.) hochdosiert.
- *EKG-Veränderungen:* sind die Regel bei Hirndruck oder Vagusreizung, Medullaalteration.
- *Störungen des Elektrolythaushalts:* Diabetes insipidus, Schwartz-Bartter-Syndrom.

10.5 Eventerationssyndrom

Bei intraabdominalen Manipulationen kann es zu einem „*Flush*", zu Tachykardie, Hypertonie oder Hypotonie sowie zur Verschlechterung der Blutgaswerte kommen. Dies wird vielfach fälschlich als Zeichen mangelnder Narkosetiefe interpretiert. Meist ist die Dauer auf etwa 20–30 min limitiert (Ursache vermutlich systemische Vasodilatation durch Histaminliberalisation aus mesenterialen Mastzellen); Prophylaxe mit H_1- und H_2-Blockern.

> **Cave** Ein Eventerationssyndrom muss als Differenzialdiagnose einer mangelnden Narkosetiefe oder einer septischen Streuung in Betracht gezogen werden.

Definition

Bei operativer Manipulation des Dünn- bzw. Dickdarms auftretende „*Flush*"-Symptomatik. Vollbild des Eventerationssyndroms ca. 10 min nach Beginn der taktilen Reize; Dauer ca. 30 min.

Pathogenese

Die Freisetzung von präformiertem Prostacyclin und eine Neubildung von 6-Keto-PGF1-α durch das Cyclooxygenasesystem führen zu einer Symptomatik, die der frühen, hyperdynamen Form einer Sepsis gleicht. Auslöser ist entweder ein direkter taktiler Reiz oder die Reaktion auf eine geänderte Durchblutung des Darmes.

Diagnose

- „*Flush*"-Symptomatik
- Tachykardie und Steigerung des Herzzeitvolumens
- arterielle Hypotonie
- hyperdyname Kreislaufreaktion wie in der Frühphase einer Sepsis mit reduziertem systemischem Widerstand
- passagere Hypoxie
- Anstieg der Hauttemperatur

Therapie

Volumentherapie, 500 ml Hydroxyäthylstärke 6% + 500 ml Ringer-Lösung; bei Fortbestehen der Symptomatik:
- Einsatz von Vasopressoren (z.B. ½ Ampulle Cafedrin/Theodrenalin [Akrinor] i.v.)
- Noradrenalin 0,05–0,1 µg/kg/min.

Differenzialdiagnose

- Anaphylaktische Reaktion
- Volumenmangel
- ungenügende Narkosetiefe
- manuelle Kompression der V. cava durch den Chirurgen

Prophylaxe

50 mg Diclofenac oder 600 mg Ibuprofen p.o. 60 min präoperativ.

10.6 Transurethrales Resektionssyndrom

Definition

Einschwemmung fast plasmaisotoner (durch Zusatz von Mannit oder Sorbit), aber elektrolytfreier Spüllösung in den Körperkreislauf während einer transurethralen Resektion der lateralen oder medialen Lappen der Prostata. Begleitende vegetative, motorische und Kreislaufsymptomatik. Auftreten bei 1–10% aller Prostataoperationen mit transurethraler Resektion.

Pathogenese

Eröffnung von Kapselvenen in der Prostata führt aufgrund des hydrostatischen Gradienten zur Absorption der Spüllösung. Während einer symptomlosen transurethralen Resektion werden ca. 10–30 ml Spüllösung pro Minute absorbiert. Des Weiteren kommt es zu einem durchschnittlichen Blutverlust von 10–15 ml/g Resektat.

Merke Der durchschnittliche Abfall der Serumnatriumkonzentration liegt bei 3,6–10 mval/l.

Symptome

- *Initial:* arterielle Hypertonie, erhöhter zentraler Venendruck und begleitende Tachykardie
- *bei weiterer Einschwemmung:* Hypotonie, Extrasystolie, Krämpfe, Koma, Wasserintoxikation
- *Spätzeichen:* Oligurie, Lungenödem, Herzinsuffizienz und Gerinnungsstörungen (erhöhte Blutungsneigung durch plasminaktivierte Fibrinolyse)

Diagnose

- Verwirrtheit, motorische Unruhe, Gähnen, Eintrübung und Übelkeit beim wachen Patienten als Frühsymptome hinweisgebend für ein transurethrales Resektionssyndrom
- Verdünnungshyponatriämie, -hypokaliämie, verminderte Serumosmolarität
- akute Hypothermie, verursacht durch die Absorption kalter Spüllösung

Cave Verschleierung der Symptomatik bei Allgemeinanästhesie!

Therapie

- Beenden des chirurgischen Eingriffs (dringend)
- O_2-Gabe, ggf. Intubation und Beatmung
- wenn der Natriumgehalt < 120 mmol/l ist, dann Substitution wie folgt: Natriumbedarf (mval) = (Na_{soll} − Na_{ist})·kgKG·0,2, z.B. mit 3%iger NaCl-Lösung 250 ml über 4 h; Stopp bei einer Natriumkonzentration ≥ 130 mmol/l
- forcierte Diurese mit Furosemid, z.B. 40 mg
- Ausgleich von Blutverlusten (Hypovolämie kann durch Einschwemmung von Spüllösung lange Zeit klinisch unbemerkt bleiben)
- Katecholamintherapie bei Zeichen der Herzinsuffizienz (s. dort), z.B. Suprarenin und Vorlastsenkung mit Nitroglyzerin
- Therapie von Gerinnungsstörungen (s. dort)
- Azidoseausgleich mit Natriumbikarbonat 8,4%
- bei Krampfanfall:
  - 10 mg Diazepam i.v. *oder*
  - 5 mg Midazolam i.v.

Prophylaxe

- Resektionszeit nicht länger als 60 min.
- Spülflüssigkeit nicht höher als 60 cm über Patientenniveau aufhängen.
- Prophylaktische Gabe von 10–20 mg Furosemid i.v. bei Patienten mit kardiovaskulären Vorerkrankungen oder Niereninsuffizienz.
- Keine Kopftieflagerung des Patienten; dadurch würde sich der hydrostatische Druckgradient erhöhen und die Einschwemmung beschleunigen.
- Verfahren der Wahl sollte wegen der ständig möglichen neurologischen Kontrolle des Patienten eine Regionalanästhesie sein.
- Wird der Spüllösung 1% Äthanol beigefügt, kann man dieses bei einer Einschwemmung von > 100 ml Spüllösung/min in der Exspirationsluft messen, bevor es zu einem klinisch signifikanten Verlauf kommt.

Differenzialdiagnose

- *Blasenruptur:* Das Leitsymptom ist der abdominelle Schmerz, bis in die Schulter ausstrahlend.
- *Schluckauf, Luftnot, Übelkeit:* als Zeichen einer diaphragmalen Irritation durch die kalte Spüllösung.

Cave Temporäre Blindheit infolge N-Methyl-D-Aspartat-Rezeptoraktivierung durch eingeschwemmtes Glyzin aus der Spüllösung möglich! Langsame Natriumsubstitution unter Kontrolle, da die Gefahr der zentralen pontinen Myelinolyse besteht!

10.7 Mediastinal-Mass-Syndrom

Ätiologie

Druck durch einen Tumor im anterioren Mediastinum (Hodgkin-Lymphom, Non-Hodgkin-Lymphom, Thymom, retrosternale Struma) führt zur Kompression der Trachea, der Hauptbronchien, des Herzes oder der großen Gefäße (speziell der A. pulmonalis bzw. der V. cava superior).

Komplikationen

- Beatmung des Patienten in Narkose unmöglich
- Kompression der A. pulmonalis (Sistieren der Lungenperfusion, akutes Rechtsherzversagen)
- Kompression der V. cava superior (unstillbare Blutung bei Manipulation an den oberen Atemwegen)
- maligne Rhythmusstörungen durch Kompression des Herzes
- insuffiziente Spontanatmung postoperativ (Erstmanifestation einer Tracheomalazie).

Therapie

(Be-)Atmung unmöglich.
- *Lagerungsänderung:* deutliche Verbesserung der Beatmung oder der Spontanatmung bei Hochlagerung des Oberkörpers oder in Seitenlage
- fiberoptische Lagekontrolle des Tubus; wenn möglich, wird der Tubus mithilfe des Bronchoskops über das Atemwegshindernis vorgeschoben; ist dies nicht möglich:
- Extubation und Einführen eines *starren Beatmungsbronchoskops* über die tracheale Engstelle hinaus

Kompression der A. pulmonalis.
Drastischer SaO_2-Abfall bei unveränderter Ventilation, EKG-Veränderungen im Sinne einer Rechtsherzbelastung, Tachykardie, arterielle Hypotonie:
- Lagerungsänderung (s.o.)
- Rückkehr in Spontanatmung (notfalls Antagonisierung von Muskelrelaxanzien, Opiaten, Benzodiazepinen)
- Fortführen der Narkose in Spontanatmung, z.B. mit S-Ketanest (1 mg/kg i.v.) und Propofol (1–3 mg/kg/h i.v.) oder als reine Inhalationsnarkose mit Isofluran oder Sevofluran

Blutung bei gestauter V. cava superior.
Meist während der Intubation:
- Intubationsvorgang unverzüglich oral fortsetzen, da sich Intubationsbedingungen durch Blutung und Ödem schnell verschlechtern.
- Großzügige Volumensubstitution über venöse Zugänge der unteren Extremität bei möglicher V.-cava-superior-Kompression.

Stridor postoperativ.
- Bei wachen, vigilanten Patienten Verdacht auf Erstmanifestation einer Tracheomalazie
- Optimierung der Lagerung (s.o.)
- fiberoptische Bronchoskopie in Lokalanästhesie
- HNO- oder pulmonologisches Konzil

Prophylaxe

- Umfassende und sorgfältige Diagnostik.
- Keine Prämedikation, insbesondere keine Benzodiazepine.
- Bei schwerer Beeinträchtigung des Allgemeinbefindens Möglichkeit der präoperativen Bestrahlung diskutieren.
- Ein starres Bronchoskop muss während der gesamten Operation einsatzbereit sein.
- Gefäßzugänge an oberer und unterer Extremität (Gefahr der intraoperativen V.-cava-superior-Kompression).
- Bei Hinweisen auf eine V.-cava-superior-Kompression keine nasale Intubation oder nasale fiberoptische Bronchoskopie erwägen.
- Narkoseeinleitung mit erhöhtem Oberkörper und nach 10-minütiger Präoxygenierung.

- Spontanatmung so lange wie möglich erhalten:
  - *Narkoseeinleitung:* entweder fiberoptische Intubation beim wachen Patienten in Lokalanästhesie und Vorschieben des Tubus über die Engstelle oder Intubation nach Laryngoskopie bei erhaltener Spontanatmung (Einleitung mit volatilem Anästhetikum oder S-Ketamin/Propofol).
  - *Narkose im Verlauf:* bei vermutlich blandem Verlauf maschinelle Ventilation möglich; Einsatz kurz wirksamer Opioide möglich (z.B. Remifentanil 0,25 µg/kg/min nach Atropingabe, sonst Gefahr der Thoraxrigidität).
  - *Anamnestisch auffällige Patienten:* Spontanatmung erhalten, allenfalls assistiert beatmen; auf die optimale Lagerung achten (Hinweise aus der Anamnese, unterschiedlich hohe Tidalvolumina in Abhängigkeit von der Lagerung); als Analgetikum bevorzugt Ketanest einsetzen.
  - *Ausleitung und Extubation:* Extubation nur, wenn der Patient wach und ansprechbar ist; normale Atemmechanik ist Voraussetzung (keine Schaukelatmung, kein Einziehen). Extubation über eine Fiberoptik; so kann direkt nach Entfernen des Endotrachealtubus unter Sicht eine Tracheomalazie oder ein anderes Atemhindernis ausgeschlossen werden; außerdem hat man so eine Schiene für eine evtl. nötig werdende Reintubation.

> **Cave** Jederzeit auf Ventilationsschwierigkeiten gefasst sein!

Diagnostik

- *Körperliche Untersuchung:*
  - Trachealkompression: Stridor, abgeschwächte Atemgeräusche, Orthopnoe, Dyspnoe, Zyanose, Husten
  - kardiovaskuläre Kompression: Müdigkeit, Kopfschmerz, Gesichtsödeme, Zeichen der oberen Einflussstauung, z.B. Pulsus paradoxus und Zyanose, Papillenödem, Orthopnoe, Herzrhythmusstörungen
  - Änderung der Symptomatik im Sitzen oder in Rückenlage?
- *apparative Diagnostik:*
  - EKG, Echokardiografie liegend und sitzend
  - Röntgenthorax anterior/posterior und seitlich, evtl. CT-Thorax
  - Spirometrie im Sitzen und Liegen (Compliance-Veränderungen?)

- evtl. *präoperative Bronchoskopie* (wird in Lokalanästhesie durchgeführt)
- *arterielle Blutgasanalyse*

10.8 Komplikationen bei arterieller Kanülierung

10.8.1 Versehentliche intraarterielle Injektion

Pathogenese

Intraarterielle Injektion einer Substanz mit stark basischem (z.B. Thiopental) oder saurem ph-Wert (z.B. Rocuronium) führt zu Gefäßspasmen, heftigem Schmerz und Gewebsuntergang.

Symptome

Pulslosigkeit distal der Injektionsstelle, Hautblässe, gefolgt von schwerer Zyanose. In der Folge kann es zu einer Gangrän und zu irreversiblen Nervenschädigungen kommen.

Therapie

- Belassen des arteriellen Zugangs in situ
- Spülen über den Zugang mit 0,9%iger NaCl-Lösung, um die Substanz zu verdünnen
- Injektion von 10 ml 2%igem Xylocain intraarteriell
- Sedierung und Analgesie mit Midazolam und Fentanyl
- Sympathikolyse mittels einer Plexus-axillaris-Blockade
- Intraarterielle Gabe von Heparin

10.8.2 Durchblutungsstörungen

Pathogenese

- Verlegung der Arterie durch den Katheter
- Thrombose des Gefäßes
- Vasospasmus
- Embolie oder retrograde Embolie (Luftapplikation bei Spülung des Katheters)

Symptome

Bei 13% aller Patienten mit einem A.-radialis-Katheter kommt es am 1. Tag zu *Durchblutungsstörungen der Haut* oberhalb der Einstichstelle. *Hautnekrosen* finden sich aber nur bei 0,2% der Patienten (Kollateralisierung durch A. ulnaris).

Die arterielle Druckkurve ist gedämpft. Bei einer Thrombose rekanalisiert sich die A. radialis meist bis zum 13. Tag.

Therapie

Allgemein gilt:
- *Optimierung der Perfusion:* arterieller Mitteldruck > 70 mmHg
- *Pulsoxymetrie:* zur Verlaufskontrolle

Blasst die Haut während oder unmittelbar nach der Punktion ab, so ist entweder der Durchmesser des gewählten Katheters (meist 20 G) zu groß oder das punktierte Gefäß spastisch.
Kommt es infolge der arteriellen Applikation von 2 ml 0,2%igem Xylocain nicht zu einer Befundbesserung, entfernt man den Katheter und punktiert nach Blutstillung mit einem kleineren Katheter. Hautblässe, die nach Stunden oder erst nach dem Entfernen des Katheters auftritt, ist meist Folge eines Thrombus. Katheter unter Aspiration entfernen.
SaO_2-Kontrolle der betroffenen Hand, bei Verschlimmerung der Symptomatik (kein Pulsoxymetriesignal, Schmerz, zunehmende Hautblässe) ist eine chirurgische Intervention mittels Foggarty-Manöver indiziert. Gleiches gilt bei Verdacht auf eine Embolie.
Eine Hautabblassung nach Spülung des arteriellen Verweilkatheters beruht meist auf einer Luftembolie.

10.9 Komplikationen bei der Anlage eines zentralen Venenkatheters

10.9.1 V. jugularis interna

■ Punktion der A. carotis

Therapie

- Inzidenz von 4–7%
- Entfernen der Stichkanüle und manuelle Kompression für 5 min
- Blutdruck-, Puls- und Atmungskontrolle (Hämatomzunahme kann zu einer Trachealkompression führen; dann ist ein chirurgisches oder HNO-ärztliches Konzil erforderlich)

Prophylaxe

- ultraschallgestützte Punktion
- Vorpunktion der V. jugularis interna mit dünner Injektionskanüle
- exakte Lagerung des Patienten: Kopftieflage, Kopf in Normal-0-Stellung, Punktion unmittelbar neben und parallel der tastbaren A. carotis

■ Pneumothorax

Siehe Kap. 5.5, S. 86.

Prophylaxe

Punktion oberhalb des Krikoids.

■ Nervenschädigung

Symptome

- *N. recurrens:* Heiserkeit postoperativ
- *N. vagus:* akute Bradykardie bei Verletzung
- *N. phrenicus:* Ateminsuffizienz durch Zwerchfellhochstand
- *Plexus cervicalis:* Störung der Motorik oder Sensorik von Schulter oder Arm
- *Sympathikus/Ganglion stellatum:* Horner-Syndrom

Prophylaxe

- ultraschallgestützte Punktion
- Vorpunktion der V. jugularis interior mit dünner Injektionskanüle.
- Exakte Lagerung des Patienten, s. o.
- Der wache Patient führt während der Punktion das Valsalva-Manöver durch.

■ Punktion des Ductus thoracicus

Ätiologie/Diagnostik

- Auftreten bei tiefer Punktion der linken V. jugularis interior (der Ductus thoracicus mündet neben der V. jugularis interna in die V. subclavia)
- postoperative Röntgen- und Sonographiekontrolle zum Ausschluss eines persistierenden Chylothorax, der chirurgisch saniert werden muss

Prophylaxe

- Punktion oberhalb des Krikoids.
- Posterioren Zugang wählen.

■ Luftembolie

Ätiologie

- Zur Luftembolie kommt es bei subatmosphärischem intravenösem Druck.
- Über 14-G-Punktionskanüle oder entsprechenden Katheter können bis zu 100 ml/s in die Vene eingesaugt werden (letale Dosis!).

Prophylaxe

- Zur Punktion Trendelenburg-Lagerung.
- Intrathorakale Druckerhöhung durch Valsalva-Manöver beim wachen Patienten.
- Dreiwegehähne oder Luer-Lock-Konnektionen sollten so angebracht werden, dass sie vom Anästhesisten jederzeit kontrolliert werden können.

■ Extravasale Katheterlage

Ätiologie

- Primäre Perforation bei der Katheteranlage oder sekundär durch eine Luxation des Katheters.
- Schwierige Blutaspiration über die Stichkanüle oder den bereits liegenden Katheter zeigt eine Perforation an.
- Bei rechtsatrialer Lage der Katheterspitze besteht die Gefahr einer myokardialen Arrosion mit folgender Perikardtamponade (s. Kap. 4.8, S. 66).

Prophylaxe

- Katheter < 15 cm tief und damit sicher in die V. cava superior einführen, da sonst die Gefahr einer Perforation besteht.
- Lagekontrolle mit intrakardialer EKG-Ableitung oder mittels Röntgenthorax.

■ Perforation des Tubus-Cuffs

Ätiologie/Differenzialdiagnose

- Plötzliche Luftaspiration
- Abfall des exspiratorischen Atemminutenvolumens und des endtilen CO_2
- Gasgeruch bei Verwendung von volatilen Anästhetika
- Differenzialdiagnose: Pneumothorax

Prophylaxe

Optimale Lagerung des Patienten (s. o.).

10.9.2 V. subclavia

Typische Komplikationen sind:
- Pneumothorax (s. o.)
- Verletzung des Mediastinums
- Punktion des Ductus thoracicus (Inzidenz ca. 2%)
- Punktion der A. subclavia
- Luftembolie (s. o.)
- Gefäßperforation (s. o.)

10.9.3 V. jugularis externa

Typische Komplikation ist die Katheterfehllage.

Prophylaxe

- Exakte Lagerung des Patienten.
- Thorax des Patienten ipsilateral unterpolstern, Arm „hängen" lassen, Kopf zur Gegenseite drehen.

10.10 Ventilations- und Oxygenierungsprobleme bei Doppellumentubus und 2-Lungenventilation

Vorkommen

- Tubus wird nicht weit genug vorgeschoben, sodass auch bronchialer Anteil intratracheal liegt.
- Tubus wird zu weit vorgeschoben, sodass das tracheale Ende auf der Karina aufliegt.
- Tracheaperforation während der Intubation (s. Kap. 5.9, S. 90).
- Intubation des rechten Hauptbronchus mit einem linksbronchialen Doppellumentubus.

Diagnose

- Abfall der SaO_2
- hoher Beatmungsdruck und einseitige Thoraxexkursion
- Hypoxie und Hyperkapnie
- Tachykardie, Schwitzen, initial Blutdruckanstieg, bei zunehmender Hypoxie dann Bradykardie sowie arterielle Hypotonie
- seitendifferenter Auskultationsbefund (bei Verwendung eines rechtsbronchialen Doppellumentubus meist Verlegung des rechten Oberlappens)

Therapie

Rechtsbronchialer Doppellumentubus.
Beim rechtsbronchialen Doppellumentubus erfolgt eine bronchoskopische Lagekontrolle. Meist wird eine Dislokation des bronchialen Tubusanteils vorliegen. Ultima ratio: Tubuswechsel auf linksbronchial.
- *Zu identifizierende Strukturen tracheal:*
  - Karina
  - linker Hauptbronchus
  - bronchialer Cuff (meist blau) im rechten Hauptbronchus
- *zu identifizierende Strukturen bronchial:*
  - durch das *Murphy-Auge* freier Zugang in den rechten Oberlappen (schwierig)
  - Identifikation des rechten Unter- und Mittellappens

Linksbronchialer Doppellumentubus.
Beim linksbronchialen Doppellumentubus Lagekontrolle durch sorgfältige Auskultation (Tabelle 10.5).

 Cave Bronchial-Cuff mit ≤ 2 ml Luft füllen (Cuff-Hernie, Dislokationsgefahr).

Lagekontrolle durch *Bronchoskopie:* Benumof (1993) weist darauf hin, dass bei 78 % aller Doppellumentubuslagen trotz unauffälligem Auskultationsbefund bronchoskopisch relative Tubusfehllagen diagnostiziert werden können. Deshalb gilt: Jeder Doppellumentubus ist bronchoskopisch zu kontrollieren.
- *Zu identifizierende Strukturen tracheal:*
  - Karina
  - rechter Hauptbronchus
  - bronchialer Cuff im linken Hauptbronchus

Tabelle 10.5 Lagekontrolle des Doppellumentubus durch Auskultation.

Blocken	Beatmen	Auskultieren	
tracheal	tracheal + bronchial	rechts +	links +
tracheal + bronchial	tracheal + bronchial	rechts +	links +
tracheal + bronchial	tracheal	rechts +	
tracheal + bronchial	bronchial		links +

- *zu identifizierende Strukturen bronchial*: Abgang linker Ober- und Unterlappen.

Prophylaxe

- Einfluss der *Lagerung* auf die Tubuslage: Dislokation des Doppellumentubus beim Erwachsenen von maximaler Flexion des Kopfes zu maximaler Reklination um 5 cm:
  - Kopf in Normal-0-Stellung belassen (möglichst auch in Seitlage).
  - Nach jeder gravierenden Lageänderung (auch nach Seitlagerung) erneute Tubuslagekontrolle, auskultatorisch und bronchoskopisch.
- Während der *2-Lungenbeatmung* ist der bronchiale Cuff stets zu entblocken.
- Bei Verwendung eines *rechtsbronchialen Doppellumentubus* muss nach Intubation, Lagerung des Patienten und bei Anhalt auf Ventilationsschwierigkeiten eine bronchoskopische Lagekontrolle erfolgen (Murphy-Auge des bronchialen Tubusanteils disloziert leicht vom Oberlappenabgang).
- Intubation mit dem *linksbronchialen Doppellumentubus* ohne bronchoskopische Lagekontrolle:
  - Nach der erfolgreichen Intubation wird der bronchiale Cuff mit 2 ml Luft gefüllt; der Cuff-Druck liegt bei ungefähr 30 mmHg.
  - Unter Cuff-Druckmessung wird der Tubus zurückgezogen, bis der Cuff-Druck drastisch abfällt; der bronchiale Anteil liegt nun direkt vor dem Abgang des linken Hauptbronchus.
  - Nun wird der bronchiale Cuff evakuiert und der Tubus um 2 cm vorgeschoben.
  - Lagekontrolle durch Auskultation.

10.11 Ventilations- und Oxygenierungsprobleme bei Doppellumentubus und 1-Lungenventilation

Definition

Respiratorisch bedingte Probleme bei Standardeinstellung der 1-Lungenventilation. Respiratoreinstellung.

Diagnose

- Arterielle Blutgasanalyse:
  - PaO_2-Abnahme (< 80 mmHg bei einem FiO_2 von 0,5) durch Abnahme der funktionellen Residualkapazität, Abnahme des Herzzeitvolumens, Abnahme der hypoxischen Vasokonstriktion
  - $PaCO_2$-Zunahme (> 50 mmHg)
- Abfall der Sauerstoffsättigung < 90%
- Anstieg des endexspiratorischen CO_2 ($PetCO_2$ > 40 mmHg)

Therapie

- FiO_2 100%.
- Tidalvolumen 6–8 ml/kg, Atemfrequenz > 20/min; *Ziel:*
  - Atemminutenvolumen steigern.
  - Atemwegsdrücke und damit Shunt-Volumen reduzieren.
- bronchoskopische Überprüfung der Doppellumentubuslage.
- Überprüfung und medikamentöse Verbesserung der Hämodynamik:
  - Operateur: 1. Manipulation am Herz vermeiden, 2. Sicherstellen des venösen Rückstroms.
  - Volumen: 500 ml Ringer-Lösung i.v..
  - bei Kreislaufinsuffizienz: Dobutamin niedrig dosiert.
- + selektive Continuous positive Airway Pressure (5–10 mmHg; FiO_2 100%):
  - für die obere, nicht abhängige Lunge Methode der Wahl.
  - alternativ intermittierende Insufflation mit 2 l O_2 alle 5 min.
  - *Ziel:* Shunt-Reduktion in nicht belüfteter Lunge.

- + selektive positiv-endexspiratorische Druckbeatmung:
  – für die untere, abhängige Lunge.
  – positiv-endexspiratorische Druckbeatmung alleine → kein signifikanter Effekt auf den PaO_2.
  – nur in Verbindung mit Continuous positive Airway Pressure!
  – 5–10 mmHg.
  – *Ziel:* Compliance-Anstieg der belüfteten Lunge.
- + intermittierende 2-Lungenventilation.
- + Aufrechterhaltung der hypoxischen Vasokonstriktion: Volatile Anästhetika reduzieren die hypoxische Vasokonstriktion um 20%; rechtzeitig an Verfahrenswechsel denken (totale intravenöse Anästhesie);

Medikamente und hypoxische Vasokonstriktion:
– *verstärkend:* Kalzium, Clonidin, NSAID, Lidocain, Äthanol.
– *kein Einfluss:* Thiopental, Propofol, Ketamin, Opioide, Dopamin, Hydralazin.
– *abschwächend:* N_2O, Volatila, Dobutamin, Nipruss, Nitroglyzerin, Kalziumantagonisten, β-Mimetika, ACE-Hemmer.

Praxistipps *Ultima ratio:* Arterielles Pulmonalis-„*Clamping*" der nicht belüfteten Lunge. *Ziel:* Shunt-Minimierung durch Perfusionsausschluss.

11 Medizintechnik

■ Einführung

Der Anästhesist steht bei einer Vielzahl technischer Gerätschaften als Mittler zwischen Patient und Technik, wodurch sein Arbeitsplatz zu einem komplexen und ein Höchstmaß an Professionalität erforderndem Umfeld wird. Viele Überwachungsfunktionen werden heutzutage automatisiert von Narkosegeräten übernommen. Das Narkosebeatmungsgerät spielt jedoch bei vielen anästhesiologischen Zwischenfällen eine Rolle. Allerdings resultieren relevante Zwischenfälle in nur etwa ¼ der Fälle aus einer gerätetechnischen Fehlfunktion, dagegen in ¾ der Fälle aus Bedienungs- und Anwendungsfehlern, einer fehlerhaften Wartung oder Überwachung. Der sachgemäße Einsatz, eine ausreichende Einweisung und die Beachtung aller Herstellerhinweise jedes Geräts sind Voraussetzung zur Gewährleistung einer hohen Patientensicherheit. Die Verwendung von Checklisten sollte routinemäßig erfolgen.

> **Merke** Ein klassisches Beispiel für nicht sachgemäßen Einsatz ist die Verwendung eines Medizingeräts im Kernspintomografen (MRT), welches für diesen Zweck nicht ausdrücklich vom Hersteller zugelassen wurde. Hieraus resultiert nicht nur ein erhebliches Gefährdungspotenzial für den Patienten durch eine Gerätefehlfunktion, sondern durch geschossartiges Zubewegen auf den Tomografen im Falle eines hohen Metallanteils zudem auch für das Personal (Lebensgefahr!).

11.1 Narkoserespirator

Alle Funktionsprüfungen müssen nach vorgeschriebenen Algorithmen regelmäßig von geschultem Personal durchgeführt werden. Die Gebrauchsanweisungen sind zu beachten. Zur Frage der Delegierbarkeit siehe Empfehlungen der DGAI (Hinweis: Werden gerade überarbeitet). Diese Tätigkeiten sind aus ärztlicher Sicht delegierbar. Bei Zweifeln an der Funktionstüchtigkeit eines Geräts muss dieses umgehend aus dem Verkehr gezogen werden.

11.1.1 Notfallalgorithmus bei Problemen mit der maschinellen Beatmung

- Wechsel auf *manuelle Beatmung:* Beatmung mit 100%igem Sauerstoff und maximalem Frischgas-Flow.
- Ist diese auch fehlerbehaftet, wird der Patient vom Beatmungsgerät getrennt und mit dem *Notfallbeatmungsbeutel* ventiliert, bis ein Ersatzgerät zur Verfügung steht.
- Ist auch die Beatmung mit dem Notfallbeutel unmöglich, so sind folgende Punkte zu überprüfen:
  – Ist der Tubus abgeknickt?
  – Sind der Tubus oder die Larynxmaske richtig platziert?
  – Ist die Narkose tief genug?
  – Liegt ein Bronchospasmus vor?
  – Könnte ein Pneumothorax vorliegen (Auskultation/Perkussion des Patienten)?
- *Hilfe holen!* Der Anästhesist beatmet den Patienten, bis die akute vitale Gefährdung abgewendet ist. Im Anschluss überprüft er oder eine eingewiesene Pflegekraft das Beatmungsgerät, während eine 2. Person ausschließlich die Beatmung und Oxygenierung des Patienten sicherstellt.
- *Zügig und strukturiert, ggf. nach Checkliste, arbeiten!* Solange der Patient vom Beatmungsgerät getrennt ist, steht kein Atemwegs-Monitoring (Kapnometrie und Sauerstoffkonzentration, Atemwegsdrücke, Atemminutenvolumen) zur Verfügung. Die Überwachung muss nach klinischen Gesichtspunkten gewährleistet bleiben (Atemexkursionen, Hautfarbe, Pulse usw.)

Sonderfall Lachgas

Die Anwendung von Lachgas birgt nach wie vor ein latentes Fehlerrisiko, sowohl in der Anwendung als auch in der gerätetechnischen Vorhaltung. Obligate Sicherheitsvorkehrungen sind:
- Lachgassperre
- kontinuierliche inspiratorische Sauerstoffüberwachung, Sauerstoffmangelsignal
- normierte Farbkennungen der Gase und mechanisch kodierte Gasstecker
- haptische Unterscheidung der Sauerstoffdosierung
- ORC (Oxygen-Ratio-Controller)
- kontinuierliche Pulsoxymetrie

Merke Sollte nur der geringste Zweifel an der gerätebedingten Applikation von Sauerstoff entstehen, sollte umgehend auf sichere Backup-Systeme umgestiegen werden (z.B. Notfallbeatmungsgerät oder Beatmungsbeutel mit Flaschenversorgung).

Problem: Druckabfall im System

- *Leckagen in den Atemschläuchen:*
  - Bei den meisten der verwendeten Spiralschläuche kann sich ein Leck möglicherweise selbst komprimieren und durch Änderung der Schlauchform zu einer unerwarteten Leckage führen!
  - Wasserfalle: Kontrolle der Wasserfallen auf Dichtigkeit und Funktionsprüfung des Federmechanismus.
  - Konnektionsstellen mit dem Respirator und mit dem Tubus bzw. der (Larynx-)Maske sind konisch angelegt; Schläuche können hier abknicken oder abrutschen.
  - Ansatz für die Atemgasanalyse im Nebenstromverfahren kann undicht sein.
- *Leckagen in der Gasabsaugung:* Wird das Loch im Schlauch einer zentralen Gasabsaugung verlegt und damit der Anteil des im Respirator zirkulierenden Atemgasgemischs am abgesaugten Gas erhöht (Verhinderung des Venturi-Effekts), dann kommt es unter maschineller Beatmung, nicht jedoch unter Handbeatmung (!) zu einem Abfall des Atemminutenvolumens (z.B. bei Dräger Sulla).
- *Leckagen bei der Atemgasanalyse im Nebenstromverfahren:*
  - Eine Leckage führt zu einem Verlust von ca. 200 ml/min (normale Absaugrate für Erwachsene).
  - Bei einigen Geräten ist diese Atemgasanalyse mit einer externen Wasserfalle gegen Feuchtigkeitseintritt in die Analyseeinheit gesichert. Fehlt das Glas dieser Wasserfalle, kommt es zu einem Abfall des Atemminutenvolumens und zu einer flachen CO_2-Atemgaskurve auf dem Monitor.
- *Leckagen im System:*
  - Undichter CO_2-Absorber, z.B. durch Atemkalkbröckchen in der Dichtung.
  - Undichte Konnektionen, z.B. des Kreisteils.
- *Abfallender Frischgasfluss (s.u.).*

Problem: Ventile

- Fehlen Ventilplättchen, dann steigt das inspiratorische CO_2 infolge von Pendelluft im System an. Weitere Fehlerursachen sind falsch eingebaute oder auf ihrem Träger verklebte Ventilplättchen (fehlendes Inspirationsvolumen oder Pendelluft).
- Bei Verwendung des klassischen Kreisteils von Dräger führt bei älteren Geräten die Öffnung des APL-Ventils zu einem Druckabfall im System auch während der maschinellen Beatmung und damit zur Abnahme des Atemminutenvolumens (z.B. bei Dräger Sulla).

Vorgehen

- *Inspiratorische Sauerstoffkonzentration* auf 100% stellen.
- *Frischgas-Flow* erhöhen.
- *Manuelle Beatmung des Patienten:* Kann eine ausreichende Oxygenierung nicht erreicht werden, sofortige Diskonnektion vom Gerät und Beatmung mit dem Notfallbeatmungsbeutel. Je nach Verfügbarkeit, Beschaffung eines neuen Respirators oder Durchführung eines Selbsttests.
- *Kontrolle auf Fehlbedienung:*
  - Wurde ein adäquates Atemminutenvolumen eingestellt?
  - Ist die obere Druckgrenze ausreichend hoch gewählt oder bricht der Respirator die Inspiration ab?
  - Fällt die endtidale CO_2-Konzentration ab, so müssen erst eine alveoläre Hypoventilation unterschiedlicher Genese, eine Kreislaufinsuffizienz oder eine Lungenembolie ausgeschlossen werden, bevor man an einen Gerätedefekt denkt.

- *Narkosetiefe und Zustand des Patienten:*
  - Presst der Patient gegen den Respirator?
  - Intrathorakale Druckerhöhung (s. Kap. 5.5, S. 86)?
- *Kontrolle des Atemsystems vom Patienten zum Gerät:*
  - Auskultation: Hinweis auf eine unbeabsichtigte Extubation?
  - Cuff-Druckkontrolle.
  - Diskonnektionen, z. B. der Schläuche.
  - Leckagen im System: Überprüfung von allen sichtbaren Ventilen, Check der Gasversorgung (Konnektionen, Manometer), der Atemkalkbehälter (fester Sitz, Zustand) und der Narkosegasabsaugung.

> **Merke** Die Überprüfung wird systematischer, das Ergebnis verlässlicher und das Gefühl der Sicherheit erhöht, wenn man jedes zu überprüfende Teil zusätzlich zur optischen oder akustischen Kontrolle auch noch anfasst (Double-Check!).

Vorgehen, wenn keine Ursache erkennbar ist

Diskonnektion des Patienten vom Gerät und Check: Der Gerätecheck ist allgemein gehalten, für jedes Beatmungsgerät geeignet und hat den Sinn einer Schnellüberprüfung vor jeder Anwendung bzw. bei vermuteten Problemen mit dem Respirator.

> **Merke** Der allgemeine Gerätecheck ersetzt nicht die vom Gerätehersteller definierte Überprüfung!

- *Überprüfung des Geräts auf Vollständigkeit, festen Sitz und Zustand aller Komponenten*, insbesondere des Atemkalkbehälters und des Beatmungsteils.
- *Test auf Dichtigkeit:* Y-Stück wird verschlossen und die Flush-Taste gedrückt. Durch Druck auf den Beatmungsbeutel muss sich ein Widerstand aufbauen.
- *Prüfung auf inspiratorischen Gasfluss:* Bei maximalem Frischgasfluss wird das Y-Stück geöffnet. Dann muss ein Gasfluss spürbar sein. Dies entspricht dem Gasfluss in der Inspiration.
- *Prüfung auf exspiratorischen Gasfluss:* Maschinelle Beatmung mithilfe der Prüflunge. In der Exspiration muss ein Gasfluss, z. B. am Volumeter, überprüfbar sein.

> **Merke** Bleibt der Check ergebnislos, liegt der Fehler wahrscheinlich nicht am Gerät.

Zu möglichen Differenzialdiagnosen, z. B. zu flacher Narkose oder Bronchospasmus, s. auch Kap. 5, S. 76.

Prophylaxe

Bei ca. 75 % aller respiratorassoziierten Zwischenfälle liegt die Ursache in einer Fehlbedienung, also einem „*Human Error*". Es ist dringend nötig, auch im Hinblick auf die zunehmende Zahl verschiedenster Modelle von unterschiedlichen Herstellern, eine systematische Geräteeinweisung für jeden Anwender zu gewährleisten. Diese wird im Medizinproduktegesetz (MPG) in Verbindung mit der Medizinproduktebetreiberverordnung (MPBetreibV) gefordert. Die Geräteeinweisung sowie ein Fehlertraining können zweckmäßig an einem Anästhesiesimulator durchgeführt werden.

Zu fordern ist ein adäquates Monitoring, da nach einer australischen Untersuchung 80 % aller geräteassoziierten Zwischenfälle mit einem situationsadäquaten Monitoring vermeidbar gewesen wären.

> **Praxistipps** Vor jeder Narkoseeinleitung sollte der Narkoserespirator vom Anästhesisten kurz geprüft werden:
> - Sind Gasver- und -entsorgung in Ordnung?
> - Druckaufbau im Gerät bei Handbeatmung und geschlossenem Y-Stück.

11.2 Technisch bedingte Fehldosierung von Medikamenten

11.2.1 Vaporbedingte Über- oder Unterdosierung des volatilen Anästhetikums

Überdosierung.
- *Kombination von hohem Frischgasfluss und zu hoch eingestellter Konzentration am Narkosegasvapor* (Zum Beispiel wird zur Vertiefung einer Narkose im Low-Flow-Betrieb der Frischgas-Flow erhöht, jedoch wird danach vergessen, entweder den Flow oder die eingestellte Vaporkonzentration zu reduzieren).

- *Kippen des Vapors bei Transport oder Überfüllung:* Durch das Füllen und Verkleben der Dosierungs-, Ausgleichs- und Bypass-Röhren im Vapor kommt es zur Abgabe von höheren Konzentrationen als eingestellt. Die gleiche Situation ergibt sich auch bei der Überfüllung von Vaporen. Bei richtiger Handhabung (Vaporstellung „off", luftdichte und intakte Verbindung zwischen Vapor und Nachfüllflasche) bzw. durch einen Überfüllungsschutz (Überlauf) kann dies vermieden werden. Dennoch bleibt die Gefahr einer Überdosierung mit einem volatilen Anästhetikum nach Überfüllung des Vapors.
- *Füllen des Vapors mit der falschen Substanz:* Trotz der unterschiedlichen Farb- und Formkodierung der Ansatzstücke gibt es aus früheren Jahren Berichte über die Befüllung eines Vapors mit einer falschen Substanz. Ursache hierfür waren defekte Flaschenansätze und die Hast des Ausführenden.

Unterdosierung.
- *Leerer Vapor:* Differenzialdiagnose des tachykarden, hypertensiven, unruhigen Patienten bei vermeintlich adäquater Narkose und nicht vorhandener Narkosegasüberwachung.
- *Vapor nicht ins System integriert:* Der Narkosegasapplikator muss bei manchen Geräten neben der Konzentrationseinstellung über eine zusätzliche Stell- oder Transportsicherungsschraube in das System integriert werden.
- *Low-Flow- oder Minimal-Flow-Anästhesie:* Bei niedrigem Frischgasfluss muss die Dosierung des Volatilums nach dem Narkosegas-Monitoring erfolgen und nicht nach den Skalierungen auf den Vaporen.

Prophylaxe

- Verwendung eines inspiratorischen Narkosegas-Monitorings.
- Lagerung der Vaporen auf speziellen, arretierbaren Halterungen, die ein Umkippen unmöglich machen.
- Den Füllvorgang sorgfältig durchführen.

Bei den Vaporen der neuesten Generation wird der Narkosemitteltank während des Transports verriegelt, sodass keine Flüssigkeit in die Dosiereinheit gelangen kann.

11.2.2 Infusionspumpenbedingte Über- oder Unterdosierung von Medikamenten

Da elektrisch betriebene Infusionspumpen trotzdem dem Einfluss der Schwerkraft auf den Flüssigkeitsspiegel unterworfen sind, können verschiedene Probleme auftreten, die in einer Über- oder Unterdosierung bzw. einer plötzlichen Bolusgabe des zu verabreichenden Medikaments resultieren. Diese Probleme können entstehen bei:
- Parallelinfusionen mehrere Infusionspumpen oder parallelen Schwerkraft-/Druckinfusionen an dem gleichen intravenösen Zuleitungsschenkel
- Lageveränderungen der Infusionspumpe über oder unter das Patientenniveau
- Spritzenwechseln
- ungesichertem Absturz (z.B. Umfallen des Infusionsständers) oder mechanischem Hängenbleiben während des Transports der Spritzenpumpe im konnektierten Zustand
- plötzlicher Entlastung eines Druckanstiegs in der Infusionsleitung (z.B. bei Verschluss der 3-Wegehähne) ohne vorherige Diskonnektion der Leitung vom Patienten

11.3 Maschinelle Autotransfusion (Cell Saver)

Probleme und Komplikationen beim Einsatz sog. „Cell Saver" zur Rückgewinnung von Blut aus dem Operationsgebiet können beispielsweise auftreten:
- in der Tumorchirurgie mit der Gefahr der Streuung von Tumorzellen
- bei topischem Einsatz von Katecholaminen im Operationsgebiet

Vorgehen

- *Einsatz in der Tumorchirurgie:* Soll ein Cell Saver in der Tumorchirurgie zum Einsatz kommen, sollte zur definitiven Vermeidung einer Tumorzellverschleppung eine Bestrahlung des Retransfundats mit 50 Gray durchgeführt werden.
- *Operationen in der Urologie:* Eine Urinkontamination des Retransfundats scheint nicht stattzufinden, auch kommt es zu keiner erhöhten Hämolyserate. Die Qualität der transfundierten Erythro-

zyten ist bei Einsatz des Cell Savers bei Operationen an den Harnwegen nicht beeinträchtigt.
- *Auswaschrate von Heparin:*
  - Bei Beachtung der Herstellerangaben waschen moderne Geräte Heparin in klinischer Dosierung (z.B. 400 IE Heparin/kgKG zur Antikoagulation vor Herz-Lungen-Maschine) nahezu vollständig aus.
  - Die Auswaschrate ist primär vom Spülvolumen abhängig, sekundär von der Pumpengeschwindigkeit.
  - Bei Einsatz von Spülvolumina > 1500 ml ist die Pumpengeschwindigkeit (400–800 ml/min) für den Auswaschvorgang unbedeutend.
  - Bei exzessiv hohem Pharmakaspiegel von Heparin empfiehlt sich ein 2. Waschvorgang.
- *Retransfusion von topischen Substanzen:* Insbesondere topisch angewandte Katecholamine zur Blutstillung können im Cell Saver kumulieren und zu kreislaufrelevanten Wirkungen nach Retransfusion führen. Das Retransfundat muss in diesem Fall verworfen werden.

11.4 Ausfall der zentralen Gasversorgung

Der Ausfall der zentralen Gasversorgung ist ein seltener, dann aber möglicherweise vital bedrohlicher Zwischenfall, insbesondere wegen des Auftretens einer Diffusionshypoxie bei Verwendung von N_2O oder bei Anästhesien pulmonal eingeschränkter Patienten.

Diagnose

- Anzeige des Gasmangels am Respirator, Abfall des Atemminutenvolumens
- akustischer Gerätealarm bei Gasmangel
- Absinken der Schwimmer in den Rotametern älterer Geräte

Allgemeines Vorgehen

- Ausschluss eines anderen Defekts, z.B. einer Leckage

> **Praxistipps** Bei Ausfall der zentralen Gasversorgung ist kein Sauerstoff-Flush möglich. Dies kann der Fehlerfindung dienen.

- Verfahrenswechsel auf totale intravenöse Anästhesie
- Information des Chirurgen über das weitere Vorgehen in Abhängigkeit von den vorhandenen Sauerstoffressourcen
- ggf. Beatmung mit dem Notfallbeatmungsbeutel und möglichst rasche Organisation eines Respirators mit Reserveflaschen oder einer Sauerstoffflasche mit Konnektor

Prophylaxe

- Falls die Respiratoren nicht mit einer Reservegasversorgung in Form einer Sauerstoffflasche ausgerüstet sind, sollte diese mit Konnektoren unverzüglich verfügbar gemacht werden.
- Schon bei Beginn des Sauerstoffdruckabfalls am Manometer Sauerstoffflasche organisieren.
- Technische Schulung der Berufsanfänger hinsichtlich der Handhabung von Gasflaschen.
- Grundsätzliche Überwachung der inspiratorischen Sauerstoffkonzentration mit Alarm unter 30 Vol%.

11.5 Stromausfall

Im Zuge der allgemeinen Netzauslastungen der Stromanbieter sind längere Stromausfälle keine unrealistischen Szenarien mehr. Notstromaggregate, meist Dieselgeneratoren, können sowohl längere Latenzzeiten als auch Funktionsstörungen mit sich bringen.

Vorgehen

Wenn das Notstromaggregat anspringt.
- *Überprüfen, ob lebenswichtige Geräte* (Narkoserespirator, Defibrillator, Monitoring und Perfusoren) *an Steckdosen angeschlossen sind, die vom Notstromaggregat hinterlegt werden.*
  - z.B.: Orangefarbene (oder besonders gekennzeichnete) Steckdosen: besondere elektrische Versorgung (BEV). Zusätzlich zum Notstromaggregat sind diese Steckdosen mit einer Batterie hinterlegt, die 0,5 s nach Stromausfall die Versorgung übernimmt.
  - z.B.: Grüne Steckdosen: allgemeine elektrische Versorgung (AEV). Ein Notstromaggregat übernimmt nach ca. 15 s die Versorgung.

- z.B.: Weiße Steckdosen mit rotem Punkt (AEV): Ein Notstromaggregat übernimmt nach ca. 15 s die Versorgung.
- Licht:
  - Die Operationsleuchte ist mit dem Notstromaggregat verbunden.
  - Das Laryngoskop kann kurzfristig als Taschenlampe benutzt werden.

Wenn das Notstromaggregat nicht anspringt und am Anästhesiearbeitsplatz keine Akkuversorgung vorhanden ist.
- Manuelle Ventilation des Patienten oder Benutzung eines netzunabhängigen Notfallrespirators
- Organisation von Taschenlampen
- Kreislaufüberwachung durch Palpation der zentralen Arterien, manuelle Blutdruckmessung, Auskultation, ösophageales Stethoskop
- Benutzung akkubetriebener Transportmonitore für schwer kranke Patienten
- Information der Rettungsleitstelle und der Feuerwehr zur Amtshilfe bei der Weiterversorgung auch im Operationssaal (Licht, Strom, Personal usw.)
- Sicherstellung der Kommunikationsstruktur bei Ausfall von stromabhängigen Kommunikationsmitteln (z.B. DECT)

Merke
- Lebenswichtige Geräte müssen immer an Steckdosen angeschlossen werden, die mit möglichst kurzer Latenz mit einer Notstromversorgung hinterlegt sind (farbliche Kennzeichnung).
- Regelmäßige Überprüfung des Notstromaggregats.
- Überprüfung, ob und wie lange die eigenen Respiratoren, Monitore und Perfusoren auf Akkubetrieb laufen.
- Regelmäßige Entladung bei älteren Akkus, um die volle Kapazität aufrechtzuerhalten.
- Leistungsstarke, akkubetriebene Lampen an prominenter Stelle im Operationssaal vorhalten.

Rechtliche Aspekte

12 Das forensische Risiko

Opderbecke stellte 1985 fest: *„Anästhesisten leben gefährlich – im Hinblick auf ihr forensisches Risiko"*.
 Ob die Tendenz der Arzthaftungsprozesse und/oder der Strafverfahren gegen Ärzte steigend ist oder sich auf „hohem Niveau" (Ulsenheimer 2008, RN 1) eingependelt hat, mag dahinstehen. Jedenfalls gilt, dass der Minimierung des medizinischen Risikos für den Patienten eine Maximierung des forensischen Risikos für die beteiligten Ärzte gegenüber steht. Zu den besonders haftungsträchtigen Fachgebieten gehört neben der Gynäkologie und Chirurgie die Anästhesie. Ulsenheimer (2008, RN 4 mit weiteren Hinweisen) weist zu Recht darauf hin, dass es für diesen Anstieg keine „monokausale Erklärung" gibt und führt u.a. an:

- Verlust des Vertrauensverhältnisses zwischen Arzt und Patient; Wandel der ärztlichen Behandlung zu einer „rein geschäftsmäßigen, vertraglichen Beziehung". Die Unpersönlichkeit vieler Großkrankenhäuser mit dem Mangel an vertrauensbildendem Kontakt zwischen Patient und Arzt stellen eine „Quelle von Misstrauen und Skepsis" dar – ein geradezu idealer Nährboden für Vorurteile.
- Spezialisierung und Subspezialisierung erfordern immer komplizierter werdende Organisation und Arbeitsteilung innerhalb der Gruppe der Fachvertreter und dem Pflegepersonal sowie zwischen beiden Gruppen; allein die größere Zahl der Beteiligten erhöht das Risiko von Fehlern.
- Das gerade durch die Fortschritte der Medizin oft übersteigerte Anspruchsdenken und die „überzogene Erwartungshaltung der Patienten" schließt aus der Sicht der Patienten einen Misserfolg aus.
- Die stärkere Konfliktbereitschaft von Patienten, unterstützt durch Rechtsschutzversicherungen, „vermindert die psychologische Hemmschwelle, gegen seinen Arzt vorzugehen", nicht selten gefördert durch „einseitige antiärztliche Berichterstattung in Presse und Medien über die „Halbgötter in Weiß" und reißerisch aufgemachte Presseberichte über ärztliche Fehler.

Nicht zu verkennen ist auch die verstärkte Ökonomisierung ärztlichen Handelns mit dem Zwang zu Kompromissen zwischen Sorgfalt und Wirtschaftlichkeit. Auf der anderen Seite kommt eine Stärkung der Patientenrechte durch Politik und Gesetzgebung hinzu. Nach § 66 Sozialgesetzbuch V (SGB V) können die Krankenkassen ihre Versicherten mithilfe des medizinischen Dienstes der Krankenkassen (MDK) bei der Verfolgung von Schadensersatzansprüchen aus Behandlungsfehlern unterstützen. Es mutet zynisch an, wenn man sich vorstellt, dass die Krankenkasse, die dem Krankenhaus das Geld für die notwendige Infrastruktur nicht zur Verfügung stellt, einem dadurch geschädigten Patienten dann bei der Durchsetzung von Schadensersatzansprüchen gegen das Krankenhaus und die beteiligten Ärzte hilft.

Gesicherte Angaben über die Häufigkeit von Behandlungsfehlervorwürfen sind leider nicht möglich, weil umfassende Daten nicht allgemein zugänglich sind und die gelegentlich veröffentlichten Zahlen zum Teil alt oder nur das Segment eines Haftpflichtversicherers wiedergeben (Lichtmannegger u. Kleitner 2006).

Schätzungen gehen von ca. 40000 Behandlungsfehlervorwürfen und nicht über 12000 nachgewiesenen Behandlungsfehlern pro Jahr im gesamten Bereich der Medizin aus (Robert Koch Institut 2001), bei geschätzten 37,6 Mio. Operationen und medizinischen Prozeduren, davon rund ⅓ Operationen, bezogen auf im Jahr 2006 aus vollstationärer Krankenhausbehandlung entlassene Patienten (Daten des statistischen Bundesamts, zitiert in Facharzt.de 29.10.2007).

Ulsenheimer (2008, RN 1) hält eine Zahl von 3000 strafrechtlichen Ermittlungsverfahren pro Jahr für realistisch, die allerdings „nur" in 5% der eingeleiteten Verfahren auch zu einem rechtskräftigen Strafurteil gegen Ärzte führen; andere schätzen, dass es jährlich 20–30 strafrechtliche Ermittlungsverfahren pro 1000 Ärzten und Jahr gibt (Krumpaszkiy et al. 1997).

Anästhesisten sind nicht unter den „Top Five" (Chirurgie, Orthopädie, Gynäkologie/Geburtshilfe, innere Medizin und Allgemeinmedizin; Robert Koch Institut 2001). Dies darf aber nicht beruhigen. Wenn auch die Zwischenfälle in der Anästhesie, von Zahnschäden abgesehen, selten sind, so sind sie doch in der Regel in ihren Folgen schwer; und sehr schnell wird zudem der Zusammenhang zwischen dem Schaden und dem Anästhesieverfahren hergestellt (Instruktiv Wessing 2007).

Schaffartzik und Neu (2007) berichten über 435 Verfahren, die in den Jahren 2001–2005 in der Schlichtungsstelle für Arzthaftpflichtfragen der Norddeutschen Ärztekammern in Hannover (Norddeutsche Schlichtungsstelle) das Fachgebiet betrafen und mit einer Entscheidung abgeschlossen wurden. Verteilt auf die 4 Säulen des Fachgebiets imponiert die Anästhesiologie mit nahezu 75% der Fälle; weit abgeschlagen mit ca. 23% folgt die Intensivmedizin, mit knapp 5% gefolgt von der Schmerztherapie. Mit weniger als 2% der Fälle bildet die Notfallmedizin das Schlusslicht. Fasst man die Schäden an Kehlkopf, Ösophagus, Trachea, Lippe, Zunge und Gaumen zusammen, so liegen diese deutlich vor den Zahnschäden. Den Zahnschäden folgen in deutlichem Abstand die Schäden durch Tubusverlegung bzw. -diskonnektion – Tubusdislokation und Schäden durch schwierige Intubation, Aspiration und Bronchospasmus bei Intubation eingeschlossen. Bei den Regionalanästhesien liegen die Schäden bei Spinalanästhesien knapp vor denen der Periduralanästhesie; es folgen die Nervenblockaden der oberen Extremität. Bei Schäden in Zusammenhang mit Gefäßzugängen imponieren die peripher-venösen, wenn auch nur in geringem Abstand, vor denen der V. jugularis interna. Abgeschlagen folgt die V.-subclavia-Punktion. Immerhin 10% der Schäden standen mit der Lagerung in Verbindung; 21 Fälle betrafen intraoperative Wachheit. Gut 70% der Schäden des Patienten waren zwar auf die ärztliche Behandlung zurückzuführen, die Schlichtungsstelle sah aber in nur knapp 21% der Fälle einen Behandlungsfehler als gegeben an und empfahl den Parteien eine außergerichtliche finanzielle Regulierung.

Zu den finanziellen Aspekten: Die Entschädigungssummen sind in der Bundesrepublik von „amerikanischen Verhältnissen" weit entfernt. Ein Lagerungsschaden bei einer Intubation bei einem 8-jährigen Kind wurde mit 5113 Euro entschädigt (Fall aus der Pädiatrie), eine Meningitis nach periduraler Schmerztherapie (Aufklärungsproblem) bei einem 39-jährigen Patienten mit 28 700 Euro, der hypoxische Hirnschaden bei einem Patienten hingegen schon mit 410 000 Euro (Neumann 1989). In einem persönlichen Hinweis nannten Haftpflichtversicherer weitere Beispiele:

- Sektio mit Aspiration und als Folge apallisches Syndrom: Gesamtschadensbedarf für Heilbehandlung, Schmerzensgeld, Verdienstentgang, Pflegeleistungen 1 180 000 Euro.
- Periduralanästhesie anlässlich Geburt; Komplikationen führen zu einem apallischen Syndrom und zu einer Tetraparese bei einer 33-jährigen Patientin: Gesamtschaden 1 500 000 Euro.
- Bei einem im Brust-/Halsbereich schwer brandverletzten Kind kommt es zu Intubationsschwierigkeiten mit der Folge einer Sauerstoffunterversorgung; das Kind ist schwerstgeschädigt. Das Gericht verurteilt den Anästhesisten nicht nur zum Ersatz der Heilungskosten und zu einem Schmerzensgeld, sondern auch zum Ersatz der Aufwendungen für die monatlichen Pflegeleistungen des rund um die Uhr in 3 Schichten zu betreuenden Kindes: monatlich knapp 9000 Euro. Nach der geschätzten Lebenserwartung des Kindes wurde ein Schaden von über 2 000 000 Euro erwartet.
- Komplikationen bei einer HNO-Operation eines Managers, der nach einem Erstickungsanfall im Wachkoma liegt, wurden mit 5 000 000 Euro entschädigt (AZ vom 6.10.2006, S. 16).

Angesichts dieser Schadenssummen wird verständlich, warum der BDA seinen Mitgliedern eine Berufshaftpflichtversicherung mit einer Deckungssumme von 5 000 000 Euro für Personenschäden empfiehlt (www.bda.de/downloads/22_vers-service-rechtschutz.pdf).

13 Szenarien nach einem Zwischenfall

Womit aber muss der Anästhesist nach einem Zwischenfall, durch den ein Patient zu Schaden kam, rechnen?

Dem geschädigten Patienten – oder im Falle seines Todes seinen Angehörigen – stehen mehrere rechtliche Möglichkeiten offen. In 1. Linie geht es dem Patienten bzw. den Angehörigen um Schadensersatz einschließlich Schmerzensgeld, weniger um eine Bestrafung des Arztes. Doch neben dem zivilrechtlichen Haftungsprozess und unabhängig von diesem kann auch ein strafrechtliches Ermittlungsverfahren gegen die Beteiligten wegen fahrlässiger Körperverletzung oder Tötung – unter Umständen auch wegen unterlassener Hilfeleistung – eingeleitet werden (die unterlassene Hilfeleistung nach § 323 c StGB soll hier nicht näher behandelt werden). Zivilrechtliche Haftung und strafrechtliche Verantwortung stehen unabhängig nebeneinander; weder schließen sie sich gegenseitig aus noch präjudizieren sie sich wechselseitig.

Damit sind die Konsequenzen eines Zwischenfalls aber nicht erschöpft. Folgende Szenarien sind unter Umständen möglich:

Zivilrechtliche Verfahren.
- Verfahren vor der Gutachter-/Schlichtungskommission
- der schon angesprochene zivilrechtliche Haftungsprozess vor dem Landgericht (LG), dem Oberlandesgericht als Berufungsgericht (OLG) bis hin zum Bundesgerichtshof (BGH) als Revisionsgericht

Strafrechtliche Verfahren.
Strafrechtliches Ermittlungsverfahren durch die Staatsanwaltschaft bzw. Hauptverhandlung vor dem Strafgericht.

Verwaltungs- bzw. sozialgerichtliche Verfahren.
- Berufsgerichtliches Verfahren vor dem Berufsgericht
- Widerruf/Ruhen der Approbation (angeordnet durch die Verwaltungsbehörde)
- Disziplinarverfahren, entweder ein beamtenrechtliches bei beamteten Ärzten oder bei Vertragsärzten ein solches der kassenärztlichen Vereinigung
- Verlust der Vertragsarztzulassung bei Vertragsärzten

Arbeitsrechtliche Probleme.
Abmahnung/Kündigung oder arbeitsrechtlicher Regress.

14 Haftungsgrundlagen

Von allen genannten „Übeln" soll es im Folgenden zunächst etwas genauer um die zivilrechtliche Haftung und die strafrechtliche Verantwortung gehen (Abb. 14.**1**).

Spezielle gesetzliche Tatbestände zur Arzthaftung gibt es in der Bundesrepublik, trotz einiger gesetzgeberischer Initiativen in der Vergangenheit, weder im Zivil- noch im Strafrecht. Auf einer dünnen Basis von allgemeinen gesetzlichen Vorschriften hat sich die Arzthaftung in der Rechtsprechung herausgebildet und präzisiert (Abb. 14.**2**).

Nach der Rechtsprechung ist jeder, auch der „gelungene" ärztliche Eingriff (Operation, invasive Untersuchung, Verabreichung von Inhalationsanästhetika, Medikation) zunächst eine sog. „tatbestandsmäßige Körperverletzung" im zivil- und strafrechtlichen Sinn. Damit ist aber nur gesagt, dass die Maßnahme den gesetzlichen Tatbestand erfüllt; dies bedeutet jedoch nicht, dass die Maßnahme auch rechtswidrig ist und der Arzt deshalb zivilrechtlich haftet oder strafrechtlich zur Verantwortung gezogen wird. Denn gerechtfertigt ist der ärztliche Eingriff, wenn der Patient in die Maßnahme – in der Regel nach entsprechender Aufklärung – wirksam eingewilligt hat (einschließlich der sog. mutmaßlichen Einwilligung) oder ausnahmsweise weitere Rechtfertigungsgründe (gesetzliche Zwangsbefugnisse; rechtfertigender Notstand [§ 34 StGB]) vorliegen. Dieser Umstand, dass das ärztliche Tun zunächst einen Straftatbestand erfüllt und eines weiteren Rechtfertigungselements bedarf, ist eine Besonderheit der Arzthaftung, die diese wesentlich von sonstiger „Berufshaftung" unterscheidet. Weder die Erkrankung noch die Indikation zu ärztlichen Maßnahmen reichen allein zur Legitimation ärztlichen Handelns aus. Der Patient muss die Behandlung auch wollen, er muss mit der Behandlung und damit auch mit der Inkaufnahme der damit verbundenen Risiken einverstanden sein.

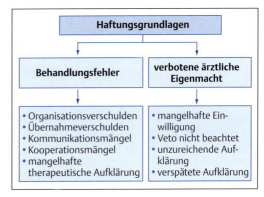

Abb. 14.**2** Grundlagen der Arzthaftung.

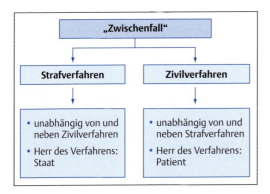

Abb. 14.**1** Zivil- und Strafverfahren nach einem Zwischenfall.

> **Merke** Weder eine Komplikation noch der Misserfolg der Behandlung noch Fehler in der Vorbereitung, Durchführung oder Nachsorge bei anästhesiologischen Maßnahmen reichen allein für zivil- und/oder strafrechtliche Konsequenzen aus.

Gerade wegen der Eigengesetzlichkeiten des lebenden Organismus lässt sich

» weder aus einem Zwischenfall, der grundsätzlich zu gewärtigen ist, noch aus einem Misserfolg der Behandlung schon regelmäßig der Schluss auf ein pflichtwidriges Verhalten des Arztes ziehen... schon eine zutreffende Diagnose kann nicht immer gewährleistet werden[1] **«**

oder, wie der Bundesgerichtshof ergänzend an anderer Stelle[2] feststellt:

» Die Kausalverläufe bei ärztlichen Eingriffen sind, weil jeweils ein anderer Organismus betroffen ist, dessen Zustand und Reaktion nicht sicher berechenbar ist, weder vorausschauend noch rückwirkend eindeutig feststellbar. Misserfolg und Komplikationen im Verlauf einer ärztlichen Behandlung weisen deshalb nicht stets auf ein Fehlverhalten des behandelnden Arztes hin. **«**

Erst ein schuldhaftes Fehlverhalten des Arztes – „aktives" Tun oder pflichtwidriges Unterlassen einer Maßnahme –, das ursächlich für den Schaden des Patienten wurde, kann zur Haftung führen. Es gilt der Grundsatz, dass der indizierte, lege artis durchgeführte Heileingriff, in den der Patient wirksam eingewilligt hat, rechtmäßig ist und bleibt, auch wenn er misslingt.

» Das Krankheitsrisiko wird nicht dadurch, dass der Arzt die Behandlung übernimmt, zum Arztrisiko in dem Sinne, dass er für die trotz der Behandlung verbleibenden Gesundheitsschäden zu haften hätte; auch nicht, wenn diese erst in der Behandlung gesetzt worden sind, weil Diagnose und Therapie den Patienten mit einem behandlungsspezifischen Fehlschlagsrisiko belasten müssen. Insoweit setzt sich das Risiko der unbehandelten Krankheit im Austausch gegen das „Behandlungsrisiko" nur fort. Schadenslasten aus diesem Tauschrisiko sind der Krankheit zuzurechnen und vom Patienten zu tragen (Steffen u. Pauge 2006). **«**

14.1 Verschulden

Ärztliche Haftung ist keine sog. Gefährdungshaftung, bei der allein wegen der Gefahr der Risikoerhöhung unabhängig von einem Verschulden gehaftet würde, sondern verlangt stets ein *schuldhaftes Verhalten*, d.h. ein vorsätzliches oder fahrlässiges Handeln.

14.1.1 Sorgfaltsmaßstab im Zivilrecht

Fahrlässig handelt im *Zivilrecht*, wer „die im Verkehr erforderliche Sorgfalt außer Acht lässt" (§ 276 Abs. 2 BGB). Im Zivilrecht gilt ein rein objektiver Sorgfaltsmaßstab; die individuellen Verhältnisse der Betroffenen, z.B. schlechte Aus- und Weiterbildung bzw. Fortbildung oder mangelhafte Information entlasten grundsätzlich nicht. Mit der „im Verkehr erforderlichen Sorgfalt" verweist das Recht in der Medizin auf die durchschnittlichen Leistungs- und Sorgfaltsstandards der jeweiligen Fachgebiete zum Zeitpunkt der Behandlung, an denen das Handeln der Beteiligten auch rechtlich gemessen wird („Facharztstandard").

> **Merke** Das Recht hat sich stets zum Prinzip der Nichteinmischung in die ärztliche Therapie und Methodenfreiheit bekannt. Nach der Rechtsordnung sind die Fachgebiete aufgerufen, ihre „Standards" zu definieren; die staatlichen Gerichte übernehmen allenfalls eine „Grenzkontrolle".

Es wird im Zivilrecht ein *objektiver, abstrakt genereller Maßstab* angelegt, der eine Behandlung nach den *Durchschnittsanforderungen*, den durchschnittlichen Leistungs- und Sorgfaltsstandards des jeweiligen Fachgebiets, verlangt. Gefordert wird die durchschnittliche Struktur- und Prozessqualität, einschließlich der durchschnittlichen räumlich-apparativen Ausstattung sowie der persönlichen Qualifikation.

Dabei hat der Bundesgerichtshof[3] zu erkennen gegeben, dass er nicht stets die neueste apparative Ausstattung, nicht stets die neuesten Methoden und Verfahren verlangt, allerdings immer vorausgesetzt, dass der Patient mit der vorhandenen Ausstattung und den bisherigen Methoden adäquat und ausreichend versorgt werden kann; anderenfalls muss ihm Gelegenheit zur Versorgung in einem besser ausgestatteten Haus gegeben werden (Problem des Organisations-/Übernahmeverschuldens). BDA und DGAI haben Richtlinien zur Ausstattung der Arbeitsplätze entwickelt (DGAI u. BDA 2006, S. 389). Andererseits: Nie kann die Berufung auf „Unwirtschaftlichkeit" eine Einschränkung der Qualität ärztlicher Leistungen rechtfertigen. So darf z.B. der Vertragsarzt seinen „Kassenpatienten" wesentliche Leistungen seines Fachgebiets nicht des-

---

[1] BGH, Urt. v. 14.03.1978, NJW 1978, 1681
[2] BGH, Urt. v. 20.09.1983, NJW 1984, 661
[3] BGH, NJW 1988, 763; BGH, NJW 1992, 754

halb verweigern, weil diese Leistungen unrentabel sind[4].

Anlässlich eines Zwischenfalls fragt der Jurist zunächst, ob der objektive, abstrakt generelle Maßstab eingehalten wurde. Maßgebend sind die Leistungs- und Sorgfaltsstandards, die zum Zeitpunkt der Behandlung galten (Sicht „ex tunc"). Später bekannt gewordene Umstände oder nachträglich gewonnene Erkenntnisse müssen grundsätzlich unberücksichtigt bleiben (Sicht „ex ante"). Dabei erkennt die Rechtsprechung an, dass der Standard in gewissem Umfang von der konkreten Situation abhängig ist. Bei der Notfallbehandlung am Unfallort werden nicht dieselben Anforderungen gestellt wie bei einer geplanten Operation im Krankenhaus; ein kleines kommunales Krankenhaus wird nicht am Versorgungsgrad eines Spezialkrankenhauses oder einer Universitätsklinik gemessen[5] – dies aber immer unter der Voraussetzung, dass der Patient mit der vorhandenen Infrastruktur im jeweiligen Haus ausreichend behandelt werden kann. Ist dies nicht der Fall, muss geprüft werden, ob der Patient nicht in ein besser ausgestattetes Haus verlegt werden muss (Gefahr des „Übernahmeverschuldens").

Wie das Oberlandesgericht Koblenz[6] festgestellt hat, schuldet der Arzt dem ihm anvertrauten Patienten die bestmögliche medizinische Versorgung; dazu gehört grundsätzlich die schnellstmögliche Anwendung der wirksamsten Therapie unter weitestmöglicher Verkürzung des Krankheitsverlaufs. Es ist grundsätzlich der sicherste Weg zu wählen; dies kann bedeuten, den Patienten umgehend an kompetentere Ärzte und besser ausgestattete Krankenhäuser zu überweisen, sobald sich für eine solche Notwendigkeit hinreichende Anhaltspunkte ergeben.

14.1.2 Sorgfaltsmaßstab im Strafrecht

Im *Strafrecht* gilt ein objektiver *und* subjektiver Maßstab, d.h. hier wird zusätzlich gefragt, ob die objektive ordnungswidrige Handlung den Beteiligten auch *individuell* vorwerfbar ist.

Während im zivilrechtlichen Haftungsprozess bereits ein Abweichen vom Standard – allerdings unter Beachtung der unter 15.1.2 geschilderten Besonderheiten bei der Methodenfreiheit – einen Schuldvorwurf allein wegen Verletzung der objektiven Sorgfaltspflicht begründen kann, verlangt die individuelle, strafrechtliche Verantwortlichkeit zusätzlich noch nach der subjektiven Zurechnung des objektiv sorgfaltswidrigen Verhaltens. Nur wenn es dem Betroffenen nach seinen persönlichen Fähigkeiten und Fertigkeiten sowie seinen individuellen Kenntnissen möglich war, die objektiv gebotene Sorgfalt einzuhalten, kann ihm wegen ihrer Missachtung auch ein persönlicher, strafrechtlich zu ahndender Schuldvorwurf gemacht werden. Eine mangelhafte Aus- bzw. Weiterbildung und/oder eine unzureichende personelle oder apparative Ausstattung entschuldigt den Arzt aber dann nicht – Notlagen ausgenommen –, wenn er erkennen konnte oder musste, dass er der übernommenen Aufgabe nach seinen persönlichen Kenntnissen und Erfahrungen oder nach der Ausstattung des Arbeitsplatzes nicht gewachsen war.

Nach dem OLG Hamm[7] handelt sorgfaltswidrig,

» ... wer die Anforderungen, die an einen besonnenen und gewissenhaften Menschen aus dem Verkehrskreis des Täters in dessen sozialer Rolle bei einer Betrachtung der Gefahrenlage ex ante gestellt werden, nicht erfüllt... Dabei sind an das Maß der ärztlichen Sorgfalt hohe Anforderungen zu stellen. Für die Beurteilung ärztlichen Handelns gibt es kein „Ärzteprivileg", wonach die strafrechtliche Haftung sich etwa auf die Fälle grober Behandlungsfehler beschränkt. Maßgebend ist der Standard eines erfahrenen Facharztes, also das zum Behandlungszeitpunkt in der ärztlichen Praxis und Erfahrung bewährte, nach naturwissenschaftlicher Erkenntnis gesicherte, von einem durchschnittlichen Facharzt verlangte Maß an Kenntnis und Können. Da aus medizinischen Maßnahmen besonders ernste Folgen entstehen können und der Patient regelmäßig die Zweckmäßigkeit oder Fehlerhaftigkeit der Handlung nicht beurteilen kann, sind [an] das Maß der ärztlichen Sorgfalt hohe Anforderungen zu stellen... Ein Patient, der sich in die Fachklinik eines Krankenhauses begibt, hat einen Anspruch auf ärztliche Behandlung, die dem Standard eines erfahrenen Facharztes entspricht... Auch an den sich noch in der Facharztausbildung befindlichen Arzt sind gewisse Qualitätsanforderungen zu stellen, wenn er unter der Aufsicht eines qualifizierten Facharztes operiert... «

---

[4] BSG, NJW 2002, 238
[5] BGH, NJW 1988, 1511; BGH, NJW 1989, 2321
[6] OLG Koblenz, VersR 1994, 353

[7] OLG Hamm, MedR 2006, 358

Wer an die Grenzen seiner eigenen Kenntnisse und Fertigkeiten oder an die Grenzen der persönlichen Einsatzfähigkeit (Krankheit, Müdigkeit) bzw. die Grenzen seines eigenen Fachgebiets gelangt, hat weitere eigene Aktivitäten zu unterlassen. Er muss kompetente Fachvertreter hinzuziehen oder versuchen, den Patienten zu verlegen – von echten Notfällen abgesehen, in denen dazu keine Zeit bleibt. Sonst drohen zivil- und strafrechtliche Konsequenzen wegen sog. Übernahmefahrlässigkeit bzw. Übernahmeverschulden.

Merke Schuldhaft handelt somit, wer vorsätzlich oder fahrlässig den durchschnittlichen Behandlungsstandard nicht wahrt und dadurch den Patienten schädigt. Die zivilrechtliche Haftung wie auch die strafrechtliche Verantwortung sind dabei nicht auf ein grobes Verschulden beschränkt. Schon leichte Fahrlässigkeit reicht aus.

Im deutschen Recht wirkt sich ein grober Behandlungsfehler im Strafrecht verschärfend aus. Im Zivilverfahren kann er zuungunsten der Beklagten zur Umkehr der Beweislast führen; dies bedeutet in der Regel, in einem zivilrechtlichen Haftungsprozess zu unterliegen.

14.2 Kausalität

Doch allein die schuldhafte Verletzung der vorstehend beschriebenen Sorgfaltspflichten führt noch nicht zu zivil- oder strafrechtlichen Konsequenzen. Diese drohen erst dann, wenn die schuldhafte Sorgfaltspflichtverletzung ursächlich für den Gesundheitsschaden oder den Tod des Patienten geworden ist.

Bei der Feststellung dieses Ursachenzusammenhangs (Kausalität) bestehen Unterschiede zwischen Zivil- und Strafrecht, auf die später eingegangen wird (s. auch Kap. 23.1.2, und Kap. 24.1.1).

14.3 Zusammenfassung und Überleitung

Merke Ärztliche Haftung im zivil- und strafrechtlichen Sinn setzt Folgendes voraus:
- Fehler des Arztes
- Schaden des Patienten
- Kausalzusammenhang (Ursachenzusammenhang) zwischen Fehler und Schaden

In diesem Ausgangspunkt unterscheidet sich die Arzthaftung nicht von anderer „Berufshaftung".

Merke Die grundlegenden Voraussetzungen der zivilrechtlichen Haftung und der strafrechtlichen Verantwortung sind gleich: Der Arzt haftet (nur), wenn er seine berufstypische Sorgfalt schuldhaft, d.h. vorsätzlich oder fahrlässig, verletzt hat („Behandlungsfehler") und der Patient dadurch (Kausalitätsproblem) einen Schaden (Gesundheitsschaden, Tod) erlitten hat.

Bei der Verletzung der berufstypischen Sorgfalt kann es sich um folgende Fehler bzw. Mängel handeln:
- Behandlungsfehler im engeren Sinn (nicht erkannte Fehlintubation, Überdosierung der Medikamente)
- Organisationsmangel (Behandlungsfehler im weiteren Sinn; unzureichende Anleitung und Aufsicht, mangelhafte Kommunikation und Kooperation, fehlerhafte Abstimmung innerhalb bzw. zwischen den Fachabteilungen, ungenügende personelle und räumlich-apparative Ausstattung)
- Aufklärungsfehler

Dokumentationsmängel haben keine unmittelbaren strafrechtlichen Konsequenzen. Auch zivilrechtlich bildet der Dokumentationsmangel keine eigenständige Anspruchsgrundlage für den Patienten, doch können Dokumentationsmängel zivilrechtlich Beweiserleichterungen bis hin zur Umkehr der Beweislast bringen.

15 Behandlungsfehler

> **Merke** Ein Behandlungsfehler ist ein „Verstoß gegen den fachärztlichen Standard, d.h. jede ärztliche Maßnahme, die nach dem jeweiligen Stand der medizinischen Wissenschaft unsachgemäß ist" (Ulsenheimer 2002, §140 RN 16ff u. 2008 [RN 38 mit weiteren Nachweisen]).

Der Behandlungsfehler kann sowohl in einer (pflichtwidrigen) Untätigkeit gegenüber der Erkrankung und deren Entwicklung (Unterlassen) als auch in einem aktiven Tun, einer übermäßigen oder einer falschen Behandlung liegen.

Neben dem Behandlungsfehler im engeren Sinn gehören auch die Organisationsfehler, also Koordinations-/Kommunikationsmängel, Fehler bei der Delegation, Überwachung und Anleitung und Mängel in der räumlich-apparativen Ausstattung, zu den Behandlungsfehlern im weiteren Sinn. Nach Robert Koch Institut (2001) liegen Koordinationsmängel als Mitursachen von Fehlervorwürfen an 1. Stelle, gefolgt von Dokumentationsmängeln. Diese wiederum werden gefolgt vom „Übernahmeverschulden"; dann erst kommen Vorwürfe wegen nicht rechtzeitigen Erkennens und Behandelns von Komplikationen; das Schlusslicht bilden Aufklärungsmängel und Fehler in Notsituationen.

15.1 Facharztstandard

Qualitativ hat die Behandlung zu jeder Zeit dem sog. „Facharztstandard" zu genügen. Dieser Facharztstandard ist „das zum Behandlungszeitpunkt in der ärztlichen Praxis und Erfahrung bewährte, nach naturwissenschaftlicher Erkenntnis gesicherte, von einem durchschnittlichen Facharzt verlangte Maß an Können und Sorgfalt" (Ulsenheimer 2008, RN 18).

Facharztstandard ist nicht gleichzusetzen mit der formellen Facharztanerkennung. Es handelt sich vielmehr um einen Qualitätsmaßstab. Maßgebend ist die „Facharztqualität", d.h.

» dass der Arzt die Behandlung theoretisch wie praktisch so beherrscht, wie dies von einem Facharzt dieses Faches erwartet werden muss (Steffen u. Pauge 2006, RN 137; zur Facharztqualität s. auch Opderbecke u. Weißauer 1994). «

15.1.1 Bereitschaftsdienst

Wie das Oberlandesgericht (OLG) Düsseldorf[8] festgestellt hat, ist dieser Facharztstandard innerhalb und außerhalb der Regeldienstzeiten zu gewährleisten. Unter angeblich knappen finanziellen und personellen Ressourcen und dem damit verbundenen „Lean-Management" gewinnt die Frage nach der Zulässigkeit fachübergreifender Bereitschaftsdienste an Bedeutung. In der Entschließung zum Bereitschaftsdienst und zur Rufbereitschaft in der Anästhesie und in der Chirurgie (Anästh Intensivmed 1988; 56, DGAI u. BDA 2006) wird festgestellt:

» Ist ein fachgebundener Bereitschaftsdienst wegen nicht ausreichender personeller Besetzung nicht realisierbar, so kann – in Abhängigkeit vom Versorgungsauftrag des Krankenhauses und in speziellen medizinischen Gegebenheiten – ein fachübergreifender Bereitschaftsdienst innerhalb der operativen Abteilungen (mit Ausnahme gynäkologisch-geburtshilflicher Abteilungen) medizinisch vertretbar sein, wenn durch einen fachgebundenen Hintergrunddienst sichergestellt ist, dass qualifizierte Gebietsärzte die Behandlung innerhalb von 20 Minuten übernehmen können. An fachübergreifenden Diensten kann der Anästhesist aus fachlichen und organisatorischen Gründen nicht teilnehmen. In der Anästhesie ist, falls ein Bereitschafsdienst auf Grund des Stellenplanes nicht realisierbar ist, ein Hintergrunddienst einzurichten. «

---

[8] OLG Düsseldorf, VersR 1986, 295

Beispiel aus der Rechtsprechung

Die forensischen Konsequenzen eines mangelhaft organisierten Bereitschaftsdiensts macht das Urteil des LG Augsburg deutlich: Der Chefarzt einer chirurgischen Abteilung wird zu einer Geldstrafe von 90 Tagessätzen wegen fahrlässiger Körperverletzung verurteilt. Ihm wird ein Sorgfaltpflichtsverstoß bei der Organisation des Bereitschaftsdiensts zur Last gelegt.

■ Fall 1
Mangelhafte Organisation des Bereitschaftsdiensts (LG Augsburg, Urteil vom 30.09.2004, Az 3 KLs 400 Js 109903/01; Schulte-Sasse u. Bruns 2006)

Sachverhalt.
Eine Patientin wurde nach einer komplikationslosen subtotalen Strumaresektion beidseits gegen 16:00 Uhr vom Aufwachraum auf die chirurgische Normalstation verlegt. Dort leistete an jenem Tag ein Assistenzarzt der Inneren Abteilung fachübergreifenden Bereitschaftsdienst auch für die chirurgische Station; im Rufdienst befand sich ein Oberarzt der Chirurgie. Die Patientin blutete nach. Nachdem um 19:30 Uhr die 3. Redonflasche gewechselt werden musste, informierte die Pflege den bereitschaftsdienstleistenden Internisten. Als dieser bei der Patientin eintraf, hatte diese objektiv mehr als 600 ml Blut verloren. Aufgrund eines Missverständnisses ging der Internist davon aus, die Flaschen seien noch nicht so häufig gewechselt worden, vermutete aber einen Blutverlust von mindestens 500 ml, wobei sich aus den Aufzeichnungen der Pflege ein verstärkter Blutfluss zwischen 19:10 und 19:30 Uhr ergab. Er legte einen venösen Zugang, infundierte Hydroxyäthylstärke und ordnete an, die Patientin zu beobachten und ihn zu rufen, wenn weitere Redonflaschen gewechselt werden müssten. Etwa 5–10 min später informierte die Pflege ihn darüber, dass sie die Redonflasche wechseln musste; sie berichtete über leichte Atemnot der Patientin. Der Internist ordnete telefonisch die Zuführung von Sauerstoff über eine Nasensonde an, diktierte noch einen Arztbrief zu Ende und begab sich dann zur Patientin. Auf dem Weg dorthin wurde er bereits per Notfallpiepser gerufen. Er fand die Patientin mit deutlich geschwollenem Hals, blau angelaufenem Gesicht und geweiteten Pupillen in verkrampfter Haltung, dem Ersticken nah, nach Luft ringend. Die massive Nachblutung hatte ihre Luftröhre komprimiert. Der Internist intubierte und ließ die Patientin auf die Intensivstation bringen. Dort stellte die Anästhesistin eine Fehllage des Tubus fest und intubierte erneut. Eine Minute später trat bei der Patientin ein Herzstillstand ein. Sie konnte nach gut 20 min wieder reanimiert werden und wurde ½ h später in den Operationssaal transportiert, wo der inzwischen gerufene chirurgische Oberarzt eine Revisionsoperation durchführte. Es fand sich eine massive Blutung aus einem arteriellen Gefäß im Schilddrüsenbett, begünstigt wahrscheinlich durch die Wirkung von ASS 100. Die Patientin erlitt einen hypoxischen Hirnschaden; sie befindet sich seitdem im Wachkoma.

Entscheidung des Gerichts.
Das Verfahren gegen den angeklagten bereitschaftsdienstleistenden Assistenten der Inneren Abteilung wird gegen Zahlung einer Geldauflage eingestellt. Der Chefarzt der Chirurgie wird von der großen Strafkammer des LG Augsburg nach 3-tägiger öffentlicher Hauptverhandlung wegen fahrlässiger Körperverletzung verurteilt. Das LG Augsburg ist der Auffassung, dass der Chefarzt sich nicht darauf berufen durfte, der internistische Assistenzarzt würde die Situation schon richtig einschätzen und die bestehende Gefahr durch Verständigung des chirurgischen Hintergrunddiensts abwenden. Für den Internisten habe es sich um eine fachfremde Komplikation gehandelt; es habe ein gesteigertes Risiko bestanden, dass der Internist das Bestehen einer Nachblutung und deren Konsequenzen verkennt. Doch hält das Landgericht einen fachübergreifenden Bereitschaftsdienst nicht für grundsätzlich unzulässig, verlangt aber, durch adäquate organisatorische Maßnahmen sicherzustellen, dass der Facharztstandard der jeweiligen Fachgebiete auch bei einem fachübergreifenden Bereitschaftsdienst gewahrt wird:

》 Bei pflichtgemäßer Sorgfalt hätte der Angeklagte die postoperative ärztliche Versorgung von Schilddrüsenpatienten durch entsprechende organisatorische Maßnahmen so gestalten müssen, dass die bestehende Nachblutung bei der Patientin rechtzeitig erkannt worden wäre. Im Hinblick auf die Existenz eines fachübergreifenden Bereitschaftsdienstes hätte er...
- ...entweder anordnen müssen, dass Schilddrüsenpatienten innerhalb der ersten 24 Stunden nach der Operation auf der Intensivstation verbleiben,
- ...derartige Eingriffe, von denen jährlich 40–50 an dem Krankenhaus stattfinden und die zeitlichen Aufschub

dulden, nur an Tagen durchgeführt werden, an denen ein Chirurg Bereitschaftsdienst hat
- ...oder dafür sorgen müssen, dass fachfremde Bereitschaftsärzte in geeigneter Form darin unterwiesen werden, das Bestehen solcher Nachblutungen zu erkennen. (LG Augsburg, Urteil vom 30.09.2004, Az 3 KLs 400 Js 109903/01; Schulte-Sasse u. Bruns 2006) **《**

15.1.2 Methodenfreiheit

Nicht immer lässt sich die Frage, welches Vorgehen den Leistungs- und Sorgfaltsstandards des Fachgebiets eindeutig entspricht, sicher beantworten. Die Rechtsprechung betont stets das Prinzip der Nichteinmischung des Rechtes in die medizinischen Fachfragen; sie erkennt die ärztliche Therapie- oder Methodenfreiheit an – dies vor allem dort, wo sich Standardverfahren noch nicht gebildet haben oder es mehrere alternative Methoden gibt. Die Methodenfreiheit gilt jedoch nicht schrankenlos. Die Rechtsprechung verlangt prinzipiell, die für den Patienten wirksamste, schonendste, risikoärmste Methode zu wählen. Uneingeschränkt gilt die Therapiefreiheit nur bei gleichwertigen Methoden mit ähnlichem „Risikoniveau"; sie stößt bei deutlichem „Risikogefälle" an ihre Grenzen[9]. Ein höheres Risiko akzeptiert die Rechtsprechung nur, wenn es durch besondere Sachzwänge oder durch eine günstigere Heilungsprognose begründet ist[10]. Im Grundsatz betont die Rechtsprechung trotz der Methoden- und Therapiefreiheit das „Verbot der Risikoerhöhung"[11].

Es ist zwar eine Rechtsfrage, ob der Arzt seine „Sorgfaltspflicht" gewahrt hat, d.h. ob er bei der Behandlung den Standard eingehalten hat. Doch ist die Frage nur unter Berücksichtigung entsprechender fachlicher Kenntnisse aus den jeweiligen Fachgebieten zu entscheiden; d.h. der Jurist ist auf sachverständige Beratung durch einen Gutachter angewiesen.

Aufgrund eigener wissenschaftlicher Überzeugung darf der Arzt vom Standard abweichen, wird den Patienten aber darüber informieren müssen. Ein Sonderproblem liegt in der Anästhesie z.B. im Einsatz nicht zugelassener Arzneimittel, etwa im Bereich der Kinderanästhesie. Das Arzneimittelgesetz schränkt die ärztliche Methoden- und Therapiefreiheit nicht ein. Es bleibt dem Arzt unbenommen, aufgrund eigener wissenschaftlicher Überzeugung in Absprache mit dem Patienten auch nicht zugelassene Arzneimittel oder zugelassene Arzneimittel in anderen Indikationsbereichen einzusetzen. In vielen Fällen hat sich hier bereits ein „Standard" außerhalb der staatlich geregelten Zulassung herausgebildet. Da diesem Einsatz aber ohne Zulassung ein staatliches „Gütesiegel" fehlt, ist nach dem sog. Surgibone-Urteil des BGH[12] der Patient über diesen Umstand aufzuklären (differenzierend: Biermann u. Weißauer 1998).

15.2 Leitlinien

Haftungsmaßstab in zivil- und strafrechtlicher Hinsicht ist der „Standard". Dieser kann in Leit- oder Richtlinien zwar deklaratorisch wiedergegeben, aber nicht konstitutiv begründet werden. Wiederholt hat die Rechtsprechung dies betont. So verurteilte das OLG Hamm[13] den Arzt, der vor einer Rechtsherzkatheteruntersuchung keine Thromboseprophylaxe mittels Heparin durchgeführt hatte. In den Leitlinien der Fachgesellschaft sei dies nicht vorgesehen. Das Gericht wies ausdrücklich darauf hin,

》 dass der gebotene medizinische Standard nicht allein durch Empfehlungen oder Richtlinien der zuständigen medizinischen Gesellschaft geprägt wird. Vielmehr beurteilt sich die... zu beobachtende Sorgfalt nach dem medizinischen Wissensstand zur Zeit der Behandlung. **《**

Leitlinien dienen „nur" der Information über den „Behandlungskorridor". Solange die notwendige rasche Erneuerung und Aktualisierung den neuen Erkenntnissen der Medizin entsprechend nicht garantiert ist, ist mit dem OLG Naumburg[14] festzustellen,

》 dass die Leitlinien der AWMF unbeschadet ihrer wissenschaftlichen Fundierung derzeit lediglich Informationscharakter für die Ärzte selbst haben und haben sollen. Einer weitergehenden Bedeutung, etwa als verbindliche Handlungsanleitung für praktizierende Ärzte, steht zumindest derzeit die anhaltende Diskussion sowohl um

---

[9] OLG Düsseldorf, Arzthaftpflichtrechtsprechung (AHRS) 2620/15
[10] BGH, NJW 1987, 2927
[11] OLG Frankfurt a.M., VersR 1998, 1378
[12] BGH, MedR 1996, 22
[13] OLG Hamm, Urteil v. 27.01.1999, NJW 2000, 1801, 1802
[14] MedR 2002, 471, 472

ihre Legitimität als auch um ihre unterschiedliche Qualität... und Aktualität entgegen. «

So schützt auch das leit- oder richtliniengetreue Verhalten nicht vor Haftung, wenn „Standards" und Richt-/Leitlinien auseinanderfallen. So hat das OLG Düsseldorf im Jahre 1985[15] einen Gynäkologen verurteilt, der den seinerzeit geltenden Mutterschaftsrichtlinien gemäß eine Impfung gegen Röteln nicht durchführte. Der Gynäkologe durfte sich, so das OLG, nicht allein auf die schon mehrere Jahre alten Mutterschaftsrichtlinien verlassen. Die bedeutet für die Leitlinie: Gibt es neue Entwicklungen, muss relativ kurzfristig reagiert werden. Der von der AWMF vorgeschlagene Anpassungsrhythmus von 2 Jahren ist vor diesem Hintergrund kritisch zu sehen. Richtig und wichtig ist der Hinweis der AWMF, dass die „Leitlinien für Ärzte rechtlich nicht bindend" sind und „daher weder haftungsbegründende noch haftungsbefreiende Wirkung" haben.

> **Merke** Der Arzt muss stets prüfen,
> - ob es für den konkreten Fall eine Richt- oder Leitlinie gibt.
> - ob die Richt-/Leitlinien dem medizinischen Standard entsprechen.
> - wenn ja, ob er diesem folgen muss oder ob im konkreten Fall sachliche Gründe oder der Patientenwille für ein abweichendes Vorgehen sprechen.
> - wie er sich im Falle „konkurrierender", d.h. unterschiedlicher Leitlinien verschiedener Fachgesellschaften verhalten soll.

Der Arzt, der von einer Richt- oder Leitlinie abweicht, wird die Gründe hierfür angeben müssen, da er im Falle eines Irrtums oder bei nicht überzeugender Begründung für die Abweichung das Haftungsrisiko trägt.

Das Risiko, dass Gericht, Staatsanwalt, Rechtsanwalt oder Patientenleitlinien „antizipierte Gutachten" verwenden, ist gering. Leitlinien dürften wegen ihres abstrakten Regelungsgehalts und wegen der Möglichkeit eines Widerspruchs zum maßgebenden Standard nicht geeignet sein, ein auf den individuellen Behandlungsfall gerichtetes Sachverständigengutachten zu ersetzen (Ulsenheimer u. Biermann 2008, Deutsch u. Spickhoff 2008).

---

[15] VersR 1987, 414

16 Sorgfaltspflichten in der Anästhesie

16.1 Voruntersuchung

Während die Rechtsprechung beim diagnostischen Irrtum, bei der fehlerhaften Bewertung von Voruntersuchungen und Vorbefundungen, eher nachsichtig ist, ist sie sehr streng, wenn fachlich gebotene, notwendige Befunde nicht erhoben werden.

Es gibt jedoch keine juristische Indikation, bestimmte Voruntersuchungen oder Vorbehandlungen allein aus rechtlichen Gründen durchzuführen; maßgebend sind die Leistungs- und Sorgfaltsstandards des Fachgebiets.

Doppeluntersuchungen sind aus fachlicher Sicht nicht notwendig. Sie verbieten sich aus wirtschaftlichen Gründen. Aus forensischer Sicht darf und aus wirtschaftlicher Sicht muss der Anästhesist fremde Vorbefunde übernehmen, vorausgesetzt, diese sind zeitnah, plausibel und ausreichend. Das Resümee aus den Befunden muss er allerdings eigenverantwortlich ziehen. Es entlastet ihn nicht, wenn etwa der Hausarzt oder der Internist den Patienten „operations- und anästhesiefähig" erklärt haben.

Beispiele aus der Rechtsprechung

■ **Fall 1**
Unterlassene Blutzuckeruntersuchung (LG Saarbrücken, Urt. v. 04.10.1985, Az.: 8 II 70/85)[16]

Sachverhalt.
Der Chirurg diagnostiziert bei einem knapp 9 Jahre alten Kind eine akute Blinddarmentzündung. Er ordnet bei dem von ihm als schwerkrankes Kind eingestuften Patienten, den er müde und ausgetrocknet vorfindet und bei dem er Azetongeruch in der Ausatemluft feststellt, eine Traubenzuckerinfusion an und fordert den Anästhesisten auf, sich das Kind vor der Operation auf der Kinderstation anzusehen. Der Anästhesist findet das Kind dort mit laufender Traubenzuckerinfusion; im ausgefüllten Anamnesebogen ist die Frage nach „Diabetes" verneint. Der Anästhesist untersucht das Kind nur oberflächlich, hört Lunge und Herz ab, sieht sich Rachen, Zunge, Augen und Schleimhäute an. Auch er stellt Azetongeruch in der Ausatemluft des Kindes fest. Weil das Kind stark ausgetrocknet, apathisch, müde, untergewichtig und nicht altersentsprechend ist, wird es von ihm als Risikopatient eingestuft. Weitere Untersuchungen unterlässt er und gibt das Kind zur Operation frei. Postoperativ verstirbt das Kind in einem diabetischen Koma.

Das Amtsgericht verurteilte den angeklagten Anästhesisten wegen fahrlässiger Tötung zu 9 Monaten Freiheitsstrafe; das LG Saarbrücken reduzierte das Strafmaß auf eine Geldstrafe von 150 Tagessätzen zu je 160,- DM.

)) **Aus der Urteilsbegründung.**
Für den Tod des Kindes... war nach den Ausführungen der Sachverständigen Prof. W. und Prof. L. kausal, dass der Angeklagte es unterlassen hat, das von ihm als Risikopatienten eingestufte Kind trotz der auf eine diabetische Stoffwechsellage hindeutenden Symptome wie Azetongeruch in der Ausatemluft, starke Austrocknung, Müdigkeit, Apathie, Untergewicht, nicht altersentsprechende Entwicklung auf zugrundeliegende Störungen zu untersuchen, und dass er das schwerkranke Kind narkotisierte, wobei er es während der Narkose unterließ, Sauerstoff mittels Maske oder Atemrohr zuzuführen.

Die Narkotisierung als solche stellte für das erheblich stoffwechselgeschädigte Kind zu diesem Zeitpunkt eine Vergiftung dar, die kausal für den Tod des Kindes war und zusammen mit der Unterlassung einer zusätzlichen Sauerstoffgabe das Kind in eine Sauerstoffmangelsituation gebracht hat, die im Zusammenhang mit dem diabetischen Koma zusätzlich eine Hirnschädigung bewirkte. Ohne die Narkose wäre der durch die Grund-

---
[16] LG Saarbrücken, Urt. v. 04.10.1985, MedR 1988, 193

krankheit (diabetisches Koma) eingetretene Tod zu diesem Zeitpunkt nicht eingetreten. «

■ Fall 2
Unterlassener Hinweis auf Muskeldystrophie (LG Essen, Strafurteil v. 11.11.1993, AZ 21 (30/93; dazu: Schulte-Sasse u. Andreas 1996, S. 291)

Sachverhalt.
Ein 5-jähriges Kind wird vom Hausarzt zur Untersuchung einer HNO-Gemeinschaftspraxis überwiesen. Der Hausarzt weiß, dass das Kind an einer Muskeldystrophie leidet; in der Überweisung wird die Muskelerkrankung jedoch nicht erwähnt. Es wird ein Termin zur ambulanten Polypenentfernung in der Gemeinschaftspraxis festgelegt. Diese war so organisiert, dass einer der Partner der Praxis die Operation durchführt; die Anästhesie wird von einem niedergelassenen Anästhesisten vorgenommen, der zu den Eingriffen jeweils in die Gemeinschaftspraxis anreist. Der Anästhesist informiert sich am Eingriffstag lediglich anhand der Krankenunterlagen der HNO-Ärzte über den Patienten. Seit 5 Jahren arbeiten Anästhesist und Gemeinschaftspraxis auf diese Weise bestens zusammen.

Im Gespräch mit dem HNO-Arzt bei der Festlegung des Operationstermins weist die Mutter auf die Muskeldystrophie hin. Der HNO-Arzt erkennt die Tragweite der Information für die Narkose nicht und vermerkt die Muskelerkrankung nicht im Krankenblatt. Die Mutter wird gebeten, durch den Hausarzt ein kleines Blutbild usw. erstellen zu lassen. Dies geschieht. Der Hausarzt informiert die Gemeinschaftspraxis nicht über die Muskeldystrophie, sondern erklärt stattdessen der Mutter, sie solle selbst darauf hinweisen.

Am Eingriffstag erscheinen die Eltern mit dem Kind in der Gemeinschaftspraxis. Der angereiste Anästhesist nimmt im Operationsraum Einblick in die Krankenunterlagen des Kindes. Angaben über die „Narkosefähigkeit", insbesondere über das Vorliegen oder Nichtvorliegen von Grundkrankheiten, finden sich im Krankenblatt nicht. Eine eigene Anamnese nimmt der Anästhesist nicht vor. Den Eingriff führt der andere Partner der Gemeinschaftspraxis durch, der das Kind an diesem Tag ebenfalls erstmalig erblickt.

Bevor der Anästhesist die Narkosemittel verabreicht, sagt der Vater zum Operateur, dass das Kind an einer Muskelerkrankung leide. Der auf die Narkosevorbereitungen konzentrierte Anästhesist hört diesen Hinweis nicht und verabreicht u.a. 25 mg Succinylcholin. Nun weist der Operateur den Anästhesisten auf die Bemerkung des Vaters hin. Auf die Frage des Anästhesisten, um welche Art Muskelerkrankung es sich handelt, kann der Operateur keine Auskunft geben. Der Anästhesist kalkuliert eine längere Aufwachphase ein und verzichtet auf den Einsatz von Lachgas; den Eingriff selbst hält er für durchführbar, da dadurch keine Erhöhung des Risikos bei dem Kind zu erwarten sei. Der operative Eingriff dauert 5 min. Als in der Aufwachphase die Spontanatmung bereits eingesetzt hat, beobachtet der Anästhesist plötzlich einen Herzfrequenzabfall. Er spritzt Atropin. Die Frequenz fällt weiter ab. Auch die Hinzuziehung eines Kardiologen aus einer Praxis im gleichen Gebäude bleibt erfolglos. Trotz Alarmierung des Notarztteams bleiben auch weitere Reanimationsbemühungen ergebnislos; das Kind stirbt.

Das Landgericht verurteilt den Anästhesisten zu einer Geldstrafe von 180 Tagessätzen wegen fahrlässiger Tötung. Es wirft dem Anästhesisten vor, er hätte vor der Operation eine eigene Anamnese bei den Eltern erheben müssen, bei der das Vorliegen der Muskeldystrophie sofort zutage getreten wäre. Als strafmildernd sah das Gericht die Verkettung unglücklicher Umstände bei dem tragischen Zwischenfall an, da sowohl der Hausarzt als auch einer der Gemeinschaftspraxispartner es unterließen, die Muskelerkrankung in den Krankenunterlagen zu erwähnen. Das Gericht hebt zudem hervor:

» Positiv wirkt sich auch aus, dass... der Anästhesist... gemeinsam... mit der Gemeinschaftspraxis nach dem Tod des Kindes die Anästhesievorbereitungen geändert haben und die Befunddokumentation im Rahmen der Anästhesievorbereitung inzwischen nach den vom Berufsverband Deutscher Anästhesisten empfohlenen Formulare erhoben wird. «

Mehr Glück hatten die Anästhesisten in folgendem Fall, den der BGH zu entscheiden hatte:

■ Fall 3
Die nicht erkannte Darmlähmung (Strafurteil des BGH v. 02.10.1979)[17]

Sachverhalt.
1976 verstirbt eine 18-jährige Patientin an den Folgen einer Aspirationspneumonie. Sie hatte bei

---
[17] BGH, NJW 1980, 649

Einleitung der Narkose durch die angeklagte Anästhesistin vor der Intubation erbrochen und den Mageninhalt eingeatmet. Die Patientin war mit dem Verdacht „akutes Abdomen" in das Krankenhaus eingeliefert worden; ein ausländischer Assistenzarzt, der – jedenfalls zum Zeitpunkt der Strafverhandlung – „der deutschen Sprache einigermaßen mächtig" war, diagnostizierte eine akute, evtl. schon perforierte Appendizitis. Dies teilte er der angeklagten Anästhesistin fernmündlich mit, als er die Operation anmeldete. Die Patientin war jedoch zudem an einer Darmlähmung erkrankt; mehrere Symptome (Erbrechen, gespanntes Abdomen, keine Darmgeräusche, überfüllter Magen, außergewöhnliches Durstgefühl, schlechter Allgemeinzustand) deuteten darauf hin. Vor Narkosebeginn waren Magen und Darm der Patientin mit mehreren Litern unverdauter Speisereste überfüllt; noch in der Nacht vor ihrer Einlieferung hatte die Patientin 6 Flaschen Mineralwasser und am Morgen noch etwa 2 l Kamillentee getrunken. Darauf hatte der Ehemann der Patientin den chirurgischen Assistenzarzt hingewiesen. Offen blieb, was dieser wirklich gehört und verstanden hatte. Anamnese und Befund auf der Rückseite des Krankenblatts waren insoweit widersprüchlich, als einmal festgestellt wurde, dass Darmgeräusche nicht vorhanden seien, andererseits jedoch vermerkt war: „Winde positiv". Jedenfalls teilte der chirurgische Assistenzarzt der angeklagten Anästhesistin mit, die Patientin sei nüchtern und „es gingen Winde ab". Die angeklagte Anästhesistin fand die Patientin bereits auf dem Operationstisch; sie hatte keine Gelegenheit, von dem chirurgischen Assistenzarzt noch weitere Einzelheiten zu erfahren oder dessen handschriftliche, schwer lesbare Untersuchungsbefunde durchzulesen. Sie fragte die Patientin, ob diese nüchtern sei, und insistierte, ob sie auch wirklich „nichts gegessen und getrunken" habe. Die Patientin antwortete, sie habe nichts gegessen und am Vormittag allenfalls „etwas Wasser getrunken"; die ungewöhnlich starke Flüssigkeitsaufnahme verschwieg sie. Sie teilte allerdings mit, sie habe „etwas erbrochen"; dies fand die angeklagte Anästhesistin bestätigend dafür, dass bei der Patientin eine normale, akute Blinddarmentzündung vorlag. Der operierende Chirurg bestätigte nach kurzer eigener Untersuchung des Bauches der Patientin die Diagnose seines Assistenzarztes. An eine Darmlähmung wurde nicht gedacht; so unterließ es die Anästhesistin, den Bauch der Patientin selbst abzutasten oder nach Darmgeräuschen abzuhören.

Nachdem die Patientin aber bei der Narkosevorbereitung bereits Magenflüssigkeit aspiriert hatte, versuchte die Anästhesistin zunächst „ohne sichtbaren Erfolg", die Lungen abzusaugen, und horchte sie sodann ab, hörte jedoch keine Geräusche; die Patientin wurde auch nicht zyanotisch. Nach Ende der Operation, bei der die Patientin ununterbrochen neben der zwischenzeitlich gelegten, aber wohl zu engen Magensonde weiter erbrach, übergab die Anästhesistin nach Verordnung einer postoperativen Infusion die Patientin in die Obhut der Bettenstation und verließ das Haus.

Das LG sprach die angeklagte Anästhesistin vom Vorwurf der fahrlässigen Tötung frei; der BGH bestätigt diesen Freispruch. Er ist der Auffassung, dass die Anästhesistin nicht verpflichtet war, eine Darmlähmung in Betracht zu ziehen, nachdem sie vom chirurgischen Assistenzarzt informiert worden sei, es „gingen Winde ab". Sie durfte davon ausgehen, dass alles auf eine normale Blinddarmoperation hindeutete. Sie war nicht gehalten, sich etwa durch erneute Rückfrage beim chirurgischen Assistenzarzt oder durch Einsichtnahme in das Krankenblatt über evtl. vorhandene, sich ihr aber nicht im Entferntesten aufdrängende Komplikationen zu vergewissern und die chirurgische Diagnose oder deren Vollständigkeit zu bezweifeln.

》 Aus der Urteilsbegründung.
Grundsätzlich obliegt der Angekl. als Anästhesistin nach ihrem Dienstvertrag, aber auch nach ihrem Berufsbild (Weissauer, in: Frey-Hügin-Mayrhofer, S. 996) die präoperative Versorgung der Patientin. Sie bestimmt das Narkoseverfahren und trifft danach ihre Vorbereitungen, zu denen auch gehört, sich von der Nüchternheit des Patienten zu überzeugen und bei nicht gegebener Nahrungskarenz von sechs bis acht Stunden die naheliegende Gefahr einer Aspiration zu vermeiden. Der Chirurg entscheidet dagegen nach eingehender Untersuchung im Einverständnis mit dem Patienten, der sich vorrangig zur Operation und nicht zur Narkose in die Klinik begibt, ob, wo und wann der Eingriff durchgeführt werden soll. Der Chirurg wägt das Operationsrisiko ab und kalkuliert zumindest auch das allgemeine Risiko einer Narkose mit ein.

Der Anästhesist kann dabei darauf vertrauen, dass der Operateur die eigene Tätigkeit sachgemäß mit der des Narkosearztes koordiniert, insbesondere die richtige Diagnose stellt, auf der das Narkoseverfahren aufbaut, und den Narkosearzt rechtzeitig und vollständig über die Anforderungen unterrichtet, welche die beabsichtigte Narkose stellen wird. Dazu gehört vorliegend auch der Hinweis an die Angekl., dass keine Darmgeräusche vorhanden sind, was auf eine Darmlähmung hindeutete und eine andere Narkoseeinleitung erfordert hätte. Ob die Chirurgen ihre Pflichten dadurch verletzt haben, dass sie – infolge mangelhafter Diagnose – diesen Hinweis nicht gaben, braucht hier nicht entschieden zu werden; die Angekl. hat jedenfalls nicht hierfür einzustehen.

Entgegen der Auffassung des Nebenkl. war die Angekl. nicht verpflichtet, das Untersuchungsergebnis der Chirurgen zu überprüfen, insb. von sich aus nochmals nach Darmgeräuschen zu horchen. Zum einen hätte diese Untersuchung bei der als eilbedürftig qualifizierten Operation vermehrte Gefahren für den Patienten mit sich gebracht. Zum anderen würde damit jede Form der Zusammenarbeit im Operationssaal fragwürdig und mit zusätzlichen Risiken für den Patienten verbunden, wenn Operateur und Anästhesist ihre Kräfte zugunsten einer wechselseitigen Überwachung zersplittern (Weissauer, Der Anaesthesist 1962, 249).

Etwas anderes könnte nur dann gelten, wenn besondere Umstände der Angekl. den Schluss hätten nahelegen müssen, dass die chirurgische Diagnose nicht richtig sei… Das wäre zunächst der Fall, wenn die Angekl. Zweifel an der fachlichen Qualifikation des die Diagnose stellenden Arztes hätte haben müssen. Das Urteil lässt sich dazu nicht aus. Eines Eingehens auf diese Frage bedurfte es auch nicht, weil außer dem irakischen Assistenzarzt auch der operierende Fachchirurg lediglich eine Blinddarmentzündung und keine Darmlähmung diagnozierte, und die Angekl. aufgrund der von ihr selbst erfragten Symptome zu derselben Diagnose kam. **«**

■ Fall 4
Präoperative EKG Befundung (OLG Koblenz, Urt. v. 20.07.2006)[18]

Sachverhalt.
Die Witwe eines Patienten, der im April 1996 nach einer Operation an der Halswirbelsäule verstarb, klagt auf Schadensersatz, einschließlich eines sog. „Unterhaltsschadens" gegen die Anästhesistin (Beklagte zu 1) und den Neurochirurg (Beklagter zu 2). Im Aufklärungs- und Anamnesebogen gab der verstorbene Patient eine Herzerkrankung nicht an, obwohl bereits im Vorjahr das Anfangsstadium einer koronaren Herzerkrankung festzustellen war. Dem Patienten war aufgegeben worden, vom Hausarzt ein EKG erstellen und Laboruntersuchungen vornehmen zu lassen. Die Ergebnisse der Untersuchung brachte der Patient zur Operation mit. Kurze Zeit nach dem Eingriff verstarb der Patient.

Die Ehefrau ist der Ansicht, die Risiken der Koronarerkrankung seien von den Beklagten verkannt worden. Das LG gibt der Klage zum Teil statt, geht aber von einem hälftigen Mitverschulden des Verstorbenen aus. Zum Zeitpunkt der EKG-Aufzeichnung sei ein Herzinfarkt im Gange gewesen. Nach Ausführung des Sachverständigen müsse ein Anästhesist die krankhaften Veränderungen anhand des EKG erkennen. Auch der Neurochirurg sei verantwortlich. Wenn er als behandelnder Arzt dem Patienten aufgebe, bestimmte Unterlagen und Befunde mitzubringen, so müsse er diese auch einsehen und bewerten. Weil der Verstorbene aber nicht auf die Koronarerkrankung hingewiesen hat, sei ein hälftiges Mitverschulden anzusetzen.

Anästhesist und Neurochirurg legen Berufung gegen die Entscheidung des LG mit dem Ziel der Klageabweisung ein. Die Anästhesistin trägt vor, sie habe aufgrund ihrer Ausbildung den Infarkt auf dem EKG nicht erkennen können; der Neurochirurg meint, in Folge der „horizontalen Arbeitsteilung" sei es nicht seine Aufgabe gewesen, sich das EKG des Patienten anzuschauen. Das OLG Koblenz kommt jedoch zu dem gleichen Ergebnis wie das LG.

Zunächst zur Haftung der Beklagten Anästhesistin (Beklagte zu 1):

» Das LG folgt im Ergebnis der Beurteilung durch den Sachverständigen Prof. Dr. M. und verweist darauf, der Sachverständige Prof. Dr. D. habe sich selbst darauf berufen, gemäß den in der Bundesrepublik Deutschland geltenden Weiterbildungsrichtlinien solle der Facharzt für Anästhesie speziell in der EKG-Diagnostik eingehende Kenntnisse erwerben. Schon hieraus sei zu folgern, so das LG, dass auch ein Anästhesist in der Lage sein müsse, zu erkennen, dass überhaupt manifeste Abweichungen des vorliegenden EKG von einem Normalbefund vorliegen würden. Dem folgt der Senat.

Gem. § 276 BGB schuldet der Arzt dem Patienten vertraglich wie deliktisch die im Verkehr erforderliche Sorgfalt. Diese bestimmt sich weitgehend nach dem medizinischen Standard des jeweiligen Fachgebiets. Der Arzt muss diejenigen Maßnahmen ergreifen, die von einem gewissenhaften und aufmerksamen Arzt aus berufsfachlicher Sicht seines Fachbereichs vorausgesetzt und erwartet werden (BGH, NJW 1995, 776). Ob ein Arzt seine

---
[18] MedR 2007, 363 ff

berufsspezifische Sorgfaltspflicht verletzt hat, ist in erster Linie eine Frage, die sich nach medizinischen Maßstäben richtet. Der Richter muss den berufsfachlichen Sorgfaltsmaßstab mit Hilfe eines medizinischen Sachverständigen ermitteln und hat eigenverantwortlich zu prüfen, ob dessen Beurteilung dem medizinischen Standard entspricht (BGH, a.a.O.).

Den Standard ‚Beurteilung eines EKG' und ‚Erkennen erheblicher Abweichungen' in Bezug auf einen Anästhesisten stellt der Sachverständige Prof. Dr. D. selbst nicht in Abrede. Die EKG-Veränderung ist laut dem Gutachter Prof. Dr. M. so markant, dass sie auch einem Nichtspezialisten in der Abweichung auffallen.

Der Sachverständige differenziert auch hinsichtlich des Standards:

‚Für einen Anästhesisten gelten in der Beurteilung eines EKG nicht dieselben Kriterien. Nach meiner Einschätzung sollte ein Anästhesist soweit geschult und in der EKG-Befundung kundig sein, dass er die beschriebenen EKG-Veränderungen als vom Normalbefund abweichend erkennen kann. Im Falle einer Fehlinterpretation ist demnach von einem Diagnosefehler auszugehen. Die Abweichungen des EKG sind jedoch nicht so markant, dass im Falle eines Anästhesisten von einem ‚groben Diagnosefehler' ausgegangen werden kann.' **《**

Dann nimmt das OLG Koblenz zur Haftung des Neurochirurgen (Beklagter zu 2) Stellung. Zumindest vor dem „besonderen Hintergrund" des vorliegenden Falles hätte auch der Neurochirurg das EKG eigenständig prüfen müssen:

》 Dieser wehrt sich gegen seine Verantwortlichkeit im wesentlichen mit dem Argument, es sei nicht Sache des Operators, ein EKG zur Kenntnis zu nehmen. Zwar liegt eine horizontale Arbeitsteilung vor (vgl. dazu Laufs/Uhlenbruck, Handbuch des Arztrechts, 3. Aufl., § 101, Rdnrn. 4-6 m.w.N.). Dies spricht hier aber nicht gegen eine Haftung des Bekl. zu 2).

Von Bedeutung ist die präoperative Phase. Der Operateur entscheidet – primär –, ob der Eingriff durchgeführt wird und ob die Voraussetzungen gegeben sind. Das hat er eigenständig zu prüfen (vgl. Opderbecke, Forensische Probleme in der Anästhesiologie, S. 13).

Hinzu tritt im vorliegenden Fall, dass der Beklagte zu 2) den Verstorbenen zuvor behandelt und ihm aufgegeben hatte, ein EKG seines Hausarztes mitzubringen. Er musste dies dann auch eigenständig prüfen (und hat es wohl auch getan) unabhängig davon, dass auch die Beklagte zu 1) sich das EKG anzusehen hatte. Er kann nicht darauf verweisen, der Operateur brauche das nicht. Auf die Bewertung der Anästhesistin durfte er sich nicht verlassen, zumal ein schwerer Eingriff bevorstand und es keinen erheblichen Aufwand erforderte, das EKG zu kontrollieren (vgl. Rumler-Detzel, VersR 1994, 254, 255).

Es kann vor diesem besonderen Hintergrund dann dahinstehen, ob der Operateur grundsätzlich nicht gehalten ist, im Rahmen der Befunde EKG zu berücksichtigen. **《**

■ Fall 5

Leberversagen nach Halothan (BGH, Urt. v. 19.05.1987)[19]

Sachverhalt.
Bei einer Narkose zur Sektio verwandte der Anästhesist u.a. Halothan; die Geburt verlief ohne Komplikationen. Zwei Tage später entwickelte die Patientin Fieber, das wieder zurückging. Es zeigten sich dann an der Operationswunde stecknadelförmige Bläschen sowie ein Bluterguss, in dessen Bereich es zu einer Hautnekrose und einer etwa 2 cm großen Dehiszenz der Wundränder kam. Gut 2 Wochen später wird bei der Patientin unter Vollnarkose eine Wundrevision durchgeführt. Der Facharzt für Anästhesie verwendet wiederum Halothan. Am 3. Tag nach dem Eingriff verfärbt sich die Patientin zunehmend gelb; weil sich das Krankheitsbild verschlechtert, wird sie in eine Universitätsklinik verlegt, wo sie nach gut 3 Wochen infolge Leberversagens verstirbt. Das Kind klagt gegen den Operateur, den Chefarzt der geburtshilflichen Abteilung und gegen den Anästhesisten, der die Anästhesie bei der Wundrevision durchführte.

LG und OLG warfen dem Anästhesisten einen Behandlungsfehler vor, weil dieser es unterlassen habe, angesichts der Krankengeschichte vor der Wundrevision vom Chefarzt der geburtshilflichen Abteilung weitere Laboruntersuchungen zu fordern und diese abzuwarten, da vom Ergebnis dieser Befunde die Wahl des Anästhesieverfahrens und der Anästhetika abgehangen habe. Der BGH neigt offenbar dazu, dieser Auffassung zu folgen, lässt das Ergebnis aber offen, weil er meint, dass der Tod der Patientin nicht in einem Ursachenzusammenhang zu einem möglichen Behandlungsfehler des Anästhesisten steht. Der BGH folgt dem Gutachten des Sachverständigen und führt aus, dem Anästhesisten könnte, ein Behandlungsfehler

---
[19] BGH, NJW 1987, 2293

unterstellt, der Tod der Patientin nicht zugerechnet werden,

》 denn der etwaige Leberbefund war für das von ihm zu verantwortende Vorgehen ohne Einfluss. Selbst wenn Laborbefunde ergeben hätten, dass die Leber der Patientin geschädigt war, hätte das weder eine Vollnarkose noch die Anwendung des Narkosemittels Halothan... Daran ändert nichts der Umstand, dass der Sachverständige selbst zu aller Sicherheit bei der zweiten Operation kein Halothan verwandt haben würde. Er meint allem Anschein nach, dass es dennoch nach den zur Verfügung stehenden medizinischen Erkenntnissen und Erfahrungen jedenfalls eine vertretbare ärztliche Entscheidung war, auch in diesem Fall Halothan zu geben. Nach all dem hätte die unterlassene Befunderhebung jedenfalls keinen Einfluss auf die Narkoseführung gehabt. 《

16.2 Durchführung der Anästhesie

16.2.1 Geräteeinsatz

Auch unter Berücksichtigung des durchschnittlichen Leistungs- und Sorgfaltsstandards verlangt die Rechtsprechung vom Anästhesisten beim Einsatz technischer Geräte, dass er sich mit deren Funktionsweise vertraut macht[20].

Beispiele aus der Rechtsprechung

■ **Fall 6**
Nicht erkannter Gerätemangel (Amtsgericht [AG] Rudolstadt, Strafurteil v. 03./04. 02.1998)[21]

Sachverhalt.
Wegen Umbauarbeiten stand bei einer gynäkologischen Operation nur ein mit älteren technischen Anästhesiegeräten (Medimorph) ausgestatteter Ausweichoperationssaal zur Verfügung. Der Chefarzt der Anästhesieabteilung teilte eine Fachärztin zur Narkoseführung ein und wies ihr eine Ärztin im Praktikum als Ausbildungsassistentin zu. Die Fachärztin, noch mit einer Visite auf der Intensivstation befasst, gab der Ärztin im Praktikum den Auftrag,

die Narkose durchzuführen. Als der Operateur dunkler werdendes Blut bemerkte, fragte er die Narkose führende Ärztin im Praktikum, ob alles in Ordnung sei, was diese bejahte. Sie hatte jedoch nicht bemerkt, dass sich die Schlauchverbindung zwischen dem Kompressor und dem Kreisteil gelöst hatte, weil ihr „die gleichförmige Geräuschfolge der Beatmungsmaschinerie eine ordnungsgemäße Funktion des Geräts suggerierte". Ein EKG-Monitor stand zunächst nicht zur Verfügung, weil ein defektes Kabel ausgetauscht werden musste. Ein Pulsoxymeter war in diesem Operationssaal nicht vorhanden. Die von der Intensiveinheit hinzugerufene Fachärztin erkannte sofort die Dekonnektion und den Sauerstoffmangel bei der Patientin, konnte aber trotz eingeleiteter Reanimation einen hypoxischen Hirnschaden nicht mehr vermeiden. Die Patientin ist seitdem ein Pflegefall.

Das Schöffengericht (AG) verurteilt die Fachärztin wegen fahrlässiger Tötung zu einer Geldstrafe von 90 Tagessätzen. Ihr wird als Pflichtwidrigkeit vorgeworfen, die Ärztin im Praktikum mit der selbstständigen Durchführung der Narkose beauftragt zu haben. Auch die Ärztin im Praktikum wird wegen fahrlässiger Körperverletzung schuldig gesprochen; sie wird allerdings nur „verwarnt". Eine Verurteilung zu einer Geldstrafe von 50 Tagessätzen bleibt vorbehalten.

■ **Fall 7**
Gasfluss unterbrochen (BGH, Urt. v. 11.10.1977)[22]

Sachverhalt.
Bei einer Hüftgelenksendoprothese wurde ein Patient im Operationssaal an ein Narkosegerät angeschlossen, das zuvor ca. 20 min unbewacht auf dem dem internen Durchgangsverkehr dienenden Gang vor dem Operationssaal abgestellt war. Infolge von Umbauarbeiten war es zu beengten räumlichen Verhältnissen, auch im Operationssaal, gekommen; deshalb wurde das Gerät zeitweilig ausgelagert. Das Gerät war mit einem Vapor ausgerüstet, der schwenkbar auf einer Maschine auf der Vorderseite des Versorgungsteils des Geräts angebracht war. Zwei abschraubbare Weichgummischläuche für Zu- und Rückfluss verbanden den Vapor mit dem Gerät. Ursprünglich waren diese Schläuche so kurz bemessen, dass sie auch bei einer extremen

---
[20] OLG Saarbrücken, Urt. v. 30.05.1990, VersR 1991, 1289
[21] AG Rudolstadt, Urt. v. 03.04.1998, Az.: 610 Js 72941/95 LS (unveröffentlicht)
[22] BGH, NJW 1978, 584

Schwenkung des Vapors nicht zwischen diesen und die Schiene eingeklemmt werden konnten; die Herstellerfirma hatte jedoch 1 Jahr zuvor die Schläuche, um deren Verschleißanfälligkeit zu mindern, durch längere ersetzt, die eine Einklemmung nicht mehr ausschlossen. Ein ausdrücklicher Hinweis darauf erfolgte nicht. Bei der Narkose wurde der Patient mit einer Mischung aus Lachgas und Sauerstoff beatmet. Es entsprach der ständigen Übung im Krankenhaus, den Frischgasstrom auch dann durch den Vapor zu leiten, wenn zusätzliche Narkosemittel, insbesondere Halothan, nicht zugegeben wurden. Fünfzehn Minuten nach Beginn der Narkose stellte die Anästhesistin bei dem Patienten eine Zyanose fest. Kontrollen durch Abhören der Lungenatmung und Bestimmung von Blutdruck und Puls sowie Überprüfung der Instrumente des Geräts ergaben keinen Hinweis auf eine Fehlfunktion. Das den Gasfluss anzeigende Flowmeter war innerhalb des Geräts so angebracht, dass es vor einem Überdruckventil lag, durch den das Frischgas ggf. aus dem Gerät entweichen konnte. Das Flowmeter gab deshalb keinen verlässlichen Anhalt dafür, welcher Gasfluss den Patienten tatsächlich erreichte. Dieser Umstand war den Ärzten nicht bekannt. Der hinzugerufene Chefarzt wiederholte die Untersuchungen, verstärkte dann die abzugebende Sauerstoffmenge, worauf ein zischelndes Geräusch auftrat, weil das Überdruckventil tätig wurde. Daraufhin tauschte der Chefarzt das Gerät gegen ein anderes aus; die Zyanose verschwand. Der Patient verstarb nach Klageerhebung an einem apallischen Syndrom.

Der BGH hatte über die Klage des Patienten gegen den Krankenhausträger zu entscheiden und verurteilte den Krankenhausträger zu Schadensersatz. Der BGH führte aus, dass der Vertrag des Krankenhauses mit dem Patienten das Krankenhaus verpflichtet, „für die Operation ein funktionsfähiges Narkosegerät zur Verfügung zu stellen". Diese Pflicht wurde verletzt. Das Gericht hat Zweifel, ob der Krankenhausträger

» sich der sehr gesteigerten Sorgfaltspflichten bewusst gewesen ist, die gerade bei der in vieler Hinsicht gefahrvollen Intubationsnarkose die gänzliche Abhängigkeit vitaler Funktionen von dem technischen Gerät mit sich bringt... Selbst wenn man davon ausgeht, dass das gefährliche Abstellen des Gerätes auf dem vielfach mit „Gondeln" u. a. befahrenen Flur in Kauf genommen werden konnte, dann ergab sich daraus hinsichtlich der äußerlichen Prüfung des Gerätes vor seiner endgültigen Ingebrauchnahme eine sehr erhöhte Sorgfaltspflicht.... «

Das Gericht führt dann an, dass insbesondere die Schläuche, die im besonderen Maße verletzungs- und verschleißanfällig waren, vor dem Einsatz des Gerätes nach unbewachter Abstellung auf dem Flur sorgfältig hätten überprüft werden müssen. Diese Prüfung sei nicht ausreichend erfolgt, wobei der BGH bemängelt, dass die Anästhesistin

» nach eigener Aussage irrtümlich meinte, die Verbindungsschläuche des Vapors seien an dem Narkosevorgang nicht beteiligt. «

So kommt der BGH zu dem Ergebnis, dass eine angemessene Prüfung des Geräts nicht durchgeführt wurde. Für die Pflichtverletzung der Anästhesistin muss der Krankenhausträger haften, es sei denn, er könne darlegen und beweisen,

» ... dass diese ordnungsgemäß angewiesen und überwacht worden ist. Dazu hätte aber auch gehört, dass sie über die Funktionsweise des von ihr zu bedienenden Gerätes wenigstens in groben Zügen belehrt war. Zwar bringt es die zunehmende Technisierung der modernen Medizin mit sich, dass der Arzt nicht mehr alle technischen Einzelheiten der ihm verfügbaren Geräte zu erfassen und gegenwärtig zu haben vermag. Das befreit ihn aber nicht von der Pflicht, sich mit der Funktionsweise insbesondere von Geräten, deren Einsatz für den Patienten vitale Bedeutung hat, wenigstens insoweit vertraut zu machen, wie dies einem naturwissenschaftlich und technisch aufgeschlossenem Menschen (diese Fähigkeiten müssen vor allem bei einem Anästhesisten vorausgesetzt werden) möglich und zumutbar ist. «

Inzwischen stellen auch das Medizinproduktegesetz bzw. die Medizinproduktebetreiberverordnung hohe Sorgfaltsanforderungen. Die Aussagen der Entscheidung des Urteils machen aber deutlich, wie wichtig die Einhaltung der Sicherheitsvorschriften ist und wie hoch diese von der Rechtsprechung bewertet werden.

Im konkreten Fall drängt sich dem BGH jedenfalls die Frage auf, ob die Anästhesisten mit dem

» benutzten Gerät in dem rechtlich zu fordernden Umfang vertraut" waren, wenn sie sich „ohne Rückfrage mit einer wohl eher oberflächlichen Einführung durch das Herstellerwerk begnügt hatten. «

Fall 8
Mangelhafte Überwachung des Patienten bei Punktion der V. jugularis (OLG Düsseldorf, Urt. v. 17.12.1992)[23]

Sachverhalt.
Im Juni 1985 wurde der Patient zu einer Gefäßoperation in die Universitätsklinik (Beklagte zu 1) aufgenommen und dort operiert. Die Anästhesie wurde von einem Anästhesisten im 2. Weiterbildungsjahr (Beklagter zu 3) unter Aufsicht des Oberarztes (Beklagter zu 2) durchgeführt. Im Einleitungsraum wurde der Patient an ein EKG-Gerät mit 3 Thoraxableitungen und ein automatisches Blutdruckmessgerät (DINAMAP) mit Messungen in 1-minütigem Abstand angeschlossen. Der Beklagte zu 2) legte einen Periduralkatheter und testete diesen. Eine halbe Stunde später wurde der Patient in den Operationssaal gebracht. Dort erfolgte die Einleitung der Intubationsnarkose durch die Beklagten zu 2) und zu 3) gemeinsam. Der Beklagte zu 3) nahm die Intubation vor und befestigte den Tubus mit 3 Heftpflastern. Die Kontrolle der Intubation erfolgte durch Thoraxdruck. Die Beklagten zu 2) und zu 3) kontrollierten die Beatmung über den Endotrachealtubus durch Auskultation. Während sich der Beklagte zu 2) mit dem Anschluss und der Inbetriebnahme eines Monitors beschäftigte und dabei mit dem Rücken zu dem Beklagten zu 3) stand, begann dieser mit der Punktion der V. jugularis mit dem Ziel, einen Venenkatheter zu legen. Dazu war es erforderlich, den Patienten zunächst in Kopftieflage zu lagern; sodann wurden die rechte Gesichtshälfte und ein Teil des Halses abgedeckt. Bei der Punktion stellte der Beklagte zu 3) jedoch fest, dass sich dunkles Blut frei aspirieren ließ; weil der Katheter sich nicht weiter vorschieben ließ, zog der Beklagte zu 3) ihn wieder heraus, um eine erneute Punktion zu versuchen. Dabei bemerkte er, dass der Karotispuls rechts und links nicht mehr tastbar war. Es folgten Sauerstoffgaben und eine externe Herzmassage; eine Handbeatmung wurde versucht. Als der Beklagte zu 2) die Lage des Tubus kontrollierte, stellte er fest, dass dieser zwar noch in der Trachea lag, aber nach vorn gerutscht war. Der Tubus schien unter Druck zu stehen, ein Teil des Cuffs war in der Stimmritze sichtbar. Der Beklagte zu 2) entfernte den Tubus und beatmete den Patienten über die Maske mit Sauerstoff; das „blass-blau-grau gefärbte Gesicht" des Patienten wurde wieder rosig, der Karotispuls tastbar. Der Beklagte zu 2) intubierte erneut, die Operation wurde ohne besondere Vorkommnisse durchgeführt. Nach der Extubation zeigten sich Auffälligkeiten in der Aufwachphase. Ein Neurologe wurde hinzugezogen, der einen Zustand nach zerebraler Hypoxie diagnostizierte. Es wurde ein Lance-Adams-Syndrom bei Zustand nach allgemeiner zerebraler Hypoxie festgestellt. Nach der Entlassung und nach einem Aufenthalt in einer Rehabilitationsklinik verstarb der Patient.

Die Klage ist u.a. auf Zahlung eines angemessenen Schmerzensgelds und den Ersatz seiner materiellen Schäden gerichtet; den Beklagten zu 2) und zu 3) wird vorgeworfen, die Narkose fehlerhaft durchgeführt, insbesondere die Beatmung nicht in der gebotenen Weise kontrolliert zu haben. Das LG verurteilte die Beklagten zu 1) und zu 3). Der Beklagte zu 2) war inzwischen verstorben. Die Berufung der Beklagten hatte keinen Erfolg. Das OLG Düsseldorf ist der Auffassung, dass nach dem Ergebnis der Beweisaufnahme alles dafür spricht, dass die hypoxische Hirnschädigung des Patienten auf einen Narkosezwischenfall zurückzuführen sei, der darauf beruhe, dass „die Komplikation zu spät bemerkt und deshalb nicht rechtzeitig behandelt worden war". Insoweit steht ein ärztliches Versäumnis des verstorbenen Zweitbeklagten und des Beklagten zu 3), nämlich die Unterlassung der zwingend gebotenen Beobachtung des Patienten während der Punktion der V. jugularis, fest. Dies rechtfertigt es, die Beklagten zu 1) und zu 3) mit dem Beweis dafür zu belasten, dass der „Körperschaden" des Patienten „auch bei regelrechtem ärztlichem Verhalten eingetreten wäre".
In der Beweisaufnahme vor Gericht hatte sich nicht klären lassen, ob die zerebrale Hypoxie auf ein Kreislaufversagen, eine unbemerkt gebliebene Ventilationsstörung oder auf ein Zusammenwirken von beidem zurückzuführen war. Dies ist jedoch nach Auffassung des Gerichts unerheblich.

》 Aus den Urteilsgründen.
... Nach dem Ergebnis der Beweisaufnahme ist es sehr wahrscheinlich, dass es etwa gegen 13.15 Uhr, und zwar zeitgleich mit der Vorbereitung und der Durchführung der Punktion der V. jugularis, zu der Komplikation gekommen ist, die von dem Drittbekl. bei dem zweiten Punktionsversuch bemerkt worden ist und die sodann zu den Reanimationsmaßnahmen geführt hat, an denen auch der verstorbene Zweitbekl. beteiligt war. Weil

---
[23] OLG Düsseldorf, AHRS 6562/52

das Anästhesieprotokoll für den Zeitraum von etwa 13.15 Uhr bis 13.25 Uhr die zur Beurteilung der Kreislauf- und der Beatmungsverhältnisse erforderlichen Parameter nicht enthält, ist nicht auszuschließen, dass in der erwähnten Zeitspanne der Zustand einer cerebralen Hypoxie bestanden hat und hierdurch die Hirnschädigung des verstorbenen Ehemannes der Kl. verursacht worden ist. Es steht fest, dass zeitgleich mit der naheliegenden und ohne weiteres wahrscheinlichen cerebralen Hypoxie während der Punktionsversuche des Drittbekl. die unerlässliche Beobachtung des Patienten durch einen Anästhesisten oder durch einen erfahrenen Helfer unterblieben ist. Insoweit handelt es sich um ein ärztliches Versäumnis, das einen Verstoß gegen elementare Regeln der Anästhesie bedeutet und das deshalb die Bekl. zu 1) und zu 3) mit dem Beweis dafür belastet, dass es für den Körperschaden des verstorbenen Ehemannes der Kl. nicht ursächlich gewesen ist...

Haftungsrechtlich kommt es auf die Vorgänge bis zur Einleitung der Narkose nicht an. Entscheidend ist insoweit vielmehr, dass es an der medizinisch unerlässlichen Überwachung des Patienten gefehlt hat, während der Drittbekl. mit der Vorbereitung und der Durchführung der Punktion der V. jugularis befasst war. In diesem Zusammenhang ist von einem schwerwiegenden Fehler des Drittbekl. (und auch des verstorbenen Bekl. zu 2) auszugehen, wie die Beweisaufnahme ergeben hat. Der Umstand, dass der Patient an einen EKG-Monitor angeschlossen war, der lief, und ein automatisches Blutdruckmessgerät eingeschaltet war – die Bekl. behaupten, die Geräte hätten einwandfrei funktioniert –, ändert nichts daran, dass die Kreislauf- und die Beatmungsverhältnisse während der Vorbereitung und der Durchführung der Punktion der V. jugularis von dem verstorbenen Zweitbekl. oder auf entsprechende ärztliche Anweisung hin von dem anwesenden Pfleger gezielt überwacht werden mussten. Der Sachverständige..., dessen Gutachten zu folgen keine Bedenken bestehen, hat die Bedeutung der Kontrolle der Beatmung mit Hilfe des Volumeters hervorgehoben. Tatsächlich ist während der Vorbereitung und der Durchführung der Punktion weder das entsprechende Kontrollgerät beobachtet noch durch ständiges Pulsfühlen festgestellt worden, ob sich eine Beatmungsstörung oder ein alarmierender Pulsabfall zeigte. Aufgrund der Angaben des Drittbekl. steht fest, dass weder der verstorbene Zweitbekl. noch der Bekl. zu 3) die Kontrollgeräte während der Vorbereitung und der Durchführung der Punktion beobachtet hat und eine ständige manuelle Pulskontrolle unterblieben ist, während der Drittbekl. mit der Punktion befasst war. Es ist auch auszuschließen, dass der anwesende Pfleger die notwendige Beobachtung der Kontrollgeräte wahrgenommen hat. Der Pfleger befand sich, nach der Darstellung, die der Drittbekl. in der Beweisaufnahme vor dem Senat gegeben hat, am Kopfende des Operationstisches und stand hinter dem Drittbekl. Von dort war eine genaue Beobachtung der wesentlichen Kontrollgeräte, etwa des Volumeters, nicht möglich. Die Bekl. zu 1) und zu 3) haben jedenfalls nicht bewiesen, dass der Pfleger die Kontrollgeräte ständig beobachtet hat. 》

Das OLG legt den Beklagten die Beweislast wegen Dokumentationslücken auf:

》 Die Bekl. zu 1) und 3) sind insoweit beweispflichtig, weil die gebotene Dokumentation der Kreislauf- und der Beatmungsparameter während der Vorbereitung und der Durchführung der Punktion fehlt und dies ein Indiz dafür darstellt, dass die notwendige persönliche Kontrolle der Kreislauf- und der Beatmungsparameter tatsächlich nicht stattgefunden hat. 》

Nun hebt das Gericht die Verantwortung des Assistenzarztes in Weiterbildung besonders hervor:

》 Zweifellos war es dem Drittbekl. während der Punktion nicht möglich, die Kontrollgeräte zu beobachten und ständig den Puls des Patienten zu tasten. Dennoch trifft auch ihn haftungsrechtlich die Verantwortung dafür, dass die notwendige Überwachung durch den verstorbenen Zweitbekl. oder den anwesenden Anästhesiepfleger unterblieben ist. Der Drittbekl. musste sich nach seinem Ausbildungsstand der elementaren Bedeutung der genauen Beobachtung der Kontrollgeräte und des Patienten bewusst sein und musste deshalb dafür sorgen, dass entweder der verstorbene Zweitbekl. oder der Anästhesiepfleger die Beobachtung übernahm. 》

Doch auch dem Zweitbeklagten sind erhebliche Pflichtverletzungen zur Last zu legen:

》 Die Unterlassung der gebotenen Überwachung ist aber auch dem verstorbenen Zweitbekl. anzulasten. Ihm oblag die Aufsicht über den Ablauf der Anästhesie. Der verstorbene Zweitbekl. hätte, wenn er dies nicht selbst übernehmen wollte, durch gezielte Anweisung sicherstellen müssen, dass die Beobachtung der Kontrollgeräte und des Patienten durch den beteiligten Pfleger gewährleistet war, während der Drittbekl. damit beschäftigt war, den zentralvenösen Katheter zu legen. 》

In den Unterlassungen sieht das Gericht einen groben Behandlungsfehler:

» In Anbetracht der Bedeutung der Beobachtung der Kontrollgeräte und des Patienten in der konkreten Behandlungssituation, wie sie sich nach dem Gutachten des Sachverständigen darstellt, ist aus objektiver ärztlicher Sicht, auf die es insoweit ankommt, von einem Verstoß gegen elementare medizinische Regeln und damit von einem groben ärztlichen Fehler auszugehen. Der Sachverständige hat auf die erheblichen Gefahren hingewiesen, die mit einer Punktion zum Zwecke des Legens eines zentralvenösen Katheters verbunden sind. Die Gefahren ergeben sich bereits bei der Umlagerung des Patienten, die notwendig ist, um die Punktion durchführen zu können. Nach den ohne weiteres nachvollziehbaren und einleuchtenden Ausführungen des Sachverständigen steht außer Frage, dass die lückenlose und sorgfältige Überwachung der Kontrollgeräte und des Patienten selbst bei einer derartigen Maßnahme zu den Grundregeln gehört, die der Anästhesist kennen und beachten muss. «

Damit kehrt das OLG die Beweislast zu Lasten der Beklagten um. Diese müssen sich nun „entlasten":

» Wegen des festgestellten groben ärztlichen Fehlers trifft die Bekl. zu 1) und 3) die Beweislast dafür, dass der Körperschaden des verstorbenen Ehemannes der Kl. auch dann entstanden wäre, wenn die Überwachung der Kreislauf- und der Beatmungsverhältnisse während der Vorbereitung und der Durchführung der Punktion der V. jugularis in der gebotenen Weise stattgefunden hätte. Diese Beweiserleichterung zugunsten der Kl. ist gerechtfertigt, weil gerade das Unterbleiben der gebotenen Kontrolle des Kreislaufs und der Beatmung des Patienten während der Punktion die Feststellung des genauen Verlaufs des Narkosezwischenfalls entscheidend zum Nachteil der Kl. erschwert. Das Ausmaß der cerebralen Schädigung schließt es aus, dass das Gehirn des verstorbenen Ehemannes der Kl. nur für ganz kurze Zeit, etwa nur für eine Minute – von diesem Zeitraum sprechen die Bekl. in Zusammenhang mit dem Auswechseln des Tubus – ohne die notwendige Sauerstoffversorgung gewesen ist. Es stellt keineswegs eine nur theoretisch denkbare Möglichkeit, sondern einen durchaus naheliegenden und wahrscheinlichen Verlauf dar, dass schon die Seitenlagerung des Patienten zu einer Beatmungsstörung geführt haben kann, die bei regelrechter Überwachung der Kontrollgeräte des Patienten zu einem Zeitpunkt festgestellt worden wäre, in dem die Verminderung der Sauerstoffzufuhr noch keine nachteiligen Auswirkungen für den Patienten gehabt hätte. Sollte eine primäre Kreislaufstörung zu der cerebralen Hypoxie geführt haben, so ist es keineswegs als unwahrscheinlich anzusehen, dass auch diese Komplikation schon entscheidend früher bemerkt worden und für den Patienten ohne nachteilige Folgen geblieben wäre, wenn in der Zeit zwischen 13.15 Uhr und 13.25 Uhr, in der die Punktion stattgefunden hat, die Kreislaufverhältnisse durch Beobachtung der Kontrollgeräte und des Patienten in der gebotenen Weise überwacht worden wären. «

16.2.2 Intubationsprobleme

Neben den zahlenmäßig häufigeren Intubationsproblemen in Form von Zahnschäden stellen Aspirationsprobleme oder die nicht erkannte Fehlintubation die vom Ergebnis schwer wiegenderen Probleme dar, mit denen sich die Gerichte ebenfalls auseinanderzusetzen hatten.

■ Zahnschaden

Merke Die Rechtsprechung erkennt an, dass ein Zahnschaden bei In- oder Extubation nicht notwendigerweise auf einen schuldhaften Behandlungsfehler hindeutet.

Anders ist es allerdings dann, wenn die Voruntersuchungen mangelhaft waren oder die Intubation gegen die Regeln des Faches erfolgte. Konnte der Zahnschaden auch bei Einhaltung der nach den Regeln des Faches gebotenen Sorgfalt nicht vermieden werden, dann handelt es sich um ein immanentes Eingriffsrisiko, das der Patient trägt, soweit er im Rahmen der Eingriffsaufklärung auf dieses Risiko hingewiesen worden ist (hierzu genauer: Biermann 2001a).

Das Hanseatische OLG Hamburg[24] weist die Klage eines Patienten wegen eines Zahnschadens ab, da eine fehlerhafte Intubation nicht festgestellt werden kann. Zunächst nimmt das Gericht zur Prämedikation Stellung:

» ...Ohne Bedeutung ist, dass die Angaben zum Zahnstatus des Klägers sowohl im Aufklärungsbogen als auch im Prämedikationsbogen nicht ganz korrekt sind, weil „von Zahnbrücken" bzw. „Teilprothesen" gesprochen wird, obwohl beim Kläger im Frontzahnbereich Überkronungen vorgelegen haben. Entscheidend ist, dass beim Kläger Zahnersatz im Ober- und Unterkiefer doku-

---

[24] OLG Hamburg, Urt.v. 20.10.1995, AHRS 2320/117

mentiert worden ist und dies bei der Durchführung der Anästhesiemaßnahme zu berücksichtigen war.

Entgegen der Ansicht des Klägers kann allein aus dem Eintritt des Zahnschadens nicht auf eine fehlerhafte Durchführung der Intubation geschlossen werden. Auch wenn, wie es beim Kläger der Fall war, im Vorwege nicht mit Intubationsschwierigkeiten gerechnet werden musste, so schließt dieses gleichwohl nicht aus, dass es intraoperativ zu Schwierigkeiten kommen konnte, die es erforderlich machten, etwas mehr Kraft und eine größere Hebelwirkung auf den Kehlkopfspiegel auszuüben, um die Intubation erfolgreich durchführen zu können. Dabei ist… nicht immer zu vermeiden, dass es zu einer Beschädigung des Zahnschmelzes oder einer Zahnkrone kommt. Lassen sich demnach keine Anhaltspunkte für einen Verstoß gegen die fachlichen Regeln erkennen, muss dieses zum Nachteil des insoweit beweisbelasteten Klägers gehen. **«**

Einen Aufklärungsfehler konnte der Patient ebenfalls nicht mit Erfolg geltend machen, weil in den vom Berufsverband im Einvernehmen mit der DGAI empfohlenen Aufklärungs- und Anamnesebogen, die in dem vom Gericht zu beurteilenden Fall auch verwendet wurden, dokumentiert ist, dass es unter Umständen auch zu Zahnschäden bei der Intubation kommen könne.

■ Intubationsfehler

Weit schwerwiegender sind die übrigen Intubationsprobleme.

Beispiele aus der Rechtsprechung

Das OLG Köln hatte sich mit folgendem Sachverhalt zu beschäftigen:

■ Fall 9
Intubation bei gastrointestinalen Erkrankungen (OLG Köln, Urt. v. 03.02.1986)[25]

Sachverhalt.
Bei einem Patienten sollte die Gallenblase als vermutliche Ursache einer Bauchspeicheldrüsenentzündung entfernt werden. Die Narkose wurde von einer erfahrenen Anästhesistin durchgeführt. Der Patient wurde im Vorraum des Operationssaals gelagert; dort wurde die Narkose mit der Gabe eines Lachgas-Sauerstoff-Halothan-Gemischs über Maske eingeleitet. Mit laufender Infusion wurde der Patient in den wenige Meter entfernten Operationssaal gefahren. Zur Vertiefung der Narkose erhielt er nunmehr kurzfristig 2 Vol.% Halothan und 100 mg Trapanal. Außerdem wurde er relaxiert und sodann intubiert. Kurz nach der Intubation fiel der Anästhesistin eine starke Zyanose auf; sie stellte einen schwersten Bronchospasmus fest, der zu einem drastischen Abfall der Pulzfrequenz und dann zu einem völligen Kreislaufzusammenbruch führte. Die über den Hautschnitt nicht hinausgediehene Operation wurde sofort abgebrochen. Wiederbelebungsversuche durch Herzmassage, Injektion von Medikamenten und Einsatz eines Herzschrittmachers blieben erfolglos. Eine ¾ h nach Einleitung der Narkose wurde der Tod des Patienten festgestellt.

Die Klage der Hinterbliebenen gegen den Krankenhausträger (Beklagter zu 1) und die Anästhesistin (Beklagte zu 2) hatte Erfolg. Das OLG ist der Auffassung, dass der Anästhesistin „Narkosefehler" unterlaufen sind, für die sie Schadensersatz leisten und für die gleichzeitig der Krankenhausträger miteinstehen muss. Für das Gericht steht fest,

» … dass bei der Narkotisierung des Patienten keine Vorsichtsmaßregeln gegen die angesichts der Art seiner Erkrankung sehr nahe liegende Gefahr einer Regurgitation von Magensaft in Form einer „stillen Aspiration" getroffen worden sind und dass bei Einführung des Beatmungstubus in die Trachea keine genügende Narkosetiefe erreicht war".

Aus den Urteilsgründen.
„Der Sachverständige Prof. Dr. L., an dessen überragender Fachkenntnis auf dem Gebiet der Anästhesie auch ausweislich seines vor dem Senat dargelegten beruflichen Werdegangs kein Zweifel bestehen kann, hat bereits in seinem ersten, für das LG erstatteten Gutachten vom 13.11.1976 ausgeführt, dass eine Narkoseeinleitung bei gastrointestinalen Erkrankungen grundsätzlich zu einer schnellen Intubation führen sollte, da bei derartigen Patienten immer die Gefahr einer Aspiration von Mageninhalt bestehe. Er hat dies in seinem Ergänzungsgutachten vom 27.01.1982 bekräftigt, indem er die Aspiration als eine der Hauptursachen für Anästhesie-Todesfälle bezeichnet hat, und in seinem weiteren Gutachten vom 07.02.1984 die bio-physikalischen und bio-chemischen Zusam-

---
[25] OLG Köln, AHRS 2320/30

menhänge näher beschrieben, nämlich dass bei der Gabe von Inhalationsanästhetika zunächst eine Hyperreflexie eintritt und bereits geringste Mengen von Magensaft zu einer Irritation des Tracheobronchialraums mit einem sich anschließenden Laryngobronchospasmus führen können. Dass angesichts dessen der Transport des Herrn M. aus dem Vorraum in den Operationssaal, auch wenn es sich dabei nur um ca. 3 bis 4 m gehandelt hat, wegen der damit und der Umlagerung unvermeidlich verbundenen Erschütterungen fehlerhaft war, leuchtet ohne weiteres ein, wenn sich nicht überhaupt die Narkoseinleitung über Maske an dem an Pankreatitis leidenden, liegenden Patienten verbot. So hat der von den Klägern als Gutachter konsultierte Anästhesist Prof. Dr. S. mitgeteilt, dass er die Narkose in einem derartigen Fall „unter allen Umständen intravenös in Kopf-hoch-, Beine-tief-Lagerung eingeleitet hätte – mit sofortiger Intubation, um die Aspirationsmöglichkeit grundsätzlich auszuschließen". Angesichts des jedenfalls zu beanstandenden Transports des nicht intubierten Patienten kommt es nach Meinung des Senats auch nicht darauf an, dass der Sachverständige Prof. Dr. L. auch schon für den Operationszeitpunkt die Anlegung einer Magensonde vor der Intubation für richtig gehalten hätte, um eine Aspiration sicher auszuschließen.

Der Einwand der Berufung, dass eine Aspiration nicht vorgelegen haben könne, weil das Obduktionsergebnis hierfür nicht die sonst zu erwartenden Befunde erbracht habe, verfängt nicht. Wegen des plötzlichen Versterbens des Herrn M. unmittelbar nach Operationsbeginn befasst sich das von den Bekl. für ihre These angeführte Gutachten von Prof. Dr. L. ausdrücklich nur mit der Frage, ob eine massive, dann freilich für den Pathologen nachweisbare Magensaftaspiration durch mechanische Verlegung der Atemwege unmittelbar zum Erstickungstod des Patienten geführt hat. Dass ein solcher Geschehensablauf nach dem Gutachten „außerordentlich unwahrscheinlich" ist, sagt zur Frage der Ursächlichkeit einer stillen, histologisch nicht nachweisbaren Aspiration nichts aus, die… über eine chemische Reizung des Glottisbereiches sowie des Tracheobronchialraums zu einem Laryngospasmus führen kann.

Zur Überzeugung des Senats steht ferner fest, dass der Verstorbene im Zeitpunkt der Intubation nicht tief genug narkotisiert war, um die normalerweise vorhandenen Schutzreflexe und deren Reaktion auf die mechanische Reizung durch den Intubationsspatel oder den Tubus auszuschalten. Der Sachverständige Prof. Dr. L. hat hierauf im Zusammenhang mit der dadurch ausgelösten Gefahr einer stillen Aspiration bereits in seinem ersten Gutachten vom 13.11.1981 hingewiesen. Er hatte dabei ausgeführt, dass die über Maske mit Lachgas und Halothan eingeleitete Narkose schon infolge der Abatmung während des Transports relativ flach geworden sein müsse. Da das in einer Dosierung von 0,1 g angewendete Barbiturat nicht namentlich bezeichnet war, vermochte der Sachverständige damals nicht anzugeben, ob diese Dosierung für eine genügende Narkosevertiefung ausgereicht habe.

Nachdem inzwischen feststeht, dass es sich bei diesem Mittel um Trapanal gehandelt hat, und darüber hinaus das Original-Narkoseprotokoll zur Verfügung steht, aus dem sich der Narkosevorgang auch seinem zeitlichen Ablauf nach genau rekonstruieren lässt, kann kein Zweifel mehr daran bestehen, dass die Narkosetiefe bei der Intubation des Patienten unzureichend war. Der Sachverständige hat bei der Erläuterung und Ergänzung seiner Gutachten vor dem Senat überzeugend darauf aufmerksam gemacht, dass die Dosierung des Inhalationsnarkotikums mit zunächst 1,5 Vol.-%, im Operationssaal sodann mit 2 Vol.-% Halothan in einem pro Minute bemessenen Trägergemisch von 3 l Lachgas und 6 l Sauerstoff sehr niedrig gewesen sei. Er hat wörtlich ausgeführt, dass man bei dieser Dosierung einen Patienten über längere Zeit hinweg das Narkotikum einatmen lassen müsse, um ihn in einen Zustand zu bringen, in welchem er die Fortsetzung der Narkose, insbesondere die Intubation, ohne Schaden erträgt. Die Spanne von nur 7 Minuten, die nach dem Narkoseprotokoll zwischen der Narkoseeinleitung und dem Hautschnitt gelegen hätten und in der alle weiteren Schritte wie das Legen zweier venöser Zugänge, der Anschluss an die Infusionsflaschen, der Transport in den Operationssaal und schließlich die Injektion des Muskelrelaxans und des Barbiturats Trapanal erfolgt seien, sei erheblich zu kurz gewesen, um eine genügend tiefe Narkose zu erreichen. Er, der Sachverständige, würde in seinem Universitäts-Krankenhaus mit einem eingespielten Team guter Mitarbeiter für die Herbeiführung der erforderlichen Narkosetiefe nach dem von der Bekl. zu 2) gewählten Narkoseverfahren einen Zeitraum von mindestens 15 Minuten benötigen, ehe eine Intubation gefahrlos möglich gewesen wäre.

Die Einschätzung, dass das Inhalationsgemisch relativ schwach gewesen sei, deckt sich mit der Angabe des Sachverständigen Prof. Dr. Z. in seinem Gutachten vom 21.05.1980, wonach für eine Inhalationseinleitung mit Halothan 2–2,5 Vol.-%, unter bestimmten Umständen bis zu 3,5 Vol.-%, verwendet werden. In Bezug auf die Wirkung von Lachgas heißt es im Klinischen Wörterbuch (Pschyrembel, 254. Aufl. Stichwort „Lachgas"), dass dessen narkotische Kraft gering sei. Mit 80 Vol.-% – hier wäre nur rd. 33 Vol.-% gegeben worden – lasse sich „keine tiefe Narkose erreichen".

Der Senat ist daher von der Richtigkeit dieser Beurteilung des Sachverständigen..., der bei seiner Darlegung erklärtermaßen die Praemedikation bereits berücksichtigt hatte, ebenso überzeugt wie von dessen weiteren Ausführungen, dass auch das kurz vor der Intubation gespritzte Barbiturat Trapanal mit 0,1 g unterdosiert gewesen sei. Insoweit hatte der Sachverständige nämlich bereits in seinem schriftlichen Gutachten vom... mitgeteilt, dass die Normdosis 4–5 mg pro kg (Körpergewicht des Patienten) beträgt. Also wäre bei einem Körpergewicht des Herrn M. von ca. 77 kg normalerweise jedenfalls eine Gabe von mehr als 0,3 g erforderlich gewesen, um die notwendige Narkosevertiefung herbeizuführen. Auch wenn es der Bekl. zu 2) auf eine möglichste Schonung des in schlechtem Allgemeinzustand befindlichen Patienten angekommen sein mag, muss eine derart erhebliche Unterschreitung der Normdosis als fehlerhaft angesehen werden, zumal bei dem Ehemann bzw. Vater der Kl. altersbedingt mit einer Coronarsklerose gerechnet werden musste und bei solchen Patienten die Narkose tief sein muss, wenn nicht Reaktionen von Seiten des Kreislaufs und Bradykardien auftreten sollen.... **«**

■ Fall 10
Blinde Intubation kein Fehler (OLG Bamberg, Urt. v. 17.04.1978)[26]

Sachverhalt.
Bei einem stark übergewichtigen Patienten, der unter Bluthochdruck litt, sollte eine Appendektomie durchgeführt werden. Die beklagte Anästhesistin unternahm im Operationssaal nach medikamentöser Vorbehandlung des Beklagten einen 1. Versuch, den Tubus in die Luftröhre einzuführen. Diesen Versuch machte sie „blind", d.h. ohne Blick auf die Stimmritze, weil sich diese im Laryngoskop nicht darstellen ließ. Der Versuch misslang. Beim sich anschließenden 2. Versuch stellte die Anästhesistin fest, dass dem Patienten Nüchternsekret des Magens in den Rachenraum geflossen war, also eine sog. stille Regurgitation stattgefunden hatte. Sie führte deshalb zunächst eine Bronchialtoilette durch, gab über die Maske Sauerstoff und intubierte dann. Der Patient entwickelte jedoch durch die Aspiration des Magensekrets eine Zyanose, die nur allmählich abgebaut werden konnte, und erlitt eine mittelschwere Hirnschädigung.

Die Klage des Patienten wird abgewiesen. Zur Narkoseführung stellt das Gericht fest:

» Erstens ist es kein Behandlungsfehler, dass es der Beklagten nicht gelang, den Luftröhreneingang im Laryngoskop sichtbar zu machen und sie deshalb „blind" zu intubieren versuchte, damit aber scheiterte. Handeln am menschlichen Körper lässt sich nicht mit mathematischer Genauigkeit im Voraus dergestalt festlegen, dass der gewünschte Erfolg stets absolut sicher ist. Nicht jede „Fehlleistung" ist bereits einem Fehler im Sinne einer rechtlich vorwerfbaren Pflichtwidrigkeit gleichzusetzen. Gelingen oder Misslingen hängen nicht nur vom Geschick des Arztes, das naturgegeben unterschiedlich ist, und damit auch von der augenblicklichen Verfassung des einen Eingriff Ausführenden ab, sondern ebenso von den besonderen und jeweils verschiedenen körperlichen Gegebenheiten des zu behandelnden Patienten. Auch erfahrenste Fachanästhesisten erleben es immer wieder einmal, dass sich der Luftröhreneingang nicht darstellen lässt, und auch ihnen können Blindintubationen misslingen. Das sind keine „Pflichtwidrigkeiten", sondern nicht vorwerfbare Negativresultate, die sich weder durch Willensanspannung noch Anwendung größerer Sorgfalt vermeiden lassen. **«**

> **Merke** „When in doubt take it out": Nicht jede Fehlintubation, sondern die nicht rechtzeitig erkannte Tubusfehllage stellt einen Behandlungsfehler dar.

Während die Rechtsprechung im Allgemeinen anerkennt, dass eine Fehlintubation, insbesondere unter schwierigen Umständen, auch einem geübten und erfahrenen Anästhesisten unterlaufen kann, sieht die Rechtsprechung den Behandlungsfehler darin, dass eine Fehlintubation nicht oder zu spät erkannt wird.

---
[26] OLG Bamberg, AHRS 2320/16

Fall 11
Fehlintubation bei einem geburtshilflichen Eingriff (OLG Bamberg, Urt. v. 14.07.1987)[27]

Zur Frage der Fehlintubation bei einem geburtshilflichen Eingriff führt das OLG Bamberg aus:

>> ... dass die Fehlintubation nach wie vor als schuldhafter ärztlicher Fehlgriff anzusehen ist, zumindest wenn nicht eine Kontrolle des Tubus und eine sofortige Behebung des fehlerhaften Sitzes des Tubus vorgenommen wird. ««

Fall 12
Fehlintubation bei einem Asthmatiker (LG Stuttgart, Urt. v. 07.12.1990)[28]

Zur Fehlintubation bei einem Asthmatiker stellt das LG Stuttgart fest:

>> Mag diese Fehlintubation allein noch kein vorwerfbarer Behandlungsfehler sein – nach den Ausführungen des Sachverständigen, kann es auch einem erfahrenen Anästhesisten passieren, dass er bei einem Asthmatiker die ‚Belüftung' des Magens für eine solche der Lungen hält –, so liegt doch ein vorwerfbarer Behandlungsfehler darin, dass diese Fehlintubation in der Folgezeit nicht erkannt und nicht beseitigt wurde. Die aufgezeichneten Blutgasanalysewerte belegen trotz/nach ‚Beatmung' mit reinem Sauerstoff weiter einen extremen Sauerstoffmangel und extrem erhöhte CO_2-Werte. Allein diese Blutgaswerte gaben deutlichen Aufschluss darüber, dass etwas nicht stimmen konnte, so dass es aus sachverständiger Sicht nicht nachvollziehbar ist, dass in der Behandlung fortgefahren wurde, ohne an der Methode etwas zu ändern... Es hätte daran gedacht werden müssen, dass der Tubus nicht in der richtigen Lage sitzt und deshalb eine Beatmung der Lungen hierüber nicht erfolgt. ««

Fall 13
Fehlintubation bei einer Appendizitis (OLG Stuttgart, Urt. v. 02.07.1992)[29]

Das OLG Stuttgart stellte anlässlich der Fehlintubation bei einer Appendektomie Folgendes fest:

>> Der Sachverständige... legte mit überzeugender Begründung dar, es entspreche anerkanntem und gesichertem Stand in der Anästhesiologie, dass der Anästhesist durch genaue Beobachtung der Narkoseabläufe und des Patienten sicherzustellen habe, den Zustand einer Sauerstoffunterversorgung innerhalb eines Zeitraumes von 1 Minute zu erkennen. ««

Fall 14
Anästhesist sollte Fehlintubation erkennen (OLG Celle, Urt. v. 01.12.1980)[30]

Im Fall des OLG Celle konnte nicht geklärt werden, ob von Anfang an eine Fehlintubation vorlag oder der Tubus bei Umlagerung des Kopfes aus der Trachea rutschte. In beiden Fällen meint der Sachverständige zwar, dass „derartige unzulängliche Intubationen... auch dem erfahrenen Anästhesisten unterlaufen" könnten, indes:

>> Entscheidend ist bei solchen Situationen jedoch, dass schon der Anästhesist – und nicht erst der Operator bei seiner chirurgischen Tätigkeit – rechtzeitig bemerken muss, dass ihm eine Fehlintubation unterlaufen ist, und daraus die entsprechenden Konsequenzen zu ziehen hat. ««

Fall 15
Unverzügliche Überprüfung der Tubuslage elementar (OLG Oldenburg, Urt. v. 15.05.1990)[31]

Quasi als Fazit sollen die Ausführungen des OLG Oldenburg zitiert werden:

>> Das Maß der erforderlichen Sorgfalt hängt vor allem auch von der Größe der vom Patienten abzuwendenden Gefahren ab... Gerade im Bereich der Narkose ist im besonderen Maß die Aufmerksamkeit des verantwortlichen Arztes gefordert. Beim Auftreten unerwarteter Probleme gehört die unverzügliche Überprüfung der Lage des Tubus zu den zu erhebenden elementaren Kontrollbefunden. Schwierigkeiten bei der Spontanatmung wird beispielsweise durch unverzügliche (Neu-) intubierung begegnet, deren Wirksamkeit und Dauer weiterhin überprüft wird... Solange die Ursache des Herzstillstandes weiterhin unklar war oder auch nur geringste Zweifel an der korrekten Tubuslage bestanden, musste mit allen zur Verfügung stehenden Mitteln die ordnungsgemäße

---

[27] OLG Bamberg, AHRS 2320/32
[28] LG Stuttgart, AHRS 2320/40
[29] OLG Stuttgart, AHRS 2320/46
[30] OLG Celle, AHRS 2320/20
[31] OLG Oldenburg, AHRS 2320/39

Platzierung des Tubus festgestellt und – sofern daran Zweifel blieben – der Tubus gewechselt werden. Durfte er nach der Auskultation noch von einem richtigen Sitz des Tubus ausgehen und von einer Laryngoskopie mit einer Zeitdauer von etwa 30 Senkungen zugunsten anderer Reanimationsmaßnahmen absehen, ohne einen Behandlungsfehler zu begehen, so war nach dem ergebnislosen Zeitablauf jetzt eine sichere Abklärung des Tubus dringend und zwingend geboten und von einem Facharzt als selbstverständlich zu erwarten, zumal der andauernde Herzstillstand und die fortdauernde Ungewissheit über die Ursache einen jüngeren Menschen betrafen, bei dem andere Risikolagen nahezu ausschieden. In dieser Situation gehört der laryngoskopische Nachweis der ausreichenden Beatmung über einen korrekt platzierten Tubus zu den unverzichtbaren Kontrollmaßnahmen, von der das weitere medizinische Vorgehen abhängt und die der Anästhesist wegen des im Streit befindlichen erhöhten Risikos schuldet.... 》

16.2.3 Facharztstandard und Parallelnarkose

Hohe Ansprüche stellt die Rechtsprechung auch an die persönliche Qualifikation des Anästhesisten. Wie das OLG Düsseldorf[32] feststellte, hat der Patient aus der Übernahme seiner Behandlung durch das Krankenhaus einen Anspruch auf eine Versorgung, die innerhalb und außerhalb der Regeldienstzeiten dem Standard eines erfahrenen Facharztes entspricht.

Facharztstandard bedeutet aber nicht, wie der BGH in dem nachfolgend dargestellten Urteil festgestellt hat, immer notwendigerweise die formelle Facharztanerkennung. Facharztstandard ist vielmehr ein Qualitätsmaßstab. Dieser ist gewahrt, wenn – ohne Rücksicht auf die formelle Facharztanerkennung – der Arzt das für die konkreten Maßnahmen notwendige theoretische Wissen besitzt und in der Lage ist, dieses Wissen in praktische Fertigkeiten umzusetzen[33]. Facharztstandard im formellen Sinn (Facharztanerkennung) wird allerdings für den aufsichtsführenden, überwachenden Arzt verlangt[34].

[32] OLG Düsseldorf, Urt.v. 02.10.1985, NJW 1986, 790
[33] S. dazu: OLG Oldenburg, Urt. v. 08.06.1993, VersR 1994, 180
[34] BGH, Urt. v. 10.03.1992, NJW 1992, 1560; OLG Düsseldorf, Urt. v. 16.09.1993 VersR 1994, 352; s. auch OLG Karlsruhe, Urt. v. 10.10.1990, VersR 1991, 1177; OLG Karlsruhe, Urt. v. 25.01.1989, VersR 1990, 5

Im Urteil vom 10.01.1951 führt das OLG Celle aus[35]:

》 ... jede Narkose ist eine Vergiftung des Körpers, die hart an die Grenze des Lebens geht und auch von approbierten Ärzten nur bei größter Erfahrung und Übung vorgenommen werden kann. Die Stadien, der Verlauf und die Erscheinungen bei Narkosezwischenfällen setzten zu ihrer Beurteilung eine sorgfältige ärztliche Ausbildung voraus.... 》

Das Pfälzische OLG Zweibrücken stellt in seinem Urteil vom 12.05.1998[36] fest, dass der Arzt dem Patienten die Beachtung der „gebotenen Sorgfalt, nicht nur der üblichen", schuldet:

》 ... da der Patient darauf vertrauen darf, dass der Arzt alle, auch entfernte, Verletzungsmöglichkeiten in den Kreis seiner Erwägungen einbezieht und sein Verhalten bei der Behandlung danach einrichtet, ist der Arzt zur Beachtung der größtmöglichten Sorgfalt verpflichtet.... mit dem Grad der Gefährlichkeit einer Behandlung steigt das Maß der erforderlichen Sorgfalt. Eine gewichtige Rolle für den Sorgfaltsmaßstab spielt auch das vom Patienten abzuwendende Risiko. Grundsätzlich gebietet es deshalb die ärztliche Sorgfaltspflicht, von vermeidbaren Maßnahmen abzusehen, wenn diese auch nur ein geringes Risiko in sich bergen, d.h. der Arzt muss bei gravierenden Risiken für den Patienten auch unwahrscheinliche Gefährdungsmomente ausschließen. 》

Forensisch bedenklich sind deshalb Parallelnarkosen, d.h. Narkosen, bei denen ein Anästhesist gleichzeitig 2 Narkosen übernimmt, unter Mitwirkung von Pflegepersonal oder aber auch von Ärzten, die für die selbstständige und eigenverantwortliche Durchführung der Maßnahmen noch nicht ausreichend qualifiziert sind. Diese sind nach einer Entschließung des DGAI und des BDA (1989) nur in Ausnahmefällen und unter Beachtung der in der Entschließung dargestellten Mindestanforderungen zulässig. Diese Grundsätze gelten im Übrigen auch für Regionalanästhesieverfahren, soweit diese Verfahren und/oder der vorgesehene Eingriff mit einer Beeinträchtigung vitaler Funktionen einhergehen können; insbesondere bei rückenmarknahen Regionalanästhesien, aber auch bei Eingriffen, die in der Regel eine Volumensubstitution erforderlich machen. In der aktuellen gesundheitspolitischen Diskussion um die Delegation von Aufgaben an

[35] OLG Celle, Urt. v. 10.01.1951, Az: Sa 146/50, zitiert nach Perret, Arzthaftpflichtrecht, 1956, S. 110 (111)
[36] OLG Zweibrücken, MedR 1999, 80 (83)

nicht ärztliches Personal haben sich BDA und DGAI in 2 Entschließungen zu Wort gemeldet (2007 S. 712, 2008, S. 52), nachdem sie zuvor unter Berücksichtigung der Gesetzeslage und der Rechtsprechung vor dem Hintergrund der fachlichen Erfordernisse schon zu dem Parallelverfahren Stellung genommen hatten (2005, S. 32, 2007, S. 223).

Merke Welche Leistungen des Fachgebietes Anästhesiologie auf nichtärztliches Personal übertragen werden können, ist eine spezifisch ärztliche und originäre Entscheidung des Fachgebietes Anästhesiologie, bei der die Rechtsprechung allenfalls eine Grenzkontrolle ausübt (Ulsenheimer u. Biermann 2007).

Entgegen anderslautender Gerüchte hat die Rechtsprechung ihre Anforderung an die Parallelverfahren in keiner Weise gelockert.

Bereits 1974[37] hat der BGH verlangt, dass der Anästhesist in der Lage sein müsste, jederzeit die Narkose zu überwachen und bei Zwischenfällen unverzüglich einzugreifen. Die Möglichkeit jederzeitiger Überwachung und des unverzüglichen Eingreifens bestehe bei Verlassen des Operationssaals aber gerade nicht. In dem Urteil weist der BGH die Auffassung, die bloße Überwachung der Narkose sei eine mehr oder minder mechanische und beobachtende Tätigkeit, ausdrücklich zurück.

Der BGH betont,

》 dass sich das Maß der erforderlichen ärztlichen Sorgfalt nach der Größe der von den Patienten abzuwendenden Gefahr bestimmt. 《

Diese Rechtsprechung führte der BGH im sog. 2. Parallelnarkoseurteil von 1982[38] fort und verlangte ebenfalls, dass der Anästhesist sicherstellen müsse,

》 ... dass er jederzeit einspringen und die Narkose rechtzeitig selber weiterführen konnte.... 《

Beispiele aus der Rechtsprechung

■ **Fall 16**

Tubusverlegung bei Umlagerung – zum Facharztstandard in der Anästhesie (BGH, Urt. v. 15.06.1993)[39]

Deutlich kommen die Bedenken der Rechtsprechung im Urteil des BGH vom 15.06.1993 zur Geltung. In diesem Urteil nimmt der BGH zur nach wie vor bedenklichen Parallelnarkose und zum Facharztstandard in der Anästhesie Stellung.

Sachverhalt.
Bei einer Patientin (im Folgenden Klägerin) sollte im Dezember 1997 in der HNO-Klinik einer Universität, deren Träger der Beklagte zu 1) ist, wegen chronischer Behinderung der Nasenatmung eine Septumkorrektur mit beidseitiger Konchotomie durchgeführt und im sofortigen Anschluss daran eine Palatopharyngoplastik vorgenommen werden. Operateur war der frühere Beklagte zu 2), für die Narkose war ein im 10. Monat der Weiterbildung stehender Assistenzarzt (Beklagter zu 3) eingeteilt. Unter Aufsicht eines Facharzts für Anästhesie (Beklagter zu 4) führte er die Einleitung und Vertiefung der Intubationsnarkose durch und übernahm sodann allein die anästhesiologische Überwachung, während sich der Facharzt in einem unmittelbar angrenzenden, über eine Verbindungstür zu erreichenden Operationssaal zu einer Kindernarkose begab. Zwischen beiden Ärzten bestand die Möglichkeit des Rufkontakts und eine eingeschränkte Sicht. Während des Verlaufs der Operation überzeugte sich der Facharzt (Beklagter zu 4) 2-mal von der Ordnungsgemäßigkeit der vom Weiterbildungsassistenten (Beklagter zu 3) geführten Narkose. Während der 1. Eingriff bei der Patientin in sitzender Position durchgeführt wurde, wurde sie für den vorgesehenen weiteren Eingriff in Rücklage umgelagert; dabei traten Beatmungsschwierigkeiten auf. Die Patientin erlitt einen Herz- und Kreislaufstillstand und wurde durch den hinzukommenden Facharzt (Beklagter zu 4) reanimiert. Der beabsichtigte 2. Eingriff wurde nicht mehr durchgeführt. Infolge einer Sauerstoffunterversorgung erlitt die Patientin ein apallisches Syndrom; sie ist seitdem in einem Pflegeheim untergebracht. Die Klägerin klagt auf Ersatz des materiellen und immateriellen Schadens, in den beiden Vorinstanzen ohne Erfolg. Vor dem BGH verfolgt die Patientin

---

[37] BGH, VersR 1974, 804
[38] BGH, Urt. v. 30.11.1982, NJW 1983, 1375 ff
[39] BGH, NJW 1993, 2989

ihre Ansprüche gegen den Träger der Universität (Beklagter zu 1) und den Assistenzarzt in Weiterbildung (Beklagter zu 3). Der BGH hebt das klageabweisende Urteil auf und verweist es zur erneuten Verhandlung an das OLG zurück.

Der BGH stellt fest,

》 ... dass bei der anästhesistischen Betreuung der Klägerin der Standard guter ärztlicher Versorgung (Facharztstandard) auch in derjenigen Phase gewahrt werden musste, in der die Narkose allein von dem in Weiterbildung zum Facharzt stehenden Bekl. zu 3) durchgeführt wurde. Diese Anforderungen an den Behandlungsstandard gelten nach ständiger Rechtsprechung für das Gebiet der Anästhesie in gleicher Weise wie für andere Bereiche der ärztlichen Versorgung.... 《

Der BGH kommt jedoch zu dem Ergebnis, dass dem Träger der Universitätsklinik, dem Beklagten zu 1), ein organisatorisches Fehlverhalten (Organisationsverschulden) und dem Assistenzarzt in Weiterbildung, dem Beklagten zu 3), ein Übernahmeverschulden vorzuwerfen ist. Der BGH führt aus,

》 ... dass die Übertragung einer selbständig durchzuführenden Narkose auf einen dafür nicht ausreichend qualifizierten Arzt einen Behandlungsfehler im weiteren Sinn (Organisationsfehler) darstellt. Das entspricht der ständigen Rechtsprechung des erkennenden Senates... Diese in erster Linie in Rechtsstreitigkeiten über Anfängeroperationen entwickelten Grundsätze gelten in gleicher Weise auch für Anfängernarkosen (OLG Zweibrücken mit Nichtannahmebeschluss des Senats, VersR 1998, 165 ff. gl. AHRS 3010/31). Denn ebenso wie bei der Operation hat der Patient auch bei der Narkose aus der Übernahme seiner Behandlung durch das Krankenhaus vertraglich und deliktisch einen Anspruch auf ärztliche Betreuung, die dem Standard eines Facharztes entspricht. Wird einem erst in der Weiterbildung zum Facharzt stehenden Arzt eine eigenverantwortliche Tätigkeit übertragen, für die er noch nicht ausreichend qualifiziert ist, so darf hierdurch für den Patienten kein zusätzliches Risiko entstehen. Die mit der Ausbildung junger Ärzte naturgemäß verbundenen höheren Verletzungsgefahren, die von den für den Einsatz dieser Ärzte Verantwortlichen voll beherrschbar sind, müssen deshalb durch besondere Maßnahmen ausgeglichen werden, damit gegenüber dem Patienten im Ergebnis stets der Standard eines Facharztes gewahrt bleibt. 《

Dann nimmt der BGH zur Frage Stellung, ob immer eine unmittelbare Aufsicht durch einen Facharzt erforderlich ist, die der BGH im Anfängeroperationsurteil zumindest für den aufsichtsführenden Arzt gefordert hat:

》 Nicht gefolgt werden kann allerdings der Meinung der Revision, ein in der Weiterbildung zum Facharzt befindlicher Arzt dürfe nach den Grundsätzen, die der Senat im Urteil vom 10.03.1992... für chirurgische Eingriffe aufgestellt hat, auch auf dem Gebiet der Anästhesie stets nur unter der unmittelbaren Aufsicht eines Facharztes tätig werden, der jeden seiner Schritte beobachtet. Bei dieser Anforderung, lässt die Revision entscheidende berufsspezifische Unterschiede zwischen der Chirurgie und der Anästhesie außer Betracht und überspannt auf letzterem Gebiet den zur Gewährleistung des Facharztstandards gebotenen Sorgfaltsmaßstab. Sie verkennt, dass bei dem chirurgischen Eingriff der dem Senatsurteil vom 10.03.1992 zugrunde lag, ohnehin die Assistenz eines weiteren Arztes erforderlich war und es deshalb allein um die Frage ging, ob dem noch in der Weiterbildung zum Facharzt befindlichen Operateur zu solcher Assistenz ein erfahrener Arzt zur Seite zu stellen war. Auf dem Gebiet der Anästhesie, bei dem am jeweiligen Operationstisch in aller Regel nur der Einsatz eines einzelnen Arztes erforderlich ist, liegen die Verhältnisse schon deshalb grundlegend anders. Dies wird von der Kritik von Opderbecke/Weißauer (MedR 1993, 1 [6 f.]) nicht genügend berücksichtigt. Diese Unterschiede zwischen Operation und Narkoseführung sind letztlich auch der Grund dafür, dass der Senat es wiederholt nicht schon für prinzipiell unzulässig gehalten hat, wenn zwischen einem noch unerfahrenen Anästhesisten und dem in einem benachbarten Operationssaal tätigen Fachanästhesisten lediglich Blick- und/oder wenigstens Rufkontakt bestanden hat.... 《

Zur Qualifikation des in Weiterbildung stehenden Assistenzarzts (Beklagter zu 3) führt der BGH aus:

》 Der Bekl. zu 3) stand, wie Prof. W. ausführt, noch am Beginn seiner anästhesiologischen Erfahrung im HNO-ärztlichen Gebiet. Er hatte... vor dem Einsatz bei der Kl. bei 19 Septumkorrekturen und Konchotomien, aber nur bei einer einzigen Palatopharyngoplastik die Narkose geführt. Dass diese letztgenannte Operation, wie im Streitfall, mit einem weiteren Eingriff kombiniert und deshalb auch bei ihr eine Umlagerung des Patienten erforderlich gewesen sei, ist nicht festgestellt... Es muss deshalb... davon ausgegangen werden, dass er über keine ausreichenden Erfahrungen darüber verfügte, ob und gegebenenfalls welche Risiken sich infolge der Umlagerung der Kl. für die von ihm zu dieser Zeit allein geführte Narkose einstellen konnten. Dies hätte in Anbetracht der ohnehin gegenüber anderen Narkosearten größeren Risiken einer Intubationsnarkose... dem Bekl. zu 1) Anlass geben müssen, die Ordnungsmäßigkeit der Narkose im unmittelbaren Anschluss an die Umlagerung der Kl. ebenso, wie bei der zu Beginn der Operation erfolgten Intubation, durch den Bekl. zu 4) überprüfen zu lassen. **«**

Der BGH widerspricht dem Berufungsgericht, das meinte, in diesem Narkosestadium sei mit keinen Gefahren zu rechnen. Denn solche Feststellungen stünden nicht

» im Einklang mit der Äußerung des Sachverständigen Prof. W., es sei durchaus denkbar, dass sich bei einer solchen Umlagerung die Tubuslage ändere, und es dürfe unterstellt werden, dass hier die Umlagerung sorgfältig erfolgt sei, da weder der Operateur noch der Anästhesist das Risiko eingehen möchten, dass dabei der Beatmungstubus aus der Luftröhre versehentlich herausrutsche. Diese Ausführungen deuten darauf hin, dass eine etwaige Veränderung der Lage des Tubus und eine dadurch eintretende Schwierigkeit der Beatmung bei der Narkose nicht gänzlich außer Betracht gelassen werden konnten, zumal bei der Umlagerung... eine extreme Reklination des Kopfes stattfand...

Stellte sich hiernach aber die Umlagerung der Kl. auch für die Narkoseführung als eine jedenfalls nicht gänzlich ungefährliche und deshalb aufgrund des vom Bekl. zu 1) geschuldeten Facharztstandards nicht der alleinigen Verantwortung des noch unerfahrenen Bekl. zu 3) zu überlassende Besonderheit dar, dann wurde das damit verbundene Narkoserisiko auch nicht schon ausreichend durch den möglichen Rufkontakt des Bekl. zu 3) zu dem Bekl. zu 4) aufgefangen. Denn eine spezifische Gefahr für den Patienten bei selbständiger Tätigkeit eines noch nicht voll ausgebildeten Anästhesiearztes liegt ja, wie die Revision mit Recht geltend macht, gerade darin, dass dieser Arzt auftretende Komplikationen eventuell gar nicht erst bemerkt... und deshalb von einem möglichen Rufkontakt nicht oder jedenfalls nicht rechtzeitig Gebrauch macht. So liegt es nach den Ausführungen von Prof. W. auch im Streitfall. Denn hiernach hat der Bekl. zu 3), da er die Beatmungsprobleme nicht oder zu spät erkannt hat, möglicherweise die Chance verloren, den Bekl. zu 4) früher hinzuzuziehen. **«**

Dann nimmt der BGH zur Frage der Beweislast Stellung:

» Ist deshalb für das Revisionsverfahren davon auszugehen, dass der Bekl. zu 3) für die von ihm allein geführte Narkose jedenfalls für die Phase der Umlagerung der Kl. noch nicht ausreichend qualifiziert war, so trifft nach der Rechtsprechung des Senats den Bekl. zu 1) die Darlegungs- und Beweislast dafür, dass der Hirnschaden der Kl. nicht auf dieser mangelnden Qualifikation beruht... Diese Beweislastverteilung entspricht auch dem Grundgedanken des § 831 BGB, nach dem die für den Krankenhausträger als den für die Organisation Verantwortlichen bestehende Verschuldensvermutung auch die Frage der hinreichenden Qualifikation des von ihm eingesetzten jungen Arztes mit der Folge umfasst, dass er die Vermutung der Kausalität der Unerfahrenheit für den Schadenseintritt zu entkräften hat...

Dieser Beweis ist vom Bekl. zu 1) nicht erbracht. Vielmehr sprechen die Darlegungen des Sachverständigen Prof. W. für einen Ursachenzusammenhang zwischen Unerfahrenheit und Schaden. Nach seinen Ausführungen hat der im zehnten Monat seiner Weiterbildung stehende Bekl. zu 3) der Situation nicht gerecht werden können; von einem Facharzt müsse hingegen erwartet werden, dass er rechtzeitig die Gefahr erkenne, zur Ursache der Störung vordringe, diese fachgerecht beseitige und die Patientin vor einem Sauerstoffmangelschaden des Gehirns bewahre. Bei behinderter Beatmung trete ein Anstieg des Beatmungsdruckes ein, der an der Druckanzeige des Narkosegeräts ablesbar sei, und parallel zum Sauerstoffmangel erfolge eine zyanotische Verfärbung der Hand und der Finger; ein erfahrener Arzt sehe dies auch dann, wenn im Operationssaal grüne Abdecktücher verwendet würden. Wenn ein erfahrener Anästhesist den Verdacht habe, dass mit der Beatmung etwas nicht stimme, werde er auf Handbeatmung umstellen (die hier nicht erfolgt ist) und dann merken, ob es an mangelnder Sauerstoffzufuhr liege. **«**

Zum Übernahmeverschulden bei dem Weiterbildungsassistenten (Bekl. zu 3) führt der BGH aus:

» Bei der Frage, ob ihm ein solcher Vorwurf zu machen ist, ist auch dann, wenn dabei auf die bei dem Bekl. zu 3) nach seinem Ausbildungsstand vorauszusetzenden Kenntnisse und Erfahrungen abgestellt wird... zu bedenken, dass der Bekl. zu 3) – wie für das Revisionsverfahren nach dem zuvor Gesagten zu unterstellen ist – bei der Übernahme der selbständigen anästhesistischen Betreuung der Kl. wusste, dass er an einer Intubationsnarkose, während der eine Umlagerung des Patienten erfolgte, noch nie teilgenommen und deshalb insoweit auch keine Erfahrungen hatte. **«**

Fall 17
Parallelnarkose und Verantwortung des Krankenhausträgers (BGH, Urt. v. 18.06.1985)[40]

Im sog. „3. Parallelnarkoseurteil" (dazu Weißauer 1986) hat der BGH zur Verantwortung des Krankenhausträgers für eine ausreichende Personalbesetzung Stellung genommen. Die nachfolgend zitierten Ausführungen des BGH können sinngemäß auf alle Mängel der Infrastruktur ausgedehnt werden:

» Das durfte der Krankenhausträger nicht hinnehmen. Er versprach dem einzelnen Patienten, hier dem Kläger, bei der Aufnahme in die Klinik eine dem damaligen Standard einer großen Universitätsklinik entsprechende ärztliche Behandlung, obwohl er in der Anästhesie nicht die erforderliche personelle Ausstattung zur Verfügung hatte. Er war unter solchen Umständen verpflichtet, organisatorisch Sorge dafür zu tragen, dass in jedem Fall eine ordnungsgemäße Narkose und deren Überwachung gewährleistet war. Er hatte zu diesem Zwecke eine ausreichende Anzahl von Stellen für die Anästhesie bereitzustellen und zu besetzen. Damit, dass... [er, der Krankenhausträger, Anm. d. Verfassers] unwidersprochen nicht alle vorhandenen Stellen besetzen konnte, weil es nicht genügend Bewerber gab, durfte der Krankenhausträger sich entgegen der Ansicht des Berufungsgerichts nicht beruhigen. Selbst wenn es Anfang 1976 noch allgemein an Anästhesisten zur bestmöglichen Versorgung der Patienten nach den modernen Erkenntnissen der Anästhesie gefehlt haben sollte, so spricht jedenfalls nichts dafür, dass Patienten eine derart mangelhafte Narkoseüberwachung, wie sie im Falle des Klägers stattgefunden hat, erwarten und hinnehmen mussten. Um ihren vertraglichen Pflichten nachzukommen und zum Schutze der Patienten, die sich in ihre Universitätsklinik begaben, hätte der Krankenhausträger dafür Sorge tragen müssen, dass in seiner Klinik nur Operationen ausgeführt wurden, die anästhesiologisch ordnungsgemäß betreut werden konnten. Solange er nicht genügend Anästhesisten für seine Klinik bekommen konnte, hätte er notfalls auf eine Ausweitung der chirurgischen Abteilung verzichten und weiter anordnen müssen, dass nach Erschöpfung der jeweils vorhandenen Kapazität die Patienten an andere Krankenhäuser zu verweisen seien. Jedenfalls aber bedurfte es klarer Anweisungen an die Ärzte, wie bei einem plötzlichen Engpass zu verfahren war. Es hätte etwa klargestellt werden müssen, dass und welche noch in der Ausbildung befindlichen Ärzte oder welches Pflegepersonal bei der Anästhesie eingesetzt werden durfte und wie es dann wirksam angeleitet und überwacht werden konnte. Keinesfalls durfte... [er, der Krankenhausträger, Anm. d. Verfassers] als Krankenhausträger vor den ihm bekannten Zuständen mit der Gefahr „illegaler Praktiken" und sogenannter „Umimprovisationen" die Augen schließen und darauf vertrauen, die in der Klinik tätigen Ärzte würden mit der jeweiligen Situation schon irgendwie fertig werden und sie würden sich nach Kräften bemühen, die Patienten trotz allem vor Schäden zu bewahren.... «

Es reicht nicht aus, das (irgendein) Facharzt die Anästhesie durchführt, denn dieser wird von der Rechtsprechung am „Facharztstandard Anästhesie" gemessen und muss nicht nur das Anästhesieverfahren und seine Komplikationen beherrschen, sondern auch tatsächlich in der Lage dazu sein, die Vitalfunktionen qualifiziert zu überwachen und ggf. wiederherzustellen.

Fall 18
Anästhesie durch Geburtshelfer (OLG Düsseldorf, Urt. v. 04.03.1993)[41]

Sachverhalt.
Bei einer 32-jährigen Patientin nahm ein niedergelassener Arzt für Frauenheilkunde und Geburtshilfe in der von einem Gynäkologen geleiteten privaten Frauenklinik eine Tubenrevision vor. Die Anästhesie wurde von dem Zweitbeklagten, damals Arzt für Frauenheilkunde und Geburtshilfe, vorgenommen. Gegen 6:15 Uhr leitete der Zweitbeklagte die Periduralanästhesie ein; um 6:35 Uhr begann der Erstbeklagte mit dem Eingriff. Zu diesem Zeitpunkt injizierte der Zweitbeklagte der Patientin 0,5 g Evipan i.v., weil die Patientin den Wunsch geäußert hatte, bei dem Eingriff zu schlafen. Danach assistierte der Zweitbeklagte dem Erstbeklagten bei der Laparoskopie und der Tubenresivion. Gegen 6:50 Uhr zeigte sich bei der Patientin eine bläuliche Verfärbung im Gesicht und an den Gliedmaßenenden; ihre Atmung wurde oberflächlich. Nach dem Narkosebericht zeigte der Monitor zu diesem Zeitpunkt „einwandfrei die Herzaktionen". Um 6:55 Uhr intubierte der Zweitbeklagte die Patientin und beatmete sie mit Sauerstoff, weil eine Spontanatmung nicht vorhanden war. Auch danach setzte die Spontanatmung nicht ein; Haut und Schleimhäute der Patientin wurden blass, Pulse waren

---
[40] BGH, NJW 1985, 2189
[41] OLG Düsseldorf, AHRS 2320/101

nicht tastbar, der Blutdruck nicht messbar. Nach dem Narkosebericht zeigte der Monitor aber weiterhin Herzaktionen. Der Erstbeklagte führte den Eingriff zuende. Gegen 7:10 Uhr nahm er eine äußere Herzmassage vor; es wurden der Patientin Alupent, Natriumbikarbonat und Strophantin verabreicht. Um 7:55 Uhr wurde der Notarzt gerufen, der um 8:15 Uhr eintraf und die weitere Reanimation übernahm, erfolglos: Um 8:30 Uhr wurde der Tod der Patientin festgestellt; die vom Notarzt geäußerte Diagnose lautete auf massive Lungenembolie. Eine Obduktion der Patientin wurde von den Angehörigen abgelehnt. Im Rahmen eines strafrechtlichen Ermittlungsverfahrens gegen die beklagten Gynäkologen wurde die Leiche der Patientin 7 Monate später exhumiert und obduziert. Im Obduktionsgutachten wird darauf hingewiesen, dass bei der Patientin eine erhebliche Perikard- und eine massive Myokard- und Endokardfibrose vorgelegen habe. Der Ehemann klagt gegen die Gynäkologen u.a. auf Schmerzensgeld, indem er behauptet, der Tod seiner Ehefrau habe bei ihm einen seelischen Schock ausgelöst, sodass er längere Zeit an schweren Depressionen, Magenkrämpfen, übermäßiger Erregbarkeit und Schlaflosigkeit gelitten habe.

Die Schmerzensgeldklage hat Erfolg. Dazu dass OLG Düsseldorf:

» ... Der Anspruch des Klägers auf Ausgleich des von ihm geltend gemachten immateriellen Schadens beruht auf den §§ 823 Abs. 1, 847 Abs. 1 BGB. Die Beweisaufnahme hat ergeben, dass ein schwerwiegender ärztlicher Fehler des Beklagten zu dem Narkosezwischenfall geführt hat, an dessen Folgen die damalige Ehefrau des Klägers verstorben ist. Nach dem Ergebnis der Beweisaufnahme sind auch die besonderen Voraussetzungen erfüllt, von denen die Zubilligung eines Schmerzensgeldes wegen eines Schockschadens abhängig gemacht wird.

Dem Beklagten, der im Rahmen des Eingriffs vom 15.10.1979 für die Anästhesie verantwortlich war und der auch als Arzt für Gynäkologie und Geburtshilfe insoweit den fachärztlichen Standard, der damals in der Anästhesiologie galt, zu gewährleisten hatte... ist ein schwerwiegender Fehler unterlaufen, der den Atem- und Herzstillstand und schließlich den Tod der damaligen Ehefrau des Klägers herbeigeführt hat. Dies entnimmt der Senat dem eingehenden und gut nachvollziehbaren Gutachten des Sachverständigen Prof. H., mit dem das Behandlungsgeschehen vom 15.10.1979 im einzelnen erörtert worden ist.

Es mag sein, dass die Patientin den Wunsch geäußert hatte, während der Operation zu schlafen, was durch die Gabe von Evipan neben der Periduralanästhesie ermöglicht werden konnte. Wie der Sachverständige Prof. H. dargelegt hat, war die Kombination der verschiedenen Anästhesieverfahren grundsätzlich nicht zu beanstanden, obwohl auch schon zur damaligen Zeit eher an die Anwendung anderer Präparate zu denken war, um die gewünschte Sedierung der Patientin während des Eingriffs herbeizuführen. Ein schwerwiegender Fehler des Beklagten ist aber darin zu sehen, dass der Beklagte mit der Gabe von 0,5 g Evipan in Kombination zu der Periduralanästhesie weit über die zur Ruhigstellung der Patientin benötigte Dosis hinausgegangen ist, nämlich eine Dosis wie bei einer Evipan-Vollnarkose gewählt hat, ohne die bei einer solchen Narkose unerlässliche Beatmung durchzuführen.

Ungeachtet der Bejahung eines groben Behandlungsfehlers des Beklagten und der mit diesem verbundenen beweisrechtlichen Konsequenzen ist der Senat im übrigen nach dem Ergebnis der Beweisaufnahme davon überzeugt, dass der schwerwiegende Narkosezwischenfall auf die Evipan-Narkose und die Unterlassung der zwingend gebotenen Beatmung zurückzuführen ist, wobei hinzukommt, dass die Patientin in der kritischen Phase der Narkose nicht einmal ärztlich überwacht worden ist.

Angesichts der gutachterlichen Darlegungen des Sachverständigen Prof. H. kann vernünftigerweise nicht daran gezweifelt werden, dass die Spontanatmung, wie es bei einer derartigen Evipan-Dosis erwartet werden musste, bereits nach wenigen Minuten wesentlich beeinträchtigt worden und nachfolgend immer weiter verfallen ist, so dass der Zwischenfall in dem Zeitpunkt, in dem er von dem Beklagten bemerkt worden ist – dies war ausweislich des Anästhesieprotokolls erst etwa 15 Minuten nach der Gabe von 0,5 g Evipan –, für die beteiligten Ärzte trotz ihrer Reanimationsbemühungen bereits nicht mehr zu beherrschen war. «

■ Fall 19

Propofolsedierung durch Gynäkologen (LG München I, Urt. v. 26.07.2006)[42]

Nicht nur zivilrechtlich, auch strafrechtlich würde derjenige, der Maßnahmen und Methoden eines fremden Fachgebiets verwendet, an den für dieses Fachgebiet geltenden Leistungsstandards gemessen und muss bei der Verwendung von Medikamenten

---

[42] LG München I, Az.: 16 Ns 125 Js 10620/04

die dafür vorgeschriebenen Sorgfaltsanforderungen beachten. Außerdem ist die Doppelverantwortung des Operateurs für den operativen Eingriff und gleichzeitig für die Überwachung der Vitalfunktionen ein heute fachlich und rechtlich nicht zu akzeptierender Anachronismus. Dies musste ein 66-jähriger Gynäkologe kurz vor Ende seiner Praxistätigkeit erfahren.

Sachverhalt.
Eine Patientin fand sich im November 2002 zu einer ambulanten Abrasio in der Praxis des niedergelassenen Gynäkologen ein. Auf die Erhebung körperlicher Befunde, auf Laborbefunde sowie auf „apparativ diagnostische Befunde wie Röntgen oder EKG" verzichtete der Gynäkologe. Um 10:00 Uhr begann der Eingriff. Zur Vorbereitung der Sedierung verabreichte der Gynäkologe der Patienten „eine Ampulle Dipidolor, eine Ampulle Atropin und 20 Tropfen MCP". Ein EKG-Monitoring wurde angeschlossen; der Gynäkologe legte einen venösen Zugang und verabreichte 4 ml Propofol. Außerdem spritzte er der Patientin insgesamt 40 ml Scandicain in die Dammregion. Im Verlauf des Eingriffs erhielt die Patientin noch einmal 4 ml und später noch einmal 2 ml Propofol. Die Abrasio wurde ordnungsgemäß durchgeführt. Weiteres Monitoring gab es nicht, die Praxis wies auch keine Notfallausrüstung auf. Ein weiterer Arzt war nicht zugegen. Gegen 11:45 Uhr, nach Beendigung des Eingriffs, bemerkte der Gynäkologe bei der Patientin das Abfallen der Herzfrequenz und eine Zyanose. Zu einem nicht mehr rekonstruierbaren Zeitpunkt war es bei der Patientin zu einem Atemstillstand gekommen. Eigene Reanimationsmaßnahmen führte der Gynäkologe nicht durch; er informierte um 11:50 Uhr den Notarzt, der um 11:54 Uhr eintraf, bei der Patientin eine Asystolie, Apnoe, Zyanose und geweitete Pupillen ohne Lichtreaktion feststellte und sofort mit Reanimationsmaßnahmen begann. Diese waren zunächst erfolgreich; die Patientin wurde in ein Krankenhaus gebracht, wo sie jedoch nach ca. 14 Tagen verstarb, ohne das Bewusstsein wieder erlangt zu haben.

In 1. Instanz wird der Gynäkologe durch das Amtsgericht München zu einer Freiheitsstrafe von 1 Jahr und 8 Monaten ohne Bewährung verurteilt. Das Amtsgericht München begründet die Verurteilung wie folgt:

》 Der Angeklagte führte den Eingriff in seinen Praxisräumen ohne Hinzuziehung eines weiteren Kollegen, insbesondere eines anästhesiologisch oder intensivmedizinisch ausgebildeten Arztes, durch. Der Angeklagte hätte insoweit erkennen können und müssen, dass nach den Regeln der ärztlichen Kunst, insbesondere auch laut der Gebrauchsinformation des Herstellers von Propofol, dieses Anästhetikum nur in Krankenhäusern oder in adäquat ausgerüsteten Tageskliniken von anästhesiologisch bzw. intensivmedizinisch ausgebildeten Ärzten verabreicht werden darf. Die Herz-Kreislauf- und die Atemfunktion ist hierbei kontinuierlich zu überwachen. Geräte zur Freihaltung der Atemwege, zur Beatmung und zur Wiederbelebung müssen insoweit jederzeit zur Verfügung stehen. Ferner darf nach der Gebrauchsinformation des Herstellers und den Regeln der ärztlichen Kunst die Sedierung mit Propofol und die Durchführung der diagnostischen oder chirurgischen Maßnahmen nicht durch die selbe Person erfolgen. Ferner wäre es nach den Regeln der ärztlichen Heilkunst geboten gewesen, dass bei der Sedierung mit Propofol durch einen Nicht-Anästhesisten wie den Angeklagten ein Anästhesist kurzfristig zur Verfügung gestanden wäre. Auch dies wäre für den Angeklagten erkennbar gewesen. In der Praxis des Angeklagten bestand, wie dieser wusste, ferner apparativ nicht die Möglichkeit, die Atmung und die Sauerstoffversorgung der Patientin zu überwachen. Es war lediglich ein EKG-Monitor zur Überwachung der Herzfunktion angeschlossen. Lege artis hätte der Angeklagte den Eingriff deswegen nicht durchführen dürfen, da kein zweiter Arzt zur Überwachung der Atmung der Patientin zur Verfügung stand, da ferner kein Anästhesist kurzfristig zur Verfügung gestanden hätte und schließlich, da die apparative Ausstattung seiner Praxis für den Eingriff nicht ausreichend war. Insoweit wäre bei der Verwendung von Propofol insbesondere erforderlich gewesen, dass seine Praxis über die notwendige Ausstattung hinsichtlich einer eventuell notwenig werdenden Intubation, Beatmung und Reanimation verfügt. Dies war jedoch nicht der Fall, was der Angeklagte auch wusste und hätte vermeiden können...

Der eingetretene Atemstillstand als Auslöser und Ursache der Gehirnschädigung und des Todes der [Patientin] wäre für den Angeklagten erkennbar und vermeidbar gewesen, wenn zum einen ein weiterer, entsprechend ausgebildeter Arzt an der Operation teilgenommen hätte, der die Vitalparameter der Geschädigten überwacht hätte und wenn die Praxis des Angeklagten hierfür entsprechend ausgerüstet gewesen wäre, insbesondere wenn ein Pulsoxymeter vorhanden gewesen wäre...

Hätte der Angeklagte bei der Operation einen entsprechend ausgebildeten Arzt zur Überwachung der Vitalparameter hinzugezogen und wäre seine Praxis apparativ ausreichend ausgestattet gewesen, wäre es nicht zu dem Atemstillstand, dem daraus resultierenden hypoxischen Hirnschaden und nicht zum Tode der Patientin gekommen. **《**

Weil der Gynäkologe seine Praxis über 4 Jahrzehnte geführt hatte, ohne strafrechtlich in Erscheinung getreten zu sein, und zudem seine Praxis kurz nach dem Zwischenfall aufgegeben hatte, außerdem ein „umfassendes und von Reue getragenes Geständnis abgelegt", sein tiefes Bedauern in einem „persönlich gehaltenen, an den Ehemann des Opfers gerichteten Brief ausgedrückt" hatte, kommt die Strafkammer des LG zu dem Ergebnis, die Freiheitsstrafe von 1 Jahr und 8 Monaten zur Bewährung auszusetzen.

■ Fall 20
BGH, Beschluss vom 20.12.2007[43]

Welche Bedeutung die Warnhinweise des Arzneimittelherstellers haben, macht folgender Sachverhalt deutlich, über den auch der BGH zu beschließen hatte:

Sachverhalt.
Nach den Feststellungen des Gerichts verwendete ein Anästhesist entgegen der ausdrücklichen Gebrauchsinformation des Herstellers angebrochene Propofolfläschchen mehrfach. Es war zur Verkeimung des Flascheninhalts gekommen. Ein Patient, ein 42-jähriger Mann, gesundete nach 2-wöchiger Erkrankung wieder, ein 3-jähriges Mädchen verstarb in Folge eines septisch-toxischen Schockes.

Das LG verurteilte den angeklagten Anästhesisten wegen Körperverletzung mit Todesfolge sowie wegen eines weiteren Falles der Körperverletzung mit einer zur Bewährung ausgesetzten 2-jährigen Freiheitsstrafe. Die vom Anästhesisten eingelegte Revision wurde vom BGH mit folgenden Gründen verworfen:

》 ... der Generalbundesanwalt hat bereits zutreffen darauf hingewiesen, dass der ärztliche Heileingriff des Angeklagten jedenfalls dann eine Körperverletzungshandlung darstellt, wenn es an einer wirksamen Einwilligung des Patienten bzw. bei minderjährigen Patienten von deren Eltern fehlt. Liegt eine Einwilligung vor, so ist diese nur dann wirksam erteilt, sofern der Patient vor dem Eingriff in der gebotenen Weise über den Eingriff, seinen Verlauf, seine Erfolgsaussichten, Risiken und mögliche Behandlungsalternativen aufgeklärt worden ist... Nach den eindeutigen Feststellungen des Urteils war dies sowohl im Fall N. als auch im Fall H. nicht der Fall. Der Angeklagte wusste, dass die von ihm regelmäßig und auch in den vorliegenden Fällen praktizierte Wiederverwendung angebrochener Flaschen mit dem Narkosemittel Propofol den Warnhinweisen des Herstellers widersprach, nach der einschlägigen Fachliteratur sogar zum Tode des Patienten führen konnte und daher in keiner Weise kunstgerecht, sondern vielmehr sogar mit einer Gefahr für Leib und Leben der Patienten verbunden war. Gleichwohl setzte er sich über die anerkannten Regeln der Heilkunst, die ihm eine Wiederverwendung angebrochener Propofolflaschen untersagte, wissentlich hinweg. Damit wusste er auch, dass seine Narkosen von den jeweils erteilten Einwilligungen nicht gedeckt und damit vorsätzliche Körperverletzungshandlungen waren... **《**

Das Urteil macht nicht nur deutlich, welche Bedeutung die Gebrauchsinformationen und Warnhinweise eines Herstellers haben können, sondern zeigt zugleich auf, dass eine wirksame Einwilligung eines Patienten nicht nur eine ausreichende Aufklärung voraussetzt, sondern dass der Einwilligung in Behandlungsmaßnahmen, die sorgfaltswidrig und damit Behandlungsfehler sind, die Wirksamkeit versagt wird.

---
[43] MedR 2009, 47

17 Aufgabenabgrenzung zwischen Anästhesist und Operateur

Für die Aufgabenabgrenzung zwischen Anästhesist und Operateur gelten die von Weißauer (1962) entwickelten Grundsätze der *horizontalen Arbeitsteilung*, die die fachliche Gleichberechtigung des Anästhesisten zum Ausdruck bringen. In der Zusammenarbeit mit den Vertretern anderer Fachgebiete hat der Anästhesist die volle ärztliche und rechtliche Verantwortung für die Aufgaben seines Fachgebiets; er nimmt diese selbstständig und eigenverantwortlich wahr. Es gibt zwischen Anästhesist und Operateur keine fachlichen Weisungsrechte und/oder wechselseitigen Überwachungs- und Kontrollpflichten.

Es gilt vielmehr der *Grundsatz strikter Arbeitsteilung*, wonach jeder Fachvertreter die ihm nach dem Inhalt der Weiterbildung und der interdisziplinären Aufgabenabgrenzung bzw. nach individueller Absprache vor Ort zukommenden Aufgaben eigenverantwortlich durchführt. Mit dieser fachlichen Eigenverantwortung korrespondiert allerdings auch die rechtliche Verantwortung.

Der Grundsatz strikter Arbeitsteilung wird ergänzt durch den *Vertrauensgrundsatz*. Nach diesem Prinzip darf jeder Partner in der Zusammenarbeit darauf vertrauen, der jeweilig andere werde seine Aufgaben mit der gebotenen Sorgfalt erfüllen. Grenzen des Vertrauens werden dort erreicht, wo der Partner offensichtlich fehlsam oder willkürlich handelt (hierzu genauer: Biermann 2001b). Auf offenkundige Mängel oder Fehler, die der jeweilige Partner bemerkt, muss der jeweils dafür verantwortliche Fachvertreter hingewiesen werden.

Um positive und vor allen Dingen gefährliche negative Kompetenzkonflikte zu vermeiden, ist eine interdisziplinäre Abgrenzung der Verantwortlichkeiten erforderlich. Soweit diese in interdisziplinären Vereinbarungen (z.B. über die Zusammenarbeit mit den Chirurgen, ergänzt durch das Lagerungsabkommen und eine Vereinbarung zur Bluttransfusion; zusammengestellt in: BDA/DGAI 2006, S. 389; s. auch http://www.bda.de unter „Entschließungen, Empfehlungen, Vereinbarungen, Leitlinien") geregelt ist, gelten diese Vereinbarungen nur subsidiär. Sie sind abweichenden Absprachen vor Ort zugänglich. Solche sollten allerdings schriftlich getroffen und dem Krankenhausträger mit der Bitte um zustimmende Kenntnisnahme zugeleitet werden.

17.1 Verantwortung des Anästhesisten

Intraoperativ ist der Anästhesist nach den Vereinbarungen für die Durchführung des Betäubungsverfahrens und für die Überwachung, Aufrechterhaltung und ggf. Wiederherstellung der Vitalfunktionen zuständig. Der Anästhesist entscheidet über Art und Weise des Betäubungsverfahrens und die Auswahl der Anästhetika. In den interdisziplinären Vereinbarungen ist jedoch auch festgestellt, dass der Anästhesist nur solche Verfahren wählen kann, die sich für das vom Operateur beabsichtigte operative Vorgehen eignen. Gegebenenfalls ist eine interdisziplinäre Abstimmung notwendig.

>> **Vereinbarung über die Zusammenarbeit bei der operativen Patientenversorgung des BDA und des Berufsverbands der Deutschen Chirurgen (BDC; 1982, S. 403)**

1. ...

2. Zuständigkeit für die Wahl und Durchführung des Betäubungsverfahrens

2.1 Der Anästhesist entscheidet über die Art des Betäubungsverfahrens. Die Wahl steht ihm dabei nur zwischen den Betäubungsverfahren offen, die sich für die Durchführung des geplanten Eingriffs unter Berücksichtigung des beabsichtigten operativen Vorgehens voll eignen. Wenn keine medizinischen Gründe entgegenstehen, sollten Anästhesist und Operateur auf die Wünsche und Vorstellungen des Partners wechselseitig Rücksicht nehmen. ««

Die beispielhaft zitierte Passage aus der Vereinbarung mit den Chirurgen kann analog auf die Zusammenarbeit mit anderen operativen Fachgebieten angewendet werden.

Beispiel aus der Rechtsprechung

■ Fall 1
Unterlassene Kortisolsubstitution (BGH, Urt. v. 26.02.1991)[44]

Mit der Abgrenzung der Verantwortlichkeiten zwischen Anästhesist und Operateur in der prä-, intra- und postoperativen Phase hatte sich die Rechtsprechung wiederholt zu beschäftigen, so z.B. im nachfolgenden Fall. Über folgenden Sachverhalt hatte der BGH zu entscheiden:

Sachverhalt.
Der Patient G. litt an einer Insuffizienz der Nebennierenrinde (Morbus Addison). Er nahm auf ärztliche Verordnung zur Substituierung der fehlenden Nebennierenrindenhormone u.a. morgens und abends dass Kortisolpräparat Ultracorten ein. Im August 1983 wurde G. wegen wiederholten Nasenblutens in die HNO-Klinik der Beklagten zu 1) (Krankenhausträger) stationär aufgenommen. Dort legte er seinen Notfallausweis vor, in dem sein Leiden bezeichnet und vermerkt war, dass im Falle einer Erkrankung oder bei einem Unfall der Kortikoidmangel auszugleichen sei. Nach vorübergehender Besserung trat erneut stärkeres Nasenbluten auf; von einem HNO-Assistenzarzt in Weiterbildung wurde eine sog. Bellocq-Tamponade unter Hinzuziehung eines weiteren HNO-Assistenzarzts in Weiterbildung (Beklagter zu 3) vorgenommen. Als Anästhesistin wurde die Beklagte zu 5) hinzugezogen, die sich im 2. Jahr ihrer Facharztweiterbildung befand. Die Narkose dauerte 75 min, der Eingriff selbst, bei dem ein Blutverlust von ca. 800 ml auftrat, war nach 35 min beendet. Der Patient wurde nach der Operation auf die normale Krankenstation zurückgebracht. Zum Ausgleich des eingetretenen Blutverlusts erhielt er Infusionen von insgesamt 1000 ml. Kortisolgaben erhielt der Patient letztmals am Morgen des Operationstags, dann jedoch weder vor noch während noch nach der Operation. In der Nacht mehrmals gemessene Blutdruck- und Pulswerte zeigten stabile Kreislaufverhältnisse an; gegen 2:50 Uhr wurde der Patient aber vom Pfleger ohne Atmung und Pulsschlag aufgefunden, Reanimationsversuche blieben erfolglos.

Die Witwe klagte gegen alle beteiligten Ärzte und den Krankenhausträger eine Schadensersatzrente ein. LG und OLG verurteilen die HNO-Operateure und die Anästhesistin; bezüglich der Verurteilung der Operateure hob der BGH das Urteil auf und verwies es zur erneuten Entscheidung an das OLG zurück. In den Urteilsgründen geht der Bundesgerichtshof auf die verschiedenen Phasen ein.

Zur präoperativen Phase.

»» Wie das Berufungsgericht zutreffend ausführt, ist in der präoperativen Phase der Anästhesist für die Vorbereitung der Narkose zuständig. Seine Sache ist es, das geeignete Betäubungsverfahren auszuwählen und den Patienten durch sorgfältige Prämedikation hierauf einzustellen. Dazu gehört auch, dem Patienten diejenien Medikamente zu verabreichen, die ihm aufgrund seines Gesundheitszustandes schon zu diesem Zeitpunkt zur Aufrechterhaltung seiner vitalen Funktionen in der Narkose gegeben werden müssen. Präoperativ waren deshalb – neben etwaigen im Streitfall nicht hinzugezogenen Internisten – allein die Anästhesisten und nicht die Beklagte für die Substituierung der fehlenden NNR-Hormone bei G. verantwortlich. ««

Zur intraoperativen Phase.

»» In der intraoperativen Phase, also während der Dauer des chirurgischen Eingriffs selbst, waren sowohl die Operateure als auch die... Anästhesistin mit der Behandlung des G. befasst.

Auch für diesen Zeitraum gilt der vom Berufungsgericht angesprochene Grundsatz der horizontalen Arbeitsteilung, und zwar dahin, dass der Chirurg für den operativen Eingriff mit den sich daraus ergebenden Risiken, der Anästhesist für die Narkose einschließlich der Überwachung und Aufrechterhaltung der vitalen Funktionen des Patienten zuständig ist...

Hiernach hat jeder Arzt denjenigen Gefahren zu begegnen, die in seinem Aufgabenbereich entstehen; er muss sich aber, jedenfalls solange keine offensichtlichen Qualifikationsmängel oder Fehlleistungen erkennbar werden, darauf verlassen dürfen, dass auch der Kollege

---
[44] BGH, NJW 1991, 1539

des anderen Fachgebietes seine Aufgabe mit der gebotenen Sorgfalt erfüllt. Eine gegenseitige Überwachungspflicht besteht insofern nicht...

Bei anderer Ansicht wäre im Operationssaal die gerade dort besonders wichtige ärztliche Zusammenarbeit empfindlich gestört; auch würden zusätzliche Risiken für den Patienten entstehen, wenn Operateur und Anästhesist ihre Kräfte, anstatt sie voll der Erledigung ihrer eigentlichen Aufgabe zu widmen, zu Gunsten einer wechselseitigen Überwachung zersplitterten.... «

Zur postoperativen Phase.
Der BGH sieht zwar in der unterlassenen Medikation einen groben Fehler, doch könnten die Operateure auf Schadensersatz nur in Anspruch genommen werden, wenn das Unterlassen der Kortisolgabe im postoperativen Bereich in ihre Mitverantwortung fällt. Dies kann der BGH angesichts der bisherigen Feststellungen des Berufungsgerichts aber nicht erkennen und liefert dafür die folgende, dogmatisch jedoch angreifbare Begründung:

» ... Für die Weiterbehandlung eines Patienten nach Beendigung der Operation gelten zwischen Anästhesisten und Chirurgen ebenfalls die bereits angesprochenen Grundsätze der Arbeitsteilung. Zwar wird die Zuständigkeitsabgrenzung zwischen Narkoseärzten und Operateuren regelmäßig so geregelt sein, dass der Patient dann, wenn er nach der Operation auf die normale Krankenstation zurückgelangt, von dem Anästhesisten wieder in die Obhut der jeweiligen Stationsärzte entlassen wird... Im Streitfall ist aber bislang nicht festgestellt, dass gerade die Beklagten diejenigen Ärzte waren, denen auf der Station die weitere Betreuung des G. oblag. Zudem bedeutet die Rücknahme des Patienten auf die Krankenstation nicht ohne weiteres, dass nunmehr stets der dortige Stationsarzt sofort wieder für die Medikation zuständig wird. Vielmehr wird in der Regel vom Anästhesisten angeordnet, welche Medikamente der Patient im Anschluss an die Operation erhalten soll. Wie diese Aufgabenverteilung im Klinikum der Beklagten zu 1) geregelt war sowie ob und ab welcher Zeit auch bei etwa fortdauernder Zuständigkeit der Anästhesistin die Beklagten, denen ja die Addison-Krankheit des G. ebenfalls bekannt war, verpflichtet waren, das Krankenblatt auf eine Medikation von Cortisol zu überprüfen, stellt dass Berufungsgericht nicht fest. Nur auf dem Boden solcher Feststellungen könne aber eine Mitverantwortung auch der Beklagten für den schweren Fehler der unterlassenen Cortisolgabe bejaht werden... . «

17.2 Verantwortung des Operateurs

Der Operateur trifft die Entscheidung über die Indikation zum Eingriff. Er legt zudem Art und Zeitpunkt des Eingriffs fest.

Er entscheidet z.B. auch über die Lagerung des Patienten auf dem Operationstisch und trägt im Grundsatz für die sachgerechte Lagerung des Patienten die Verantwortung, mit Ausnahme der Extremitäten, die der Anästhesist zur Überwachung des Patienten und zur Applikation der Anästhetika benötigt. Nur insoweit ist der Anästhesist auch für die Lagerung der entsprechenden Extremitäten zuständig[45] (BDA u. BDC 1987, S. 65, Ullrich et al. 1997, S. 4).

Konfliktlösung bei Meinungsverschiedenheiten.
Hat der Anästhesist gegen die Operation, etwa den Eingriffszeitpunkt (z.B. wegen schlechten Allgemeinzustands des Patienten, wegen fehlender Nahrungskarenz und dem damit verbundenen erhöhten Narkose-/Aspirationsrisiko) oder auch gegen die Lagerung (z.B. wegen der Gefahr von Nervenlähmungen bei der vom Operateur gewünschten Lagerung) aus der Sicht seines Fachgebiets Bedenken, dann muss der Anästhesist den Operateur auf diese Fakten hinweisen. Der Operateur hat diese Bedenken als kontraindizierende Faktoren abzuwägen und trifft aufgrund dieser Abwägung seine Entscheidung, ob der Eingriff trotz der vom Anästhesisten vorgetragenen Kontraindikationen indiziert ist. Für die sachgerechte Abwägung der ihm vom Anästhesisten mitgeteilten, von diesem vorsorglich schriftlich dokumentierten Umstände trägt der Operateur dann auch die volle ärztliche und rechtliche Verantwortung. Im Rahmen des Vertrauensgrundsatzes – also soweit die Entscheidung des Operateurs nicht offensichtlich falsch oder willkürlich ist – darf sich der Anästhesist darauf verlassen, dass der Operateur die Abwägung mit der erforderlichen Sorgfalt vorgenommen hat. Er muss allerdings auch seinerseits das Erforderliche tun, um evtl. risikoerhöhenden Umständen gerecht zu werden. Auch hier gelten die Grundsätze der Vereinbarung zwischen Anästhesist und

---

[45] zur Lagerung s. BGH, Urt. v. 24.01.1984, NJW 1984, 1403, BGH, Urt. v. 24.01.1995, VersR 1995, 539, OLG Köln, Urt. v. 02.04.1990, VersR 1991, 695, OLG Hamm, Urt. v. 18.06.1997, VersR 1998, 1243

Chirurg analog für die Kooperation mit anderen Fachgebieten.

> **Vereinbarung über die Zusammenarbeit bei der operativen Patientenversorgung des BDA und des BDC (1982, S. 403)**
>
> 1 Präoperative Phase
>
> 1.1 Der Chirurg entscheidet über die Indikation zum Eingriff sowie über Art und Zeitpunkt der Operation. Der Anästhesist unterrichtet den Chirurgen umgehend, wenn aus der Sicht seines Fachgebietes Kontraindikationen gegen den Eingriff oder seine Durchführung zu dem vorgesehenen Zeitpunkt erkennbar werden.
>
> Die Entscheidung, ob der Eingriff dennoch durchgeführt werden muss oder aufgeschoben werden kann, obliegt dem Chirurgen. Wenn sich dieser entgegen den Bedenken des Anästhesisten für den Eingriff entschließt, so übernimmt er damit die ärztliche und rechtliche Verantwortung für die richtige Abwägung der indizierenden und der ihm vom Anästhesisten mitgeteilten kontraindizierenden Faktoren.
>
> Der Anästhesist hat in diesem Falle bei der Wahl und Durchführung des Betäubungsverfahrens dem durch kontraindizierende Faktoren erhöhten Risiko und Schwierigkeitsgrad Rechnung zu tragen.

Merke Für die interdisziplinäre Kooperation gelten:
- der Grundsatz strikter Arbeitsteilung
- der Vertrauensgrundsatz
- ergänzend die Koordinationspflicht

Die Rechtsprechungsbeispiele und die interdisziplinäre Vereinbarung machen deutlich: In der gemeinsamen Behandlungsaufgabe sind Anästhesist und Operateur zur wechselseitigen Information über die Umstände verpflichtet, die erkennbar für den jeweiligen Partner von Bedeutung sein können. Sie haben in gegenseitiger Rücksichtnahme die beiderseitigen Aufgaben zu koordinieren.

Beispiel aus der Rechtsprechung

Fall 2

Die verhängnisvolle Schieloperation (BGH, Urt. v. 26.01.1999)[46]

In diesem Urteil zur Schieloperation betont der BGH die Pflicht zur Koordination und Abstimmung zwischen Operateur und Anästhesist. Folgenden Sachverhalt hatte der BGH zu beurteilen (dazu: Debong u. Schulte-Sasse 1999, S. 317):

Sachverhalt.
Bei einem ca. 2 Jahre alten Kind sollte eine Schieloperation in einer Universitätsaugenklinik in Intubationsnarkose durchgeführt werden. Die Anästhesistin führte eine Ketanestnarkose durch, wobei sie der kleinen Patientin über einen am Kinn befestigten Schlauch reinen Sauerstoff in hoher Konzentration insufflierte. Das Gesicht der Patientin war bis auf das Operationsfeld am Auge mit sterilen Tüchern abgedeckt. Bei der Operation setzte der Operateur zum Stillen der Blutungen einen Thermokauter ein. Während des Kauterns kam es zu einer plötzlichen, heftigen Flammenentwicklung, wobei die kleine Patientin schwerste und entstellende Verbrennungen im Gesicht erlitt, die in den Folgejahren zahlreiche plastisch-chirurgische Eingriffe notwendig machten. Endgültige kosmetische Korrekturen werden erst nach Abschluss des Gesichtswachstums möglich sein.

Die Patientin klagt gegen die Anästhesistin, mit Erfolg. Gegen den Operateur wurde nicht geklagt.
Die Anästhesistin beruft sich auf die Grundsätze zur strikten Arbeitsteilung und auf den Vertrauensgrundsatz; sie nimmt Bezug auf das (vorstehend dargestellte) Urteil des BGH vom 26.02.1991 (Fall 1). Zu Unrecht, wie der BGH meint:

> Vergeblich sucht sie aus dem Senatsurteil vom 26. Februar 1991 – VI ZR 344/89 – VersR 1991, 694, 695 herzuleiten, dass unter den Umständen des Streitfalls entgegen der Auffassung des Berufungsgerichts eine präoperative Abstimmung zwischen Anästhesistin und Operateur entbehrlich gewesen sei.
>
> Zwar hat der erkennende Senat in jenem Urteil den Grundsatz aufgestellt, dass jeder Arzt denjenigen Gefahren zu begegnen hat, die in seinem Aufgabenbereich entstehen, und dass er sich, solange keine offensichtlichen Qualifikationsmängel oder Fehlleistungen erkennbar werden, darauf verlassen darf, dass auch der Kollege des anderen Fachgebietes seine Aufgaben mit der gebotenen Sorgfalt erfüllt, ohne dass insoweit eine gegenseitige Überwachungspflicht besteht. Hieraus kann jedoch nicht hergeleitet werden, dass eine Abstimmung zwischen mehreren an einer Heilmaßnahme beteiligten Ärzten – hier: Anästhesist und Operateur – in solchen Fällen unterlassen werden dürfe, in denen sich die Gefährdung des Patienten gerade aus dem Zusammen-

---
[46] BGH, MedR 1999, 321

wirken mehrerer Ärzte bzw. einer Unvereinbarkeit der von ihnen angewendeten Methoden oder Instrumente ergibt.

Der dargestellte Vertrauensgrundsatz kann nämlich nur in solchen Konstellationen gelten, in denen es um Gefahren geht, die ausschließlich dem Aufgabenbereich eines der beteiligten Ärzte zugeordnet sind, während im Streitfall die Schädigung der Klägerin gerade daraus entstanden ist, dass die von den beteiligten Ärzten angewendeten Maßnahmen für sich genommen jeweils beanstandungsfrei waren und das besondere Risiko sich erst aus der Kombination der beidseitigen Maßnahmen ergeben hat.

Insoweit unterscheidet sich der vorliegende Fall maßgeblich von dem dem Senatsurteil vom 26. Februar 1991 (aaO) zugrundeliegenden Sachverhalt, bei dem es um die Frage ging, ob dem Patienten während der Narkose bestimmte Medikamente verabreicht werden mussten. Hierzu hat der erkennende Senat dargelegt, dass in der präoperativen Phase der Anästhesist für die Vorbereitung der Narkose zuständig und dass es auch seine Sache sei, das geeignete Betäubungsverfahren auszuwählen; demgegenüber sei in der intraoperativen Phase nach dem Grundsatz der horizontalen Arbeitsteilung der Chirurg für den operativen Eingriff mit den sich daraus ergebenden Risiken, der Anästhesist für die Narkose einschließlich der Überwachung und Aufrechterhaltung der vitalen Funktionen des Patienten zuständig. Wenn der erkennende Senat insoweit darauf hingewiesen hat, dass in diesem Rahmen eine gegenseitige Überwachungspflicht nicht bestehe, weil andernfalls die im Operationssaal besonders wichtige ärztliche Zusammenarbeit empfindlich gestört und ein zusätzliches Risiko für den Patienten geschaffen werde..., so gilt dies ersichtlich nur für Fälle, in denen die Schädigung des Patienten sich im ausschließlichen Verantwortungsbereich eines der beteiligten Fachgebiete, also in einem abgrenzbaren und auf das betreffende Fachgebiet beschränkten Gefahrenkreis eintritt. Aus dem hierfür aufgestellten Vertrauensgrundsatz kann jedoch nicht hergeleitet werden, dass unter den Umständen des Streitfalls eine Abstimmung zwischen Anästhesist und Operateur über die Wahl der Narkosemethode bzw. die bei der Operation zum Einsatz gelangenden Instrumente entbehrlich gewesen wäre. Insbesondere vermag jener Grundsatz die Pflichten der beteiligten Ärzte gegenüber dem Patienten nicht in solchen Fällen zu begrenzen, in denen sich wie im Streitfall das besondere Risiko der Heilmaßnahme gerade aus dem Zusammenwirken zweier verschiedener Fachrichtungen und einer Unverträglichkeit der von ihnen verwendeten Methoden oder Instrumente ergibt.

Der erkennende Senat hat bereits... in Zusammenhang mit der Verpflichtung des hinzugezogenen Arztes, dem behandelnden Arzt über das Ergebnis des Überweisungsauftrags zu berichten, unter Hinweis auf das ärztliche Berufsrecht (§§ 3, Abs. 3, und 16, Abs. 5 Musterberufsordnung, § 19 Abs. 2 Bundesmantelvertrag/Ärzte) ausgeführt, dass bei Beteiligung mehrerer Ärzte eine gegenseitige Informationspflicht zu den Schutzpflichten dem Patienten [gegenüber] gehöre. Schon hiernach liegt eine Verpflichtung der beteiligten Ärzte zur Abstimmung über die Vereinbarkeit von Narkose- und Operationsmethode auf der Hand. Mit Deutlichkeit wird das Bestehen einer solchen Pflicht durch die Anwendung der Grundsätze bestätigt, die der schon im Senatsurteil vom 26. Februar 1991... erwähnten Vereinbarung zwischen dem Berufsverband Deutscher Anästhesisten und dem Berufsverband der Deutschen Chirurgen über die Zusammenarbeit bei der operativen Patientenversorgung (MedR 1983, 21) sowie der entsprechenden Vereinbarung über die Zusammenarbeit der Anästhesisten mit der HNO-Heilkunde zugrunde liegen und die der Sachverständige Prof. Dr. K. in seinem schriftlichen Gutachten vom 19. Januar 1993 hervorgehoben hat. Er hat hierzu ausgeführt, dass zwar eine solche Vereinbarung zwischen den Berufsverbänden der Anästhesisten und der Ophtalmologen – um die es vorliegend geht – nicht bestehe, es sich insoweit jedoch um prinzipielle Aussagen handele, die für alle operativen Fächer Gültigkeit habe.

Infolgedessen ist für den Streitfall jedenfalls sinngemäß der vom Sachverständigen Prof. Dr. K. wiedergebene Grundsatz aus der Vereinbarung zwischen den Anästhesisten und den HNO-Ärzten anwendbar, wonach der Anästhesist den Erfordernissen des operativen Vorgehens Rechnung zu tragen und er über die Wahl des anästhesiologischen Verfahrens innerhalb der durch das operative Vorgehen gestellten Anforderungen im Benehmen mit dem Operateur zu entscheiden hat. Dieser Grundsatz entspricht inhaltlich einem wesentlichen Prinzip der horizontalen Arbeitsteilung, also dem Zusammenwirken mehrerer Ärzte verschiedener Fachrichtungen. Da auch hier das Wohl des Patienten oberstes Gebot und Richtschnur ist, muss für diese Zusammenarbeit der Grundsatz gelten, dass die beteiligten Ärzte den spezifischen Gefahren der Arbeitsteilung entgegenwirken müssen und es deshalb bei Beteiligung mehrerer Ärzte einer Koordination der beabsichtigten Maßnahmen bedarf, um zum Schutz des Patienten einer etwaigen Unverträglichkeit verschiedener von den Fachrichtungen eingesetzten Methoden oder Instrumente vorzubeugen. Unter diesem Blickpunkt ist auch dann, wenn insoweit keine ausdrückliche Vereinbarung zwischen den beteiligten Fachrichtungen besteht, schon nach allgemeinen Grundsätzen eine Pflicht der beteiligten Ärzte zu bejahen, durch hinreichende gegenseitige Information und Abstimmung vermeidbare Risiken für den Patienten auszuschließen.... «

Schließlich versucht die beklagte Anästhesistin, sich damit zu verteidigen, dass eine Abstimmung mit dem Operateur deshalb entbehrlich gewesen sei, weil das Brandrisiko unvorhersehbar war. Ohne Erfolg; hierzu der BGH:

» Die deshalb gebotene Abstimmung zwischen der Erstbeklagten und dem Operateur war entgegen der Auffassung der Revision auch nicht etwa deshalb entbehrlich, weil das Risiko einer Brandentstehung nicht vorhersehbar gewesen wäre. Auch in diesem Punkt konnte sich das Berufungsgericht rechts- und verfahrensfehlerfrei auf das Gutachten des gerichtlichen Sachverständigen Prof. Dr. K. stützen, der auf nähere Befragung eindeutig erklärt hat, das Brandrisiko beim Zusammentreffen von Thermokauter und reinem Sauerstoff sei aufgrund physikalischer Grundkenntnisse für die betreffenden Ärzte erkennbar gewesen, auch wenn es bis zu diesem Vorfall in der medizinischen Literatur nicht beschrieben gewesen sei. Bei dieser Sachlage ist den Einwendungen der Revision gegen die Feststellung eines schuldhaften Koordinationsfehlers auf Seiten der Erstbeklagten die Grundlage entzogen. War die Erstbeklagte nämlich, wie oben ausgeführt, zur Abstimmung mit dem Operateur verpflichtet und war das aus der Kombination der von beiden Seiten vorgesehenen Methoden hervorgehende Brandrisiko neben dem Operateur auch für sie vorhersehbar, wie der Sachverständige ausdrücklich bestätigt hat, so liegt auf der Hand, dass das Versäumnis einer hinreichenden Abstimmung schuldhaft war.
Soweit die Erstbeklagte (= Anästhesistin, Anm. d. Verf.) in der mündlichen Revisionsverhandlung die Behauptung aufgestellt hat, dass in der betreffenden Klinik bei Operationen dieser Art bisher kein Thermokauter verwendet worden sei, so dass sie aus diesem Grund nicht mit dem Einsatz eines solchen Instrumentes habe rechnen müssen, ist dies in den Tatsacheninstanzen nicht vorgetragen worden. Auch die übrigen Verfahrensrügen, die sie in diesem Zusammenhang erhebt, greifen nicht durch. Insbesondere kann als wahr unterstellt werden, dass der Erstbeklagten bei der hier zu beurteilenden Operation nicht bekannt war, dass Prof. Dr. H. einen Thermokauter verwenden wollte. Ihr Sorgfaltsverstoß besteht nämlich gerade darin, dass sie die gebotene präoperative Abstimmung mit dem Operateur unterlassen hat, bei der sie dies in Erfahrung gebracht hätte. «

Kritik an dem Urteil ist deshalb angebracht, weil schon der Gutachter darauf hinweist, die Brandursache sei für beide Fachvertreter erkennbar gewesen. Der BGH unterstellt also wahr, die Anästhesistin habe mit dem Einsatz des Thermokauters nicht rechnen müssen. Hier wäre es wohl Aufgabe des Operateurs gewesen, den Anästhesisten zu unterrichten, damit dieser sein anästhesiologisches Verfahren darauf hätte abstimmen können. Der Vereinbarung mit den Chirurgen kann nicht entnommen werden, dass der Operateur aus seinen Informationspflichten entlassen und dem Anästhesisten quasi eine „Holschuld" übertragen wird.

17.3 Postoperative Verantwortung

Postoperativ ist der Anästhesist zuständig für die Behandlung eventueller Komplikationen, die sich aus dem Anästhesieverfahren ergeben oder mit ihm zusammenhängen. Der Patient sollte solange unter der ständigen, unmittelbaren Überwachung des Anästhesisten verbleiben, bis die Wirkungen des Anästhesieverfahrens abgeklungen sind, der Patient aufgewacht, ansprechbar und wieder im Besitz seiner Schutzreflexe ist. Idealerweise wird der Patient in Aufwachräumen (Deutsches Krankenhausinstitut et al. 1982) von qualifiziertem Pflegepersonal unter der Verantwortung des Anästhesisten bis zur Beendigung der Aufwachphase überwacht. Fehlen Aufwacheinheiten, in denen der Patient unter der Verantwortung des Anästhesisten bis zur Beendigung der Aufwachphase verbleiben kann, dann muss eine ständige Überwachung und Kontrolle des Patienten auf andere Weise, etwa durch eine kompetente Sitzwache oder durch kurzfristige Verlegung auf die Intensiveinheit, sichergestellt werden.
Die Rückverlegung des Patienten auf die Normalstation bedeutet eine *Zäsur*: Im Prinzip geht damit die ärztliche und rechtliche Verantwortung auf den leitenden Arzt der Normalstation über; nach interdisziplinären Vereinbarungen hat dieser nun den Anästhesisten zu rufen, wenn sich auf der Normalstation noch Komplikationen zeigen sollten, die mit dem Anästhesieverfahren in Zusammenhang stehen.

» **Vereinbarung über die Zusammenarbeit bei der operativen Patientenversorgung des BDA und des BDC (1982, S. 403)**

5. Aufgabenverteilung, in der postoperativen Phase

5.1 Für Maßnahmen zur Überwachung, Aufrechterhaltung und Wiederherstellung der durch das operative Vorgehen beeinträchtigten Vitalfunktionen sind grundsätzlich beide Fachgebiete fachlich zuständig, der Anästhesist für die Erkennung und Behandlung spezifischer Anästhesiekomplikationen, der Operateur für die Erkennung und Behandlung chirurgischer Komplikationen. Beide Ärzte haben wechselseitig dafür zu sorgen, dass bei Komplikationen der fachlich zuständige Arzt umgehend zur Mitbehandlung zugezogen wird. Jeder der beteiligten Ärzte trägt die Verantwortung für die ordnungsgemäße Unterweisung und Beaufsichtigung des ihm unterstellten Pflegepersonals.

5.2 Während der unmittelbaren postoperativen Aufwachphase bedarf der Patient noch so lange, wie mit einer anästhesiebedingten Beeinträchtigung vitaler Funktionen und mit daraus resultierenden Komplikationen zu rechnen ist, einer ständigen, unmittelbaren Überwachung.

Zur Sicherung des Patienten in dieser Phase fordern Chirurgen und Anästhesisten nachdrücklich die Einrichtung von Aufwacheinheiten in allen operativen Krankenhäusern. In dieser Aufwacheinheit verbleibt der Patient unter der Verantwortung des Anästhesisten so lange, bis er aus der Narkose erwacht, wieder im Vollbesitz seiner Schutzreflexe ist, und keine unmittelbaren Komplikationen von Seiten der vitalen Funktionen mehr zu erwarten sind. Intensiveinheiten können von ihrer Funktion und Kapazität her Aufwacheinheiten nicht ersetzen.

5.3 Mit der Rückverlegung auf die chirurgische Krankenstation obliegt die weitere Patientenversorgung dem Chirurgen und seinem Pflegepersonal.

5.4 Besteht kein Aufwachraum und muss der Patient aus diesem Grunde schon während der postoperativen Aufwachphase auf die chirurgische Krankenstation zurückverlegt werden, so ist auch dort die Überwachung sicherzustellen. Der Krankenhausträger hat dann im Rahmen seiner Organisationspflicht der chirurgischen Abteilung die dafür zusätzlich erforderlichen Pflegekräfte zur Verfügung zu stellen. «

Beispiele aus der Rechtsprechung

Mit der Abgrenzung der Verantwortung des Operateurs und des Anästhesisten für die Betreuung eines zur Narkose gelegten zentralvenösen Zugangs in der postoperativen Phase beschäftigte sich der BGH im folgenden Fall:

■ **Fall 3**
Zentralvenöser Zugang/Entblutungsschock (BGH, Urt. v. 10.01.1984)[47]

Sachverhalt.
Die damals 4 Monate alte Klägerin (Kl.) wurde 1975 vor der Operation einer linksseitigen Doppelniere in die urologische Klinik einer Universität aufgenommen. Da es nicht gelang, zur Einleitung der Narkose eine Vene bei der Patientin zu punktieren, wurde vom Anästhesisten ein Zugang über die V. subclavia unter Verwendung einer Abbocath-Verweilkanüle gelegt. Die Operation verlief ohne Zwischenfall, die kleine Patientin wurde zunächst in das sog. Behandlungszimmer der kinderchirurgischen Station verlegt, später in ein Säuglingszimmer; sie verblieb jedoch in der Behandlung der Ärzte der urologischen Klinik. Am Abend fand eine Krankenschwester das Kind dort in einer Blutlache vor: Der Infusionsschlauch hatte sich von der zur Applikation von Medikamenten weiterverwandten Abbocath-Verweilkanüle gelöst, sodass aus der V. subclavia über die Kanüle Blut ausgetreten war. Die kleine Patientin erlitt nach einem Entblutungsschock einen Herzstillstand, wurde reanimiert und auf die Intensivstation der chirurgischen Klinik verlegt. Eine schwere Gehirnschädigung und die Lähmung aller 4 Gliedmaßen blieb zurück. Zum Schadensersatz verurteilt wurden der Träger der Universitätsklinik und der Leiter der urologischen Klinik (im Folgenden „der Bekl.").

Aus den Urteilsgründen.

» ... Zwar ist die Kanüle in der Operation von dem Anästhesisten... gelegt worden, um die Narkose der Patientin zu ermöglichen; die Entscheidung zu dieser Maßnahme, ihre Durchführung und eine Gefahren vorbeugende Kontrolle in der operativen und in der postnarkotischen Phase bis zur Wiedererlangung der Schutzreflexe der Patientin und bis zu ihrer Verlegung in die Krankenstation war dessen Sache, nicht die Aufgabe des bekl. Urologen. Hier hat sich der Zwischenfall aber zu einem Zeitpunkt ereignet, zu dem die Kl. schon zwei Tage auf der kinderchirurgischen Station lag, die Narkose und ihre

---
[47] BGH, NJW 1984, 1400

Nachwirkungen längst nicht mehr in Frage standen und es nunmehr nur noch um die therapeutische Nachbehandlung des operativen Eingriffs ging. Unstreitig ist die Verweilkanüle nur deshalb noch nicht entfernt worden, weil sie für den Gesundheitsprozess zur Infundierung insbesondere von Medikamenten benutzt wurde. Es war schon damals allgemein anerkannt und ist auch von dem Sachverständigen... bestätigt worden, dass dieser Behandlungsabschnitt grundsätzlich nicht mehr zum Verantwortungsbereich der Anästhesie, sondern zur fachlichen Zuständigkeit des hier die Nachbehandlung weiterführenden Operateurs gehört...".

Die Entscheidung über das Belassen der Kanüle zur Applikation von Medikamenten ebenso wie die Anwendung von Maßnahmen zur Sicherung vor den Komplikationen, die mit der Weiterverwendung der Kanüle verbunden sein konnten, waren – soweit diese Entscheidungen von einem Arzt zu treffen waren – in dieser Phase dem Bekl. zugewachsen. Dass er zur Beseitigung des zentralvenösen Zugangs möglicherweise auf die Mithilfe des Anästhesisten angewiesen war, berührte seine Aufgabenstellung nicht. Ebensowenig entlastet ihn, dass die Patientin wegen der beschränkten räumlichen Verhältnisse in der Urologie auf die kinderchirurgische Station der Chirurgischen Klinik hatte verlegt werden müssen. Unstreitig war die Kl. auch dort in seiner fachärztlichen Betreuung verblieben; soweit es um ihre ärztliche Behandlung und Versorgung ging, war der Bekl. der dafür zuständige Arzt.... **«**

Mag auch das Entkopplungsrisiko bei modernen Systemen geringer sein, so sollen die Ausführungen des BGH dennoch ausführlicher zitiert werden, da dieser die Pflichten des Operateurs zu sichernden Maßnahmen und deren Kontrolle auf der Normalstation darstellt.

» ... Zu Recht haben die Vorinstanzen hervorgehoben, dass kein Patient solche schwere Schädigung durch die Behandlung als schicksalhaft hinnehmen muss: Der Entblutungsschock, den die Klägerin infolge der Entkopplung des Infusionssystems erlitten hat, ist kein Risiko, das u.U. als eine ärztlicher Behandlung und Verantwortung entzogene schicksalhafte Entwicklung in Betracht zu ziehen wäre. Zwar ist davon auszugehen, dass die Wahl eines zentralvenösen Zugangs zur Anästhesierung der Klägerin erforderlich war, weil ihr körperlicher Zustand andere Möglichkeiten hierfür nicht zuließ, und auch die Weiterverwendung des Infusionssystems für medikamentöse Infusionen in der postoperativen Phase zunächst jedenfalls indiziert war, nach den Ausführungen des Sachverständigen... wegen des Infektionsrisikos auch eine Auswechslung der Verweilkanüle gegen einen Verweilkatheter später nicht in Frage kam. Das ändert jedoch nichts daran, dass die Gefahr einer Entkoppelung des Infusionsschlauchs von der Kanüle von ärztlicher und pflegerischer Seite voll beherrscht werden kann und muss, jedenfalls was mögliche lebensbedrohende Auswirkungen solcher Entkoppelung für den Patienten betrifft. Das hat auch der Sachverständige... nicht in Zweifel gezogen: Als mögliche Ursache der Entkoppelung der Steckverbindung hat er in erster Linie Arbeitsvorgänge des Arztes oder Pflegers am Infusionssystem genannt, die so ausgeführt werden können, dass eine Entkoppelung von vornherein vermieden wird, jedenfalls für den Patienten folgenlos bleibt. Eine Lösung der Verbindung durch Bewegungen des Patienten kann weithin durch eine entsprechende Fixierung der Kanüle und des Infusionsschlauchs an der Brust des Patienten gesteuert werden; zusätzlich wird heute die Verbindung durch Schraub- oder Bajonettverschlüsse gesichert, die damals freilich noch nicht allgemein eingeführt waren und auch im Streitfall nicht zur Verfügung gestanden haben. Selbst wenn trotz sorgfältiger Fixierung und ihrer Kontrolle nach jedem Arbeitsvorgang an dem Infusionssystem eine Entkoppelung durch Eigenbewegung des Patienten möglich bleibt, sind die daraus für ihn entstehenden Risiken durch Kontrollen in entsprechend kurzen Zeitabständen beherrschbar.

Auch der Umstand, dass beim Lösen der Verbindung die kritische Entblutungsphase bei einem 4 Monate alten Kind schon nach 10 bis 15 Minuten eintreten kann, macht diese Gefahr für Arzt und Pfleger nicht zu einem unbeherrschbaren Risiko. Es kann dahingestellt bleiben, ob in einem solchen Fall der Entkoppelungsgefahr nicht schon durch eine zusätzliche Fixierung auch des Infusionsschlauchs in mehreren Schlingen auf der Brust des Kindes begegnet werden kann, eine Vorsorgemaßnahme, auf die der Sachverständige... hingewiesen hat, die hier offenbar nicht getroffen worden ist. Wenn auch dadurch die Entkoppelungsgefahr nicht sicher ausgeschlossen werden konnte, dann musste ihren lebensbedrohenden Auswirkungen durch intensivere, nötigenfalls durch ständige Überwachung der Patientin begegnet werden und durfte die Kanüle als Verweilkanüle nur belassen werden, wenn solche Dauerüberwachung gewährleistet war. Angesichts der irreversiblen lebensbedrohenden Schädigung, die eine zu lange Entkoppelung für das Kind bedeutete, sind diese Sorgfaltsanforderungen nicht verzichtbar. Auch räumliche oder personelle Engpässe im Klinikbereich können von solcher Sorgfalt nicht befreien. Es kann dahinstehen, welches Gewicht den konkreten Verhältnissen im Krankenhaus für den Sorgfaltsmaßstab generell zuzumessen ist;

wo so schwere Schädigungen für den Patienten zu befürchten sind, müssen die Behandlungs- und Betreuungsmaßnahmen auf die örtlichen Verhältnisse abgestimmt werden. So folgenschwere Risiken aus dem technisch-apparativen Bereich müssen jedenfalls dann, wenn es sich – wie hier – nicht um einen Notfall handelt, in jedem Krankenhaus ausgeschlossen bleiben.

Das bedeutet für den vorliegenden Fall: Der Entblutungsschock, den die Klägerin erlitten hat, war unbedingt zu vermeiden; dass er eingetreten ist, kann objektiv nur auf einer Sorgfaltsverletzung der dafür Verantwortlichen beruhen.

Der Gefahrenbereich, aus dem die Schädigung der Klägerin hervorgegangen ist, gehörte (auch) zu dem Aufgaben- und Verantwortungsbereich des beklagten Arztes. Dass er für die postoperative Phase einschließlich der ärztlicherseits in Bezug auf die Weiterverwendung des Infusionssystems zu gebenden Anordnungen zuständig war, ist bereits gesagt worden. Zwar war die pflegerische Betreuung der Patientin einschließlich der Verabreichung von Medikamenten und Infusionen in erster Linie Vertragsaufgabe des Krankenhausträgers, der hier eine eigene Verantwortung für das dafür eingesetzte Pflegepersonal trug. Die ordnungsgemäße Ausführung dieser Pflegeaufgabe war prinzipiell nicht zusätzlich auch von dem Beklagten vertraglich geschuldet. Gleichwohl gehörte die pflegerische Betreuung auch zu seiner ärztlichen Behandlungsaufgabe, soweit es um die von ihm dem Pflegepersonal zu gebenden Instruktionen hinsichtlich der Betreuung des Infusionssystems ging, das er für die postoperative Behandlung der Klägerin benötigte. Die erforderlichen Anweisungen für die Behandlungspflege zu geben, ist Sache des die Behandlung führenden Arztes. Hier kommt hinzu: Mit der Verwendung der Abbocath-Verweilkanüle für einen zentral-venös gelegten Zugang bei einem vier Monate alten Säugling waren, wie dargelegt, besondere Gefahren geschaffen worden, in die der Beklagte als Arzt Einsicht haben musste, deren Kenntnis aber nach den Feststellungen des Berufungsgerichtes jedenfalls damals nicht ohne weiteres auch von dem Pflegepersonal erwartet werden konnte. Gerade diese Kenntnis der Besonderheiten von Gefahrenart und Gefahrenquelle war für die Vermeidung lebensbedrohender Schädigungen der Klägerin ausschlaggebend, weil die Kontrolle und Überwachung der sonst gebräuchlichen Verweilkatheter, schon weil für diese eine längere folgenlose Entkoppelungsdauer in Rechnung gestellt werden konnte, hier nicht ausreichte.

Dem kann die Revision nicht den Hinweis des Sachverständigen… entgegenhalten, Abbocath-Verweilkanülen seien seit 1974 in Gebrauch, so dass er davon ausgehe, dass sie bei der Operation im Jahre 1975 auch bei den Krankenschwestern der hier betroffenen Klinik bekannt gewesen seien. Selbst wenn das – entgegen dem Eindruck, den das Berufungsgericht aus den Zeugenaussagen der mit der Klägerin befassten Krankenschwestern gewonnen hat – zutreffen sollte, wäre damit noch nicht gewährleistet, dass dem Pflegepersonal die Gefährlichkeit deutlich vor Augen gestanden hat, die sich bei einer Entkoppelung des Infusionsschlauchs bei dieser Patientin wegen des hier erheblich schnelleren Eintritts der kritischen Phase für einen Entblutungsschock aufgrund der zentralvenösen Lage der Kanüle und der geringen Blutmenge des Kleinkinds ergab. Gerade mit Rücksicht auf die irreversiblen, lebensbedrohenden Folgen solcher Entwicklung war der Beklagte gehalten, genaue Anweisungen für eine ausreichende Kontrolle des Infusionssystems zu geben, damit alles getan wurde, um diese Gefahr auszuschließen. Diese Gefahr konnte der Beklagte auch nicht etwa deshalb vernachlässigen, weil nach den Ausführungen des Sachverständigen tödliche Zwischenfälle bei der Verwendung eines Subclavia-Zugangs in der Literatur als außerordentlich selten beschrieben worden sind und von einem „Entblutungsfall" nicht berichtet worden ist. Auch der Sachverständige hat keinen Zweifel daran gelassen, dass bei einer schon verhältnismäßig kurzzeitigen Entkoppelung des Infusionsschlauchs von länger als 10 bis 15 Minuten für die Klägerin wegen des Zusammentreffens der ungünstigen Faktoren (geringe Blutmenge, geringer Widerstand der Verweilkanüle, zentralvenöser Zugang) mit schweren irreversiblen Schädigungen zu rechnen war. Diese Faktoren mussten dem Beklagten bekannt sein und ihn auch ohne Hinweise in der Literatur zu den entsprechenden Schlüssen führen. Die dazu etwa notwendigen fachspezifischen Erkenntnisse müssen auch von einem Nichtanästhesisten erwartet werden, wenn er die postoperative Behandlung eines Patienten mit solchem Infusionssystem fortsetzt. Der Beklagte konnte sich auch nicht damit beruhigen, dass dem Pflegepersonal die Möglichkeit einer Entkoppelung von Infusionsschläuchen bekannt war. Es liegt auf der Hand, dass die Kenntnis von der Bedeutung der Entkoppelung dieses Systems für diese Patientin der Anlaß dazu sein musste, der Überwachung und Betreuung der Fixierung höhere Aufmerksamkeit zu widmen als im „Normalfall". Es war Aufgabe des Beklagten, als behandlungsführenden Arzt sicherzustellen, dass das Pflegepersonal diese Kenntnis erhielt.

Zu Recht hat deshalb das Berufungsgericht es als Behandlungsaufgabe des Beklagten angesehen, nicht nur sein besonderes Augenmerk auf die weitere Erforderlichkeit des Belassens der Verweilkanüle zu richten, um die Gefahren schon in ihrem Vorfeld möglichst auszuschalten. Wenn er sich trotz dieser Gefahren zur Weiterverwendung der Verweilkanüle entschloss, musste er durch Aufklärung des Pflegepersonals über die Besonderheit des Falls auf die erhöhte Wichtigkeit einer zuverlässigen Fixierung (der Verbindungsstücke und des Infusionsschlauchs auf dem Körper der Patientin) und auf die erhöhte Bedeutung einer wenn nicht ständigen Überwachung, so doch einer solchen in kürzeren Zeitabschnitten als sonst üblich nachdrücklich hinweisen.

Dazu bestand im übrigen von seiner Seite aus umso mehr Anlass, als ihm nicht verborgen bleiben konnte, dass die Klägerin, die zunächst im sogenannten „Behandlungszimmer" der kinderchirurgischen Station und damit in größerer Nähe zum Pflegepersonal betreut wurde, inzwischen in ein Krankenzimmer verlegt worden war, was darauf schließen ließ, dass die Station der Überwachung der Klägerin nicht die Aufmerksamkeit schenkte, die hier geboten war. Vor diesen Verhältnissen im pflegerischen Bereich durfte der Beklagte als Arzt nicht die Augen verschließen. Stellen die vom Arzt zu verantwortenden Behandlungsmaßnahmen spezifische Anforderungen an die pflegerische Betreuung, so ist es seine Sache, durch entsprechende Hinweise und Anordnungen an das Pflegepersonal darauf hinzuwirken, dass diesen Anforderungen Genüge getan wird. Jedenfalls insoweit ist er dem Patienten auch für die pflegerische Betreuung mitverantwortlich. **«**

Instruktiv – auch für die Aufgaben- und Verantwortungsteilung im Rahmen der Maßnahmen zur postoperativen Schmerztherapie (s. hierzu die Vereinbarung zur Organisation der postoperativen Schmerztherapie [BDA u. BDC 1993, mit Anmerkung von Weißauer 1993]; Formulierungshilfen zur Umsetzung der Organisationsmodelle zur postoperativen Schmertherapie in bettenführenden Kliniken/Abteilungen [BDA u. BDC 2004]) – der folgende Fall, in dem es um die postoperative Verantwortung für einen vom Anästhesisten gelegten Periduralkatheter ging (dazu Schulte-Sasse u. Debong 1998, S. 67).

■ Fall 4
Querschnittlähmung nach PDA-Katheter (LG Karlsruhe, Urt. v. 07.03.1994, Az: 10 0 202/92)

Sachverhalt.
Bei einem 54-jährigen, übergewichtigen Mann mit insulinpflichtigem Diabetes mellitus wurde ein Tumor im Oberbauch festgestellt und in einem allgemeinchirurgischen Eingriff entfernt. Dabei wurde dem Patienten eine Kombination aus thorakaler Periduralanästhesie und Intubationsnarkose empfohlen. Die Blutgerinnung des Patienten war anamnestisch und laborchemisch normal. Die Anlage des Periduralkatheters gelang dem Facharzt für Anästhesie im 3. Versuch zwischen dem 7. und 8. Brustwirbel. Danach wurde die Intubationsnarkose von einer weiteren Anästhesistin eingeleitet und betreut. Die 2-stündige Operation verlief komplikationslos. Ein gutartiger Tumor wurde entfernt. Intraoperativ erhielt der Patient 1-malig und in den ersten postoperativen Stunden 2-mal eine geringe Dosis eines Lokalanästhetikums über einen Bakterienfilter zur Schmerzdämpfung in den Katheter injiziert. Unmittelbar postoperativ zeigte eine Laboruntersuchung eine leichte Hemmung der Blutgerinnung. Der Patient konnte bald nach dem Eingriff aus dem Aufwachraum auf die chirurgische Bettenstation verlegt werden. Der Katheter wurde zur Schmerztherapie belassen, aber nicht benutzt. Am 2. postoperativen Tag, als der Patient über Rückenschmerzen klagte, verständigten die Operateure die Anästhesisten; diese entfernten den Periduralkatheter. Die Haut an der Kathetereinstichstelle war gerötet; dies veranlasste den Anästhesisten, den Katheter zur bakteriologischen Untersuchung einzuschicken. Am 8. postoperativen Tag lag das Ergebnis dieser bakteriologischen Untersuchung vor: Besiedlung mit Staphylococcus aureus. Ob der chirurgische Stationsarzt über die Rötung der Kathetereinstichstelle informiert wurde, kann der Patientendokumentation nicht entnommen werden. Am 3. postoperativen Tag hatte der Patient noch immer Rückenschmerzen; nun stellte der chirurgische Stationsarzt bei der Untersuchung des Rückens die Hautrötung fest: Die Entzündung hatte sich zu einem kleinen Abszess entwickelt. Am 4. postoperativen Tag wurde der Abszess unter Lokalanästhesie von einem anderen Operateur gespalten. Die Anästhesieabteilung wurde nicht informiert. Der Patient klagte in der Folgezeit darüber, dass die Kreuzschmerzen an Heftigkeit zugenommen haben. Es wurde an einen Jahre zurückliegenden Bandscheibenschaden gedacht. Salben und Schmerzmittel wurden verordnet. Am Abend des 9. postoperativen Tages entwickelte der Patient jedoch Lähmungen; er konnte seine Beine nicht mehr anheben. In der Nacht zum 10. postoperativen Tag kam eine Harnverhaltung hinzu; der diensthabende Chirurg legte einen Blasenkatheter. Am Vormittag des 10. postoperativen Tages wurden Urologen und Neurologen konsiliarisch hinzugezogen. Gegen Mittag stellte der Neurologe die Ver-

dachtsdiagnose „epiduraler Abszess bei Paraparese"; nach radiologischer Diagnostik zeigte sich eine Einengung des Rückenmarks in Höhe des 8. und 9. Brustwirbels. Nun wurde der Patient in die neurochirurgische Abteilung eines anderen Krankenhauses verlegt. Dort wurde in den frühen Morgenstunden des 11. postoperativen Tages von den Neurochirurgen eine große Eiteransammlung entfernt, die das Rückenmark im Bereich der Punktionsstelle komprimiert hatte. Eine Remission konnte aber nicht erzielt werden; der Patient blieb querschnittgelähmt.

Der Patient klagt gegen alle ihn behandelnden Ärzte (Chirurgen und Anästhesisten) auf Zahlung eines angemessenen Schmerzensgelds sowie auf Ersatz seines sonstigen Schadens. Das LG Karlsruhe verurteilt zunächst den chirurgischen Stationsarzt, der am 4. postoperativen Tag die angeschwollene und gerötete Kathetereinstichstelle feststellte, sowie den Operateur, der 1 Tag später die Abszessspaltung vornahm. Ihm ist vorzuwerfen,

>> ... dass er es pflichtwidrig unterlassen hat, anlässlich der von ihm als Chirurg am 26. Mai vorgenommenen Abszessspaltung im Bereich der Kathetereinstichstelle vorab die Anästhesieabteilung zu verständigen. Unabhängig davon, ob Komplikationen im Bereich der Kathetereinstichstelle nicht ohnehin in den Verantwortungsbereich der Anästhesieabteilung fielen, so dass möglicherweise dieser die Entscheidung darüber hätte überlassen werden müssen, ob und zutreffendenfalls welche ärztliche Maßnahmen bei Komplikationen im Bereich der Kathetereinstichstelle nach erfolgter Periduralanästhesie zu treffen waren..., hätten die Anästhesisten auf jeden Fall verständigt und konsultiert werden müssen; denn es lag auf der Hand, dass diese als Fachärzte aufgrund ihrer Spezialausbildung und aufgrund ihrer einschlägigen Berufserfahrung mögliche Ursachen und Folgen der vorliegenden Komplikationen wesentlich besser beurteilen konnten. Hinzu kommt, dass der Katheter zu spät gezogen worden war, was bei dem Kläger als Diabetiker ein erhöhtes Infektionsrisiko „per continuitatem" zur Folge hatte, und dass sich die mit dem Ziehen des Katheters befasste Anästhesistin bereits veranlasst gesehen hatte, die Katheterspitze zur bakteriologischen Untersuchung zu geben. Außerdem waren am 25. Mai die Einstichstellen dann nicht nur gerötet (Pflegebericht), sondern auch angeschwollen (dokumentierte Feststellung des Beklagten zu 4) vorgefunden worden. Als der Beklagte zu 2) am 26. Mai schließlich sogar einen – wenn auch kleinen – Hautabszeß im Bereich der Einstichstelle diagnostizierte und es immerhin für geboten hielt, diesen in Lokalanästhesie zu spalten, wäre es daher nach Auffassung der Kammer – wie gesagt – höchste Zeit gewesen, die Anästhesieabteilung zu verständigen, in deren Fach- und Verantwortungsbereich diese Komplikation fiel. Schon der vorprozessual (im Verfahren der Gutachterkommission) mit der Angelegenheit befasste Sachverständige Prof. Dr. H. äußerte sein Befremden darüber, dass der Chefarzt der Anästhesieabteilung erstmals am 01. Juni über den Zwischenfall, der in einem klaren zeitlichen und lokalen Zusammenhang mit der Periduralanästhesie stand, in Kenntnis gesetzt worden war und beanstandete, dass diese Informationsverzögerung eindeutig geltenden Regeln widerspreche... Die von der Kammer hinzugezogenen Sachverständigen haben ebenfalls klar zum Ausdruck gebracht, dass ein im Bereich der Einstichstelle des Periduralkatheters gelegener Abszess, der gespalten werden muss, an die Möglichkeit eines per continuitatem fortgeleiteten epiduralen Abszesses denken lassen müsse, und dass die Anästhesieabteilung deshalb auf jeden Fall von der Abszessspaltung hätte informiert werden müssen... Ganz ähnlich haben sich auch die anästhesiologischen Sachverständigen geäußert... Auf ausdrückliche Frage, ob diese Unterlassung ein schwerer ärztlicher Fehler gewesen sei, haben sich die neurologischen Sachverständigen damit begnügt, nochmals auf ihre bereits zitierten Ausführungen Bezug zu nehmen und mitzuteilen, dass diesen Ausführungen „eigentlich nichts mehr hinzuzufügen" sei... Die Kammer hat keinen Zweifel daran, wie diese Antwort zu verstehen ist. Sie hält es aufgrund der mehrfachen gutachterlichen Äußerungen hiernach für erwiesen, dass die dem Beklagten zu 2) vorzuwerfende Unterlassung auf jeden Fall als grober Behandlungsfehler zu werten ist. <<

Einem der beklagten Operateure (im Folgenden: Beklagter zu 4), demjenigen, der vor der Abszessspaltung die gerötete Kathetereinstichstelle bemerkte, war nach dem LG Karlsruhe weiter vorzuwerfen, dass er in der Nacht des 10. postoperativen Tages die gravierenden Symptome der sich abzeichnenden Querschnittslähmung zunächst unbeachtet ließ. Ihm muss nach Auffassung des LG angelastet werden,

>> ... dass er am Abend des 31. Mai und in der darauf folgenden Nacht als diensthabender Arzt der chirurgischen Station gravierende Symptome einer sich abzeichnenden Querschnittslähmung unbeachtet ließ und es nicht für erforderlich erachtete, sofort – notfallmäßig – einen Neurologen hinzuzuziehen. Dadurch ha-

ben sich die notwendigen Maßnahmen zur Vorbereitung und Einleitung einer entlastenden Operation um etwa 12 Stunden verzögert...

Die Unterlassungen des Beklagten zu 4) sind als grober Behandlungsfehler zu werten. Die neurologischen Sachverständigen haben das Verhalten des Beklagten zu 4) am 31. Mai ab 22.00 Uhr und am 01. Juni gegen 01.30 Uhr als aus neurologischer Sicht nicht mehr verständlich bezeichnet... Dieser Beurteilung, die nach Auffassung der Kammer keiner weiteren Kommentierung bedarf, schließt sich das Gericht an.

Die Feststellung eines groben Behandlungsfehlers führt auch in diesem Fall zu einer Umkehr der Beweislast; denn der Fehler war generell geeignet, unmittelbar einen Gesundheitsschaden der vorliegenden Art herbeizuführen, weil angesichts der bereits vorliegenden Querschnittssymptomatik jede Unterlassung entlastender ärztlicher Maßnahmen dazu beitrug, die beginnende Schädigung irreversibel zu machen. Es hat sich damit gerade das Risiko verwirklicht, dessen Nichtbeachtung den Fehler als grob erscheinen lässt.

Da der Beklagte zu 4) den ihm somit obliegenden Entlastungsbeweis nicht geführt hat, ist davon auszugehen, dass die Unterlassung für den entstandenen Schaden adäquat ursächlich geworden ist. Dass der Entlastungsbeweis objektiv nicht zu führen ist, ergibt sich zur Überzeugung der Kammer aus dem fachneurologischen Gutachten..., demzufolge eine operative Entlastung um etwa 12 Stunden früher möglich gewesen wäre und die Chancen einer eventuellen Rückbildung erhöht hätte, mag auch eine Rückbildungsgarantie dadurch nicht erreichbar gewesen sein. Es ist somit offengeblieben, ob der frühere operative Eingriff Erfolg gehabt hätte. Dies non liquet geht jedoch zu Lasten des Beklagten zu 4). «

Die beiden Operateure wurden als sog. Gesamtschuldner zur Zahlung eines Schmerzensgelds von seinerzeit 300000 DM und zum Ersatz des sonstigen Schadens verpflichtet.

Die Klage gegen den Anästhesisten, der die Indikation zur kombinierten Periduralanästhesie mit Intubationsnarkose stellte und der die Maßnahmen durchführte, wurde zurückgewiesen. Nach Auffassung des Sachverständigen hätte zwar die Narkose genügt, die Periduralanästhesie wird zur Erleichterung des perioperativen Managements aber als vertretbar angesehen. Mängel in der Durchführung sind nicht erkennbar; dass mehrere Punktionsversuche mit einer Nadel durchgeführt wurden, wird vom Sachverständigen nicht beanstandet.

Das Gericht geht im Prinzip davon aus, dass die Verlegung auf die Normalstation eine Zäsur bedeutet. Ob die Anästhesisten bei der Verlegung eines Patienten mit Periduralkatheter den bettenführenden Ärzten bzw. dem Pflegepersonal nicht entsprechende Hinweise auf Symptome möglicher Komplikationen hätten geben müssen, erörtert das Gericht nicht.

Ganz ungeschoren kommt die Anästhesieabteilung aber nicht davon: Verurteilt wird die prämedizierende und aufklärende Anästhesistin, da sie nicht über das Risiko der Querschnittslähmung aufklärte. Der Hinweis auf die Gefahr schwerer Nervenschädigungen im Aufklärungsformular reicht dem Gericht nicht. Das Risiko der Querschnittslähmung nach Periduralanästhesie wird vom Sachverständigen mit einer sehr geringen Wahrscheinlichkeit von 0,01‰ angegeben, sei allerdings bei Patienten mit Diabetes mellitus wegen der deutlich höheren Infektionsrate unter Umständen höher. Doch angesichts der äußerst schwer wiegenden Folgen, die die Verwirklichung des Risikos haben kann, verlangt das Gericht eine Aufklärung auch über die sehr seltene Komplikation der Querschnittslähmung. Die Anästhesistin kannte dieses Risiko auch, erklärte jedoch, es für vergleichsweise gering gehalten zu haben, zumal es im betreffenden Krankenhaus zu vergleichbaren Zwischenfällen bisher nicht gekommen sei und sie den Patienten nicht „beunruhigen" wollte. Dies entlastet sie nach Auffassung des Gerichts nicht. Sie wird allerdings nur wegen „einfacher Fahrlässigkeit" zu einem Schmerzensgeld von 150000 DM verurteilt.

Trotz des Grundsatzes, dass die Übergabe auf die Normalstation eine Zäsur für die Verantwortlichkeit des Anästhesisten darstellt, bleibt der Anästhesist in der Verantwortung, wenn ihm (Überwachungs-)Mängel auf der Normalstation bekannt sind oder wenn sich ihm Bedenken aufdrängen müssen, wie das nachfolgende Rechtsprechungsbeispiel zeigt.

■ Fall 5

Fehlliegender Kavakatheter (AG Stuttgart, Urt. v. 18.09.1984, Az.: B 18 Cs 1888/84)

Der Grundsatz, dass mit der Verlegung des Patienten auf die Normalstation die fachliche und rechtliche Verantwortung auf den leitenden Arzt der Normalstation und sein Personal übergeht und diese nun ihrerseits, wenn sie anästhesiologische Komplikationen auf ihrer Station entdecken, den Anästhesisten hinzuzurufen haben, schließt nicht aus, dass der Anästhesist bei der Übergabe an die Normalstation auf mögliche Komplikationen und besondere Überwachungsmaßnahmen hinweisen muss.

Mit Mängeln in der interdisziplinären Kommunikation hatte sich das AG Stuttgart zu befassen (dazu Weißauer 1988, S. 279):

Sachverhalt.
Ein Gynäkologe zog eine Anästhesistin zum Legen eines Kavakatheters hinzu, weil hoch konzentrierte Infusionen in die Venen des Armes der Patientin zu Schwellungen und Schmerzen geführt hatten. Die Anästhesistin punktierte blind und konnte den Katheter bis etwa 2–4 cm oberhalb des rechten Vorhofs vorschieben, kam dann allerdings nicht weiter. Sie führte dies darauf zurück, dass sie möglicherweise an einer Venenklappe oder einer Gefäßkurve angestoßen war, hielt diese Lage aber für einwandfrei. Weder den behandelnden Gynäkologen noch das Pflegepersonal instruierte die Anästhesistin über Komplikationsmöglichkeiten, obwohl sie den Eindruck gewonnen hatte, dass diese keine Erfahrungen mit der Überwachung eines Kavakatheters hatten. Unmittelbar darauf trat die Anästhesistin eine Urlaubsreise an.

Die Katheterspitze hatte aber die Vene perforiert – nicht geklärt werden konnte, ob dies beim Legen oder erst später geschah –, die Infusion ergoss sich in die Pleurahöhle. Etwa 1–2 h nach Anlage des Katheters traten erste Atembeschwerden auf, die der Gynäkologe nicht richtig wertete; er verlegte die Patientin erst nach mehreren Stunden auf die Intensiveinheit eines anderen Krankenhauses, wo die Ursache der Komplikation alsbald erkannt und behoben wurde. Infolge des schlechten Allgemeinzustands und wegen möglicherweise zu erwartender Schädigungen des Kindes wurde jedoch die Schwangerschaft abgebrochen; die Patientin litt an psychischen Störungen.

Das Strafgericht verurteilte die Anästhesistin wegen fahrlässiger Körperverletzung zu einer Geldstrafe von 90 Tagessätzen. Fehler beim Legen des Katheters werden ihr nicht nachgewiesen; sie habe aber die gesundheitliche Schädigung der Patientin dadurch schuldhaft mitverursacht, dass sie weder den behandelnden Gynäkologen noch die Pflegekräfte über die Komplikationen informiert habe, die sich aus einem Kavakatheter ergeben können. Sie habe es versäumt, deren fehlende fachliche Kompetenz in Erwägung zu ziehen. Sie hätte

> ... in Erwägung ziehen müssen, dass er (der Gynäkologe, Anm. d. Verf.) möglicherweise weniger qualifiziert sei, als dies grundsätzlich zu fordern ist. Es lag für die Angeklagte (Anästhesistin) nicht außerhalb jeglicher Lebenserfahrung und war somit für diese vorhersehbar, dass er möglicherweise ein Arzt sei, der diese erforderlichen Kenntnisse und Fertigkeiten vermissen ließ... In einem kurzen Gespräch hätte sie (Anästhesistin) sich hierüber Gewissheit verschaffen und den Kenntnislücken entgegenwirken können. Gegebenenfalls hätte sie die diensthabende Anästhesistin instruieren können und müssen... Pflichtwidriges Verhalten der Angeklagten liegt auch in der unterlassenen Instruierung des Pflegepersonals über Risiken, Komplikationen, deren Symptome sowie erster Abhilfemöglichkeiten.

Vorsicht ist auch geboten, wenn sich etwa im Aufwachraum Besonderheiten zeigen, die eine entsprechende Überwachung auf der Normalstation erfordern. Hierauf hat der Anästhesist die Normalstation – in dokumentierter Weise – hinzuweisen. Soweit zwischen den Fachgebieten vor Ort nichts anderes abgesprochen ist, bleibt aber der bettenführende Arzt für die Umsetzung dieser Hinweise durch sein Personal verantwortlich.

18 Ambulante Anästhesien

Gesundheitspolitisch wird der Ausbau des Operierens unter ambulanten Bedingungen gefordert und gefördert. Es wäre aber ein verhängnisvoller Fehler zu meinen, ambulante Eingriffe, also überwiegend kleinere Eingriffe bei im Übrigen gesunden Patienten, böten forensisch und fachlich ein geringeres Risiko als stationäre. Das Gegenteil ist der Fall (Biermann 1999, S. A47). Ambulantes Operieren bzw. Anästhesieren stellt eher höhere Anforderungen, insbesondere z.B. an die Patientenauswahl (Sozialanamnese) und an die Sicherstellung der postoperativen Versorgung (s. Vereinbarung zur Qualitätssicherung ambulanter Anästhesien [Anästh Intensivmed 2005; 46: 36–37 sowie Anästh Intensivmed 2006; 47; 50–51]). Der ambulanten Durchführung steht die Rechtsprechung im Prinzip skeptisch gegenüber. Diese Vorbehalte zeigen sich z.B. in dem nachfolgenden Urteil des OLG Hamm

Beispiele aus der Rechtsprechung

■ Fall 1
Sauerstoffmangel bei ambulanter Pelviskopie (OLG Hamm, Urt. v. 20.04.1994)[48]

Sachverhalt.
Eine 41-jährige Frau unterzog sich im August 1989 in der Praxis eines niedergelassenen Gynäkologen (Beklagter zu 1) einer ambulant durchzuführenden pelviskopischen Tubenligatur nebst Abrasio. Der hinzugezogene Anästhesist (Beklagter zu 2) leitete kurz vor 12:00 Uhr die Intubationsnarkose ein. Der gynäkologische Eingriff verlief unauffällig. Der Sauerstoffsättigungswert sank unter der Narkose jedoch ab, nach dem Operationsbericht des Gynäkologen (Beklagter zu 1) unter 80%. Auf Bitten des Anästhesisten brach der Gynäkologe den weitgehend abgeschlossenen Eingriff während der Anästhesie ab. Die Sauerstoffwerte besserten sich zunächst, sanken dann aber nach der Extubation der Patientin durch den Anästhesisten trotz zwischenzeitlicher Maskenbeatmung bis auf einen Wert von 51% ab. Der Anästhesist intubierte die Patientin erneut, und kurz nach 14:00 Uhr wurde sie mit dem Rettungstransportwagen in ein Krankenhaus verlegt. Auf der Fahrt begleitete sie der Anästhesist, die Patientin war jedoch nicht intubiert. Im Schockraum des Krankenhauses trat kurz nach der Aufnahme ein Herz- und Kreislaufstillstand ein; zunächst gelang die Reanimation, die Patientin wachte aber nicht mehr aus dem Koma auf und verstarb ca. 2 Monate später an einem Hirnödem. Ehemann und Tochter klagen gegen die beteiligten Ärzte auf Schmerzensgeld sowie Ersatz des materiellen Schadens und auf Zahlung einer Geldrente.

Die Klage gegen den Gynäkologen wird abgewiesen, die Klage gegen den Anästhesisten hat Erfolg. Denn nach Auffassung des Gerichts ist er zum Schadensersatz verpflichtet, weil er den Tod der Patientin durch einen „schuldhaften Behandlungsfehler mit verursacht hat".

Aus den Urteilsgründen.

》 ... Fehler in der operativen Phase sind allerdings nicht festzustellen. Zwar ist, wie der Sachverständige Prof. W. in seinem mündlichen Gutachten vor dem Senat unter Hinweis auf das Narkoseprotokoll ausgeführt hat, der Stauerstoffsättigungswert schon in dieser Phase nicht etwa nur einmal und plötzlich, sondern kontinuierlich auf bedenkliche und beunruhigende Werte gesunken. Indessen muss das nicht an einem technischen Fehler oder einer falschen Handhabung des Beatmungsgerätes oder an einem sonstigen Fehlverhalten des Anästhesisten gelegen haben. Vielmehr kommen Ursachen in Betracht, die für ihn unvorhersehbar und unbeeinflussbar waren, deshalb als schicksalhaft angesehen werden müssen, hier insbesondere die Aspiration von Nüchternsekret. Mit der Bitte an den Beklagten zu 1), den Eingriff

[48] OLG Hamm, AHRS 2320/105

vor Abschluss der begonnenen Adhäsiolyse abzubrechen, hat der Beklagte zu 2) auf diese Situation auch richtig reagiert.

Einen Fehler sieht der Senat auch nicht darin, dass der Beklagte zu 2) die Klägerin trotz der vorangegangenen Operation nach der Besserung des Sättigungswertes überhaupt extubiert hat. Das konnte, wie der Sachverständige Prof. P. überzeugend ausgeführt hat, verantwortet werden; denn die Ursache der Komplikation konnte in der operativen Situation selbst gelegen haben und mit Beendigung des Eingriffs beseitigt gewesen sein. Der Senat lässt offen, ob es – wie der Sachverständige Prof. P. meint und der Sachverständige Prof. W. bezweifelt – fehlerhaft war, die Patientin nicht vor dem Transport in das M.-Hospital erneut zu intubieren; immerhin barg das Risiken, die bei Betrachtung allein dieser Situation die Entscheidung des Beklagten zu 2), es bei einer Maskenbeatmung zu belassen, rechtfertigen mögen. Als fehlerhaft wertet der Senat daher, dass der Beklagte zu 2) nicht sogleich beim erneuten Absinken des Sättigungswertes nach der Extubation die Patientin wieder intubiert, eine sofortige Verlegung in die stationäre Behandlung veranlasst und bis zur Aufnahme dort eine ununterbrochene und konsequente künstliche Beatmung in Intubation veranlasst hat. Dazu war er gerade deshalb verpflichtet, weil die Ursache der Komplikation nicht bekannt, mit den vorhandenen Mitteln nicht aufklärbar und allein deshalb auch nicht gezielt zu bekämpfen war. Die einzige erfolgversprechende Methode, die gegenüber allen in Betracht kommenden Ursachen im Rahmen der ambulanten Behandlung in Betracht kam, [war,] wie der Sachverständige Prof. P. ausgeführt hat, die konsequente bestmögliche Beatmung, mit der es zu verhindern galt, dass das Hirn des Patienten eine weitere Sauerstoffschuld einging, bevor alsbald die gezielte Ursachenbekämpfung unter stationären Bedingungen aufgenommen werden konnte.

Der Beklagte zu 2) hat die Klägerin nicht sogleich wieder intubiert, als sich die Sauerstoffsättigungswerte nicht nachhaltig verbesserten, sondern weiter absanken. Er hat auch nicht für eine umgehende Verlegung gesorgt. Legt man das Narkoseprotokoll zugrunde, so sind bis 13.30 Uhr Sättigungswerte verzeichnet, die der Sachverständige Prof. W. als äußerst bedenklich einstuft. Auch die Entscheidung zur Verlegung kann, wenn man die Ausleitung der Narkose einerseits und den tatsächlichen Zeitpunkt der Verlegung andererseits bedenkt, selbst unter Berücksichtigung einer womöglich nicht dem Beklagten zu 2) anzulastenden Verzögerung durch Entsendung eines ungeeigneten Transportfahrzeugs nicht mit der gebotenen Schnelligkeit und Konsequenz getroffen worden sein.

Der Versuch des Beklagten, der Situation trotz immer wieder schlechter Sättigungswerte nicht durch alsbaldige Reintubation und sofortige Verlegung, sondern durch Maskenbeatmung zu begegnen, ist als Behandlungsfehler zu werten. Zwar hat der Sachverständige Prof. W. nur von einem besonders erfahrenen Anästhesisten die konsequente künstliche Beatmung von Anfang an verlangt und die Behandlung durch den Beklagten zu 2) als vordergründig richtig, irgendwie zielgerichtet und als Bemühen um eine Verbesserung der Sauerstoffversorgung insgesamt wohl nicht als fehlerhaft gewertet. Dem vermag der Senat nicht zu folgen. Wer als Anästhesist bei ambulanten Operationen die Narkose ausführt, muss nicht nur um die möglichen Komplikationen wissen, sondern sich auch stets bewusst sein, dass sie ursächlich unter den Bedingungen des ambulanten Operierens teilweise nicht zu klären und insbesondere nicht zu bekämpfen sind und daher die bestmögliche Beatmung bei baldiger Verlegung oft der einzige Weg sein wird, dem Patienten unter solchen Komplikationen zu helfen. Mit dem Sachverständigen P. meint der Senat deshalb, dass sich der Anästhesist, der den bei ambulanten Operationen zu stellenden Anforderungen genügen will, in Situationen wie der hier in Rede stehenden konsequent für die bestmögliche Form der künstlichen Beatmung und die alsbaldige Verlegung entscheiden muss und dass der Beklagte zu 2) dies nicht mit der gebotenen Schnelligkeit und Konsequenz getan hat. **«**

Ein festgestellter Behandlungsfehler führt jedoch nur dann zur Haftung, wenn auch dessen Ursächlichkeit für den Schaden des Patienten feststeht. Das OLG begründet im Folgenden zumindest die Mitursächlichkeit des Behandlungsfehlers für die irreparablen Schäden und schließlich den Tod der Patientin:

» ... Der Sachverständige Prof. W. hat es als höchstwahrscheinlich bezeichnet, dass es bei konsequenter manueller Beatmung der Patientin den konkreten Herzstillstand im Schockraum des M.-Hospitals nicht gegeben hätte, und er hat es als ganz sicher angesehen, dass das apallische Syndrom Folge dieses Herzstillstandes gewesen ist. Dem schließt der Senat sich an. Denn der von der Zeugin E. glaubhaft beschriebene Zustand der Patientin bei der Einlieferung und der alsbaldige Eintritt des Herz-Kreislauf-Stillstands sprechen entscheidend für eine Verursachung durch eine Sauerstoffmangelversorgung vor der Einlieferung, wie sie aus den dokumentierten Sauerstoffsättigungswerten hervorgeht. Der Senat hat aber auch keinen Zweifel daran, dass der Herz-Kreislauf-Stillstand die irreparablen Schäden, die schließlich zum Tode der Patientin geführt haben, jedenfalls mit verursacht hat. «

> **Merke** Grundsätze der Arbeitsteilung gelten auch im ambulanten Bereich.

Auch im ambulanten Bereich gelten die Grundsätze der horizontalen Arbeitsteilung, also der Grundsatz strikter Arbeitsteilung, der Vertrauensgrundsatz und die Pflicht zur Kooperation und Abstimmung unter den Fachvertretern, damit den Patienten auch im ambulanten Bereich eine lückenlose Versorgung nach Facharztstandard gewährleistet ist. Wie das nachfolgende Urteil zeigt, darf und muss der Operateur, es sei denn, gegenteilige Anhaltspunkte drängen sich auf, auf die Kompetenz des mitbehandelnden Anästhesisten vertrauen sowie darauf, dass dieser leistungsgerecht vorgeht, insbesondere die Narkose mit der Befindlichkeit des Patienten und dessen Belastungen durch die Operation abstimmt. Auch die Kontrolle der postoperativen Aufwachphase, zumindest, solange noch Nachwirkungen des Anästhesieverfahrens drohen und der Patient seine Schutzreflexe noch nicht vollständig wiedererlangt hat, liegen in seinem Verantwortungsbereich.

■ Fall 2
Überdosierung eines Hypnotikums und unzureichende postoperative Überwachung (OLG Naumburg, Urt. v. 14.09.2004)[49]

Sachverhalt.
Im April 1998 nahm eine niedergelassene Chirurgin (im Folgenden: Beklagte 1) an einem damals 5½-jährigen Kind (im Folgenden: Kläger) ambulant eine 20-minütige Zirkumzision zur Beseitigung einer Phimose unter Allgemeinanästhesie vor. Die Allgemeinanästhesie führte ein Anästhesist (im Folgenden Beklagter zu 2) durch, der als ambulanter Anästhesist schon vorher von der Chirurgin regelmäßig zu operativen Eingriffen hinzugezogen worden war. Der Anästhesist verabreichte dem Kind insgesamt 222 mg Disoprivan sowie 3 Gaben von je 1 mg Rapifen. Zusätzlich legte er einen Penisblock mit dem Lokalanästhetikum Bubivacain. Nach dem Eingriff wurde das ansprechbare und reflexaktive Kind in den Aufwachraum gelegt. Dort erlitt das Kind in der Folge einen Atem- und Kreislaufstillstand, der zu einer schweren Hirnschädigung führte.

Das geschädigte Kind führt dies auf eine Überdosis von Rapifen und auf Überwachungsversäumnisse in der Aufwachphase zurück und klagt sowohl gegen den Operateur wie auch den Anästhesisten auf Ersatz eines materiellen und immateriellen Schadens. Während das LG in 1. Instanz beide Ärzte zu Schadensersatz verurteilt, nimmt das OLG nur den Anästhesisten (den Beklagten zu 2) in Anspruch:

Aus den Urteilsgründen.

» Der Beklagte zu 2) hat bei der Behandlung des Klägers... den fachlichen anästhesiologischen Standard fahrlässig verletzt, indem er dem Kläger während eines ambulanten Kurzeingriffs insgesamt 3 mg Rapifen injizierte. Sowohl nach der (fachübergreifenden) Deutung des neurologischen als auch der anästhesiologischen Sachverständigen ist die beim Kläger maximal zu rechtfertigende Dosierung des vorgenannten Opioids um mehr als das Doppelte überschritten.... «

Dennoch hätte Schaden vom Patienten abgewendet werden können, wenn dieser postoperativ adäquat überwacht worden wäre. Doch hier hat der Anästhesist weitere Fehler begangen:

» ... der Beklagte zu 2) hat den fachärztlichen anästhesiologischen Standard weiter zumindest fahrlässig dadurch verletzt, dass er keine lückenlose intensive Überwachung des Klägers nach der Operation organisiert und sichergestellt hat. Ob dieser Behandlungsfehler hier als ein grober Behandlungsfehler zu bewerten ist, kann offen bleiben.

Nach den auch insoweit nachvollziehbaren, übereinstimmenden und sachlich überzeugenden Ausführungen der Sachverständigen besteht das besondere Risiko einer Opioidgabe u.a. gerade in ausgeprägten Atemdepressionen, dieses Risiko wurde hier durch die hohe Dosierung des Opioids erheblich erhöht und durch den Schlaf des Patienten nochmals verstärkt. Erfordert jede postoperative Überwachung ohnehin die sorgfältige Überwachung durch qualifiziertes Personal, so war hier gerade unter Berücksichtigung des Operationsverlaufs eine besonders sorgfältige Überwachung des Klägers nach der Operation notwendig. Jedenfalls angesichts der hier bestehenden besonderen Risiken war auch eine Verwendung eines Minimalmonitorings, zu-

---

[49] OLG Naumburg, MedR 2005, 232

mindest auch eines Pulsoxymeters, erforderlich. Ebenso war es nötig, den Kläger wach zu halten. Zutreffend haben alle Sachverständigen insoweit auch auf den Inhalt der Leitlinie der DGAI (Stand: 11.10.1997) hingewiesen, die eine Übertragung der postoperativen Überwachung an nichtärztliches Personal selbstverständlich eröffnet, aber eben nur an Personal mit entsprechender Ausbildung oder Erfahrung!

Unstreitig sind apparatgestützte Kontrollmessungen nicht durchgeführt worden. Die vom Beklagten zu 2) für diese Unterlassung angeführte Begründung – Minderjährige würden durch Kopfbewegungen häufig die Messfühler abstreifen und dadurch jeweils einen Fehlalarm auslösen – ist, wie der Sachverständige Dr. med. Gi. In seiner Anhörung vor der Kammer zutreffend angemerkt hat, völlig verfehlt. Angesichts der hohen Risiken eines längere Zeit unbemerkt bleibenden Atem- und Kreislaufstillstandes kann der Beklagte zu 2) [mit] seinem „Bequemlichkeitsargument" kein Gehör finden.... **«**

Doch nicht nur am Monitoring fehlte es, es fand auch keine ausreichende pflegerische Betreuung statt:

» ... zur Überzeugung des Senats hat der Beklagte zu 2) den Kläger zudem unmittelbar nach der Operation im Wesentlichen unter die Aufsicht seiner Eltern, also medizinischer Laien, gestellt. Die postoperative Überwachung durch sein Personal hatte der Beklagte zu 2) nach dem Ergebnis der Beweisaufnahme schon im Allgemeinen nicht hinreichend organisiert, weil es keine festen Zuständigkeiten für die postoperative Überwachung und deren Aufzeichnung gab. Hinzu kommt, dass es auch keine Anweisungen an sein Personal wegen der Besonderheiten der stattgefundenen Behandlung gegeben hat. Es kann auch dahin stehen, ob der Beklagte zu 2) wie von ihm behauptet, zweimal im Abstand von zehn Minuten nach dem Kläger gesehen hätte. Denn selbst wenn der Senat die angebliche persönliche Nachschau um 10:35 Uhr und um 10:45 Uhr als wahr unterstellt, änderte dies nichts daran, dass eine kontinuierliche postoperative Überwachung nicht sicher gestellt war. Der vorliegende Fall zeigt gerade, welche schwer wiegende Folgen eine zehnminütige Überwachungslücke haben kann; ein solches vermeidbares Risiko ist als fachärztlicher Standard nicht hinnehmbar. Insoweit bestehen auch keinerlei Unterschiede zwischen einer stationären und einer ambulanten Behandlung.

Entgegen der Behauptung des Beklagten zu 2) ereignete sich der Atem- und Kreislaufstillstand des Klägers nicht nach Abschluss der anästhesiologischen Behandlung. Die postoperative Überwachungspflicht endet erst dann, wenn die Vitalfunktionen des Patienten (Schutzreflexe, Atmung und Kreislaufregulation) vollständig wiederhergestellt sind und solche unmittelbar mit der Narkose zusammenhängende Komplikationen nicht mehr zu besorgen sind; .... Im vorliegenden Fall bestand aus den vorgenannten Gründen auch aus ex-ante-Sicht des Beklagten zu 2) gegen 10:45 Uhr noch die Gefahr nachlassender Vigilanz (d.h. Bereitschaft zur Aufmerksamkeit) und aufkommender Atemdepression, sodass eine Fortdauer – bzw. hier nach dem Beweisergebnis eine erstmalige Aufnahme – einer kontinuierlichen postoperativen Überwachung geboten war.... **«**

Anders als das LG ist das OLG nicht der Auffassung, dass der Chirurgin (Beklagte zu 1) Fehler vorzuwerfen sind:

» ... die Beklagte zu 1) haftet grundsätzlich nicht für Behandlungsfehler des Beklagten zu 2), weil beim Zusammenwirken mehrerer Ärzte im Rahmen der s.g. horizontalen Arbeitsteilung jeder Arzt grundsätzlich nur den Facharztstandard desjenigen medizinischen Fachbereiches zu gewährleisten hat, in den die von ihm übernommene Behandlung fällt. Danach haftet der Chirurg grundsätzlich weder für eine fehlerhafte Dosierung eines Hypnotikums noch für eine unzureichende postoperative Kontrolle der Kreislauf- und Atmungsstabilität, weil beide Aufgaben in den Verantwortungsbereich des Anästhesisten fallen.... **«**

Es gab auch keine abweichenden Absprachen zur postoperativen Überwachung zwischen Anästhesist und Chirurg:

» ... etwas Anderes könnte gelten, wenn die Beklagte zu 1) überobligatorisch auch Behandlungspflichten des Beklagten zu 2) mit übernommen hätte; hierfür gibt es keinerlei Anhaltspunkte. Beide Beklagten und auch der Zeuge Dr. G. haben angegeben, dass es keine gesonderte allgemeine Abreden dieser Art gab und dass auch keine konkret auf den Kläger bezogene Mitübernahme anästhesiologischer Leistungen durch die Beklagte zu 1) vorlag.

Ausnahmsweise könnten eigene Koordinierungspflichten des Chirurgen schließlich daraus entstehen, dass sich Behandlungsrisiken gerade aus der relativen Unvereinbarkeit der von ihm und dem Anästhesisten angewandten Methoden oder Instrumente ergeben. Dies ist hier nach den übereinstimmenden Ausführungen aller einbezogenen Sachverständigen jedoch gerade nicht der Fall.

Es besteht weiter grundsätzlich auch keine gegenseitige Überwachungspflicht beim Zusammenwirken mehrerer Ärzte im Rahmen der horizontalen Arbeitsteilung. Soweit das LG der Beklagten zu 1) deren Gleichgültigkeit gegenüber der Art und Weise der Arbeitsorganisation des Beklagten zu 2) und deren „blindes" Vertrauen in die fachgerechte Erbringung der anästhesiologischen Behandlung als Pflichtverletzung vorwirft, überspannt es die Anforderungen an die Chirurgin. Dieses Postulat läuft letztlich darauf hinaus, dass das LG eine ständige Überwachung und Kontrolle des Spezialisten – hier des Facharztes für Anästhesiologie – durch einen Nichtspezialisten – einen Arzt aus einem anderen medizinischen Fachbereich – verlangt. Es fragt sich auch, mit welchem Ziel die Überwachung erfolgen sollte, weil der Sinn der horizontalen Arbeitsteilung gerade darin besteht, den Sachverstand verschiedener medizinischer Fachbereiche zu bündeln, was grundsätzlich einschließt, dass jeder Arzt diejenigen Entscheidungen im Rahmen der Gesamtbehandlung trifft, die in seinen Fachbereich fallen.

Ausnahmen hat die Rechtsprechung anerkannt, wenn Qualifikationsmängel des mitwirkenden Arztes des anderen medizinischen Fachbereiches offensichtlich sind, was hier jedenfalls nicht zutrifft, bzw. wenn ein Arzt Fehlleistungen des hinzugezogenen Arztes erkennt bzw. wegen Evidenz hätte erkennen müssen.

Der Kläger selbst macht nicht geltend, dass die Beklagte zu 1) die Überdosierung des Rapifen erkannt hatte bzw. hätte erkennen müssen. Hierfür gibt es auch keinerlei Anhaltspunkte.

Die Beweisaufnahme hat darüber hinaus gerade nicht ergeben, dass die unzureichende postoperative Überwachung des Klägers für die Beklagte zu 1) offensichtlich war. Die Beklagte zu 1) befand sich während der gesamten Zeit der postoperativen Behandlungsphase unstreitig im Operationssaal mit einer Ausnahme, nämlich ihrer eigenen (chirurgischen) Entlassungsuntersuchung gegen 10:45 Uhr. Dem Kläger ist zwar darin zu folgen, dass sie anlässlich dieser Kontrolle hätte feststellen können, dass keinerlei apparatives Monitoring (mehr) im Einsatz war. Dafür, dass es für die Beklagte zu 1) – in Unkenntnis der Überdosierung des Rapifen – auch offensichtlich gewesen sein soll, dass die postoperative anästhesiologische Kontrolle noch nicht abgeschlossen werden durfte, hat der Senat keine Anhaltspunkte.... 《

So wurde der Anästhesist zur Zahlung von 150 000 Euro sowie einer monatlichen Rente in Höhe von 256 Euro verurteilt.

Wie immer, kommt es jedoch auf die Umstände des konkreten Einzelfalls an. Auch der Operateur kann für Mängel der postoperativen Überwachung mit in die Verantwortung gezogen werden, wie das folgende Beispiel zeigt:

■ **Fall 3**
Unzureichende Überwachung nach einem laparoskopischen Eingriff (OLG Düsseldorf, Urt. v. 19.10.2000)[50]

Sachverhalt.
Eine Ärztin, früher selbst gynäkologisch tätig, begibt sich wegen unerfüllten Kinderwunsches 1993 in die Behandlung einer gynäkologischen Gemeinschaftspraxis. Der sie behandelnde Gynäkologe (im Folgenden: Beklagter zu 1) schlug zur weiteren Fertilisationsdiagnostik eine ambulante Laparoskopie vor. Die Narkose leitete eine Anästhesistin (im Folgenden: Beklagte zu 2) ein, die an mehreren Tagen in der Woche freiberuflich für die gynäkologische Gemeinschaftspraxis tätig war. Gegen 15:00 Uhr wurde die Narkose eingeleitet; der Gynäkologe beendete den als komplikationslos beschriebenen Eingriff gegen 15:30 Uhr. Um 15:45 Uhr wurde die Patientin in den Aufwachraum der Praxis verlegt und erhielt wiederholt Infusionslösungen. Gegen 16:45 Uhr fühlte sich die Patientin unwohl; sie musste erbrechen (Blutdruck 45/40, Hämoglobinwert 7,5 g%). Angesichts dieser Befunde wurde die Verletzung eines größeren Blutgefäßes vermutet; kurz nach 17:00 Uhr wurde ein Notarzt verständigt, der gegen 17:10 Uhr eintraf, die Patientin in einen transportfähigen Zustand versetzte und in eine Universitätsfrauenklinik verlegte. Dort wurde unverzüglich eine notfallmäßige Laparotomie durchgeführt, die zeigte, dass es zu einer Verletzung der A. epigastrica superficialis dextra gekommen war; es hatten sich etwa 4 l Blut in den Bauchraum entleert. Während des Eingriffs kam es wiederholt zu Herzstillständen, die zunächst mit einem Defibrilator, später nach Thorakotomie mit direkten Massagen behandelt wurden. Nur allmählich konnte der Zustand der Patientin stabilisiert werden. Sie musste in den folgenden 2 Monaten in verschiedenen Krankenhäusern stationär behandelt werden um danach ¼ Jahr ambulant von einem neurologischen Therapiezentrum der Universität betreut zu werden.

---
[50] OLG Düsseldorf, VersR 2002,1151

Die Patientin verlangt ein Schmerzensgeld sowie die Erstattung ihres Verdienstausfalls und die Feststellung, dass alle zukünftig eintretenden Nachteile entschädigt werden. Das LG hat den Gynäkologen sowie die Anästhesistin zur Zahlung verurteilt; der Gynäkologe legt Berufung zum OLG Düsseldorf ein, jedoch ohne Erfolg. Das OLG ist wie das LG der Auffassung, dass auch dem Gynäkologen „erhebliche Nachlässigkeiten bei der postoperativen Betreuung seiner Patientin anzulasten sind":

» Prof. Dr. P. hat im Rahmen seiner Anhörung vor dem LG betont, dass nach einer Laparoskopie regelmäßig in viertelstündlichen Abständen Blutdruck und Herzfrequenz zu messen sind; insoweit hat er auf den in seiner Klinik üblichen Ablauf Bezug genommen. Der Beklagte zu 1) bezweifelt zwar, dass derart engmaschige Kontrollen zu dem geschuldeten medizinischen Standard gehören; seiner – nicht näher begründeten – Auffassung ist indes nicht zu folgen; insbesondere ist es nicht gerechtfertigt, an ambulante Operationen geringere Anforderungen zu stellen als an Eingriffe unter stationären Bedingungen...
Es steht fest, dass die erforderlichen Kontrollen nicht in der gebotenen Weise durchgeführt wurden... Die in den Behandlungsunterlagen festgehaltene Überwachung war im Ergebnis unzulänglich: Zum einen wurde die zeitliche Vorgabe des Sachverständigen nicht eingehalten; zum anderen hat die Beklagte zu 2) davon abgesehen, regelmäßig die Herzfrequenz der Patientin zu bestimmen. Dieser Befund wäre für die Diagnostik einer eventuellen Nachblutung von besonderer Bedeutung gewesen. Prof. Dr. P. hat deutlich gemacht, dass ein unauffälliger Blutdruckwert ohne Pulsmessung nicht aussagekräftig ist; das Kreislaufsystem kann einen Blutverlust durch eine Erhöhung der Herzfrequenz kompensieren; daraus wird deutlich, dass nur beide Parameter gemeinsam ein zuverlässiges Bild über den klinischen Zustand einer Patientin geben.... **«**

Trotz der Verantwortung der Anästhesistin für die postoperative Phase ist nach Auffassung des OLG Düsseldorf auch der Gynäkologe in die Pflicht zu nehmen. Dabei würdigt das OLG nicht nur die interdisziplinären Absprachen der Fachgebiete, sondern auch die konkrete Situation vor Ort sowie die zwischen Gynäkologen und Anästhesistin getroffenen wirtschaftlichen Absprachen.

» Nach Abschn. 6.1 der Vereinbarung über die Zusammenarbeit in der operativen Gynäkologie sind ‚für Maßnahmen der Überwachung, Aufrechterhaltung und Wiederherstellung der durch das operative Vorgehen beeinträchtigten Vitalfunktionen grundsätzlich beide Fachgebiete fachlich zuständig, der Anästhesist für die Erkennung und Behandlung spezifischer Anästhesiekomplikationen, der Frauenarzt für die Erkennung und Behandlung operativer Komplikationen'. Weiter ist in Abschn. 6.2 geregelt, dass der ‚Aufwachraum' dem Anästhesisten untersteht und die ‚Wachstation' in die Zuständigkeit des Frauenarztes fällt. In diesem Zusammenhang kommt es nicht darauf an, wann die Vereinbarung getroffen wurde und welche rechtliche Bedeutung die Absprache hat; in dem Abschnitt werden nämlich lediglich beiderseitige Pflichten formuliert, die im Interesse einer reibungslosen Zusammenarbeit selbstverständlich waren und sind.
Es steht zweifelsfrei fest, dass nicht die gesamten postoperativen Kontrollen ausschließlich von der Beklagten zu 2) geschuldet wurden: Sie hatte als Anästhesistin lediglich sicherzustellen, dass die Klägerin nach der Narkose aufwachte und ihre Vitalfunktionen wiedererlangte. Tatsächlich hat sich der Zustand der Patientin nach dem Eingriff zunächst normalisiert; jedenfalls war sie nämlich nach dem Eintreffen ihres Ehemanns einwandfrei ansprechbar und von den Nachwirkungen der Anästhesie nicht mehr beeinträchtigt. Anschließend drohten keine unmittelbar mit der Narkose zusammenhängenden Komplikationen mehr, überwachungsbedürftig war die Klägerin vielmehr ausschließlich wegen des Risikos einer Nachblutung oder einer Verletzung sonstiger Organe; beide Aspekte fielen grundsätzlich in den Verantwortungsbereich des Beklagten zu 1). Die alleinige Zuständigkeit der Anästhesistin für die postoperative Betreuung ergibt sich ferner nicht aus den von dem Beklagten zu 1) geschilderten Gesamtumständen. Die personelle und sachliche Ausstattung der Gemeinschaftspraxis fiel in den ausschließlichen organisatorischen Zuständigkeitsbereich der einzelnen Praxismitglieder; insoweit hatte die Beklagte zu 2) als hinzugezogene ärztliche Hilfskraft unstreitig keinen nennenswerten Einfluss... Die beiden vernommenen Mitglieder der Gemeinschaftspraxis, Dr. S. und Dr. M., haben anlässlich ihrer Vernehmung zwar übereinstimmend bekundet, dass die Nachsorge aus ihrer Sicht dem jeweiligen Anästhesisten oblag; sie haben aber einräumen müssen, dass besondere und ausdrückliche Anweisungen insoweit nicht existierten. Angesichts dessen ist davon auszugehen, dass das Kontrolldefizit auf einem grundlegenden Organisationsmangel beruht, der in erster Linie den verantwortlichen Gynäkologen anzulasten ist. Abgesehen davon wurde nach der von den Parteien getroffenen Regelung das Honorar für die postoperative Betreuung unstreitig im Verhältnis 60:40 zugunsten des Beklagten zu 1) aufgeteilt; daraus ergibt sich zwingend, dass auch die Mitglieder der Gemeinschaftspraxis von einem eigenen Verantwortungsbeitrag ausgegangen sind.... **«**

19 Einwilligung des Patienten nach Aufklärung

19.1 Einwilligung

Dass ein Eingriff indiziert und „lege artis" durchgeführt wird, ist die eine, aber nicht die allein ausreichende Legitimationsgrundlage für einen ärztlichen Heileingriff. Ein weiteres Rechtfertigungselement muss hinzukommen: die Einwilligung – ausdrücklich, stillschweigend oder mutmaßlich – des (informierten) Patienten.

Dies gilt für alle diagnostischen und therapeutischen Eingriffe in die körperliche Integrität, also auch für Operationen und die dazu gehörenden Anästhesieverfahren, aber auch für alle Neben- und Folgeeingriffe, für Injektionen, Infusionen, Bestrahlungen, Spiegelungen oder auch für die Einnahme von Medikamenten.

Dankenswerterweise hat der BGH[51] inzwischen klargestellt, dass eine ärztliche Heilbehandlung, die mangels ausreichender Aufklärung ohne wirksame Einwilligung des Patienten erfolgt, nur dann zu forensischen Konsequenzen führt, wenn sie auch einen Gesundheitsschaden des Patienten zur Folge hat:

> ... Der gelegentlich vertretenen Auffassung, wonach eine ärztliche Heilbehandlung ohne rechtfertigende Einwilligung in erster Linie eine Verletzung des Persönlichkeitsrechts darstelle und deshalb auch ohne einen vom Arzt verursachten Gesundheitsschaden zu einer Haftung führe..., vermag der erkennende Senat nicht zu folgen. Diese Auffassung, die eine Haftung bereits aus der bloßen Verletzung der Aufklärungspflicht herleitet, auch wenn kein Gesundheitsschaden eintritt, würde zu einer uferlosen Haftung der Ärzte führen, die auch bei der gebotenen Berücksichtigung der Interessen der Patienten nicht vertretbar wäre.
>
> Vielmehr ist eine ärztliche Heilbehandlung – die eine ausreichende Aufklärung voraussetzt – ohne wirksame Einwilligung des Patienten zwar rechtswidrig..., doch führt sie zur Haftung des Arztes nur, wenn sie einen Gesundheitsschaden des Patienten zur Folge hat... «

[51] Urt. v. 27.05.2008, NJW 2008, 2344

19.2 Veto des Patienten

Umgekehrt gilt als Konsequenz freier Selbstbestimmung, dass die Entscheidung eines einsichts- und willensfähigen, voll informierten Patienten, der eine Behandlung ganz oder teilweise ablehnt, für den Arzt auch dann verbindlich ist, wenn die Ablehnung für ihn irrational und/oder nicht nachvollziehbar ist. Lehnt der Patient im Vollbesitz seiner Verstandeskräfte und in Kenntnis der Tragweite seiner Entscheidung einen unter Umständen sogar lebensrettenden Eingriff, etwa aus religiösen oder weltanschaulichen Gründen, *für sich selbst* ab, so muss der Eingriff unterbleiben (differenzierter bei Ulsenheimer 2001, S. 157). Allerdings ist der Arzt verpflichtet, den sich weigernden Patienten eindringlich und unter Umständen drastisch auf die Konsequenzen seines Handelns hinzuweisen. Nur das „informierte Veto" bindet. Anders ist es, wenn für Dritte entschieden wird: Verweigern z.B. die Eltern die Einwilligung in eine dringend gebotene Behandlung des Kindes, dann sollte wegen des Verdachts des Fehlgebrauchs des Personensorgerechts das Familiengericht eingeschaltet werden; verweigert der Betreuer bzw. Vorsorgebevollmächtigte die Einwilligung in notwendigen Maßnahmen, sollte das Betreuungsgericht (früher Vormundschaftsgericht) angerufen werden.

Der Patient kann seine Einwilligung auch limitieren, indem er einzelnen Maßnahmen seine Zustimmung verweigert. Er kann seine Einwilligung in Behandlungsmaßnahmen auch jederzeit widerrufen (und umgekehrt).

19.3 Wer willigt in welcher Form ein?

Einwilligungsberechtigt ist in 1. Linie der Patient. Nach allgemeiner Auffassung hängt die Einwilligungsfähigkeit weder von der zivilrechtlichen Geschäftsfähigkeit, die unbeschränkt erst mit Vollendung des 18. Lebensjahrs einsetzt, noch von der strafrechtlichen Schuldfähigkeit – Kinder unter 14 Jahren sind schuldunfähig (§ 19 StGB) – ab. Entscheidend ist die sog. „natürliche Einsichts- und Entschlussfähigkeit".

19.3.1 Volljährige

Der volljährige, willens- und einsichtsfähige Patient entscheidet selbst. Die Entscheidung, sei es Einwilligung, sei es Veto, ist an keine Form gebunden. Sie kann ausdrücklich oder stillschweigend erklärt werden; es genügt auch die mündliche oder die Einwilligung durch schlüssiges Verhalten. Die Schriftform (d.h. die Unterschrift des Patienten unter die Einwilligungsformel) wird (nur) aus Gründen der Beweissicherung empfohlen, ist dazu allerdings dringend geboten.

Ist der Patient selbst nicht fähig, eine sachgerechte Entscheidung über den Eingriff zu treffen – er ist nicht ansprechbar oder sonst nicht einwilligungsfähig –, so müssen an seiner Stelle andere entscheiden.

19.3.2 Kinder

Kinder unter 14 Jahren gelten als nicht einsichtsfähig. Bei nicht einsichtsfähigen Kindern und Minderjährigen entscheiden an deren Stelle die Personensorgeberechtigten, in der Regel die Eltern. Im Grundsatz bedarf es der Einwilligung bei der Elternteile; der BGH hat hierzu die folgende 3-Stufentheorie[52] aufgestellt:

1. Bei alltäglichen, nicht gefährlichen Eingriffen und in Notfällen genügt die Einwilligung des erschienenen Elternteils; nach der Lebenserfahrung kann davon ausgegangen werden, dieser sei berechtigt, für den nicht Erschienenen mitzuentscheiden. Dasselbe muss gelten, wenn der andere Elternteil, z.B. wegen eines Auslandsaufenthalts, nicht erreichbar ist.
2. Bei Eingriffen schwererer Art muss sich der Arzt durch *Rückfragen* beim erschienenen Elternteil vergewissern, ob dieser ermächtigt ist, auch für den anderen, nicht erschienenen Elternteil zu handeln, und wird sich dann in der Regel auf dessen Auskunft verlassen dürfen.
3. Bei schwierigen und weitreichenden Eingriffen muss sich der Arzt darüber hinaus *Gewissheit* vom Einverständnis des nicht erschienenen Elternteils mit seiner Vertretung durch den Erschienenen verschaffen; unter Umständen muss er mit beiden Elternteilen Kontakt aufnehmen.

Werden sämtliche Gespräche mit den behandelnden Ärzten von der Mutter geführt, dann dürfen die Ärzte nach dem OLG Köln[53] darauf vertrauen, dass die Mutter von ihrem Ehemann zur Einwilligung auch in seinem Namen bevollmächtigt war.

Merke In jedem Fall sollte vorsorglich dokumentiert werden, dass der erschienene Elternteil erklärt, er handle im Einverständnis mit dem nicht Erschienenen.

19.3.3 Minderjährige

Die wohl herrschende Meinung in der Literatur und auch der untergerichtlichen Gerichte geht bei Minderjährigen, also der Altersgruppe der 14- bis 18-Jährigen, von einer einzelfallabhängigen Prüfung der Einwilligungsfähigkeit des jeweilgen Minderjährigen aus. Danach hat der Arzt die Einwilligungsfähigkeit zu prüfen (Weißauer 1996, S. 19–26). Er muss sich ein Bild davon machen, ob der Minderjährige die psychosoziale Reife hat, die für und gegen den konkreten Eingriff sprechenden Gründe sachgerecht abzuwägen und darauf aufbauend eine eigenverantwortliche Entscheidung zu treffen. Liegt diese Einwilligungsfähigkeit vor, so hat der Minderjährige (allein) zu entscheiden (Übersicht bei Wölk 2001, S. 80, Deutsch u. Spickhoff 2008, S. 433).

Die Rechtsprechung ist indes nicht einheitlich, sodass die rechtliche Stellung des Minderjährigen in ärztlichen Behandlungsfällen als nicht endgültig geklärt zu betrachten ist. Während ein Teil der Rechtsprechung die Einwilligung des einwilligungsfähigen Minderjährigen ausreichen lässt, geht die Auffassung des BGH wohl dahin, dass ein Alleinentscheidungsrecht des Minderjährigen nur bei medizinisch dringend indizierten Eingriffen gegeben ist, vorausgesetzt, die gesetzlichen Vertreter (Eltern) sind nicht erreichbar[54]. Im Übrigen soll das

---

[52] BGH, NJW 1988; 2946
[53] OLG Köln, AHRS 1025/302
[54] BGH, NJW 1972, 335

Recht der Eltern zur Personensorge ihnen auch die Befugnis zur Einwilligung geben. Den (einsichtsfähigen) „Minderjährigen soll zur Wahrung seines Selbstbestimmungsrechtes – aber nur bei „relativ indizierten Eingriffen mit der Möglichkeit erheblicher Folgen für ihre künftige Lebensgestaltung" ein Vetorecht zustehen, „wenn sie über ausreichende Urteilsfähigkeit verfügen"[55].

Praxistipps Sowohl den Minderjährigen sowie die Eltern aufklären und die Einwilligung aller Beteiligten einholen, im Konfliktfall das Familiengericht einschalten!

19.4 Desorientierte Patienten

Der bewusstlose (Intensiv-)Patient kann nicht einwilligen; bei anderen, desorientierten oder psychisch erkrankten Patienten bestehen oft Zweifel an deren Einwilligungs- und Willensfähigkeit. Hier müssen unter Umständen Neurologen bzw. Psychiater zur Klärung der Einwilligungsfähigkeit konsiliarisch hinzugezogen werden.

19.4.1 Betreuung und Betreuungsgericht

Im ärztlichen Alltag wird das Problem bei bewusstlosen oder demenziellen (erwachsenen) Patienten, die nicht zu einer wirksamen Einwilligung fähig sind, oft dadurch gelöst, dass Angehörige befragt und um die Einwilligung in die notwendigen Maßnahmen gebeten werden. Rechtlich ist dieses Vorgehen jedoch bedenklich.

Kann der Patient selbst nicht einwilligen, muss, sofern die Maßnahme Aufschub duldet, über das Betreuungsgericht (Amtsgericht) ein sog. Betreuer bestellt werden, der dann für den Patienten entscheidet und entsprechend aufzuklären ist.

Die Einschaltung des Betreuungsgerichts kann in dringenden Fällen fernmündlich erfolgen, in Eilfällen kann durch einstweilige Anordnung ein vorläufiger Betreuer bestellt werden; reicht auch hierfür die Zeit nicht, kann das Betreuungsgericht über die Einwilligung selbst entscheiden. Angehörige, selbst nahe Angehörige, soweit sie nicht gesetzliche Vertreter des Patienten sind (Eltern/Vormund/Betreuer), können in dieser Situation nicht anstelle des Patienten in den Eingriff einwilligen.

Aber selbst wenn schon ein Betreuer bestellt ist, reicht dessen Einwilligung – nach Aufklärung – in den Heileingriff unter Umständen nicht aus. In den folgenden Fällen muss das Betreuungsgericht eingeschaltet werden.

19.4.2 Risikoeingriffe

Nach § 1904 BGB bedarf die Einwilligung des Betreuers in therapeutische Maßnahmen zusätzlich der *Genehmigung* des Betreuungsgerichts, wenn die begründete Gefahr besteht, dass der Betreute aufgrund der geplanten Maßnahme stirbt oder einen schweren oder länger dauernden gesundheitlichen Schaden erleidet. Gemeint sind in erster Linie Maßnahmen mit einem besonderen Risiko. In der Literatur und nach der Praxis einiger Gerichte ist aber z.B. auch die auf längere Zeit angelegte Ernährungssonde (PEG) genehmigungsbedürftig.

Die Genehmigung ist jedoch dann entbehrlich, wenn mit dem Aufschub der Maßnahme bis zur Einschaltung des Gerichts nicht ohne Gefahr für den Patienten gewartet werden kann. In solchen Eilfällen bedarf die Einwilligung des Betreuers der Genehmigung nicht. Bei allen weniger eiligen Maßnahmen muss aber neben der Einwilligung des Betreuers die Entscheidung des Betreuungsgerichts abgewartet werden.

19.4.3 Fixierung des Patienten

Wenn einem Patienten, wie § 1906 Abs. 2, Absatz 4 BGB festlegt, „durch mechanische Vorrichtungen, Medikamente oder auf andere Weise über einen längeren Zeitraum oder regelmäßig die Freiheit entzogen werden soll", dann bedarf diese Maßnahme zusätzlich neben der Einwilligung des Betreuers der Genehmigung des Betreuungsgerichts. Dies jedoch nur dann, wenn der betreute Patient *„über einen längeren Zeitraum oder regelmäßig"*, also nicht nur vorübergehend, wie etwa bei kurzfristigen Verwirrtheitszuständen, fixiert werden soll. Genehmigungsbedürftig ist allerdings auch die „medikamentöse" Fixierung, wenn sie längerfristig ist. Die Gerichte sind sich jedoch nicht einig, wie der „längere Zeitraum" zu definieren ist. Auf Anfrage teilte ein Vormundschaftsgericht im Jahre 1994 (Weißauer 1995, S. 180–182) mit:

---
[55] BGH, Urt. v. 10.10.2006, MedR 2008, 289

> Bei Fixierung des Patienten über eine längere Dauer, d.h. durchgehend oder regelmäßig wiederkehrend (z.B. Fesselung, immer wenn der Betroffene die Nachtruhe stört, was sich aufgrund des bisherigen Verhaltens als Normalfall herauskristallisiert hat), ist eine Betreuung (Wirkungskreis: Anordnung von freiheitsentziehenden Maßnahmen) erforderlich. Der Betreuer benötigt die vormundschaftliche Genehmigung der Fixierung u.a. (§ 1906 IV, II BGB). Als längerer Zeitraum wird die Dauer von mehr als drei Tagen anzusehen sein.
> Ich möchte noch darauf hinweisen, dass nach meiner Ansicht eine freiheitsentziehende Maßnahme (z.B. Anbringen eines Bettgitters) dann nicht vorliegt, wenn der Betroffene aufgrund seiner körperlichen Gebrechen nicht in der Lage ist, das Bett aus eigener Kraft zu verlassen, sondern auf fremde Hilfe angewiesen ist.... «

Angesichts der nicht einheitlichen Praxis der Gerichte wird empfohlen, diesen Problemkreis in persönlichem Kontakt zwischen Ärzten und Betreuungsgericht bereits im Vorfeld zu erörtern.

19.5 Mutmaßliche Einwilligung

Wenn wegen der Dringlichkeit der Behandlung keine Zeit zur Einschaltung des Betreuers oder des Gerichts bleibt, eine antizipierte Erklärung bzw. Einwilligung des Patienten (z.B. Patientenverfügung) nicht vorliegt, kann der Arzt auch ohne ausdrückliche Einwilligung des Patienten bzw. des Betreuers bzw. des Betreuungsgerichts handeln, wenn er annehmen kann, dass der Patient in den Eingriff einwilligen würde (mutmaßliche Einwilligung; Ulsenheimer 2000a, S. 693). Angehörige können zwar nicht anstelle des Patienten einwilligen, sie können aber Auskunft geben über persönliche Umstände, die auf den mutmaßlichen Willen des Patienten schließen lassen. Fehlen konkrete Anhaltspunkte, hat sich der Arzt am Leitbild des „verständigen Patienten" zu orientieren (Steffen u. Pauge 2006, RN 418).

Bei vitaler oder absoluter Indikation dürfte die mutmaßliche Einwilligung anzunehmen sein, wenn die Nichtbehandlung zu schweren Schäden führen würde („in dubio pro vita").

19.6 Vorsorgevollmacht und Patientenverfügung

Damit der Patient in Ausübung seines Selbstbestimmungsrechts eigenverantwortlich Vorsorge treffen kann, aber auch um pragmatische Lösungen im Krankenhausalltag zu ermöglichen, bietet sich die sog. Vorsorgevollmacht (Gesundheitsvollmacht; Coeppicus 1999, S. 583, Weißauer 1999, S. 209, Coeppicus 2006, RN 324ff) als „Mittel der Wahl" an, von der rechtzeitig Gebrauch gemacht werden sollte.

Nach § 1896 Abs. 2 Satz 2 BGB ist eine Betreuung nicht erforderlich und darf auch nicht angeordnet werden, wenn die Angelegenheiten eines Volljährigen durch einen von ihm Bevollmächtigten ebenso gut wie durch einen Betreuer besorgt werden können. Der Patient kann durch eigene Vorsorge, insbesondere für den Fall des Wegfalls seiner Einwilligungsfähigkeit, andere zur Regelung seiner persönlichen Angelegenheiten auch im Rahmen von Heilmaßnahmen bevollmächtigen.

Durch eine solche (schriftliche) Vorsorgevollmacht können z.B. dann auch Angehörige vom Patienten im Vorfeld eines operativen Eingriffs mit zu erwartender, umfangreicher intensivmedizinischer Folgebehandlung bevollmächtigt werden, für den Patienten bei später notwendig werdenden Intensivmaßnahmen, etwa Tracheotomie zur Langzeitbeatmung oder Kavakatheter, zu entscheiden.

Diese Vorsorgevollmacht („Gesundheitsvollmacht") wird idealerweise mit einer Patientenverfügung verbunden (s. hierzu ausführlich: nationaler Ethikrat 2005 u. 2006, Empfehlungen der Bundesärztekammer und der zentralen Ethikkommission bei der Bundesärztekammer zum Umgang mit Vorsorgevollmacht und Patientenverfügung in der ärztlichen Praxis 2007).

Mit Wirkung zum 1. September 2009 trat eine gesetzliche Regelung der Patientenverfügung durch Änderung einiger Vorschriften des Betreuungsrechtes im BGB in Kraft. Nach der gesetzlichen Regelung kann ein einwilligungsfähiger Volljähriger für den Fall seiner Einwilligungsunfähigkeit schriftlich festlegen, ob er in bestimmte, zum Zeitpunkt der Festlegung noch nicht unmittelbar bevorstehende Untersuchungen seines Gesundheitszustandes, Heilbehandlungen oder ärztliche Eingriffe einwilligt oder sie untersagt. So definiert das Gesetz die „Patientenverfügung". Es ist Aufgabe des rechtlichen Vertreters des Patienten, des Vorsorgebevollmächtigten oder des Betreuers, zu prüfen, ob die Festlegungen auf die aktuelle Lebens- und Behandlungssituation zutreffen und wenn dies der Fall ist, dem Willen des Betreuten Ausdruck und Geltung zu verschaffen. So sieht es § 1901a BGB vor.

Ausgangspunkt ist aber zunächst immer die Feststellung des Arztes, dass und welche Maßnahmen indiziert sind (siehe auch § 1901b BGB). Ist der Patient selbst in der Lage, eine valide Entscheidung zu treffen, dann erfolgt die Behandlung dem aktuell erklärten Willen des Patienten entsprechend.

Bei einem nicht mehr einwilligungsfähigen (volljährigen) Patienten benötigt der Arzt die Entscheidung des rechtlichen Vertreters – also des (Gesundheits-) Bevollmächtigten oder soweit ein solcher nicht vorhanden ist, des vom Betreuungsgericht bestellten Betreuers. Gibt es eine (schriftliche) Patientenverfügung – und ist diese nicht (formlos möglich) widerrufen worden – und „passt" die Patientenverfügung nach übereinstimmender Auffassung von rechtlichem Vertreter des Patienten (Bevollmächtigten/Betreuer) und Arzt auf die konkrete Situation, dann bindet die Patientenverfügung. Eine gerichtliche Genehmigung ist nicht erforderlich.

Trifft die Verfügung die aktuelle Lebens- und Behandlungssituation nicht, ist die Patientenverfügung nicht bindend. Vorzugehen ist nach dem mutmaßlichen Willen des Patienten.

Bei Dissens zwischen Arzt und Vertreter des Patienten ist das Betreuungsgericht einzuschalten (näher dazu: Beckmann 2009, S. 582ff; Borasio et al. 2009, S.A. 1952).

Die Rolle des Betreuungsgerichts bei der Reduzierung oder Einstellung von Behandlungsmaßnahmen bei entscheidungsunfähigen Patienten am Ende des Lebens ist Gegenstand straf- und zivilrechtlicher Entscheidungen des BGH gewesen[56]. Der BGH will in seinen jüngsten, allerdings zivilrechtlichen Entscheidungen, den Vormundschaftsrichter nur bei einem Dissens zwischen Betreuer und Ärzten einbeziehen, d.h. dann, wenn der Betreuer eine ärztlich angebotene Maßnahme ablehnt. Wie vorzugehen ist, wenn ein Vorsorgebevollmächtigter die ärztlich angebotene Maßnahme ablehnt, hat der BGH bislang nicht entscheiden müssen. Es dürfte davon auszugehen sein, dass auch in diesem Fall das Betreuungsgericht anzurufen ist.

19.7 Betreuungsverfügung

Mit einer „Betreuungsverfügung" will der betroffene Patient hingegen Einfluss auf die Person des Betreuers nehmen, der dann die Aufgabe hat, dem Willen des Patienten Geltung zu verschaffen und ihn durchzusetzen.

---

[56] BGH, MedR 1995, 72; BGH, MedR 2003, 512; BGH, NJW 2005, 2385

20 Aufklärung

Die Einwilligung ist nur dann wirksam, wenn ihr das notwendige Entscheidungswissen zugrunde liegt. Der Patient soll in der Lage sein, das Für und Wider des Eingriffs zu erfassen, seinen Willen hiernach zu bestimmen und so eine freie, selbstbestimmte Entscheidung zu treffen. Die medizinisch notwendigen Informationen hat der Arzt dem Patienten im Rahmen der sog. *Eingriffs-* oder *Selbstbestimmungsaufklärung* so zu vermitteln, dass dieser Art und Schwere der Behandlung und ihre Bedeutung sowie die Konsequenzen ihres Unterlassens für seine persönliche Situation erkennen kann. Der Patient sollte die Nutzen-Risiko-Bilanz, die der Indikationsstellung des Arztes zugrunde liegt, in großen Zügen nachvollziehen können[57] (Weißauer 1989, S. 349). Er soll, wie der ehemalige Vorsitzende des für Arzthaftungssachen zuständigen 6. Zivilsenats des BGH formulierte, eine Entscheidung über den „Austausch des Krankheitsgegen das Behandlungsrisiko" (Steffen u. Pauge 2006, RN 440) treffen können.

Wenn anstelle des Patienten gesetzliche Vertreter, z.B. Eltern, Betreuer bzw. Bevollmächtigter oder das Vormundschaftsgericht entscheiden, so sind diese aufzuklären.

Zivil- und strafrechtlich mehren sich vor allem Vorwürfe mangelhafter Eingriffsaufklärung:

- Im *Zivilprozess* erleichtert die Beweislast die Prozesschancen des Patienten, da der *Arzt* die ordnungsgemäße Aufklärung *nachweisen* muss. Die Aufklärungspflichtverletzung hat forensisch eine hohe Bedeutung. Im Zivilprozess hat sie, wenn ein Behandlungsfehler unerweislich bleibt, den Charakter eines Auffangtatbestands zulasten des Arztes bekommen[58] (Katzenmeier, in Laufs et al., 2009, V RN 71).
- Im *Strafprozess* liegt zwar die Beweislast mangelhafter Aufklärung bei der Staatsanwaltschaft bzw. beim Gericht, aber der Patient ist, anders als im Zivilverfahren, nicht Partei, sondern „Kronzeuge". Dies erleichtert den Strafverfolgungsbehörden den Nachweis einer mangelhaften Aufklärung erheblich (Ulsenheimer 1994, S. 964).

20.1 Inhalt der Aufklärung

Sieht man von speziellen Fragestellungen, z.B. den gesetzlichen Regelungen zur Bluttransfusion oder zur Arzneimittelprüfung, ab, dann gibt es keine allgemeine, gesetzliche Regelung zum Inhalt der Aufklärung. Doch hat die Pflicht zur Aufklärung Eingang in die Berufsordnungen gefunden (s. § 2 der Musterberufsordnung); es gibt auch „Empfehlungen zur Aufklärung der Krankenhauspatienten über vorgesehene ärztliche Maßnahmen" der Deutschen Krankenhausgesellschaft unter Mitwirkung der Bundesärztekammer (Deutsche Krankenhausgesellschaft 2008). Alles gründet auf die Rechtsprechung, die im Wege des sog. Richterrechts eine Fülle von Grundsätzen und Details zu den Fragen, wer wann wen und wie aufzuklären hat, herausgearbeitet hat. Die Rechtsprechung geht davon aus, dass ihre Grundsätze vom Arzt zu beachten sind.

> **Merke** Kurz gefasst ist der Patient über Wesen, Bedeutung und Tragweite der ärztlichen Maßnahmen aufzuklären; er bedarf der Information über Art und Bedeutung des Eingriffs einschließlich der Nebeneingriffe sowie über die Nebenwirkungen und Risiken, über die Heilungschancen und über die ohne den Eingriff zu erwartenden gesundheitlichen Folgen in einer laienverständlichen Sprache[59].

Bei ausländischen Patienten muss, wenn nicht sicher ist, dass sie die deutschen Erklärungen verstehen, eine *sprachkundige* Person hinzugezogen werden, denn:

---

[57] BGH, NJW 1984, 1397; BGH, NJW 1989, 1535
[58] BGH, NJW 1978, 587
[59] OLG Düsseldorf, VersR 1990, 852; OLG München, VersR 1993, 1488

» ... der aufklärungspflichtige Arzt hat – notfalls durch Beiziehung eines Sprachmittlers – sicher zu stellen, dass der ausländische Patient der Aufklärung sprachlich folgen kann[60]. «

Unter Umständen soll auch eine Aufklärung durch Zeichensprache und Zeichnungen genügen können, meint jedenfalls das OLG Nürnberg[61]. Das Honorar eines evtl. erforderlichen Dolmetschers soll indessen nicht zulasten der gesetzlichen Krankenversicherung erstattet werden können[62].

Bei den Aufklärungspflichten lassen sich grob unterscheiden:
- Verlaufsaufklärung
- Alternativaufklärung
- Risikoaufklärung

20.1.1 Verlaufsaufklärung

Über den Ablauf des geplanten operativen oder diagnostischen Eingriffs, seine Erfolgsaussichten[63], das dazu erforderliche Anästhesieverfahren und die jeweiligen Nebeneingriffe ist der Patient zu unterrichten. Er soll über Art, Umfang und Durchführung des Eingriffs orientiert sein. Er soll wissen, wie seine Behandlung bzw. Krankheit mit und ohne Behandlung voraussichtlich verläuft, ohne dass alle Einzelheiten dargestellt werden müssen, wenn der Patient auch ohne sie hinreichend informiert ist.

20.1.2 Alternativaufklärung

Es gilt das Prinzip der Nichteinmischung des Rechtes in die medizinischen Fachfragen, sodass dem Arzt im Rahmen der Methoden- und Therapiefreiheit die Wahl der Maßnahmen grundsätzlich freisteht. Wenn im konkreten Fall aber mehrere gleich indizierte Maßnahmen mit *unterschiedlicher Belastung* und *unterschiedlichen Risiken* ernsthaft zur Auswahl stehen, ist der Arzt gleichwohl verpflichtet, den Patienten über die Alternativen zu informieren. Gesteigerte Aufklärungspflichten bestehen auch dann, wenn die Methode des Arztes nicht die der Wahl ist.

20.1.3 Neulandmethoden

Solange bewährte und mit vergleichsweise geringen Risiken behaftete Diagnose- und Behandlungsmethoden im eigenen Haus zur Verfügung stehen, wird der Arzt den Patienten ungefragt nicht über andere, neuartige Methoden unterrichten müssen, es sei denn, der Patient ist wegen seines speziellen Leidens zweckmäßiger und besser in Spezialkliniken oder besser ausgestatteten Häusern zu untersuchen und zu behandeln[64]. Es besteht keine Pflicht, darüber aufzuklären, dass in einem Haus der Grund- und Regelversorgung die Behandlungsbedingungen unter Umständen weniger optimal sind als in einer Universitätsklinik, dass nicht mit den modernsten Methoden behandelt werden kann, dass ein Nachbarkrankenhaus eventuell modernere Apparate hat[65], es sei denn, dass das Risiko durch die Wahl anderer, optimalerer Behandlungsbedingungen deutlich kleiner gehalten werden kann[66].

Setzt der Arzt hingegen Neulandverfahren ein, die (noch) nicht dem Standard entsprechen, muss er den Patienten darüber und über die Gefahr, dass unbekannte Risiken nicht auszuschließen sind, informieren[67]; ungefragt muss er dem Patienten aber alternative, noch in Erprobung befindliche Verfahren nicht nachweisen (Steffen u. Pauge 2006, RN 388), solange es eine ausreichende „Standardtherapie" gibt.

Merke Werden Medikamente über das Indikationsgebiet, für das sie zugelassen sind, hinaus eingesetzt – dies ist arzneimittel- und haftungsrechtlich zulässig – so ist der Patient vorsorglich darauf hinzuweisen[68] (s. hierzu Weißauer u. Biermann 1998, 609).

20.1.4 Risikoaufklärung

Die Risikoaufklärung ist medizinisch und forensisch von größter Bedeutung. Zwar behauptet die Rechtsprechung, es genüge eine Aufklärung des Patienten über die wesentlichen Risiken des Eingriffs im „Großen und Ganzen", es soll genügen, wenn

---

[60] KG, Urt. v. 08.05.2008, VersR 2008, 1649
[61] OLG Nürnberg, VersR 1996, 1372
[62] BSG, NJW 1996, 806f; anders BVerwG, NJW 1996, 3092ff für den Bereich der Sozialhilfe
[63] BGH, VersR 1992, 358
[64] BGH, NJW 1984, 1810
[65] BGH, NJW 1988, 763; BGH, NJW 1988, 2302
[66] BGH, NJW 1978, 2337; BGH, NJW 1989, 2312
[67] BGH („Robodoc"), MedR 2006, 650
[68] „Surgibone-Urteil", MedR 1996, 22

dem Patienten die „Stoßrichtung" verdeutlicht wird[69]. Anlässlich der operativen Entfernung der Gebärmutter und eines Eierstocks urteilte das OLG Oldenburg[70], entscheidend sei, „dass der Patientin eine Grundaufklärung zuteil wird, die ihr einen zutreffenden Eindruck von der Schwere des Eingriffs und von der Art der Belastungen vermittelt, die für ihre Lebensführung auf sie zukommen können". Der BGH[71]:

> ... Zwar ist es richtig, dass nach der Rechtsprechung des Senates der Patient ‚nur im Großen und Ganzen' über die Chancen und Risiken der Behandlung aufgeklärt werden muss. Nicht erforderlich ist die exakte medizinische Beschreibung der in Betracht kommenden Risiken... Dem Patienten muss aber eine allgemeine Vorstellung von dem Ausmaß der mit dem Eingriff verbundenen Gefahren vermittelt werden... «

Merke Im Allgemeinen ist Vorsicht geboten: Die Rechtsprechung hat eine so weitreichende und differenzierte Kasuistik entwickelt, die die Einschränkung, es genüge eine Information in groben Zügen, relativiert.

Anders als bei den Behandlungsfehlern haftet der Arzt bei Aufklärungsmängeln für Risiken, die bei Einhaltung der Leistungs- und Sorgfaltsstandards der Fachgebiete nicht sicher beherrschbar sind, in die der Patient aber mangels Kenntnis nicht wirksam eingewilligt hat. Dabei haftet der Arzt für *alle* Folgen des Eingriffs, in den der Patient nicht wirksam eingewilligt hat, unter Umständen auch dann, wenn sich nicht das verschwiegene, sondern ein anderes, selbst ein nicht aufklärungspflichtiges Risiko verwirklicht hat[72]. So driftet die Haftung für Aufklärungsmängel in eine Art verschuldensunabhängige „Gefährdungshaftung" ab.

Merke Nicht aufzuklären ist über das Risiko der Fehlbehandlung und deren Folgen. Hier handelt es sich um zumindest in der Theorie „beherrschbare Risiken"; verlangt wird die Einhaltung der gebotenen Sorgfalt – die Aufklärung über Behandlungsfehler entlastet den Arzt nicht.

20.1.5 Umfang der Aufklärung

Zwei Grundsätze sind wichtig: Zum einen unterscheidet die Rechtsprechung zwischen den allgemeinen und den eingriffsspezifischen, typischen Risiken, zum anderen hängt der Umfang der Risikoaufklärung von der Notwendigkeit und Dringlichkeit des Eingriffs ab.

■ Allgemeine Risiken

Die Rechtsprechung geht davon aus, dass der Patient bei größeren Eingriffen, insbesondere Operationen, allgemeine Risiken in Rechnung stellt, die der Aufklärung nicht bedürfen. Wundinfektionen, Narbenbrüche, Embolien, Thrombosen – hier aber wieder eingeschränkt, wenn bei den Eingriffen besondere Thromboserisiken bestehen – werden gemeinhin zu den allgemeinen Risiken gezählt[73], ebenso wie die Gefahr einer Nachblutung, einer Infektion oder eines Narbenbruchs.

■ Eingriffsspezifische, typische Risiken

Strenger sind die Anforderungen der Rechtsprechung an die Aufklärungspflicht über die eingriffsspezifischen, typischen Risiken, die dem Patienten unbekannt sind und die, falls sie sich verwirklichen, den Patienten in seiner Lebensführung nachhaltig beeinträchtigen, selbst wenn sie extrem selten sind. Es ist dabei

> ... auch über sehr seltene Risiken aufzuklären, die im Fall ihrer Verwirklichung die Lebensführung schwer belasten und trotz ihrer Seltenheit für den Eingriff spezifisch, für den Laien aber überraschend sind....[74] «

Nicht nur die konkrete Behandlungsmaßnahme bestimmt das Maß der Aufklärung, sondern auch die berufliche und private Lebensführung des Patienten und seine erkennbaren Entscheidungspräferenzen (patientenbezogene Aufklärung; Steffen u. Pauge 2006, RN 330); d.h. eventuelle „Sonderinteressen" sind zu berücksichtigen.

Bei der Aufklärung des Patienten hat der Arzt jedoch nicht nur den juristischen Ansprüchen ge-

---

[69] BGH, NJW 1991, 2346
[70] AHRS 4475/103
[71] BGH, Urt. v. 14.03.2006, VersR 2006, 838 (839)
[72] vgl. BGH, NJW 1989, 1533; BGH, NJW 1991, 2346, OLG Brandenburg, VersR 2000, 1283
[73] vgl. BGH, NJW 1974, 1422; BGH, NJW 1980, 633; BGH, NJW 1986, 780; BGH, NJW 1989, 1533
[74] BGH, Urt. v. 14.03.2006, VersR 2006, 838 (839)

recht zu werden, sondern auch die Aufgabe, den Patienten zu dem aus medizinischer Sicht richtigen Entschluss hinzuführen, ihn zu überzeugen, ohne ihn zu überreden, denn der Patient erwartet vom Arzt Orientierung, Rat und Hilfe neben der bloßen Information (Laufs 2002, § 63 RN 7). Deshalb sollten die Risiken, über die aufzuklären ist, ins Verhältnis zu den Vorteilen gesetzt werden, die man sich von der Behandlung verspricht, und zu den Folgen der Nichtbehandlung. Allerdings dürfen die Risiken nicht verharmlost werden.

■ Keine Begrenzung durch Frequenzstatistiken

Die Entscheidung des BGH zur Aufklärungspflicht über die Risiken der Fremdbluttransfusion[75], speziell über das HIV-Risiko, das mit einer Frequenz von 1:300000 bzw. 1:1 oder 3 Mio. angegeben wird, macht deutlich, dass auch über seltene und seltenste, aber schwer wiegende Risiken sogar eines Neben- und Folgeeingriffs aufzuklären ist.

Ein weiteres Beispiel aus der Rechtsprechung: Nach dem BGH[76] hat ein Impfarzt, der eine Polioimpfung mit Lebendviren vorgenommen hat, die Pflicht, über mögliche Gefahren der Ansteckung im Kontakt mit dem geimpften Kind aufzuklären, selbst wenn dieses Risiko bei 1:15 Mio. liegen soll.

Praxistipps Unter dem Aspekt des Risikomanagements hier der Rat, wegen der Unsicherheit der Grenzen in der Rechtsprechung bei den methodenspezifischen Risiken mit der Aufklärung nicht restriktiv zu verfahren, es sei denn, der Patient verzichtet auf nähere Aufklärung.

Risikostatistiken, also Frequenzdichten, helfen bei der Abgrenzung zwischen aufklärungsbedürftigen und nicht aufklärungsbedürftigen Risiken nicht, wie die Rechtsprechungsbeispiele zeigen. „Statistischen Risikowerten" kommt bei der Frage, *ob* ein Patient aufzuklären ist, der nicht auf nähere Aufklärung verzichtet hat, nur ein „vergleichsweise geringer Wert"[77] zu. Es kommt darauf an, ob es sich um ein schwer wiegendes Risiko handelt, das dem Patienten unbekannt ist. Dann ist darüber aufzuklären, mag es auch extrem selten sein. Dabei macht die Rechtsprechung keinen Unterschied, ob es sich um Risiken des Haupt- oder um die eines Neben- und/oder Folgeeingriffs handelt. Bei der Frage, *wie* der Patient aufzuklären, zu informieren und zu beraten ist, spielt die Frequenzdichte allerdings eine große Rolle. Im Rahmen der Darstellung des erhofften Nutzens anhand der Nutzen-Risiko-Abwägung hat die Gewichtung des Risikos für die Entscheidung des Patienten eine erhebliche Bedeutung; der Arzt soll, ohne die Risiken zu verharmlosen, dem Patienten bei der Abwägung des Für und Wider helfen.

■ Aufklärungsintensität und Dringlichkeit des Eingriffs

Auch die vitale und/oder dringende Indikation lässt die Aufklärung nicht entfallen, diese Umstände können aber die Eindringlichkeit und die Genauigkeit der Aufklärung einschränken[78]. So steht der *Umfang der Risikoaufklärung* im *umgekehrten Verhältnis* zur Dringlichkeit. Je dringlicher ein Eingriff ist, desto geringer werden die Anforderungen an die Risikoaufklärung: Ist ein sofortiger Eingriff zur Lebensrettung geboten, wird sich die Risikoaufklärung auf null reduzieren. Hat der Arzt einen vital bedrohten Patienten vor sich, der unverzüglich versorgt werden muss, so „braucht der Arzt mit der Einwilligung nicht viel Umstände machen"[79].

Nach dem OLG München[80] ist bei der Aufklärung auch

>> ... den medizinischen Erfordernissen Rechnung zu tragen. Bei dringlichen Operationen wird der Patient regelmäßig ein weitaus höheres Interesse an einer umgehenden Durchführung des Eingriffes haben als an der Einhaltung einer normalen Bedenkzeit von mindestens 24 Stunden. In der Rechtsprechung anerkannt ist deshalb, dass bei Notfällen und Sonderlagen eine Aufklärung am Tag vor der Operation nicht verlangt werden kann... Je nach den Umständen des Einzelfalles ist vielmehr ein deutlich kürzerer Zeitraum zwischen der Risikoaufklärung der Durchführung des Eingriffes zulässig... Denn eine Notfalloperation, bei der aus medizinischen Gründen eine kürzere Zeitspanne zwischen Aufklärung und Eingriff hingenommen werden muss, kann nicht nur dann angenommen werden, wenn eine Verzögerung der Operation mit großer Wahrscheinlichkeit

---

[75] BGH, NJW 1992, 743
[76] BGH, MedR 1995, 25
[77] BGH, NJW 2000, 1784
[78] BGH, NJW 1980, 1333; BGH, NJW 1984, 1397
[79] BGHSt 12, 382ff; s. auch BGH, NJW 1984, 1397
[80] Urt. v. 21.09.2006, MedR 2007, 601

zum Tode des Patienten führt. Sind bei einer Verschiebung des Eingriffes auf den nachfolgenden Tag gewichtige, unter Umständen sogar lebensbedrohliche Komplikationen zu befürchten, muss der Patient die Möglichkeit haben, sich für einen umgehenden Eingriff zu entscheiden. Es kann nicht angehen, dass ein Patient, der unverzüglich operiert werden kann und will, das Risiko einer nachhaltigen Verschlechterung seines Zustandes in Kauf nehmen muss, damit ihm ein Tag Bedenkzeit zur Verfügung steht. Auch kann es nicht Aufgabe des Arztes sein, dem Patienten die Dringlichkeit eines Eingriffes zu erläutern, damit dieser eine eigenverantwortliche Entscheidung treffen kann, ohne anschließend dem Wunsch des Patienten und dem medizinisch Gebotenen Rechnung tragen zu können... Welcher Zeitraum zwischen Aufklärung und Durchführung der Operation liegen muss, hängt somit davon ab, wie dringlich der anstehende Eingriff ist. Verschlechtern sich die Heilungschancen eines Patienten deutlich oder besteht... die Gefahr gewichtiger Komplikationen, kann und muss der Arzt (in Rücksprache mit dem Patienten) den Eingriff unverzüglich vornehmen. Unter Umständen riskiert der Arzt sogar den Vorwurf eines groben Behandlungsfehlers, wenn er die Operation erst am Folgetage durchführt und sich zwischenzeitlich die genannten Risiken verwirklichen.... **«**

Beispiel aus der Rechtsprechung

■ **Fall 1**
Aufklärung über schwer wiegende Nebenwirkungen eines Medikaments[81]

Sachverhalt.
Das LG Aachen hatte sich mit dem Fall einer Patientin zu beschäftigen, die an einer diffusen Peritonitis mit Sepsis litt. Zur medikamentösen Behandlung der Sepsis wurde sie u.a. mit dem Präparat Gernebcin behandelt. Aufgeklärt, insbesondere über die möglich hörschädigende Wirkung des Antibiotikums, wurde die Patientin nicht.

Vor dem Hintergrund einer Entscheidung des BGH[82], wonach der Patient auch über mögliche schwer wiegende Nebenwirkungen eines Medikaments ärztlicherseits aufzuklären ist und nicht allein auf die „Packungsbeilage" verwiesen werden darf, klagt die Patientin gegen das Krankenhaus.

Das LG weist die Klage ab, weil „in der konkreten Behandlungssituation eine entsprechende Aufklärungspflicht der Ärzte" des Krankenhauses nicht bestand, und führt dazu aus:

» Der Sachverständige hat hierzu in tatsächlicher Hinsicht plausibel und nachvollziehbar ausgeführt, dass die Kl. (Klägerin=Patientin, Anm. d. Verf.) auf Grund ihrer lebensgefährlichen Erkrankung und ihrer Behandlung auf der Intensivstation zwar nicht – wie die Bekl. (Beklagte=Krankenhaus, Anm. d. Verf.) behauptet hat – bewusstlos war, wohl aber in einem Zustand, der unter dem Gesichtspunkt ihrer kognitiven Fähigkeiten eine wirksame Aufklärung und Einwilligung ausschloss. Insbesondere aber hat der Sachverständige auch nachvollziehbar dargelegt, dass es in der klinischen Praxis nicht möglich ist, sämtliche Patienten auf der Intensivstation in lebensbedrohlichen Situationen vor der Gabe eines jeden in einer solchen Situation verabreichten hochwirksamen Medikamentes über dessen mögliche Nebenwirkungen aufzuklären. Auch aus Sicht der Kammer kann und darf sich die ärztliche Aufklärung in einer derartigen Situation darauf beschränken, de[m] Patienten bestmöglich die Bedrohlichkeit seiner Erkrankung zu verdeutlichen und gegebenenfalls darauf hinzuweisen, dass eine Behandlung mit hochwirksamen – und dementsprechend auch mit einem erheblichen Nebenwirkungspotential behafteten – Medikamenten erforderlich ist; auch eine derartige Aufklärung setzt aber voraus, dass der Patient im Zeitpunkt der Aufklärung in Anbetracht seines Gesundheitszustandes überhaupt in der Lage ist, einem derartigen Aufklärungsgespräch zu folgen; eben dies war nach den weiteren Feststellungen des Sachverständigen, denen die Kammer auch insoweit folgt, bei der Kl. im Zeitpunkt der Verabreichung des Präparates Gernebcin aber gerade nicht der Fall. In Anbetracht dieser Gesamtsituation wertet es die Kammer deshalb nicht als Verletzung der Aufklärungspflicht, dass eine Aufklärung der Kl. über die möglichen Nebenwirkungen des Medikaments Gernebcin vor dessen medizinisch dringlich indizierter Gabe unterblieben ist. **«**

> **Merke** Umgekehrt gilt: Je weniger dringend der Eingriff, umso umfassender die Information, insbesondere bei diagnostischen Eingriffen, soweit sie nicht unerlässliche Voraussetzung eines dringend indizierten therapeutischen Eingriffs sind[83]. Strengste Aufklärungspflichten bestehen bei reinen plastisch-

---

[81] LG Aachen, Urt. v. 26.10.2005, MedR 2006, 361
[82] BGH, NJW 2005, 1716
[83] BGH, VersR 1979, 720

ästhetischen Eingriffen ohne therapeutischen Eigenwert[84].

20.2 Kausalität des Aufklärungsfehlers

Aufklärungsmängel führen zur Haftung, wenn deren Kausalität für die Einwilligung und damit für die Durchführung der Behandlung des Patienten feststeht (zu weit geht hier aber das OLG Jena, NJW 1998, 586, das die Kausalität eines Aufklärungsmangels für die Entscheidung des Patienten verneint und trotzdem dem Patienten Schmerzensgeld zubilligt). Schaden ist schon die nicht gebilligte, wenn auch erfolgreiche ärztliche Behandlung („Reduzierung der Entscheidungsgrundlage", Persönlichkeitsverletzung); erst recht liegt ein Schaden bei echten gesundheitlichen Einbußen durch die Behandlung vor.

Der Arzt kann sich damit verteidigen, dass der Patient bei ordnungsgemäßer Aufklärung ebenfalls in den Eingriff eingewilligt hätte. Doch da der Arzt sich auf einen Rechtfertigungsgrund beruft, trifft ihn dafür die Beweislast. Früher ließ die Rechtsprechung die Behauptung des Patienten, er hätte den Eingriff nach ordnungsgemäßer Aufklärung über das unbekannte Risiko abgelehnt, nicht ohne Weiteres gelten: Wäre die Ablehnung der Behandlung medizinisch unvernünftig oder bestanden bei Nichtbehandlung gleichartige Risiken mit höherer Komplikationsdichte, so musste der Patient plausible, nachvollziehbare Gründe dafür vorbringen, dass er auch bei gehöriger Aufklärung die Einwilligung in die Behandlung verweigert hätte[85]. Nach neuerer Rechtsprechung genügt es jedoch, wenn der Patient plausibel darlegen kann, dass er im Fall ordnungsgemäßer Aufklärung in einen *Entscheidungskonflikt* geraten wäre; er muss nicht vortragen, wie er sich konkret entschieden hätte[86].

Hierin liegt aber gleichwohl eine Chance im Arzthaftungsprozess: Wurde dem Patienten das schwerste Risiko verdeutlicht, ein Hinweis auf ein leichteres Risiko aber vergessen, so ist die Aufklärung zwar unvollständig, die Einwilligung des Patienten nach Auffassung der Rechtsprechung deshalb unter Umständen unwirksam. Bei der Frage, wie sich der Aufklärungsfehler auf die Entscheidung des Patienten ausgewirkt hat, wird es der Patient aber schwer haben, plausibel darzulegen, warum er das schwerere Risiko inkauf nahm, bei Erwähnung der geringeren Risikos jedoch in einen Entscheidungskonflikt geraten wäre.

Allerdings hat der BGH[87] ausgeführt:

》 Auch ein gegenüber dem Hauptrisiko weniger schweres Risiko ist... aufzuklären, wenn dieses dem Eingriff spezifisch anhaftet, es für den Laien überraschend ist und durch die Verwirklichung des Risikos die Lebensführung des Patienten schwer belastet würde. 《

Im konkreten Fall war ein Hinweis auf das Risiko der Querschnittlähmung gegeben worden. Es fehlten jedoch Hinweise auf die Risiken der Falschgelenkbildung. Dazu der BGH:

》 Der Hinweis auf das Risiko der Querschnittslähmung, das über dies von den beteiligten Ärzten als äußerst gering dargestellt worden war, vermochte kein realistisches Bild davon zu vermitteln, welche sonstigen Folgen die Verwirklichung der weiteren Risiken der Operation für die künftige Lebensgestaltung der Klägerin mit sich bringen konnte. Bei dieser Sachlage führt die fehlerhafte Aufklärung grundsätzlich zur Haftung des Beklagten für die Folgen des ohne wirksame Einwilligung durchgeführten Eingriffes. 《

Denkbar ist der Einwand des Arztes, der Patient hätte denselben Schaden auch erlitten, wenn er seine Einwilligung verweigert und der Eingriff unterblieben wäre. Dies muss der Arzt jedoch beweisen (Tempel 1980, S. 609, s. auch Weißauer u. Hirsch 1983, S. 41).

20.3 Der wissende Patient

Einen bereits aufgeklärten oder sonst informierten Patienten braucht der Arzt nicht mehr oder nicht noch einmal aufzuklären. Woher der Patient das notwendige Wissen hat, ist unerheblich. Auch eigene berufliche Kenntnisse des Patienten können die Aufklärungspflicht einschränken oder entfallen lassen (Arzt als Patient)[88]. Hat der Patient aus vorangegangenen Eingriffen hinreichende Kenntnisse, muss die Aufklärung nicht jedes Mal wiederholt

---

[84] BGH, MedR 1991, 85
[85] BGH, MedR 1991, 200
[86] BGH, VersR 1992, 960
[87] Urt. v. 10.10.2006, MedR 2008, 289
[88] OLG Hamm, VersR 1998, 322

werden[89]. So hat z.B. das OLG Köln[90] im Ergebnis festgestellt, dass ein Patient vor der Durchführung weiterer gleichartiger Eingriffe keiner erneuten Aufklärung über die damit verbundenen Risiken bedarf, wenn er bereits zu einem früheren Zeitpunkt aufgeklärt worden ist und sich dieser Aufklärung noch bewusst ist („Dauerwirkung der Aufklärung").

Praxistipps Auch wenn sich die Rechtsprechung noch nicht ausdrücklich zu einem „Verfallsdatum" der Aufklärung geäußert hat, sollte der Arzt sich aus Gründen äußerster Vorsicht bei einer länger zurückliegenden Aufklärung des Patienten davon überzeugen, dass diesem die Aufklärung noch im Bewusstsein ist. Denn den Arzt trifft stets die Pflicht, sich von der (ausreichenden) Vorinformiertheit zu überzeugen, falls Umstände auf eine solche hindeuten (Laufs 2002, § 64 RN 16).

20.4 Zeitpunkt der Aufklärung

Nach der Rechtsprechung ist der Patient so früh wie möglich zu informieren; es soll ihm genügend Zeit bleiben, das Für und Wider des Eingriffs abzuwägen und sich ggf. noch mit Angehörigen bzw. seinem Hausarzt zu besprechen. Art und Schwere des Eingriffs können Einfluss auf den Zeitpunkt der Aufklärung haben. Werden die nachstehend beschriebenen zeitlichen Vorgaben der Rechtsprechung nicht eingehalten, droht die Gefahr, dass sich der Patient bei späterer Aufklärung mit Erfolg darauf beruft, seine Entscheidungsfreiheit sei nicht gewahrt worden[91].

Die Faustregel, dass zwischen Aufklärung und operativem Eingriff mindestens 1 Nacht liegen sollte, ist vom BGH in Entscheidungen, in denen er zwischen der stationären und der ambulanten Durchführung unterscheidet, präzisiert worden (Biermann u. Weis 2001 u. 2008, S. 353).

20.4.1 Stationäre Eingriffe

Mit Rücksicht darauf, dass der stationär untergebrachte Patient unter Umständen durch seine Eingliederung in den Krankenhausbetrieb und die begonnenen organisatorischen Vorbereitungen eine „psychische Schranke"[92] aufgebaut hat, die seine freie Entscheidung beeinflussen könnte, verlangt der BGH, dass über den *operativen Eingriff* spätestens am Vor*tag* aufzuklären ist[93]. Organisatorische Schwierigkeiten können die „*Aufklärung auf der Bahre*" (Originalzitat) nicht entschuldigen[94] (Steffen u. Pauge 2006, RN 409). Dass zwischen Aufklärung und Eingriff mindestens 24 h liegen müssen (diesen Zeitraum erwähnt das OLG Hamm, AHRS 5400/307), sagt der BGH in dem vorstehend angesprochenen Urteil zum Zeitpunkt der Aufklärung bei stationären Eingriffen nicht ausdrücklich.

In demselben Urteil hält der BGH eine Aufklärung über die *Anästhesie* noch am Vorabend des Eingriffs für ausreichend, da der Patient dann in der Regel noch in der Lage sein wird, normale Narkoserisiken abzuschätzen und zwischen den unterschiedlichen Risiken ihm alternativ vorgeschlagener Narkoseverfahren abzuwägen, es sei denn, das Anästhesierisiko stellt das eigentliche Eingriffsrisiko dar. Auch deshalb legt die Vereinbarung zwischen dem BDA und dem BDC über die Zusammenarbeit bei der operativen Patientenversorgung (1982, S. 403–405) unter Ziffer 1.4 fest, dass das Operationsprogramm des nächsten Tages dem Anästhesisten spätestens am frühen Nachmittag vorliegen soll.

20.4.2 Ambulant- und stationärdiagnostische Eingriffe

Bei ambulanten Eingriffen macht der BGH[95] Zugeständnisse: Er sieht die Einwilligung und ihr vorausgegangen die Aufklärung auch noch am Tag des Eingriffs jedenfalls bei *normalen*, nicht schwer wiegenden operativen Eingriffen noch als rechtzeitig an. Auch dann muss dem Patienten noch ausreichend Zeit zur Abwägung verbleiben und ihm muss vermittelt werden, dass die Einwilligung von ihm nicht nur als reine Formalie erwartet wird. Die Aufklärung über die Anästhesie spricht der BGH in diesem Urteil nicht ausdrücklich an, man kann aber davon ausgehen, dass die Aufklärung über die Anästhesie am Eingriffstag selbst bei schwereren operativen Eingriffen erfolgen kann, über die der Operateur rechtzeitig, also spätestens am Vortag, aufge-

---

[89] BGH, NJW 1973, 556; OLG Frankfurt/Main, AHRS 5110/301
[90] Beschluss v. 21.07.2003, MedR 2004, 567
[91] BGH, NJW 1992, 2354
[92] OLG Köln, MedR 1992, 40
[93] BGH, NJW 1992, 2351
[94] BGH, AHRS 5400/6
[95] BGH, NJW 1994, 3309

klärt hat. Anders auch hier, wenn ein über das bei ambulanten Eingriffen normale Maß hinaus erhöhtes Risiko vorliegt (s. hierzu genauer: Biermann u. Weißauer 1994, S. 359).

Findet sich eine Patientin fest entschlossen zu einem ambulanten Schwangerschaftsabbruch und einer ambulanten Sterilisierung – nach vorangegangener Beratung durch die Schwangerschaftsberatungsstelle – zu dem vereinbarten Termin in der Praxis des Operateurs ein, dann ist nach dem OLG Bremen[96] die dem Eingriff ca. 20 min vorausgehende Aufklärung noch rechtzeitig. Bei der Entscheidung spielte jedoch eine wesentliche Rolle, dass die Patientin durch die Beratungsstelle schon vorinformiert, zum Eingriff fest entschlossen war und vor dem Aufklärungsgespräch keine „Medikamente zur Beruhigung oder sonstigen Vorbereitung der Operation erhalten" hatte. Außerdem war die Patientin nicht allein, sondern hatte Beistand durch ihre anwesende Schwester.

Im Übrigen ist aber auch der *ausdrückliche Wunsch* des Patienten nach Durchführung des Eingriffs zu berücksichtigen[97]. Es kann einem Arzt nicht zugemutet werden, „einen zu dem Eingriff nach freier Willensbildung entschlossenen Patienten gegen seinen Willen wegzuschicken, nur um einen abstrakten Zeitraum einzuhalten", so jedenfalls das OLG Oldenburg[98].

Allerdings muss in jedem Fall sichergestellt sein, dass die Aufklärung bei Einholung der Einwilligung nicht „erst so unmittelbar vor dem Eingriff erfolgt, dass der Patient unter dem Eindruck steht, sich nicht mehr aus einem bereits in Gang gesetzten Geschehensablauf lösen zu können (z.B. Aufklärung unmittelbar vor der Tür zum Operationssaal)"[99]. Müßig zu erwähnen, dass eine Aufklärung über die Katheterangiografie im Operationssaal vom OLG Hamm[100] für verspätet und die Einwilligung als unwirksam angesehen wurde. Auch die Tatsache, dass ein Patient schon mehrere Tage vor dem Eingriff eine „Einwilligungserklärung" – einen Aufklärungsbogen – erhielt, änderte nichts daran, dass der BGH[101] die Unterzeichnung dieser Einwilligungserklärung auf dem Weg zum Operationssaal „nach Verabreichung einer Beruhigungsspritze" als nicht mehr zeitgerecht ansah und in dem gut gemeinten Hinweis des Arztes, „dass man die Operation andernfalls auch unterlassen könne", quasi eine Nötigung des Patienten sah, der dadurch „massiv eingeschüchtert und in der Entscheidungsfreiheit beeinträchtigt worden" sei.

20.5 Wer klärt auf?

Nach der Rechtsprechung ist die Aufklärung eine ärztliche Aufgabe, die nicht an das Pflegepersonal delegiert werden kann.

20.5.1 Organisation der Aufklärung innerhalb der Fachabteilung

Es muss nicht notwendigerweise der Arzt aufklären, der am nächsten Tag die Anästhesie oder den operativen Eingriff durchführt. Es muss aber sichergestellt sein, dass der Arzt, der aufklärt, die Methoden, Techniken und Verfahren kennt, mögliche Alternativen mit dem Patienten erörtern und dessen Fragen ausreichend beantworten kann. Auch im Rahmen der Aufklärung gilt der sog. „Facharztstandard".

Eine Delegation der Aufklärung ist möglich. Jedoch stellt der BGH hohe Anforderungen an die Organisation der Aufklärung innerhalb einer Fachabteilung, die im Zweifel vom in Anspruch genommenen Chefarzt in einem zivilen Haftungsprozess oder auch in einem Strafverfahren nachzuweisen sind[102] (Ellenbogen 2008, S. 32).

>> Wenn der behandelnde Arzt entschuldbar eine wirksame Einwilligung des Patienten angenommen hat, kann zwar seine Haftung für nachteilige Folgen der Behandlung nicht wegen fehlender Rechtswidrigkeit seines Verhaltens, möglicherweise aber mangels Verschulden entfallen… Voraussetzung dafür ist, dass der Irrtum des Behandlers nicht auf Fahrlässigkeit… beruht. Diese wird bei einer Übertragung der Aufklärung auf einen anderen Arzt nur dann zu verneinen sein, wenn der nicht selbst aufklärende Arzt durch geeignete organisatorische Maßnahmen und Kontrollen sichergestellt hat, dass eine ordnungsgemäße Aufklärung durch den damit betrauten Arzt gewährleistet ist… Da dem behandelnden Arzt die Aufklärung des Patienten als eigene ärztliche Aufgabe obliegt, die darauf gerichtet ist, die Einwilligung des

---

[96] VersR 1999, 1370
[97] OLG Düsseldorf, Arztrecht 1997, 5
[98] OLG Oldenburg, VersR 1998, 769
[99] BGH, NJW 2000, 1784, 1787; BGH, NJW 1994, 3009
[100] OLG Hamm, AHRS 5400/6
[101] BGH, NJW 1998, 1784

[102] BGH, Urt. v. 07.11.2006, MedR 2007, 169

Patienten als Voraussetzung einer rechtmäßigen Behandlung zu erlangen, muss er bei Übertragung dieser Aufgabe auf einen anderen Arzt deren ordnungsgemäße Erfüllung sicherstellen und im Arzthaftungsprozess darlegen, was er hierfür getan hat. Dazu gehört die Angabe, ob er sich etwa in einem Gespräch mit dem Patienten über dessen ordnungsgemäße Aufklärung und/oder durch einen Blick in die Krankenakte vom Vorhandensein einer von Patient und aufklärendem Arzt unterzeichneten Einverständniserklärung vergewissert hat, dass eine für einen medizinischen Laien verständliche Aufklärung unter Hinweis auf die spezifischen Risiken des vorgesehenen Eingriffs erfolgt ist.

… Dies muss erst recht gelten, wenn der Operator als Chefarzt Vorgesetzter des aufklärenden Arztes und diesem gegenüber überwachungspflichtig und weisungsberechtigt ist. Zu den Pflichten eines Chefarztes gehört es nämlich, für eine ordnungsgemäße Aufklärung des Patienten seiner Klinik zu sorgen… Hat er im Rahmen seiner Organisationspflicht die Aufklärung einem nachgeordneten Arzt übertragen, darf er sich auf deren ordnungsgemäße Durchführung und insbesondere die Vollständigkeit der Aufklärung nur dann verlassen, wenn er hierfür ausreichende Anweisungen erteilt hat, die er gegebenenfalls im Arzthaftungsprozess darlegen muss. Dazu gehört zum einen die Angabe, welche Maßnahmen organisatorischer Art er getroffen hat, um eine ordnungsgemäße Aufklärung durch den nichtoperierenden Arzt sicherzustellen, und zum anderen die Darlegung, ob und gegebenenfalls welche Maßnahmen er ergriffen hat, um die ordnungsgemäße Umsetzung der von ihm erteilten Aufklärungsanweisungen zu überwachen… Zwar mag es nicht grundsätzlich geboten sein, dass bei schwierigen und seltenen Eingriffen die Risikoaufklärung nur von dem Operator selbst vorgenommen wird…, doch ist es erforderlich, dass für solche Eingriffe entweder eine spezielle Aufklärungsanweisung existiert oder jedenfalls gewährleistet ist, dass sich der Operator auf andere Weise wie z. B. in einem Vorgespräch mit dem aufklärenden Arzt vergewissert, dass dieser den Eingriff in seiner Gesamtheit erfasst hat und dem Patienten die erforderlichen Entscheidungshilfen im Rahmen der Aufklärung geben kann… Nur wenn eine solchermaßen zureichende Organisation der Aufklärung sichergestellt ist und überwacht wird, darf sich der Chefarzt darauf verlassen, dass der aufklärende Arzt sich an die allgemein oder im Einzelgespräch erteilten Organisationsanweisungen hält. «

Nur dann gilt innerhalb der Fachabteilung der Vertrauensgrundsatz. Nur dann darf derjenige Arzt, der am nächsten Tag den Eingriff durchführt, ohne den Patienten voruntersucht und aufgeklärt zu haben, darauf vertrauen, dass der Patient durch seinen Kollegen ordnungsgemäß aufgeklärt wurde, es sei denn, das Gegenteil ist erkennbar.

Dies war im Urteil des OLG Karlsruhe[103] der Fall. Die Leitsätze des Urteils lauten:

» Hat der operierende Arzt die Aufklärung des Patienten dem Stationsarzt überlassen, so haftet er für dessen unvollständige Risikoaufklärung eines türkischen Patienten, wenn ihm bekannt sein musste, dass bei türkischen nicht deutsch sprechenden Patienten die ärztliche Aufklärung nicht immer ausreichend erfolgte… Die gleiche Verantwortung trifft den Oberarzt, der bei der vom Assistenzarzt durchgeführten Operation assistiert. «

Das OLG Karlsruhe ließ den operierenden Assistenzarzt und den bei der Operation aufsichtsführenden Oberarzt für Aufklärungsversäumnisse des Stationsarztes gegenüber einem türkischen Patienten deshalb haften, weil den Ärzten im Operationssaal „bekannt sein musste, dass bei türkischen, nicht deutsch sprechenden Patienten die ärztliche Aufklärung nicht immer ausreichend erfolgte".

20.5.2 Organisation der Aufklärung in der interdisziplinären Kooperation

Die in der interdisziplinären Kooperation mit anderen Fachvertretern geltenden allgemeinen Grundsätze der strikten Arbeitsteilung und der Vertrauensgrundsatz bedeuten für die Aufklärung: Jeder der an der Behandlung der Patienten beteiligten Fachvertreter klärt jeweils aus der Sicht seines Fachgebiets über die ihm obliegenden Maßnahmen und ihre Risiken usw. auf; er darf darauf vertrauen, dass die jeweiligen anderen Fachvertreter ihrer Aufklärungspflicht nachkommen, es sei denn, gegenteilige Anhaltspunkte sind erkennbar.

So auch Ziffer 1.1.4. der bereits angesprochenen interdisziplinären Vereinbarung mit den Chirurgen: Chirurg und Anästhesist haben die Aufgabe, den Patienten aus der Sicht ihres Fachgebiets aufzuklären; in Risikofällen kann sich die gemeinsame Aufklärung des Patienten durch Chirurg und Anästhesist empfehlen.

Rechtlich ist es nicht ausgeschlossen, dass ein fremder Fachvertreter die Aufklärung insgesamt übernimmt; ihn trifft dann auch in 1. Linie eine

---
[103] Urt. v. 19.03.1997, VersR 1998, 718

Haftung für Aufklärungsfehler[104]. Allerdings gilt auch für die Aufklärung der „Facharztstandard", d.h. derjenige, der den Patienten aufklärt, muss in der Lage sein, über das Verfahren, seine Risiken und Alternativen so aufzuklären wie ein Facharzt des jeweiligen Gebiets. Dies setzt der fachübergreifenden Aufklärung Grenzen, ohne sie auszuschließen. Die Anforderungen, die der BGH in dem vorstehend zitierten Urteil zur Organisation der Aufklärung innerhalb der Fachabteilung gestellt hat, gelten bei einer fachübergreifenden Aufklärung erst recht. Nur bei konkreter Absprache mit klaren, unter Umständen stichprobenhaft kontrollierten Anweisungen und unter dem Vorbehalt, dass kein Anlass besteht, an der Eignung und Zuverlässigkeit des aufklärenden Arztes zu zweifeln, könnte dann eine Aufklärung durch den an sich zuständigen und aufklärungspflichtigen Arzt entfallen. Doch darf niemand darauf vertrauen, dass ohne konkrete Absprache andere aufgeklärt haben; der aufklärungspflichtige Arzt hat stets zu beweisen, dass und warum eine Aufklärung durch ihn nicht erforderlich war[105].

Als Hilfsmittel für fremde Fachvertreter bietet es sich an, eine Basisaufklärung etwa anhand der vom BDA im Einvernehmen mit der DGAI empfohlenen Aufklärungs- und Anamnesebögen zu geben, verbunden mit dem Hinweis, sich zu weiterführenden Fragen an Operateur und Anästhesist zu wenden. Hier hat der Patient dann eine Möglichkeit, sich im Vorfeld mit der Art des Eingriffs und dem Anästhesieverfahren vertraut zu machen. Diese Vorinformation kann, wenn die Patienten das Krankenhaus zur Operation erst kurz vor dem Eingriff aufsuchen, für die Frage, ob Einwilligung und Aufklärung auch bei stationären Eingriffen am Eingriffstag ausnahmsweise noch rechtzeitig sein können, Bedeutung gewinnen[106].

20.6 Geburtshilfliche Periduralanästhesie

Besonders problematisch ist die geburtshilfliche Periduralanästhesie, zu der der Frauenarzt kurzfristig den Anästhesisten hinzuzieht. Oft sieht sich der Anästhesist dann nicht nur einer unbekannten Patientin gegenüber, sondern auch einer solchen, bei der höchst fraglich ist, ob sie unter dem Eindruck der Geburtsschmerzen dem Aufklärungsgespräch folgen und eine wirksame Einwilligung geben kann.

Die Wirksamkeit der Einwilligung ist, wie das OLG Frankfurt a.M. feststellt, fraglich[106a]

❱❱ ... bei einem Kranken, der so unter Schmerzen steht, daß er völlig auf diese fixiert ist, schwerstens unter ihnen leidet und gegenüber Umweltreizen in erheblichen Maße in der Aufnahmefähigkeit eingeschränkt erscheint. ❰❰

Weil aber im Bereich der Geburtshilfe im Vorfeld der Geburt vielfältige Arzt-Patienten-Kontakte stattfinden, wenn auch in der Regel nicht mit dem Anästhesisten, bietet sich die schon oben angedeutete Basisaufklärung über die in Betracht kommenden Anästhesieverfahren durch den Geburtshelfer an.

Dies gilt auch dann, wenn die Patientin wegen einer gewünschten „natürlichen" Geburt zunächst der Schmerzausschaltung kritisch gegenübersteht. Denn die Erfahrung zeigt, dass Patientinnen ihre Ansicht häufig unter dem Eindruck der Geburtsschmerzen ändern. Diese Patientinnen sind, selbst wenn sie sich zunächst nach der Information über die Chancen und Risiken der Schmerzausschaltung die konkrete Entscheidung über diese Maßnahmen vorbehalten, schon „präinformiert", wenn sie dann später unter dem Eindruck der Geburtsschmerzen die Schmerzausschaltung wünschen. Im Übrigen gilt: Genau so wie eine einmal erklärte Einwilligung jederzeit widerrufen werden kann, kann die Patientin von einer einmal erklärten Weigerung abrücken und nun in die Anästhesie, über die sie zuvor rechtzeitig informiert wurde, einwilligen. Die Unterrichtung der Patientin sollte entsprechend dokumentiert werden, z.B. im Mutterpass. Eine solche Organisation der Aufklärung bedarf aber klarer Absprachen mit den Geburtshelfern.

20.7 Form der Aufklärung

Weder die Einwilligung noch die Aufklärung bedürfen einer bestimmten Form; beide sind auch mündlich rechtswirksam. Aus *Beweissicherungsgründen* ist jedoch dringend zu empfehlen, sowohl die Ein-

---

[104] BGH, NJW 1980, 1905; BGH, VersR 1990, 1010; OLG Nürnberg, VersR 1992, 754
[105] BGH, NJW 1980, 633; BGH, NJW 1984, 1807; BGH, NJW 1994, 2414
[106] OLG Oldenburg, VersR 1994, 221

[106a] OLG Frankfurt, Urt. v. 24.3.1983, MedR 1984, 194ff

willigung des Patienten als auch die Details der Aufklärung sorgfältig zu dokumentieren und, wo immer möglich, vom Patienten gegenzeichnen zu lassen. Sollte der Patient die Unterschrift selbst nicht leisten können oder wollen, so sollte in den Krankenunterlagen vermerkt werden, dass und aus welchen Gründen der Patient an der Unterschriftsleistung gehindert ist.

> **Merke** Vorformulierte Aufklärungsbögen können und sollen eine Vorinformation des Patienten bieten, die Dokumentation des Aufklärungsinhalts vorbereiten und erleichtern. Sie ersetzen aber in keinem Fall das zwingend geforderte Gespräch mit dem Patienten!

Je individueller die dokumentierte Aufklärung, insbesondere das ausgefüllte Formular, wirkt, desto leichter fällt in einem Arzthaftungsprozess der Nachweis des Aufklärungsgesprächs, sodass spezifische, mit dem Patienten besonders erörterte Fakten auch individuell hervorgehoben werden sollten. Reicht der Platz auf den vorgefertigten Bögen für individuelle, handschriftliche Hinweise nicht aus, ist ein gesondertes Blatt hinzuzufügen; ein „Abschreiben" der Aufklärungsbögen ist jedoch nicht geboten.

20.7.1 Verwendung von Merkblättern/Vordrucken

Der BGH hat bei einer Routinemaßnahme – Routineimpfung gegen Kinderlähmung – die Bedeutung der schriftlichen Information aufgewertet[107]:

》 Nach der Rechtsprechung des Senates bedarf es allerdings zum Zwecke der Aufklärung des ‚vertrauensvollen Gesprächs zwischen Arzt und Patient'... Das schließt jedoch keineswegs die Verwendung von Merkblättern aus, in denen die notwendigen Informationen zu dem Eingriff einschließlich seiner Risiken schriftlich festgehalten sind. Derartige schriftliche Hinweise sind heute weitgehend üblich und haben den Vorteil einer präzisen und umfassenden Beschreibung des Aufklärungsgegenstandes sowie der für den Arzt wesentlichen Beweisbarkeit. Sie sind insbesondere bei Routinebehandlungen, also auch bei öffentlich empfohlenen Schutzimpfungen, am Platze. Freilich vermögen solche Merkblätter nicht das erforderliche Arztgespräch zu ersetzen..., in dem sich der Arzt davon überzeugen muss, ob der Patient die schriftlichen Hinweise gelesen und verstanden hat, und das ihm die Möglichkeit gibt, auf die individuellen Belange des Patienten einzugehen und evtl. Fragen zu beantworten. Doch gebietet diese Erfordernis eines Aufklärungsgesprächs, an dem grundsätzlich festzuhalten ist, nicht in jedem Fall eine mündliche Erläuterung der Risiken. Unter Umständen, wie sie beim vorliegenden Sachverhalt im Hinblick auf den Routinecharakter der öffentlich empfohlenen Impfung gegeben sind, kann der Arzt ausnahmsweise davon ausgehen, dass der Patient auf eine zusätzliche gesprächsweise Risikodarstellung keinen Wert legt. Bei derartigen Routinemaßnahmen kann es genügen, wenn dem Patienten nach schriftlicher Aufklärung Gelegenheit zu weiteren Informationen durch ein Gespräch mit dem Arzt gegeben wird. 《

20.7.2 Hinweis auf den Beipackzettel

Vorsicht ist jedoch geboten, denn der BGH bezieht sich ausdrücklich nur auf eine spezielle Routinemaßnahme, bei der dann auch nur „ausnahmsweise" eine schriftliche Aufklärung, dann aber kombiniert mit dem Angebot weiterer Informationen, ausreichen kann. Fraglich ist, welche Mitwirkungspflichten (hierzu: Tamm 2005, S. 1365) den Patienten treffen, ob er insbesondere darauf verwiesen werden kann, etwa den Beipackzettel des Medikaments zur Kenntnis zu nehmen, und ob der Beipackzettel die Aufklärung des Arztes ersetzt oder zumindest einschränkt.

Beispiele aus der Rechtsprechung

Hatte doch das LG Dortmund[108] zwar gefordert, dass „der Patient über schädliche Nebenwirkungen von Medikamenten aufgeklärt werden muss...", dann aber ausgeführt:

》 ... Bei der Verordnung von Medikamenten hat die Risikoaufklärung jedoch nicht ohne weiteres durch den behandelnden Arzt zu erfolgen. Hat der Pharmahersteller dem Medikament gemäß § 11 des Arzneimittelgesetzes (AMG) eine Gebrauchsinformation beigefügt, die von der in § 11 a AMG geregelten Fachinformation zu unterscheiden ist, erfolgt die Risikoaufklärung des Patienten durch den Beipackzettel. Die in § 10 Abs. 1 AMG enthaltene Verpflichtung, die Angaben in der Packungsbeilage

---

[107] BGH, Urt. v. 15.02.2000, MedR 2001, 42

[108] LG Dortmund, Urt. v. 6.10.1999, MedR 2000, 331

in verständlichem Deutsch abzufassen, wäre entbehrlich, wenn Mediziner Adressaten der Gebrauchsinformation wären. Bei der Verordnung von Medikamenten ist der Arzt damit grundsätzlich nur dann zur Risikoaufklärung verpflichtet, soweit nicht bereits vom Pharmahersteller her eine Aufklärung erfolgt... Zwischen ambulanter und stationärer Behandlung bestehen insoweit keine Unterschiede. Der Patient muss seinerseits die Warnhinweise auf dem Beipackzettel beachten... Die von der... (Patientin, Anm. d. Verf.) vertretene Auffassung, sie müsse nicht darauf achten, welche Nebenwirkungen ein Medikament habe, ist mit zumutbarer Selbstverantwortung nicht zu vereinbaren... Es mag zwar sein, dass die Gebrauchsinformation im Beipackzettel die ärztliche Aufklärung in bestimmten Fällen möglicherweise nicht ersetzen kann. In der Literatur werden in diesem Zusammenhang z. B. agressiv wirkenden Medikamente aufgeführt... Ein solches ist hier aber nicht verordnet worden. «

Im konkreten Fall ging es um ein Gestagen-Östrogen-Mischpräparat (Primosiston). Im Beipackzettel wurde auf das Thromboserisiko hingewiesen. Die klagende Patientin erlitt eine Thrombose. Sie klagte, die Klage wurde jedoch abgewiesen.

Anders der BGH im jüngsten Urteil:

▪ Fall 2
Hirninfarkt aufgrund eines Antikonzeptionsmittels (BGH, Urt. v. 15.3.2005, VersR 2005, 834)

Sachverhalt.
Bei einer 29-jährigen Patientin verordnet die Gynäkologin zur Regulierung von Menstruationsbeschwerden das Antikonzeptionsmittel „Cyclosa". Auf den Hinweis der Patientin, sie habe die Pille in der Vergangenheit nicht vertragen, entgegnet die Gynäkologin, dass es sich um das modernste Mittel für Regelbeschwerden handele und sie ihr sonst nicht helfen könne. In der Patientenkartei war vermerkt, dass die Patientin Raucherin ist. Die Gebrauchsinformation für Cyclosa enthält den Hinweis, dass bei Raucherinnen ein erhöhtes Risiko für Herzinfarkt und Schlaganfall besteht. 3 Monate später erleidet die Patientin einen Hirninfarkt, der durch die Wechselwirkung zwischen dem Präparat und dem Rauchen verursacht wurde.

LG und OLG wiesen die Klage der Patientin ab. Vor dem BGH hatte die Patientin jedoch Erfolg.

Der BGH begründet den Schadensersatzanspruch der Patientin mit der Verletzung einer Aufklärungspflicht. Er führt aus, dass „... auch die Medikation mit agressiven bzw. nicht ungefährlichen Arzneimitteln als ein ärztlicher Eingriff im weiteren Sinne anzusehen... [ist]", so dass die Einwilligung des Patienten in die Behandlung mit dem Medikament unwirksam ist, wenn er nicht über dessen gefährliche Nebenwirkungen aufgeklärt ist…".

Der Warnhinweis in der Packungsbeilage des Pharmaherstellers reicht dem BGH nicht aus:

» ... Kommen derart schwerwiegende Nebenwirkungen eines Medikaments in Betracht, so ist neben dem Hinweis in der Gebrauchsinformation auch eine Aufklärung durch den das Medikament verordnenden Arzt erforderlich. Dieser muss nämlich dem Patienten eine allgemeine Vorstellung von der Schwere des Eingriffs und den spezifisch mit ihm verbundenen Risiken vermitteln... Die Notwendigkeit der Aufklärung hängt dabei nicht davon ab, wie oft das Risiko zu einer Komplikation führt. Maßgebend ist vielmehr, ob das betreffende Risiko dem Eingriff spezifisch anhaftet und es bei seiner Verwirklichung die Lebensführung des Patienten besonders belastet... Daher musste die Beklagte (Gynäkologin, Anm. d. Verf.) die im 30. Lebensjahr stehende Klägerin über die spezifischen Gefahren informieren, die für eine Raucherin bei der Einnahme des Medikamentes bestanden... Nur dann hätte die Klägerin ihr Selbstbestimmungsrecht ausüben können; dies wäre dann in zwei Richtungen möglich gewesen, nämlich sich entweder dafür zu entscheiden, das Medikament einzunehmen und das Rauchen einzustellen oder aber bei Fortsetzung des Rauchens auf die Einnahme des Medikamentes wegen des bestehenden Risikos zu verzichten. Gerade wegen der bei Rauchern in Betracht zu ziehenden Sucht war die Gabe des Medikamentes nur bei einem eindringlichen Hinweis des verordnenden Arztes auf die Gefahren zu verantworten, die bei seiner Einnahme und gleichzeitigem Rauchen bestanden. Deshalb darf in einem solchen Fall der Arzt nicht darauf vertrauen, dass die Patientin den Warnhinweis in der Packungsbeilage lesen und befolgen werde. Im Hinblick auf die Schwere des Risikos reicht es auch nicht aus, dass die Beklagte gesagt haben will, ‚dass Pille und Rauchen sich nicht vertragen'. «

Damit ist der Klägerin nicht hinreichend verdeutlicht worden, welche schwer wiegenden Folgen eintreten konnten, wenn sie das Medikament einnahm und gleichzeitig rauchte.

Im konkreten Fall reichte also der Hinweis auf dem Beipackzettel nicht aus; der verordnende

Arzt hätte die Patientin entsprechend mündlich informieren müssen und nachdrücklich auf die Gefahren hinweisen müssen. Die Besonderheit dieses Falles darf nicht übersehen werden: Es ging um die Therapie einer nicht lebensbedrohlichen Erkrankung und um die Alternative „Pille" oder „Rauchen" mit der Besonderheit des Suchtverhaltens des Rauchers.

20.8 Aufklärungsverzicht

Der Patient kann auf nähere Aufklärung, z.B. über Details der Risiken, verzichten.

» Es gehört auch zur Selbstbestimmung des Patienten, dass er dem Arzt seines Vertrauens freie Hand geben darf, vielleicht in dem nicht unvernünftigen Bestreben, sich selbst die Beunruhigung durch Einzelheiten einer Gefahr zu ersparen, nachdem er sich bereits von der Notwendigkeit ihrer Inkaufnahme überzeugt hat, «

sagt der BGH[109]. Ein völliger Blankoverzicht dürfte hingegen nicht zulässig sein (Ulsenheimer 1996, S. 74 [78]). Das Wesen des Eingriffs muss auch der verzichtende Patient kennen; es muss ihm klar sein, dass Operation und Anästhesie nicht gänzlich ohne Risiko sind.

> **Merke** Grundsätzlich ist jedoch der Patient Herr des Aufklärungsgesprächs. Er kann weitere Hinweise einfordern, die den Arzt zur umfassenden Aufklärung verpflichten, aber auch auf nähere Information verzichten. Der Aufklärungsverzicht sollte aber in den Krankenunterlagen *sorgfältig dokumentiert* und vom Patienten aus Beweissicherungsgründen gegengezeichnet werden.

20.9 Aufklärungsmangel im Haftpflichtprozess/ Strafverfahren

Warum ist die sorgfältige Dokumentation der Aufklärungsinhalte in einem zivilrechtlichen Haftpflichtprozess des Patienten gegen die behandelnden Ärzte oder den Krankenhausträger bzw. in einem Strafverfahren von so hoher Bedeutung?

20.9.1 Haftpflichtprozess

In der Regel beginnt der zivilrechtliche Haftpflichtprozess auf Schadensersatz einschließlich Schmerzensgeld mit der Behauptung des klagenden Patienten, ein Behandlungsmisserfolg und der daraus resultierende Schaden seien auf einen schuldhaften ärztlichen Behandlungsfehler zurückzuführen. Dagegen verteidigt sich der Arzt meist damit, der Schaden beruhe nicht auf einem schuldhaften Behandlungsfehler, es handle sich vielmehr um ein schicksalhaftes, mit ärztlicher Sorgfalt nicht beherrschbares Risiko.

Damit hat der Arzt dem klagenden Patienten das Stichwort der Aufklärungsrüge gegeben. Nun wird der Patient erwidern, er hätte über dieses Risiko aufgeklärt werden müssen. Dagegen kann sich der beklagte Arzt auf zweierlei Weise verteidigen:
- Zum einen: Er kann entgegnen, das Risiko sei nicht aufklärungsbedürftig gewesen. Diese Verteidigung ist angesichts der unsicheren Grenzziehung in der Rechtsprechung äußerst problematisch.
- Zum anderen: Der Arzt kann behaupten, er habe den Patienten über das Risiko aufgeklärt. Dann muss er nicht nur die Tatsache beweisen, dass überhaupt eine Aufklärung stattgefunden hat, sondern regelmäßig auch den Inhalt der Aufklärung, unter Umständen detailgenau. Zwar hat der BGH[110] ausgeführt:

» Schriftliche Aufzeichnungen im Krankenblatt über die Durchführung des Aufklärungsgesprächs und seines wesentlichen Inhaltes sind nützlich und dringend zu empfehlen. Ihr Fehlen darf aber nicht dazu führen, dass der Arzt regelmäßig beweisfällig für die behauptete Aufklärung bleibt... Allein entscheidend bleiben muss das vertrauensvolle Gespräch zwischen Arzt und Patienten... Deshalb muss auch der Arzt, der keine Formulare benützt und für den konkreten Einzelfall keine Zeugen zur Verfügung hat, eine faire und reale Chance haben, den ihm obliegenden Beweis für die Durchführung und den Inhalt des Aufklärungsgesprächs zu führen. «

Es bleibt aber offen, wie der Arzt einen solchen Beweis führen soll. Die Rechtsprechung wird dem Arzt zwar glauben, der beweisen kann, dass er im Allgemeinen sorgfältig, umfassend und umsichtig aufklärt, selbst wenn ihm für den konkreten Fall kein Zeuge zur Verfügung steht. Doch bleibt eine

---

[109] BGH, Urt. v. 10.3.1981, NJW 1981, 2002

[110] BGH, Urt. v. 22.11.1984, NJW 1985, 1397 (1399)

solche Verteidigung mit einem hohen Misserfolgsrisiko behaftet. Nicht selten kommt der Arzt in evidente Beweisnot. Bleibt unklar, ob der Arzt ausreichend aufgeklärt hat, geht dies zu seinen Lasten, da er die Beweislast trägt, d.h. der Arzt (und der Krankenhausträger) verlieren den Haftpflichtprozess.

20.9.2 Strafverfahren

Im Strafverfahren ist die Ausgangslage anders, da hier dem Arzt Mängel der Aufklärung nachgewiesen werden müssen. Doch steht der Patient als „Kronzeuge" zur Verfügung. Dies erleichtert den Nachweis von angeblichen Aufklärungsmängeln erheblich. Eine Befragung von fast 500 Patienten nach dem Inhalt der Aufklärung über chirurgische Eingriffe ergab, dass nur 18% der Patienten den Inhalt des Gesprächs reproduzieren konnten; 59% erinnerten sich nur, dass eine Operation notwendig und wohl mit Gefahren verbunden war, die übrigen konnten sich an den konkreten Inhalt der Information nicht erinnern (Höfer u. Streicher 1990, S. 694, s. auch Ehlers 1987, S. 119; ergänzend Weißauer 1989, S. 349).

> **Praxistipps** Die Aussagen von Zeugen in Prozessen, die oft Jahre nach einem Zwischenfall stattfinden, sind meist wenig ergiebig. Deshalb sind Aufzeichnungen über den Inhalt der Aufklärung, die zeitgerecht gefertigt und vertrauensvoll sein müssen und den wesentlichen Inhalt des Gesprächs festhalten, aus forensischen Gründen dringend geboten.

20.10 Therapeutische Aufklärung

Von den vorstehend besprochenen Aufklärungspflichtverletzungen, die zur Unwirksamkeit der Einwilligung des Patienten führen, sind Fehler in der Beratung und Information des Patienten zu unterscheiden, die gelegentlich als sog. Sicherheits- oder therapeutische Aufklärung bezeichnet werden.

Gemeint sind hiermit Informationen, die als Nebenpflicht aus dem Behandlungsvertrag, als Teil ärztlicher Behandlung und Beratung, dem Patienten zur Sicherung des Therapieerfolgs geschuldet werden. Dazu zählen Hinweise, Anweisungen, Empfehlungen und Verhaltensmaßregeln, die den Therapieverlauf ermöglichen oder sichern und insbesondere Komplikationen vermeiden sollen. Dazu kann auch die Unterrichtung der nachbehandelnden Ärzte bzw. des Patienten selbst über erhobene Befunde und unter Umständen auch über Zwischenfälle und Komplikationen (posttherapeutische Aufklärung)[111] gehören, soweit eine Nachbehandlung erforderlich ist. Weiter beispielhaft zu nennen sind Informationen über die Fristgebundenheit der operativen Behandlung einer Fraktur, wenn der Patient vorzeitig das Krankenhaus verlassen will[112], oder auch der Hinweis an einen Patienten mit Spontanpneumothorax über die sofortige Notwendigkeit einer stationären Behandlung[113] ebenso wie die Beratung zur vorsichtigen Lebensweise bei kardialer Erkrankung[114] oder – so zumindest der BGH[115] (kritisch dazu: Biscoping u. Biermann 2006, S. 606–608) – die Information des Patienten über die verabreichten Blutprodukte und das Infektionsrisiko, wenn, z.B. wegen einer Notfalloperation, eine vorherige Aufklärung nicht möglich war. Die Hinweis- und Beratungspflichten werden in Zusammenhang mit der Entlassung nach ambulanten Eingriffen, im Hinblick auf die weitere Betreuung im häuslichen Bereich, forensisch große Bedeutung erlangen (Biermann 1994, S. 137, u. 1995/1996, S. 151).

Kommt ein Patient durch mangelhafte Beratung oder Information zu Schaden, so handelt es sich um einen ärztlichen Behandlungsfehler, der zu einem Schadensersatzprozess und/oder einem strafrechtlichen Ermittlungsverfahren führen kann, jedoch die Wirksamkeit der Einwilligung, anders als Fehler im Rahmen der Selbstbestimmungsaufklärung, unberührt lässt.

Zur Aufklärungspflicht und zu den Sorgfalts- und Fürsorgepflichten des Arztes bei der ambulanten Verabreichung von Sedativa anlässlich einer Magenspiegelung hat der BGH[116] Stellung genommen (s. auch BDAktuell – JUS-Letter, März 2004, Ausgabe 1, S. 4, unter http://www.bda.de) und u.a. vom behandelnden Arzt gefordert, dass dieser durch geeignete Maßnahmen sicherzustellen habe, dass der Patient sich nach der durchgeführten Behandlung nicht unbemerkt entfernte (s. auch die

---

[111] OLG Koblenz, MedR 2000, 37
[112] OLG Koblenz, MedR 2000, 37
[113] OLG Karlsruhe, VersR 1987, 1247
[114] OLG Köln, VersR 1992, 1231
[115] BGH, VersR 2005, 1238
[116] Urt. v. 08.04.2003; MedR 2003, 629

Vereinbarung Qualitätssicherung ambulante Anästhesie in: DGAI u. BDA 2006, S. 49).

> **Merke** Untersuchungen belegen, dass eine dem Patientenverständnis angepasste Aufklärung Ängste des Patienten senkt (Katz u. Mann 1986, S. 410; ergänzend: Weißauer 1989, S. 349) und zugleich das Verständnis dafür fördert, dass auch in der modernen Medizin ein Erfolg nicht garantierbar ist. Eine sachgerechte und vertrauensvolle Aufklärung dient zudem dem Schutz des Arztes vor überzogenen Ansprüchen des Patienten und verhilft zugleich dazu, das eigene forensische Risiko zu senken.

21 Zivilrechtliche Abwicklung eines Zwischenfalls

21.1 Anspruchsstellung

Der geschädigte Patient bzw. seine Angehörigen haben in aller Regel zunächst kein Interesse an einer strafrechtlichen Verfolgung des Arztes bzw. des Pflegepersonals. Sie wollen einen finanziellen Ausgleich für die erlittenen Schäden in materieller und immaterieller Art (Schmerzensgeld). Deshalb müssen die Beteiligten auf der „Behandlerseite" (Ärzte, unter Umständen Pflegepersonal und Krankenhausträger) nach einem Zwischenfall, durch den ein Patient zu Schaden kam, damit rechnen, vom Patienten bzw. den Hinterbliebenen auf Schadensersatz einschließlich Schmerzensgeld in Anspruch genommen zu werden; dies entweder wegen des Vorwurfs eines Behandlungsfehlers und/oder – insbesondere, wenn Behandlungsfehler nicht nachweisbar sind – wegen Unwirksamkeit der Einwilligung infolge eines Aufklärungsfehlers.

In aller Regel meldet sich zunächst für den Patienten ein Rechtsanwalt, der nach kurzer Schilderung des Sachverhalts aus seiner Sicht um eine Kopie der Krankenunterlagen bittet, um zu prüfen, ob und gegen wen der Patient bzw. die Angehörigen Ansprüche geltend machen könnten. Auf Anfrage sind auch Name und Adressen der beteiligten Personen – und ggf. deren Qualifikation – bekanntzugeben[117].

21.2 Einsichtsrecht

Merke Nach der Rechtsprechung hat der Patient einen Anspruch darauf, seine Krankenunterlagen einzusehen; dies beinhaltet einen Anspruch auf Überlassung von Kopien[118], nicht jedoch von Originalen.

Nach LG Dortmund soll jedoch kein Anspruch auf Zusendung der Kopien bestehen[118a]; bei Röntgenaufnahmen kann unter Umständen die Herausgabe der Originalaufnahmen zur Einsichtnahme verlangt werden[118b] (zum Ganzen: Gehrlein 2001, S. 2773).

Ein „besonderes Interesse" an der Einsicht muss der Patient nicht darlegen[119]. Das Einsichtsrecht bezieht sich auf alle Aufzeichnungen des Arztes, mit Ausnahme solcher, an deren Zurückhaltung der Arzt ein schutzwürdiges Interesse hat, z.B. persönliche Eindrücke über den Patienten, etwa zu querulatorischem Verhalten oder über Angehörige. Unter Umständen stehen therapeutische Rücksichten entgegen, insbesondere bei psychiatrischer oder psychotherapeutischer Behandlung, soweit es nicht um die rein objektiven, neutralen Feststellungen (Medikation, Dokumentation über einen Eingriff usw.) geht[120]. *Erben* des verstorbenen Patienten haben ein Einsichtsrecht nur, soweit die vermögensrechtliche Situation des Patienten betroffen ist (etwa bei der Verfolgung von Schadensersatzansprüchen). Dies müssen die Angehörigen aber nachweisen. Auch dann darf mit Rücksicht auf die ärztliche Schweigepflicht aber der mutmaßliche Wille des Patienten nicht entgegenstehen. Dies hat der Arzt eigenständig zu prüfen; er ist jetzt der „Anwalt des verstorbenen Patienten"[121]. Nach der Rechtsprechung sollen *nächste Angehörige* – das sind solche im Sinn des § 77 Abs. 2 Strafgesetzbuch (StGB) – unabhängig von der Erbenstellung ein Einsichtsrecht haben, wenn sie darlegen können, dass dies den Belangen des Patienten dient. Auch dies muss der Arzt unter Berücksichtigung des Geheimhaltungsinteresses des Patienten eigenständig prüfen.

---

[117] BGH, NJW 1983, 2075, mit Anmerkung von Ahrens et al. 2003, RN 735
[118] BGH, NJW 1983, 328
[118a] LG Dortmund, NJW 2001, 2806
[118b] OLG München, NJW 2001, 2806
[119] BGH, NJW 1983, 328; BGH, NJW 1985, 674; BGH, NJW 1989, 764
[120] BGH, NJW 1989, 764
[121] BGH, VersR 1983, 834

» **§ 77 StGB. [Antragsberechtigte]**

(1)...

(2) Stirbt der Verletzte, so geht sein Antragsrecht in den Fällen, die das Gesetz bestimmt, auf den Ehegatten, den Lebenspartner und die Kinder über. Hat der Verletzte weder einen Ehegatten, oder einen Lebenspartner, so geht das Antragsrecht auf die Eltern und, wenn auch sie vor Ablauf der Antragsfrist gestorben sind, auf die Geschwister und die Enkel über. Ist ein Angehöriger an der Tat beteiligt oder ist seine Verwandtschaft erloschen, so scheidet er bei dem Übergang des Antragsrechts aus. Das Antragsrecht geht nicht über, wenn die Verfolgung dem erklärten Willen des Verletzten widerspricht.

(3)...

(4)... **«**

21.3 Entbindung von der Schweigepflicht

Mit Rücksicht auf die ärztliche Schweigepflicht dürfen Krankenunterlagen an Dritte, auch den Rechtsanwalt des Patienten, nur dann herausgegeben werden, wenn der Patient die behandelnden Ärzte von der Schweigepflicht entbunden hat. Den Forderungsschreiben der Rechtsanwälte liegen meist entsprechende, vom Patienten unterschriebene Erklärungen bei. Nur der Patient bzw. sein gesetzlicher Vertreter kann eine solche Erklärung zu Lebzeiten abgeben. Nach dem Tod des Patienten steht den Angehörigen oder Erben ein solches Recht nicht zu. Nach dem Tod des Patienten muss der Arzt, wie oben erörtert, eigenständig prüfen, ob die Herausgabe im Interesse des Patienten liegt.

21.4 Haftpflichtversicherung

Spätestens in dem Moment, in dem ein (Forderungs-)Schreiben eines Rechtsanwalts eingeht, stellt sich die Frage, welche Position die Haftpflichtversicherung bei der Abwicklung eines Anästhesiezwischenfalls einnimmt.

Nach § 21 (Muster-)Berufsordnung sind Ärztinnen und Ärzte verpflichtet, „sich hinreichend gegen Haftpflichtansprüche im Rahmen ihrer beruflichen Tätigkeiten zu versichern". Es gibt aber keine gesetzliche Verpflichtung für den Krankenhausträger, für sich und/oder seine Mitarbeiter eine Haftpflichtversicherung abzuschließen. Doch sollen etwa 90% der Krankenhausträger einen Haftpflichtversicherungsschutz für die dienstliche Tätigkeit ihrer angestellten Mitarbeiter entweder über eine private Haftpflichtversicherung oder über Kommunalversicherer (kommunaler Schadensausgleich) abgeschlossen haben (Bergmann u. Kienzle 2003, RN 800, u. Krankenhaushaushaftung, 261, RN 669; einen Überblick bieten: Vlatten 1994, S. 1019, Hanau 1992, S. 18).

Einige große Häuser, darunter einige Universitätskliniken, regulieren als sog. „Selbstversicherer" die Schäden aus eigenem Vermögen und zwingen ihre Mitarbeiter so, sich auf eigene Kosten umfänglich zu versichern, zumal sich diese Häuser einen Regress gegen ihre Mitarbeiter im Schadensfall vorbehalten.

Die Haftpflichtversicherung sollte bei angestellten Ärzten im Übrigen auch einen möglichen (arbeitsrechtlichen) Regress des Krankenhausträgers gegen die beteiligten Ärzte umfassen; sonst droht hier eine Versicherungslücke (s. nähere Erläuterungen zum arbeitsrechtlichen Regress in der Versicherungsbroschüre unter: http://www.bda.de/22_2broschuere-versicherungsservice-rechtsschutz.htm).

> **Praxistipps** Den arbeitsrechtlichen Regress absichern!

21.5 Deckungsumfang

Zur Leistungspflicht des Haftpflichtversicherers gehören
- Prüfung der Haftpflichtfrage
- Entschädigung
- Abwehr unberechtigter Ansprüche

Die Haftpflichtversicherung hat, wie der letzte Punkt zeigt, also auch „Rechtschutzversicherungscharakter".
Nach § 81 Abs. 1 Versicherungsvertragsgesetz (VVG) ist der Versicherer bei vorsätzlich verursachten Schäden nicht zur Leistung verpflichtet, dagegen ist jede Form der Fahrlässigkeit, auch grobe Fahrlässigkeit, versicherbar.

Merke Ergibt eine Nachfrage beim Krankenhausträger/der Haftpflichtversicherung, ob und welche Tätigkeiten in welcher Höhe versichert sind, jedoch, dass nach den vereinbarten Bedingungen die grobe Fahrlässigkeit nicht versichert ist, dann besteht eine gefährliche Versicherungslücke angesichts der Unwägbarkeiten der Beurteilung eines Sachverhalts durch Gutachter und der daraus abzuleitenden rechtlichen Bewertung durch die Gerichte, ob grobe Fahrlässigkeit vorliegt oder nicht. Hier muss der Arzt dann durch eigene Versicherung Vorsorge treffen.

Im *ambulanten Bereich* muss der Praxisinhaber sehr sorgfältig prüfen, inwieweit er auch für Fehler eines *Praxisvertreters* haftpflichtversichert ist. In aller Regel enthält die Haftpflichtversicherung eines niedergelassenen Arztes eine sog. Vertreterklausel, die den *Praxisinhaber* schützt; mitversichert ist auch die Haftung des *ständigen* Vertreters. Eine Deckungslücke besteht jedoch unter Umständen für die persönliche Haftung eines *vorübergehenden* Praxisvertreters. Während der Praxisinhaber meist auch für dessen Fehler haftpflichtversichert ist, ist die persönliche (eigene) Haftung des vorübergehenden Praxisvertreters nicht ohne Weiteres über den Praxisinhaber versichert. Hier kann sich für den vorübergehenden Praxisvertreter eine gefährliche Deckungslücke ergeben, die er schließen muss. Mitglieder des BDA sind in gewissen Grenzen als vorübergehende Vertreter eines Arztes in freier Praxis haftpflichtversichert (s. Versicherungsbroschüre unter: http://www.bda.de/22_2broschuere-versicherungsservice-rechtschutz.htm). Jeder Arzt ist gut beraten, die über den BDA angebotene (unverbindliche) Versicherungsberatung in Anspruch zu nehmen, um einerseits Deckungslücken zu erkennen und abzudecken und andererseits unnötige Doppelversicherungen zu vermeiden.

Gegenstand der Haftpflichtversicherung sind – im Rahmen der jeweils vereinbarten Deckungssummen – die private Haftpflicht des Versicherungsnehmers für *Personenschäden*, d.h. für den Tod, die Verletzung oder die Gesundheitsschädigung von Menschen, und damit zusammenhängende Vermögensschäden, also solche, die durch einen Personenschaden (mit-)verursacht werden (§ 1 Ziffer 1 AHB), einschließlich der Folgen einer Aufklärungspflichtverletzung. Weiter sind *Sachschäden* – etwa der Verlust von Wertgegenständen bzw. die Beschädigung von Kleidung – und *„reine Vermögensschäden"*, d.h. solche Vermögenseinbußen, die weder durch eine Person noch durch eine Sachschädigung herbeigeführt worden sind, eingeschlossen. Denkbar sind solche etwa bei unberechtigter Krankschreibung oder sonstigen reinen Vermögensschäden bei falscher Beratung oder Berechnung von Fristen – mit zum Teil allerdings deutlich geringeren Versicherungssummen. Bei der Regulierung von Anästhesiezwischenfällen spielen die Sach- und reinen Vermögensschäden in der Regel aber keine Rolle.

21.6 Zeitlicher Umfang

Versichert sind alle Schadensfälle im Laufe des jeweiligen Versicherungsvertrags („während der Versicherungszeit", § 100 VVG). Wechselt der Anästhesist vom Krankenhaus X in das Krankenhaus Y, so ist für die Abwicklung eines im Krankenhaus X eingetretenen Schadensfalls dessen Haftpflichtversicherung zuständig, auch wenn der Anspruch erst angemeldet wird, während der Anästhesist schon im Krankenhaus Y tätig ist.

Ein möglicher Behandlungsfehler (der Verstoß gegen die Leistungssorgfaltsstandards) und der Schadenseintritt beim Patienten müssen jedoch nicht notwendig zeitlich zusammenfallen. Hier kann es zu Problemen kommen, wenn sich zwischen dem „Verstoß" – Fehler des Anästhesisten – und dem Schadenseintritt beim Patienten die Versicherungsbedingungen beim Arzt bzw. Krankenhausträger geändert haben. Es können z.B. inzwischen andere Deckungssummen vereinbart oder es kann das Versicherungsverhältnis beendet worden sein, etwa durch Eintritt des Arztes in den Ruhestand. Maßgebend für den Versicherungsschutz ist nach Ziffer 1.1 AHB das „Schadensereignis", das nach der sog. Schadensereignis- oder Folgenereignistheorie als „derjenige äußere Vorgang, der die Schäden des Dritten unmittelbar herbeiführt", definiert wird[122]. Musterbeispiele für ein Auseinanderfallen von Verstoß und Schadenseintritt sind die fehlerhafte Sterilisation, die dann später erst zum Schadensereignis, nämlich der Empfängnis, führt, die wiederum später den „Schaden", d.h. die Geburt, herbeiführt, oder die fehlerhafte genetische Beratung, unter Umständen auch eine Fehlmedikation, deren schädliche Folgen erst später eintreten. Versicherungsschutz für solche Fälle

---

[122] OLG Hamm, VersR 2001, 633; BGHZ 25, 34 (37), zitiert nach Bergmann u. Kienzle 2003, RN 817

nach Ablauf der Versicherungszeit wird durch eine sog. „Nachhaftungsversicherung" angeboten.

Nach einem Urteil des OLG Nürnberg[123] ist jedoch maßgebend, wie ein durchschnittlicher Arzt die Versicherungsbedingungen verstehen konnte. Musste er davon ausgehen, dass auch Schäden versichert sind, für die er während der Versicherungszeit die Ursache gesetzt hat, dann besteht nach dem OLG Nürnberg auch weiterhin Versicherungsschutz in dem seinerzeit versicherten Umfang. Für eine Nachhaftungsversicherung bliebe dann kein Raum (Henkel 2001, M 30). Diese Konsequenzen können für den Arzt aber auch nachteilig sein, nämlich dann, wenn sich inzwischen die Versicherungsbedingungen, z.B. durch höhere Versicherungssummen, zugunsten des Arztes verändert haben.

Fallen Verstoß und Schadenseintritt zusammen, wie bei den „typischen" Anästhesiezwischenfällen, in denen sich der Schaden alsbald im Körper des Patienten „manifestiert", scheint eine Nachhaftungsversicherung entbehrlich. Bislang sind keine Nachhaftungsfälle in der Anästhesiologie bekannt geworden. Denkbar wären sie etwa bei der Fehlmedikation. Wer aber äußerste Vorsorge walten lassen will, wird auch die eher theoretischen Risiken durch eine Nachhaftungsversicherung abdecken.

21.7 Regulierungsvollmacht

Die Haftpflichtversicherung ist nach den Versicherungsbedingungen ermächtigt, alle zur Schadensregulierung notwendigen Maßnahmen weisungsfrei vorzunehmen, z.B. auch den Versicherungsnehmer (Krankenhausträger und/oder Arzt) anzuweisen, den Weisungen der Haftpflichtversicherung zu folgen, um etwa einen gerichtlichen oder außergerichtlichen Vergleich mit dem Patienten zu schließen oder die Ansprüche des Patienten anzuerkennen oder gerichtlich oder außergerichtlich zurückzuweisen. Diese sog. *Regulierungsvollmacht* findet sich in Ziffer 5.2 AHB, wonach der Versicherer (unwiderruflich) als bevollmächtigt gilt, alle zur Beilegung oder Abwehr des Anspruchs ihm zweckmäßig erscheinenden Erklärungen im Namen des Versicherungsnehmers abzugeben. Will der Versicherte (Krankenhausträger bzw. Arzt) den Schaden ganz oder zum Teil nicht reguliert wissen, kann sich der Haftpflichtversicherer gleichwohl über ein solches „Regulierungsverbot" hinwegsetzen und eine Regulierung vornehmen, unter Umständen ohne Rücksicht darauf, dass die Regulierungssumme die im Versicherungsvertrag vereinbarte Deckungssumme übersteigt (umstritten: Wussow 1994, S. 1014, 1015) oder ob ein Selbstbehalt vereinbart ist. Der Haftpflichtversicherer kann eine Regulierung vornehmen, aber im umgekehrten Fall auch verweigern und den Rechtsweg ausschöpfen, selbst wenn dies wirtschaftliche oder sonstige berufliche oder persönliche Nachteile (z.B. Rufschädigung in den Medien) für den Versicherten zur Folge haben kann (Wussow 1994, S. 1014).

21.8 Obliegenheiten

21.8.1 Meldung an die Versicherung

Unabhängig von der Frage, ob der Patient direkt oder über einen Rechtsanwalt Ansprüche beim Arzt oder beim Krankenhaus anmeldet, ist der Haftpflichtversicherer „unverzüglich" (Ziffer 25.1 AHB) über den Versicherungsfall (schriftlich) zu informieren, nach § 104 VVG „innerhalb einer Woche". Nach Ziffer 25.1 AHB ist der Versicherungsfall jedes Schadensereignis, das Haftpflichtansprüche gegen den Versicherungsnehmer zur Folge haben könnte. Es wird also nicht vorausgesetzt, dass bereits konkrete Ansprüche erhoben worden sind; es genügt, dass der Arzt von dem Schadensereignis Kenntnis hat und es „ihm bei vernünftiger, auch einem juristischen Laien zumutbarer Einschätzung der Lage möglich erscheint, auf Schadenersatz in Anspruch genommen zu werden" (Bergmann 2001, S. 79).

Wird ein Ermittlungsverfahren eingeleitet, ergeht ein Strafbefehl oder wird ein Mahnbescheid erlassen, so ist auch dies dem Versicherer unverzüglich anzuzeigen, selbst wenn der Versicherungsfall als solcher schon angezeigt ist. Macht der Geschädigte seinen Anspruch gegenüber dem Arzt bzw. dem Krankenhausträger geltend, so muss auch dies „unverzüglich" angezeigt werden; dasselbe gilt, wenn ein Anspruch gerichtlich geltend gemacht wird oder dem Arzt bzw. dem Krankenhausträger der Streit verkündet wird (Ziffer 25.3 AHB).

---

[123] OLG Nürnberg, MedR 2001, 463

21.8.2 Information des Versicherers

Neben der frühzeitigen Meldung gehört es zu den Obliegenheiten des Versicherungsnehmers (Krankenhausträger bzw. Arzt), dem Versicherer auch weiterhin frühzeitig, vollständig und „wahr" alle notwendigen Informationen zu erteilen und Unterlagen zu überlassen, damit dieser – durch eigene „Gesellschaftsärzte" oder externe Gutachter – den Sachverhalt „zur Prüfung der Haftpflichtfrage" klären kann.

Verstößt der Versicherungsnehmer gegen diese Obliegenheiten, kann die Haftpflichtversicherung von der Verpflichtung zur Leistung frei werden, aber nur dann, wenn dem Arzt bei der Verletzung dieser Obliegenheit Vorsatz oder grob fahrlässiges Verhalten vorgeworfen werden kann (§ 26.2 AHB). Diese Voraussetzung wird zumindest bei einem unklaren Sachverhalt, bei dem eine zivilrechtliche Inanspruchnahme allenfalls mehr oder weniger möglich erscheint, noch nicht gegeben sein (so jedenfalls Bergmann 2001, S. 79).

Die ärztliche Schweigepflicht steht der Information des Haftpflichtversicherers nicht entgegen, da der Betroffene, der seine Haftpflichtversicherung einschaltet und den Sachverhalt klären lässt, um eine Regulierung vorzunehmen oder die Ansprüche des Patienten ganz oder teilweise abzuwehren, zumindest unter dem rechtlichen Gesichtspunkt der „Wahrnehmung berechtigter Interessen" zur Weitergabe der Informationen insoweit befugt ist, wie es zur Prüfung der Haftpflichtfrage notwendig ist.

In einem möglichen Strafverfahren können diese Unterlagen allerdings auch bei der Versicherung beschlagnahmt und/oder deren Sachbearbeiter als Zeugen vernommen werden. Die Informationen an die Haftpflichtversicherung sollten deshalb so ausführlich wie nötig, aber so knapp wie möglich gehalten und auf objektive Umstände beschränkt werden.

21.9 Anerkenntnisverbot

Nach Ziffer 5.1 AHB ist der Versicherungsnehmer nicht ohne weiteres berechtigt, ohne Zustimmung der Haftpflichtversicherung den Anspruch des Patienten ganz oder zum Teil anzuerkennen oder dessen Anspruch zu befriedigen. Die Haftpflichtversicherung wird dann unter Umständen von ihrer Leistungspflicht frei. Dies verbietet aber nicht, den Patienten über einen Behandlungsfehler aufzuklären und ihm den medizinischen Sachverhalt zu schildern, wozu der Arzt aufgrund des Behandlungsvertrags verpflichtet sein kann[124]. Verwehrt ist es dem Arzt bzw. Krankenhausträger aber, eine Ersatzpflicht quasi verbindlich anzuerkennen. Der Arzt darf deshalb anlässlich eines Zwischenfalls dem geschädigten Patienten in keinem Fall mehr versprechen, als dass er den Fall seiner Haftpflichtversicherung melden wird, und nicht etwa dem Patienten zusichern, die Haftpflichtversicherung „werde schon regulieren". Der Krankenhausträger bzw. Arzt wird dem Patienten bzw. dessen Rechtsanwalt vielmehr mitteilen, dass der Vorgang der Haftpflichtversicherung gemeldet wird, ihnen die Versicherungsnummer und die Anschrift der Haftpflichtversicherung mitteilen und im Übrigen darauf verweisen, dass der weitere Schriftverkehr über die Haftpflichtversicherung abgewickelt wird. Eigene Erklärungen gegenüber dem Patienten bzw. seinem Rechtsanwalt darf der Arzt bzw. Krankenhausträger nur nach Rücksprache mit der Haftpflichtversicherung abgeben.

21.10 Auswahl eines Rechtsanwalts

Wird ein Haftpflichtanspruch gerichtlich geltend gemacht, so ist der Versicherung die Führung des Verfahrens zu überlassen (Ziffer 25.5 AHB). Die Haftpflichtversicherung wird für den Arzt bzw. den Krankenhausträger einen Rechtsanwalt bestellen oder zumindest benennen, der dann vom Versicherten zu bevollmächtigen ist. Beauftragen Arzt bzw. Krankenhausträger ohne Absprache mit der Haftpflichtversicherung einen eigenen Rechtsanwalt, kann die Haftpflichtversicherung nach § 85 Abs. 2 VVG die Erstattung von dessen Kosten ablehnen.

Zusammen mit der Haftpflichtversicherung wird der Krankenhausträger bzw. der Arzt versuchen, die Haftpflichtfrage zu klären und ggf. eine außergerichtliche Einigung zu erzielen. Nicht selten scheitern Verhandlungen über die vom Patienten geforderten Schadensersatz- einschließlich Schmerzensgeldansprüchen daran, dass der Haftpflichtversicherer den Anspruch des Patienten dem Grunde oder der Höhe nach zurückweist. Die unmittelbare Konsequenz muss dann nicht notwendig der Haftungsprozess vor dem Zivilgericht sein. Es kommen noch 2 andere Verfahren in Betracht, die im Folgenden geschildert werden.

---

[124] OLG Düsseldorf, VersR 1989, 393

22 Gutachterkommission und Schlichtungsstellen

Als Alternative zur staatlichen Gerichtsbarkeit wurden Mitte der 70er-Jahre von den Ärztekammern Gremien geschaffen, die Schlichtungsstellen bzw. die Gutachterkommissionen bzw. Gutachter- und Schlichtungsstellen, besetzt mit Ärzten und stets auch einem Juristen (Überblick bei: Laum 2000, S. 170, sehr instruktiv: Schleppokat u. Neu 2002, S. 397, Neumann 2003, S. 326, Schaffartzik u. Neu 2007, S. 444, Deutsch u. Spickhoff 2008, RN 567ff). Diese Institutionen haben nicht die Befugnis, eine für die Parteien rechtsverbindliche Entscheidung zu treffen; es sind keine „Schiedsgerichte" im Sinne der Zivilprozessordnung. Sie wollen vielmehr durch eine unabhängige Begutachtung mit einem hohen Maß an Sachkunde und Objektivität eine rasche, gütliche Regelung zwischen den Parteien erreichen. Sie sollen dem Patienten bei der Durchsetzung begründeter Ansprüche helfen, aber auch den Arzt vor unbegründeten Schadensersatz- bzw. Schmerzensgeldansprüchen schützen, indem sie als „ehrliche Makler" (Ulsenheimer 2002, RN 1) einen Interessenausgleich herbeizuführen versuchen. Zuständig sind die Institutionen für die Begutachtung und eventuelle Schlichtung von behaupteten Schadensersatz- einschließlich Schmerzensgeldansprüchen wegen des Vorwurfs fehlerhafter Behandlung, z.T. wird auch auf Aufklärungsfragen eingegangen. Das Verfahren vor diesen Gremien ist in Statuten bzw. Geschäftsordnungen geregelt, die nicht bundeseinheitlich sind; es bestehen vielmehr föderalistische Unterschiede. Für den Patienten ist es frei von Verfahrenskosten; jedoch sollen nach den Satzungen die Beteiligten ihre Kosten einschließlich derjenigen von eventuellen Rechtsbeiständen selbst tragen. Das Verfahren ist schriftlich, die Gutachter werden von der Gutachterkommission bzw. der Schlichtungsstelle ausgewählt.

Das Votum der Gutachterkommissionen bzw. Schlichtungsstellen ist zwar für Zivilgerichte nicht bindend, jedoch sind Urteile der Gerichte, die entgegen dem negativen Votum einer Gutachterkommission bzw. Schlichtungsstelle entschieden haben, „rar" (Schaffartzik u. Neu 2007, S. 448, Deutsch u. Spickhoff 2008, RN 575).

23 Zivilrechtlicher Haftungsprozess

Gelingt es nicht, vorprozessual zu einer Einigung zu kommen, hat der Patient – auch nach und gar während eines Verfahrens vor der Gutachter- oder Schlichtungsstelle, welches dann jedoch eingestellt wird – die Möglichkeit, seinen Schadensersatzanspruch vor Gericht (in der Regel dem LG) einzuklagen.

23.1 Grundlagen des Haftungsprozesses

Die Haftungsvoraussetzungen sind zwar im Zivil- und Strafrecht weitgehend identisch, es gelten aber unterschiedliche Verfahrensprinzipien – „Spielregeln" vor Gericht, die auch eine unterschiedliche Beweislastverteilung nach sich ziehen.

23.1.1 Dispositionsmaxime

Im zivilrechtlichen Verfahren gilt – anders als im Strafverfahren – die sog. Dispositionsmaxime oder der Beibringungsgrundsatz (Prinzip der *formellen* Wahrheit). „Wo kein Kläger, da kein Richter" – nach diesem sprichwörtlichen Grundsatz wird im Zivilverfahren der Richter nicht von Amts wegen, sondern nur auf Betreiben einer Partei tätig (Dispositionsmaxime): Der Richter wird nur dann aktiv, wenn eine Partei Klage erhebt. Der geschädigte Patient bzw. seine Hinterbliebenen entscheiden, ob und in welchem Umfang sie Schadensersatz einschließlich Schmerzensgeld vor Gericht als Kläger gegen welche Beklagten geltend machen wollen. Der Kläger ist Herr des Verfahrens; er kann jederzeit seine Klage, z.B. nach Zahlung des geforderten Betrags durch die Haftpflichtversicherung, zurücknehmen, seinen Anspruch im Laufe des Haftpflichtprozesses aber auch erhöhen oder ermäßigen.

> **Merke** Im zivilrechtlichen Haftungsprozess ermittelt der Richter, anders als im Strafverfahren, auch den Sachverhalt nicht von Amts wegen.

Es obliegt den Parteien, den Sachverhalt zu schildern bzw. der Sachverhaltsschilderung der anderen Seite zu widersprechen, sonst legt das Gericht den geschilderten Sachverhalt ohne weitere Ermittlungen seiner Entscheidung zugrunde.

23.1.2 Beweisregeln des Zivilprozesses

Im zivilrechtlichen Haftungsprozess muss der Kläger (Patient bzw. Angehöriger) die Tatsachen darlegen, d.h. dem Richter vortragen, und, wenn die Gegenseite (Arzt bzw. Krankenhausträger) sie bestreitet, beweisen, auf die er seinen Schadensersatzanspruch stützt. Bei einem „Narkosezwischenfall" wird der Kläger im Regelfall den Vorwurf eines schuldhaften Behandlungsfehlers erheben und darauf seine Ansprüche stützen. Dann muss er darlegen:
- das pflichtwidrige Verhalten (das kann ein Tun, aber auch ein pflichtwidriges Unterlassen des Arztes sein)
- den Schaden
- den Ursachenzusammenhang zwischen dem behaupteten Sorgfaltsmangel und dem Schaden (haftungsbegründende Kausalität)

■ **Ursachenzusammenhang: Adäquanztheorie des Zivilrechts**

Zum Ursachenzusammenhang: Die zivilrechtliche Haftung für einen Gesundheitsschaden des Patienten setzt voraus, dass der ärztliche – bzw. pflegerische – Fehler ursächlich für den Schaden des Patienten ist.

Im Zivilrecht gilt die sog. Adäquanztheorie: Nach der Rechtsprechung ist ein Fehler dann ursächlich für den Schaden des Patienten, wenn er

>> ... im allgemeinen und nicht nur unter besonders eigenartigen, unwahrscheinlichen und nach dem gewöhnlichen Verlauf der Dinge außer Betracht zu lassenden Umständen geeignet [ist], einen Schaden der eingetretenen Art herbeizuführen[125]. <<

Zu unterscheiden ist zwischen der *haftungsbegründenden* und der *haftungsausfüllenden* Kausalität.

■ Haftungsbegründende Kausalität

Die haftungsbegründende Kausalität betrifft den Ursachenzusammenhang zwischen dem Behandlungsfehler und dem Schaden des Patienten („Primärschaden", d.h. die Einbuße in seiner körperlichen Befindlichkeit). Dazu gehören bei einem hypoxisch-ischämischen Hirnschaden allerdings nicht nur die Hirnschädigung als solche, sondern auch die damit verbundenen gesundheitlichen Störungen des Patienten, etwa Verhaltensstörungen[126]. Hierbei geht es um das „Schadenereignis" (Laufs 1993, RN 594), den „Ersten Verletzungserfolg"[127].

■ Haftungsausfüllende Kausalität

Dem gegenüber betrifft die *haftungsausfüllende Kausalität* weniger das *ob*, sondern mehr das *wie* eines Schadens; es geht im Wesentlichen um die Weiterentwicklung des Schadens, insbesondere um die „Folgeschäden". Diese Unterscheidung ist wichtig wegen des unterschiedlichen Beweismaßes.

■ Mitursächlichkeit

Aber auch eine *Mitursächlichkeit* kann ausreichen. Wird ein Patient vom Notarzt falsch behandelt und von anderen Ärzten im Krankenhaus weiter versorgt, so entfällt die Ursächlichkeit des Fehlers des Notarztes nicht schon deshalb, weil evtl. auch die anderen Beteiligten Fehler gemacht haben, sondern nur dann, wenn sich der Fehler des Notarztes auf den weiteren Verlauf nicht mehr ausgewirkt hat (Ulsenheimer 2002, RN 214, mit Hinweis auf BGH, Urt. v. 28.01.1986, NJW 1986, 2367).

23.1.3 Beweisbedürftigkeit

Sofern nicht – ausnahmsweise – der Sachverhalt zwischen dem klagenden Patienten bzw. den Angehörigen und den Beklagten (Ärzte, Krankenhausträger, evtl. auch Pflegepersonal) unstreitig ist, muss der Patient den Fehler, seinen Schaden und die Ursächlichkeit zwischen Fehler und Schaden beweisen.

Soweit z.B. der oder die Beklagten der Sachverhaltsschilderung des Klägers nicht widersprechen, legt der Richter diesen „unstreitigen" Sachverhalt ohne weitere Nachforschung als wahr zugrunde. Widerspricht eine Partei, muss die andere die ihrem Anspruch günstigen, aber umstrittenen Tatsachen beweisen. Für solche umstrittenen Tatsachen ist Beweis zu erbringen, z.B. durch:
- Vorlage von *Urkunden* (z.B. Narkoseprotokoll, Aufklärungs- und Anamnesebogen)
- Benennung von *Zeugen* (z.B. für das Aufklärungsgespräch)
- Benennung von *Sachverständigen* (z.B. zur Frage, ob ein Behandlungsfehler vorliegt oder ob ein Ursachenzusammenhang zwischen einem festgestellten Behandlungsfehler und dem erwiesenen Schaden des Patienten besteht)
- sog. *Augenscheinseinnahme*, z.B. durch Vorlage eines beschädigten Tubus oder eines Narkosegeräts
- unter Umständen auch *Vernehmung einer der Parteien* (Kläger oder Beklagte)

Ziel der Beweisführung ist es, dem Gericht die Überzeugung von der Wahrheit oder – z.B. aus Sicht der beklagten Ärzte – der Unwahrheit einer vom Patienten vorgetragenen Tatsachenbehauptung zu verschaffen.

Merke Im Grundsatz sind die einer Partei günstigen, rechtserheblichen und bestrittenen Tatsachenbehauptungen beweisbedürftig.

---

[125] BGH, Urt. v. 14.03.1985, NJW 1986, 1329 (1331)
[126] BGH, VersR 1998, 1153
[127] BGH, Urt. v. 28.04.1982, NJW 1983, 998

■ Beweismaßstab

Nach § 286 Zivilprozessordnung (ZPO) ist für den Beweis der genannten Haftungsvoraussetzungen einschließlich der *haftungsbegründenden* Kausalität ein „für das praktische Leben brauchbarer Grad von Gewissheit" zu fordern („Strengbeweis"; Steffen u. Pauge 2006, RN 513), d.h.

> ... ein praktischer Grad an Gewissheit, der Zweifeln Schweigen gebietet, ohne sie gänzlich auszuschließen[128]. «

Es handelt sich nicht um einen

> ... medizinisch-naturwissenschaftlichen Nachweis und nicht um eine mathematische, jede Möglichkeit eines abweichenden Geschehensablauf ausschließende, von niemandem anzweifelbare Gewissheit („mit an Sicherheit grenzende Wahrscheinlichkeit")... Ausreichend ist vielmehr ein Grad von Gewissheit, der Zweifeln eines besonnenen, gewissenhaften und lebenserfahrenen Beurteilers Schweigen gebietet; Zweifel, die sich auf lediglich theoretische Möglichkeiten gründen, für die tatsächliche Anhaltspunkte nicht bestehen, sind hierbei nicht von Bedeutung...[129] «

Geht es um die Feststellung der *haftungsausfüllenden* Kausalität für alle weiteren Folgeschäden, also etwa die durch den Behandlungsfehler bedingte Verschlimmerung von Vorschäden, dann gilt das Beweismaß des § 287 ZPO, wonach eine überwiegende Wahrscheinlichkeit zur Überzeugungsbildung des Richters genügen kann („Freibeweis"[130]; Steffen u. Pauge 2006, RN 514).

23.1.4 Beweislast

Von besonderer Bedeutung im Arzthaftungsprozess ist die Frage der Beweislast. Diese regelt, wer den Nachteil dafür zu tragen hat, wenn in der Beweisaufnahme eine rechtserhebliche Tatsache nicht geklärt werden kann („non liquet").

Die Grundregel, dass jede Prozesspartei die Behauptungs- und Beweislast für das Vorliegen der Voraussetzungen der ihr günstigen Rechtsnorm trägt, ist im Arzthaftungsprozess zugunsten des Patienten vielfach durchbrochen. Um eine „Waffengleichheit" zwischen dem Patienten als medizinischem Laien herzustellen, der vielfach den Ablauf der Behandlung gar nicht rekonstruieren kann (etwa der narkotisierte Patient während der Operation), verschiebt die Rechtsprechung weithin die Beweislast zugunsten des Patienten und zum Nachteil des Arztes bzw. des Krankenhausträgers. Zwar sollen die Beweiserleichterungen nicht dazu führen, den Arzt mit „einer von ihm nicht geschuldeten Garantie für den Erfolg der Behandlung" zu belegen (Steffen u. Pauge 2006, RN 492), doch geraten der beklagte Arzt bzw. Krankenhausträger in der Praxis sehr schnell in diese Position.

23.1.5 Anscheinsbeweis

Hat der klagende Patient einen erwiesenen Gesundheitsschaden erlitten, dann kann der Richter aufgrund von Erfahrungssätzen in der Medizin, die ihm regelmäßig vom Sachverständigen vermittelt werden, vom Schaden auf den Behandlungsfehler oder umgekehrt von einem (bewiesenen) Behandlungsfehler auf dessen Ursächlichkeit für den Schaden schließen. Der sog. „Prima-Facie"-Beweis erleichtert dem Patienten die Beweisführung, wenn nach der Lebenserfahrung die Schädigung *typischerweise* auf einen Behandlungsfehler hindeutet oder auf ihm beruht.

Ein Anscheinsbeweis wurde z.B. in folgenden Fällen *bejaht*:
- Infizierung mit HIV bei der Bluttransfusion von einem aidskranken Spender[131]
- Behandlungsfehler bei einer Patientin, bei der nach Punktierung der V. subclavia ein 10 cm langes Katheterfragment zurückgeblieben und sich nach Massage des Herzes zwischen Herz und Lunge befand[132]
- Herzstillstand und schwere Hirnschädigung bei einem 5-jährigen Kind nach respiratorischer Insuffizienz nach Anwendung depolarisierender Relaxanzien[133]

Arzt und Krankenhausträger können den Anscheinsbeweis dadurch erschüttern, dass sie besondere Umstände vortragen, aus denen sich die ernsthafte Möglichkeit eines vom typischen Verlauf

---

[128] BGH, Urt. v. 26.10.1993, NJW 1994, 801
[129] BGH Urt. v. 08.07.08, VersR 2008,1265
[130] BGH, Urt. v. 12.02.2008, VersR 2008, 644
[131] BGH, NJW 1991, 1948
[132] OLG Hamm, VersR 1978, 332
[133] OLG Düsseldorf, NJW 1986, 1548

abweichenden, atypischen Geschehensablaufs im konkreten Fall ergibt.
Kein Anscheinsbeweis lag in folgenden Fällen vor:
- Jahre nach einer Periduralanästhesie entwickeln sich bei einem Patienten schwere spastische Lähmungen der Beine; eine Untersuchung zeigt eine chronische unspezifizierte Entzündung der Spinnwebhaut des Rückenmarks und deren Verwachsung mit der Markoberfläche[134].
- Schädigung des N. medianus bei axillärer Plexusblockade durch Öffnung eines Blutgefäßes im Gefäßscheidenzylinder und Entwicklung eines Hämatoms, das zur Teilschädigung des N. medianus führte[135].
- Kein Anschein für einen Behandlungsfehler bei Nervenschädigung nach Punktieren der Halsvene und Legen eines Verweilkatheters[136].

Eine Verschuldensvermutung wird von der Rechtsprechung auch angenommen, wenn die Schädigung aus einem Bereich stammt, dessen Gefahren bei Einhaltung der gebotenen Sorgfalt sicher ausgeschlossen werden können (sog. „voll beherrschbare Risiken"). Hier liegt es am Arzt bzw. Krankenhausträger, sich von der Verschuldensvermutung zu entlasten. Im Wesentlichen geht es um den Bereich der Organisation und Koordination der Behandlungsabläufe und die technisch-apparative Ausstattung, dazu zählt die Rechtsprechung, z.B.:
- Funktionstüchtigkeit eines Narkosegeräts[137]
- Entkoppelung eines Infusionssystems[138]
- Lagerungsschaden bei operativen Eingriffen[139]

Letzteres gilt jedoch nur, soweit nicht eine nicht im Voraus erkennbare, extrem seltene körperliche Anomalie vorliegt[140].

23.1.6 Umkehr der Beweislast

Über die Fälle des Anscheinsbeweises hinaus hat die Rechtsprechung die Beweislast weiter zum Nachteil der Ärzte verschoben, insbesondere dann, wenn ein Behandlungsfehler als *grob* zu bewerten ist, wenn es um die *Vernichtung von Beweismitteln* geht (Entsorgung eines Tubus nach Tubushernie mit dem Vermerk: „Damit so etwas nicht noch einmal passiert."[141]) und bei *Dokumentationsmängeln*, soweit diese dem Patienten die Beweisführung erschweren.

■ Grober Behandlungsfehler

Ein grober Behandlungsfehler liegt vor,

>> ... wenn das ärztliche Verhalten aus objektiver Sicht bei Anlegung des für den Arzt geltenden Kenntnis- und Fertigkeitsstandes nicht mehr verständlich und verantwortbar erscheint, weil ein solcher Fehler dem Arzt schlechterdings nicht unterlaufen darf[142]. ((

- Es muss sich also zunächst um einen eindeutigen Verstoß gegen gesicherte und bewährte medizinische Erkenntnisse und Erfahrungen handeln.
- Hinzukommen muss, dass sich dieser Verstoß als „ein schlechterdings unverständliches Fehlverhalten" darstellt[143].

Merke Auch die Summe mehrerer Behandlungsfehler kann im Ergebnis einen groben Behandlungsfehler darstellen (Steffen u. Pauge 2006, RN 523).

Ein solcher Verstoß kann vorliegen wenn auf eindeutige Befunde nicht nach den gesicherten und bewährten Regeln des Fachgebiets reagiert wird, zur Abwehr möglicher und bekannter Risiken ohne Grund von Standardmethoden abgewichen wird *und* besondere Umstände fehlen, die den Vorwurf eines groben Behandlungsfehlers mildern könnten[144]. Immer handelt es sich um eine rechtliche Wertung, die der Jurist allerdings aufgrund der Gesamtbetrachtung unter Berücksichtigung der konkreten Umstände vornimmt[145], wobei er sich sachverständiger Hilfe bedient.

---

[134] BGH, NJW 1974, 1422
[135] OLG Düsseldorf, VersR 1987, 487
[136] OLG Stuttgart, VersR 1988, 1137
[137] S. BGH, NJW 1978, 584
[138] BGH, NJW 1984, 1400
[139] BGH, NJW 1984, 1403
[140] BGH, NJW 1995, 1618, „Thoracic-Outlet-Syndrom"
[141] BGH, VersR 1975, 952
[142] BGH, Urt. v. 27.01.1998, NJW 1998, 1782
[143] BGH, VersR 2001, 1115
[144] BGH, NJW 1992, 2962
[145] OLG Stuttgart, VersR 1994, 107

23.2 Ausgang des Prozesses

Das Ergebnis des Haftungsprozesses, unter Umständen durch mehrere Instanzen (z.B. Klage vor dem LG, Berufung zum OLG, Revision zum BGH), kann sein:
- Abweisung der Klage ganz oder teilweise, mit der Konsequenz, dass die unterlegene Partei die Kosten des Verfahrens ganz oder teilweise trägt – dazu gehören auch die Kosten der Gegenseite.
- Verurteilung des oder der Beklagten – aller oder einiger –, bei Abweisung der Klage im Übrigen; Kostenfolge wie oben.

Die Schadensersatzklage des Patienten auf Leistung eines Geldbetrags wird oft mit einer Feststellungsklage verbunden, um den oder die Beklagten zu verpflichten, dem Kläger alle weiteren (Zukunfts-) Schäden zu ersetzen, die ihm aus der fehlerhaften ärztlichen Behandlung entstehen werden, soweit diese Ansprüche nicht auf Dritte (z.B. Versicherungen) übergegangen sind.

24 Strafrechtliches Ermittlungsverfahren

Wenn die beteiligten Ärzte „mauern", der Patient sich nicht ernst genommen, sondern „hingehalten" fühlt, reagiert er oft mit einer Strafanzeige – unter Umständen auch, um den Sachverhalt von Amts wegen und auf Kosten des Staates klären und begutachten zu lassen. Aber auch völlig unabhängig von den Aktivitäten des geschädigten Patienten bzw. seiner Angehörigen kann ein strafrechtliches Ermittlungsverfahren „von Amts wegen" in Gang kommen.

> **Merke** Neben und unabhängig von einem Zivilprozess kann derselbe Zwischenfall auch strafrechtliche Konsequenzen haben. Zivil- und Strafverfahren sind voneinander unabhängig und beeinflussen sich wechselseitig im Prinzip nicht.

Das Zivilgericht kann, muss aber nicht das Zivilverfahren aussetzen, um die Erledigung des Strafverfahrens abzuwarten (§ 149 ZPO), mit dem Ziel, sich die evtl. besseren Erkenntnismöglichkeiten des dem Untersuchungsgrundsatz folgenden Strafverfahrens zunutze zu machen. Ein solches Vorgehen kann dem berechtigten Interesse vor allem des Klägers an einer alsbaldigen Entscheidung im Zivilverfahren widersprechen, zumal die Mehrzahl aller Ermittlungsverfahren gegen Ärzte eingestellt werden, sodass es zu keinem Strafurteil kommt und die Aussetzung des Zivilprozesses im Ergebnis einer Verschleppung des Verfahrens Vorschub leisten könnte.

24.1 Beweisregeln des Strafprozesses

Im Strafverfahren wird *von Amts wegen* der Sachverhalt erforscht, eingeschlossen die Beweiserhebung über alle entscheidungserheblichen Tatsachen. Deshalb muss dem Arzt nicht nur nachgewiesen werden, dass er einen Behandlungsfehler begangen hat, sondern auch, dass dieser ursächlich für einen bestimmten Schaden des Patienten („schädlicher Erfolg" im strafrechtlichen Sinn) geworden ist.

24.1.1 Problem: Kausalitätsprüfung im Strafrecht

Im Strafrecht dient zur Feststellung des Ursachenzusammenhangs zwischen der ärztlichen Sorgfaltspflichtverletzung und dem Schaden des Patienten die sog. „Conditio-sine-qua-non-Formel". Es wird geprüft, ob ohne das sorgfaltswidrige Verhalten des Arztes bzw. ob bei Vornahme der sorgfaltsgemäßen Maßnahme der (negative) „Erfolg" (damit meinen die Juristen die Erfüllung des objektiven Tatbestands der Strafnorm, d.h. hier der Tod oder die Körperverletzung des Patienten) vermieden worden wäre. Dabei findet eine doppelte Kausalitätsprüfung statt: Es wird zum einen gefragt, ob das Verhalten des Arztes eine Bedingung im „mechanisch-naturwissenschaftlichen Sinn" für den Erfolgseintritt war; zum anderen wird nach einem sog. „rechtlichen Ursachenzusammenhang" zwischen der Sorgfaltswidrigkeit des Handelns für die Herbeiführung des schädlichen Erfolgs gefragt. Es wird ein „spezifischer Zusammenhang zwischen Pflichtwidrigkeit und Erfolg" gefordert (zum Ganzen genauer: Ulsenheimer 2008, RN 202ff). Ein solcher Zusammenhang zwischen dem Sorgfaltsmangel und seinen schädlichen Folgen beim Patienten ist nur gegeben, „wenn gerade diejenigen Umstände, die die Pflichtverletzung des Arztes ausmachen, für den Tod oder die Körperverletzung des Patienten wirksam geworden sind… Wäre dagegen das Leben oder die Gesundheit des Patienten auch bei Beachtung der ärztlichen Sorgfaltspflicht nicht zu retten gewesen", so ist „im Hinblick auf den schädlichen Erfolg die Pflichtverletzung als gleichgültig (erfolgsneutral, irrelevant) zu bezeichnen und daher der für die Bejahung der Strafbarkeit notwendige ‚Pflichtwidrigkeitszusammenhang' zu verneinen" (Ulsenheimer 2008, RN 205). Wäre also auch bei sorgfaltsgemäßem Verhalten der schädliche „Erfolg" eingetreten oder lässt sich dies nicht ausschließen, dann darf der ursächliche Zusammenhang zwischen der pflichtwidrigen Handlung und dem Schaden des Patienten nicht bejaht werden.

24.1.2 Beweiswürdigung

Maßstab der Beweiswürdigung ist § 261 Strafprozessordnung (StPO), wonach die „persönliche Gewissheit" des Richters maßgebend ist:

» ... es reicht ein nach der Lebenserfahrung ausreichendes Maß an Sicherheit, dem gegenüber vernünftige Zweifel nicht mehr aufkommen (Meyer-Goßner 2006, § 261 RN 2). «

Gelangt der Richter bezüglich des Behandlungsfehlers, des Schadens des Patienten und des Ursachenzusammenhangs zwischen Fehler und Schaden nicht zu dieser Überzeugung, dann gilt zugunsten des Angeklagten „in dubio pro reo"; es erfolgt „Freispruch".

Merke Aufgrund unterschiedlicher Beweisregeln – z.B. Beweislastumkehr bei groben Behandlungsfehlern im Zivilrecht und dem gegenüber „in dubio pro reo" im Strafrecht – kann im Strafverfahren ein Freispruch erfolgen, weil sich Zweifel hier zugunsten des Angeklagten auswirken, während im Zivilverfahren eine Verurteilung droht, weil bei Beweislastumkehr Zweifel zulasten der Beklagten gehen; auch umgekehrte Fälle sind denkbar, aber selten.

Gemeint ist hiermit ein „Grad von Gewissheit, der vernünftige Zweifel ausschließt" (Ulsenheimer 2002, § 140 RN 30ff); dass etwas „möglich" oder „in hohem Maße wahrscheinlich" ist, reicht nicht[146]. Bei der Feststellung dieser an Sicherheit grenzenden Wahrscheinlichkeit spielen Prozentzahlen indes keine Rolle; es geht nicht um eine mathematisch-statistische Bewertung. Eine an Sicherheit grenzende Wahrscheinlichkeit sehen die Juristen immer schon als gegeben an, aber auch nur dann, wenn keine konkreten Zweifel bestehen. Es kommt also nicht auf eine „hohe", „sehr große" oder gar „überwiegende" Wahrscheinlichkeit an[147].

Merke Im Strafrecht gelten strengere Maßstäbe als im Zivilrecht, nicht zuletzt wegen des Grundsatzes „in dubio pro reo". Hier wird die Ursächlichkeit eines Fehlers für einen Gesundheitsschaden oder den Tod des Patienten nur dann angenommen, wenn bei sorgfaltsgemäßem Verhalten der Tod oder der Gesundheitsschaden *mit an Sicherheit grenzender Wahrscheinlichkeit* vermieden worden wäre.

War z.B. ein Medikament kontraindiziert und/oder überdosiert oder kam es infolge einer vermeidbaren Verwechslung zu einer Fehltransfusion, dann ist der Arzt dennoch nicht wegen fahrlässiger Körperverletzung oder Tötung zu bestrafen, wenn die Ursächlichkeit der Pflichtverletzung nicht im o.g. Sinn mit der nötigen Sicherheit bejaht werden kann.

Für den Arzt schwer nachzuvollziehen ist allerdings die Rechtsprechung, die einen Ursachenzusammenhang zwischen einem ärztlichen Behandlungsfehler bei der Beurteilung einer fahrlässigen Tötung auch dann als gegeben ansieht, wenn durch die ärztliche Pflichtverletzung der Tod (nur) „mehrere Stunden" früher eintrat als ohne das pflichtwidrige Verhalten (hierzu kritisch: Ulsenheimer 2008, RN 224ff).

24.2 Straftatbestände

Im Vordergrund der strafrechtlichen Verantwortlichkeit des Arztes stehen die (fahrlässige) Körperverletzung (§§ 239ff StGB), die fahrlässige Tötung (§ 222 StGB) – beides evtl. auch durch Unterlassen bei Bestehen einer Handlungspflicht, die in der Regel aus dem Behandlungsvertrag folgt („Garantenstellung") – und (seltener) die unterlassene Hilfeleistung (§ 323 c StGB), die hier aber nicht näher behandelt wird.

---
[146] BGH, NJW 1987, 294
[147] BGH, MDR, 1988, 100 (zitiert nach Ulsenheimer 2008, RN 228)

24.3 Verfahrensprinzipien

> **Merke** Anders als im Zivilverfahren gilt im strafrechtlichen Ermittlungsverfahren das Offizial-/Legalitätsprinzip, das die staatlichen Organe berechtigt und verpflichtet, Straftaten von Amts wegen zu verfolgen und die sog. Inquisitionsmaxime, d.h. die Verpflichtung, den Sachverhalt selbstständig und ohne Bindung an das, was die Beteiligten vortragen, zu erforschen (Prinzip der *materiellen* Wahrheit).

Erhält die Staatsanwaltschaft Kenntnis von Umständen, die auf eine Straftat hindeuten können („Anfangsverdacht"), dann muss sie diesen von Amts wegen nachgehen, sei es, dass sie diese Kenntnis aufgrund einer Anzeige, unter Umständen einer anonymen, aus den Medien oder auch – aber eher selten – durch Abgabe der Akten des Zivilgerichts an die Staatsanwaltschaft erhält.

Im Rahmen der strafrechtlichen Verantwortlichkeit geht es um den staatlichen Strafanspruch, nicht um einen finanziellen Ausgleich zugunsten des Patienten wie im Zivilprozess. Herren des Verfahrens sind die Staatsanwaltschaft und das Strafgericht; der geschädigte Patient ist im Strafverfahren nur Zeuge, sieht man von der Möglichkeit ab, dass der geschädigte Patient sich unter Umständen der Anklageerhebung als sog. Nebenkläger (§§ 395ff StPO) anschließen oder z.B. bei der Körperverletzung, ohne Anrufung der Staatsanwaltschaft im Wege der Privatklage seine Rechte verfolgen kann (§§ 374ff StPO). Während der geschädigte Patient den Zivilprozess maßgeblich steuern kann, ist das strafrechtliche Verfahren seinem Einfluss weitgehend entzogen. Selbst dort, wo die Strafverfolgung zunächst von einem Strafantrag des Patienten abhängig ist (wie z.B. bei der vorsätzlichen oder fahrlässigen Körperverletzung nach §§ 223, 229, 230 StGB), kann die Staatsanwaltschaft auch dann, wenn der geschädigte Patient seinen Strafantrag zurückgenommen hat, die Strafverfolgung bei einem „besonderen öffentlichen Interesse" von Amts wegen weiterbetreiben.

24.3.1 Prangerwirkung

Im zivilrechtlichen Haftungsprozess muss der beklagte Arzt meist nicht persönlich vor Gericht erscheinen. Er wird in der Verhandlung durch seinen Rechtsanwalt vertreten. Die Situation im Strafprozess ist grundsätzlich anders: Hier muss der angeklagte Arzt in der Regel persönlich vor Gericht erscheinen. Dies stellt wegen der damit verbundenen Prangerwirkung und dem öffentlichen Medieninteresse eine erhebliche Belastung für die betroffenen Ärzte dar. Unter dem Titel „Narkosepfusch" oder „Anästhesist beim Kaffee trinken, Patient im Koma" wird z.B. gerne über angebliche Anästhesiefehler reißerisch berichtet, während ein eventueller Freispruch in den Medien keine oder allenfalls geringe Aufmerksamkeit findet. So stellt schon allein die Einleitung des Ermittlungsverfahrens – unabhängig vom Ausgang – eine extreme Belastung für die Betroffenen dar. Im Ergebnis tröstet es deshalb kaum, wenn strafrechtliche Verurteilungen, erst recht zu einer Freiheitsstrafe (in der Regel auf Bewährung), sehr selten sind.

Gerade bei der strafrechtlichen Verantwortlichkeit stellt sich die Besonderheit des ärztlichen Berufs besonders krass dar: „Strafanzeigen und Strafverfahren hängen... als ständige Bedrohung wie ein Damoklesschwert über jeder ärztlichen Berufstätigkeit" (Ulsenheimer 2008, RN 3). Dies liegt nicht zuletzt auch am bedauerlichen Ausgangspunkt der Rechtsprechung, die seit über 100 Jahren jeden ärztlichen, in die Körperintegrität eingreifenden Eingriff als tatbestandsmäßige Körperverletzung wertet, der in der Regel nur gerechtfertigt ist, wenn der Eingriff indiziert war und lege artis durchgeführt und von einer wirksamen bzw. mutmaßlichen Einwilligung des Patienten gedeckt ist. Hierin unterscheidet sich die Arzthaftung wesentlich von jeder anderen Berufshaftung.

24.4 Ablauf eines strafrechtlichen Ermittlungsverfahrens

Meist wird zunächst ein Ermittlungsverfahren gegen Unbekannt eingeleitet, das ein mit „UJs" beginnendes Aktenzeichen erhält. Es folgt in aller Regel die Beschlagnahme der Krankenunterlagen durch die Kriminalpolizei, meist aufgrund richterlicher Anordnung (§ 98 StPO, Beschlagnahmeanordnung). Sodann schließt sich eine informatorische Befragung aller Beteiligten an, zunächst als Zeugen, evtl. schon als „beschuldigte Zeugen". Zum Erscheinen und zur Aussage sind Zeugen – und auch Sachverständige – jedoch nur verpflichtet, wenn der Staatsanwalt sie vorlädt (§ 161a StPO). Aus den Ergebnissen solcher informatorischen Befragungen und der Auswertung der Krankenunterlagen „filtert" die Staatsanwaltschaft dann diejenigen heraus, gegen die sie im Folgenden als Beschuldigte weiter ermitteln will. Wird nun gegen bestimmte, namentlich benannte Personen (Beschuldigte) ermittelt, dann wird aus dem „UJs-Aktenzeichen" ein „Js-Aktenzeichen". Daran können die Beteiligten erkennen, dass nun gegen namentlich benannte Beschuldigte ermittelt wird. Dies ist z.B. wichtig für die Strafrechtschutzversicherung der Mitglieder des Berufsverbands, die erst dann in Anspruch genommen werden kann, wenn gegen das jeweilige Mitglied als Beschuldigter ermittelt wird; Mitgliedschaft im BDA zum Zeitpunkt des Vorfalls vorausgesetzt (s. Versicherungsbroschüre unter: http://www.bda.de/22_2broschuere-versicherungsservice-rechtschutz.htm). Nun wird die Staatsanwaltschaft weitere Nachforschungen anstellen und zu medizinischen Fachfragen in aller Regel Sachverständige einschalten.

24.4.1 Ergebnisse des Ermittlungsverfahrens

Die Konsequenzen eines strafrechtlichen Ermittlungsverfahrens können z.B. sein:
- Einstellung nach § 170 Abs. 2 StPO
- Einstellung nach § 153 StPO
- Einstellung nach § 153 a StPO
- Strafbefehl (§ 407 StPO)
- öffentliche Hauptverhandlung (§ 226 StPO) mit dem Ergebnis:
  – Einstellung des Verfahrens
  – Freispruch
  – Verurteilung
  – Verwarnung mit Strafvorbehalt

Einstellung nach § 170 StPO

» § 170 StPO [Erhebung der öffentlichen Klage; Einstellung des Verfahrens]

(1) Bieten die Ermittlungen genügenden Anlass zur Erhebung der öffentlichen Klage, so erhebt die Staatsanwaltschaft sie durch Einreichung einer Anklageschrift bei dem zuständigen Gericht.

(2) Andernfalls stellt die Staatsanwaltschaft das Verfahren ein. Hiervon setzt sie den Beschuldigten in Kenntnis, wenn er als solcher vernommen worden ist oder ein Haftbefehl gegen ihn erlassen war; dasselbe gilt, wenn er um einen Bescheid gebeten hat oder wenn ein besonderes Interesse an der Bekanntgabe ersichtlich ist. «

Geben die strafrechtlichen Ermittlungen keinen genügenden Anlass zur Anklageerhebung oder fehlt es von vornherein an einem konkreten Anfangsverdacht, dann stellt die Staatsanwaltschaft das Ermittlungsverfahren nach § 170 Abs. 2 StPO ein. Dagegen kann der Patient, wenn er als Verletzter Strafantrag gestellt hat, Beschwerde einlegen und, wenn diese abgelehnt wird, ein „Klageerzwingungsverfahren" beantragen. Dieser Antrag ist an hohe formelle Voraussetzungen geknüpft; über 90% solcher Klageerzwingungsverfahren werden wegen formeller Fehler als unzulässig verworfen (Ulsenheimer 2008, RN 440). Bei fahrlässiger oder vorsätzlicher Körperverletzung ist ein Klageerzwingungsverfahren unzulässig (172 Abs. 2 Satz 3 StPO). Ist der Klageerzwingungsantrag als unzulässig verworfen worden, so kann eine öffentliche Klage nur aufgrund neuer Tatsachen oder Beweismittel erhoben werden.

Einstellung nach § 153 StPO

» § 153 StPO [Absehen von Verfolgung wegen Geringfügigkeit]

(1) Hat das Verfahren ein Vergehen zum Gegenstand, so kann die Staatsanwaltschaft mit Zustimmung des für die Eröffnung des Hauptverfahrens zuständigen Gerichts von der Verfolgung absehen, wenn die Schuld des Täters als gering anzusehen wäre und kein öffentliches Interesse an der Verfolgung besteht. Der Zustimmung des Gerichtes bedarf es nicht bei einem Vergehen, das nicht mit einer im Mindestmaß erhöhten Strafe bedroht ist und bei dem die durch die Tat verursachten Folgen gering sind.

(2) Ist die Klage bereits erhoben, so kann das Gericht in jeder Lage des Verfahrens unter den Voraussetzungen des Abs. 1 mit Zustimmung der Staatsanwaltschaft und des Angeschuldigten das Verfahren einstellen. Der Zustimmung des Angeschuldigten bedarf es nicht, wenn die Hauptverhandlung aus den in § 205 angeführten Gründen nicht durchgeführt werden kann oder in den Fällen des § 231 Abs. 2 und der §§ 232 und 233 in seiner Abwesenheit durchgeführt wird. Die Entscheidung ergeht durch Beschluss. Der Beschluss ist nicht anfechtbar. «

Es handelt sich um Einstellungsmöglichkeiten aus „Opportunitätsgründen".

Hier – wie im nachfolgenden Fall – wäre nach dem bisherigen oder voraussichtlichen Ergebnis der strafrechtlichen Ermittlung eine Anklage zwar an sich gerechtfertigt, doch kann die Staatsanwaltschaft von der Anklage absehen, wenn die Schuld des angeklagten Arztes – unterstellt, sie wäre nachgewiesen – als gering einzustufen wäre. Mit Zustimmung des Gerichts kann die Staatsanwaltschaft bei Vergehen das Verfahren einstellen, wenn die Schuld des Beschuldigten als gering anzusehen wäre *und* kein öffentliches Interesse an der Strafverfolgung besteht. Nach dem Gesetzeswortlaut bleibt hier die Schuldfrage offen. Eine Zustimmung des beschuldigten Arztes ist nicht erforderlich; es sei denn, es erfolgt eine Einstellung nach Anklageerhebung durch das Gericht (§ 153 Abs. 2 StPO).

■ Einstellung nach § 153 a StPO

》 § 153 a StPO [Einstellung des Verfahrens bei Erfüllung von Auflagen und Weisungen]

(1) Mit Zustimmung des für die Eröffnung des Hauptverfahrens zuständigen Gerichts und des Beschuldigten kann die Staatsanwaltschaft bei einem Vergehen vorläufig von der Erhebung der öffentlichen Klage absehen und zugleich dem Beschuldigten Auflagen und Weisungen erteilen, wenn diese geeignet sind, das öffentliche Interesse an der Strafverfolgung zu beseitigen, und die Schwere der Schuld nicht entgegensteht. Als Auflagen oder Weisungen kommen insbesondere in Betracht,

1. zur Wiedergutmachung des durch die Tat verursachten Schadens eine bestimmte Leistung zu erbringen,
2. einen Geldbetrag zugunsten einer gemeinnützigen Einrichtung oder der Staatskasse zu zahlen,
3. sonst gemeinnützige Leistungen zu erbringen,
4. Unterhaltspflichten in einer bestimmten Höhe nachzukommen,
5. sich ernsthaft zu bemühen, einen Ausgleich mit dem Verletzten zu erreichen (Täter-Opfer-Ausgleich) und dabei seine Tat ganz oder zum überwiegenden Teil wieder gut zu machen oder deren Wiedergutmachung zu erstreben, oder
6. an einem Aufbauseminar nach § 2 b Abs. 2 Satz 2 oder § 4 Abs. 8 Satz 4 des Straßenverkehrsgesetzes teilzunehmen

Zur Erfüllung der Auflagen und Weisungen setzt die Staatsanwaltschaft dem Beschuldigten eine Frist, die in den Fällen des Satzes 2 Nr. 1 bis 3, 5 und 6 höchstens sechs Monate, in den Fällen des Satzes 2 Nr. 4 höchstens ein Jahr beträgt. Die Staatsanwaltschaft kann Auflagen und Weisungen nachträglich aufheben und die Frist einmal für die Dauer von drei Monaten verlängern; mit Zustimmung des Beschuldigten kann sie auch Auflagen und Weisungen nachträglich auferlegen oder ändern. Erfüllt der Beschuldigte die Auflagen und Weisungen, so kann die Tat nicht mehr als Vergehen verfolgt werden. Erfüllt der Beschuldigte die Auflagen und Weisungen nicht, so werden Leistungen, die er zu ihrer Erfüllung erbracht hat, nicht erstattet. § 153 Abs. 1 Satz 2 gilt in den Fällen des Satzes 2 Nr. 1 bis 5 entsprechend.

(2) Ist die Klage bereits erhoben, so kann das Gericht mit Zustimmung der Staatsanwaltschaft und des Angeschuldigten das Verfahren bis zum Ende der Hauptverhandlung, in der die tatsächlichen Feststellungen letztmals geprüft werden können, vorläufig einstellen und zugleich dem Angeschuldigten die in Abs. 1 Satz 1 und 2 bezeichneten Auflagen und Weisungen erteilen. Absatz 1 Satz 3 bis 6 gilt entsprechend. Die Entscheidung nach Satz 1 ergeht durch Beschluss. Der Beschluss ist nicht anfechtbar. Satz 4 gilt auch für eine Feststellung, dass gemäß Satz 1 erteilte Auflagen und Weisungen erfüllt worden sind.

(3) Während des Laufes der für die Erfüllung der Auflagen und Weisungen gesetzten Frist ruht die Verjährung. **《**

Weit verbreitet ist eine Einstellung nach § 153 a StPO unter Auflagen, insbesondere die Zahlung eines Geldbetrags zugunsten einer gemeinnützigen Einrichtung (keine „Geldstrafe"). Mit Zustimmung des Gerichts und des beschuldigten Arztes kann die Staatsanwaltschaft bei einem Vergehen das Ermittlungsverfahren einstellen und dem Beschuldigten Auflagen erteilen. Die Auflage, meist eine Geldzahlung, soll keine Sanktion darstellen, sondern wird vom Beschuldigten „freiwillig" erfüllt. Die Geldzahlung nach § 153 a StPO schafft ein sog. Prozesshindernis, d.h. die Einstellung ist nach Erfüllung der Auflagen endgültig – es sei denn, die Tat stellt sich nachträglich als Verbrechen dar, dann ist (ebenso wie bei einer Einstellung nach § 153 StPO) ein erneutes Aufgreifen des Verfahrens zulässig[148].

Die Verfahrenseinstellung gegen Zahlung eines Geldbetrages hat Vor- und Nachteile (Ulsenheimer

---
[148] BGH, NJW 2004, 375ff

2008, RN 479ff), von denen einige hier zitiert werden sollen:

Vorteile.
- Keine Verurteilung
- keine Schuldfeststellung
- keine Eintragung in das Bundeszentralregister
- Vermeidung einer öffentlichen Hauptverhandlung mit ihrer „Prangerwirkung"
- stattdessen „geräuschlose" endgültige Erledigung nach Erfüllung der Auflage
- Vermeidung weiterer Kosten, insbesondere die einer Hauptverhandlung

Nachteile.
- Wertung der Geldzahlung quasi als Schuldeingeständnis
- Verzicht auf völlige Rehabilitierung durch möglichen Freispruch
- Geldbetrag evtl. deutlich höher als zu erwartende Geldstrafe
- „fauler Kompromiss", Gefühl der „Nötigung"
- „negative Präjudizwirkung" für einen zivilrechtlichen Haftungsprozess, für das Arbeitsverhältnis oder für standesrechtliche Folgen

Ulsenheimer gibt deshalb den *wichtigen Hinweis*, bei der Zustimmung zur Einstellung nach § 153 a StPO ausdrücklich klarzustellen, dass in der Erfüllung der Auflage (Geldzahlung) „kein Schuldanerkenntnis liegt, sondern andere Motive, (z.B. die Vermeidung der ‚Prangerwirkung' der Hauptverhandlung, Erhaltung von Ruf und Ansehen des Krankenhauses, Schutz vor Vertrauensverlust bei den Patienten u.A.) den Ausschlag gegeben haben" (Ulsenheimer 2008, RN 480 a.E.).

■ **Strafbefehl**

Kommt der Staatsanwalt nach Abschluss der Ermittlungen zu dem Ergebnis, dass die gerade erörterten Einstellungsalternativen nicht in Betracht kommen und die Schuld des Arztes mit hoher Wahrscheinlichkeit oder sicher nachweisbar ist, dann kann anstelle einer förmlichen Anklage mit anschließender Hauptverhandlung vor dem AG oder LG eine „stillere" Erledigung durch einen Strafbefehl (richterliche Entscheidung ohne Hauptverhandlung) erfolgen. Im Strafbefehlsverfahren können Geldstrafen und – bei anwaltlicher Vertretung – auch Freiheitsstrafen bis zu 1 Jahr ohne öffentliche Hauptverhandlung ausgeurteilt werden. Gegen den Strafbefehl kann unter Beachtung der Einspruchsfrist von 2 Wochen ab Zustellung Einspruch eingelegt werden, der zur Durchführung einer Hauptverhandlung führt. Der Einspruch kann bis zur Verkündung des Urteils im 1. Rechtszug zurückgenommen werden. Um die Prangerwirkung der öffentlichen Hauptverhandlung zu vermeiden, raten Strafverteidiger oft dazu, in den Fällen, in denen wegen der Schwere des Vorwurfs eine Einstellung nicht in Betracht kommt, die Erledigung des Verfahrens durch Strafbefehl zu akzeptieren. *Ulsenheimer* (2008, RN 486ff) weist auf die Vor- und Nachteile hin:

Vorteile.
- Keine Prangerwirkung der öffentliche Hauptverhandlung
- „stille" Erledigung meist ohne Medieninteresse
- summarisches schriftliches Verfahren ohne detaillierte Klärung des Sachverhalts in allen Einzelheiten
- Abkürzung der Verfahrensdauer
- geringere Kosten

Nachteile.
- Der Strafbefehl steht einem rechtskräftigen Urteil gleich.
- Eintragung in das Bundeszentralregister.
- Unter Umständen negative Auswirkungen auf Zivil- oder Arbeitsgerichtsverfahren, im Verfahren um das Ruhen bzw. den Entzug der Approbation, im vertragsärztlichen Disziplinarverfahren.

24.4.2 Öffentliche Hauptverhandlung

Das Ergebnis einer öffentlichen Hauptverhandlung, in der Regel nach Vernehmung von Zeugen und Sachverständigen, kann sein:
- Einstellung nach §§ 153, 153 a StPO
- Urteil

Daneben kann in besonderen Fällen – unter Umständen schon vor dem Urteilsausspruch – ein (vorläufiges) Berufsverbot ausgesprochen werden (§ 70 StGB).

》 **§ 70 StGB Anordnung des Berufsverbots.**

(1) Wird jemand wegen einer rechtswidrigen Tat, die er unter Missbrauch seines Berufs oder Gewerbes oder unter grober Verletzung der mit ihnen verbundenen Pflich-

ten begangen hat, verurteilt oder nur deshalb nicht verurteilt, weil seine Schuldunfähigkeit erwiesen oder nicht auszuschließen ist, so kann ihm das Gericht die Ausübung des Berufs, Berufszweiges, Gewerbes oder Gewerbezweiges für die Dauer von einem Jahr bis zu fünf Jahren verbieten, wenn die Gesamtwürdigung des Täters und der Tat die Gefahr erkennen lässt, dass er bei weiterer Ausübung des Berufs, Berufszweiges, Gewerbes oder Gewerbezweiges erhebliche rechtswidrige Taten der bezeichneten Art begehen wird. Das Berufsverbot kann für immer angeordnet werden, wenn zu erwarten ist, dass die gesetzliche Höchstfrist zur Abwehr der von dem Täter drohenden Gefahr nicht ausreicht.

(2) War dem Täter die Ausübung des Berufs, Berufszweiges, Gewerbes oder Gewerbezweiges vorläufig verboten (§ 132 a der Strafprozessordnung), so verkürzt sich das Mindestmaß der Verbotsfrist um die Zeit, in der das vorläufige Berufsverbot wirksam war. Es darf jedoch drei Monate nicht unterschreiten.

(3) Solange das Verbot wirksam ist, darf der Täter den Beruf, den Berufszweig, das Gewerbe oder den Gewerbezweig auch nicht für einen anderen ausüben oder durch eine von seinen Weisungen abhängige Person für sich ausüben lassen.

(4) Das Berufsverbot wird mit der Rechtskraft des Urteils wirksam. In die Verbotsfrist wird die Zeit eines wegen der Tat angeordneten vorläufigen Berufsverbots eingerechnet, soweit sie nach Verkündung des Urteils verstrichen ist, in dem die der Maßregel zugrunde liegenden tatsächlichen Feststellungen letztmals geprüft werden konnten. Die Zeit, in welcher der Täter auf behördliche Anordnung in einer Anstalt verwahrt worden ist, wird nicht eingerechnet. **«**

■ Urteil

Das Urteil kann auf Freispruch oder Verurteilung lauten. Bei einem Schuldspruch wegen fahrlässiger Körperverletzung bei einem ansonsten unbescholtenen „Ersttäter" wird im Regelfall auf eine Geldstrafe erkannt; ebenso bei fahrlässiger Tötung, soweit leichte Fehler im Raum stehen.

Freiheitsstrafe

Bei groben Fehlern bzw. leichtfertigem Verhalten kann unter Umständen auch eine Freiheitsstrafe drohen, die regelmäßig aber zur Bewährung ausgesetzt wird. Auf die oben geschilderten Falldarstellungen in Zusammenhang mit der Missachtung der Sorgfaltsregeln im Umgang von Propofol, die zu Freiheitsstrafen von 1 Jahr und 8 Monaten bzw. 2 Jahren auf Bewährung führten, wird verwiesen. Die Bewährungsauflagen (§ 59 a StGB) können in nachhaltigen Geldbeträgen bestehen; nach *Ulsenheimer* (2008, RN 507) kommen diese Sanktionen in der Praxis des Arztstrafrechts – von Vermögensstraftaten (z.B. Betrug) abgesehen – „äußerst selten vor". In Fällen einer Verurteilung wegen unterlassener Hilfeleistung neigen die Gerichte, so *Ulsenheimer* (2008, RN 507), allerdings „eher zur Verhängung einer Freiheitsstrafe auf Bewährung".

Geldstrafe

Eine weit verbreitete Praxis in den Medien, nur die Summe der Geldstrafe mitzuteilen (Beispiel: „Fehlintubation: 6000 Euro Geldstrafe") ist irreführend, denn der Geldstrafegesamtbetrag allein lässt keinen Schluss auf das Maß der Schuld zu.

Tagessatzprinzip.
Nach § 40 StGB wird die Geldstrafe in sog. „Tagessätzen" verhängt. Der Tagessatz ist, kurz gefasst, das tägliche Nettoeinkommen des angeklagten Arztes. Dabei ist das Nettoeinkommen ein strafrechtlicher, kein steuerrechtlicher Begriff (dazu Ulsenheimer 2008, RN 509d). Ein Tagessatz beträgt mindestens 1,- Euro und höchstens 5000,- Euro. Die Geldstrafe beträgt mindestens 5 und höchstens 360 volle Tagessätze, soweit das Gesetz nichts anderes bestimmt. Im Urteil wird die Geldstrafe nach Zahl und Höhe der Tagessätze angegeben. Das Nettoeinkommen ist Ausgangspunkt für die Berechnung der Tagessatz*höhe*, das Maß der Schuld (Schwere des Verschuldens) Ausgangspunkt für die Tagessatz*zahl*. Bei fahrlässiger Körperverletzung sind Tagessätze zwischen 30 und 120 Tagessätzen zu erwarten, bei fahrlässiger Tötung und „normalen", also nicht bei groben oder leichtfertigen Fehlern, zwischen 60 und 250 Tagessätzen (Ulsenheimer 2008, RN 507). Zahlt der Verurteilte die Geldstrafe nicht, muss er eine Haftstrafe verbüßen, deren Tage der Zahl der Tagessätze entspricht.

Vor allem die Tagessatz*zahl* ist von Bedeutung. Nach § 32 Abs. 2 Nr. 5 a Bundeszentralregistergesetz (BZRG) werden Verurteilungen zu einer Geldstrafe von nicht mehr als 90 Tagessätzen nicht in das Führungszeugnis aufgenommen, vorausgesetzt, im Bundeszentralregister sind keine weiteren Strafen eingetragen. Insoweit kann sich der Verurteilte als „nicht vorbestraft" bezeichnen. Nur Gerichte und Staatsanwaltschaften, oberste Landes- und Bundesbehörden erhalten Kenntnis von Eintragungen, die nicht in ein Führungszeugnis aufgenommen werden.

> **Merke** Das Maß der Schuld bestimmt sich also nicht allein nach der Höhe der ausgeurteilten Summe, die je nach den Einkommensverhältnissen des Angeklagten bei gleicher Tagessatzzahl unterschiedlich ausfallen kann. Die Schwere der Schuld und das Unwerturteil des Gerichts kommen ausschließlich in der *Zahl* der Tagessätze zur Geltung.

Die Frist, nach deren Ablauf die Eintragungen im Bundeszentralregister getilgt werden, beträgt bei Geldstrafen von nicht mehr als 90 Tagessätzen 5 Jahre, in allen übrigen Fällen 10 Jahre (§ 46 Abs. 1 Nr. 1a, 2 BZRG). Die Frist beginnt mit dem Tag des (ersten) Urteils (§ 47 Abs. 1 i.V.m. § 36 Abs. 1 BZRG).

Verwarnung mit Strafvorbehalt

Bei einer Geldstrafe bis zu 180 Tagessätzen kann unter Umständen neben dem Schuldspruch noch eine Verwarnung mit Strafvorbehalt ausgesprochen werden. Dies bedeutet, dass das Gericht den Betroffenen zwar schuldig spricht, ihn dann verwarnt und eine Strafe bestimmt, sich aber die Verurteilung zu dieser Strafe vorbehält, wenn zu erwarten ist, dass der Betroffene auch ohne Verurteilung keine Straftaten mehr begehen wird und wenn es besondere Umstände in der Tat und der Persönlichkeit des Betroffenen gibt, die es nahe legen, ihn von der Verurteilung zu verschonen und die „Verteidigung der Rechtsordnung" eine Bestrafung nicht gebietet (§ 59 StGB), z.B. bei geringem Verschulden, Überforderung, nicht vertrauter technischer Ausstattung oder erheblicher psychischer Belastung (Ulsenheimer 2008, RN 508).

Berufsverbot

Neben der Strafe kann das Gericht gegen einen Arzt „zur Sicherung der Allgemeinheit" auch ein zeitlich befristetes oder lebenslanges Berufsverbot nach § 70 StGB anordnen. Voraussetzung ist, dass der Arzt die Straftat nicht nur gelegentlich seiner ärztlichen Tätigkeit, sondern „in" missbräuchlicher Ausübung seines Berufs oder unter grober Verletzung seiner Berufspflichten begangen hat (Ulsenheimer 2002, § 151 RN 27). Hinzukommen muss bei einer Gesamtwürdigung von „Tat und Täter" die Gefahr der Begehung erheblicher ähnlicher Straftaten unter Ausnutzung der ärztlichen Stellung.

Beispiele (Ulsenheimer 2008, RN 510 mit weiteren Nachweisen): Anästhesist injiziert sich selbst die für den Patienten bereitgestellten Opiate und versieht seinen Dienst unter Einfluss der Betäubungsmittel; Arzt verschreibt ohne Indikation Betäubungsmittel.

Nach § 132 a StPO kann das Gericht sogar schon vor einer Verurteilung, also etwa im Rahmen eines staatsanwaltschaftlichen Ermittlungsverfahrens, ein vorläufiges Berufsverbot verhängen, wenn dringende Gründe dafür bestehen, dass dem beschuldigten Arzt in einer strafrechtlichen Hauptverhandlung ein Berufsverbot erteilt wird.

24.5 Strafrechtschutzversicherung

Geldstrafen und Geldbußen lassen sich nicht versichern. Auch vorsätzliche Taten können in der Regel nicht unter Versicherungsschutz gestellt werden; allenfalls kann man mit einer Rechtschutzversicherung vereinbaren, dass diese die Kosten unter dem Vorbehalt reguliert, dass der Vorwurf sich als unzutreffend erweist. Versichern lassen sich aber die Kosten eines Strafverfahrens, z.B. Kosten für die Entschädigung von Zeugen und vom Gericht beauftragte Sachverständige oder die Honorare für den Strafverteidiger.

Mitglieder des BDA genießen (Straf-)Rechtschutz für die Ausübung ihrer ärztlichen Tätigkeit, die zu Straf-, Ordnungswidrigkeits-, Disziplinar- und standesrechtlichen Verfahren führt. Bis zu einer Höchstgrenze von 250 000 Euro werden die Kosten des Verfahrens einschließlich der Entschädigung für Zeugen und vom Gericht beauftragte Sachverständige sowie die Honorare eines Rechtsanwalts erstattet. Allerdings hat sich jedes Mitglied mit einem Selbstbehalt von 500 Euro an diesen Kosten zu beteiligen. Der Versicherungsschutz erstreckt sich nicht auf Ereignisse, die vor der Mitgliedschaft im BDA lagen. Nähere Hinweise über den Versicherungsservice und den Rechtschutz ist beim BDA zu erfahren (s. Versicherungsbroschüre unter: http://www.bda.de/22_2broschuere-versicherungsservice-rechtschutz.htm).

25 Widerruf bzw. Ruhen der Approbation

Schon die Einleitung eines Strafverfahrens, erst recht eine strafrechtliche Verurteilung kann zum Ruhen der Approbation oder gar zu deren Entzug führen, wenn sich aus der Pflichtverletzung die „Unwürdigkeit oder Unzuverlässigkeit" des Arztes zur Ausübung des ärztlichen Berufs ergibt (§§ 5 Abs. 2, 6 Abs. 1 Nr. 1 Bundesärzteordnung [BÄO]; Braun u. Gründel 2001, S. 396). Besitzt der Arzt durch seine Pflichtverletzung nicht mehr das für die Berufsausübung unabdingbare notwendige Ansehen und Vertrauen, liegt eine „Unwürdigkeit" vor. Der Arzt, der nicht Gewähr für die *zukünftige* gewissenhafte Pflichterfüllung bietet, ist „unzuverlässig"[149]. Hat sich der Arzt eines Verhaltens schuldig gemacht, aus dem sich die „Unzuverlässigkeit" oder „Unwürdigkeit" ergibt, so ist die Behörde verpflichtet, die Approbation zu widerrufen (§ 5 Abs. 2 BÄO). So hat das Oberverwaltungsgericht Nordrhein-Westfalen[150] die Anordnung des Ruhens der Approbation wegen Verschreibens bedenklicher Arzneimittel für zulässig erachtet. Dabei ist nicht nur das berufsspezifische Verhalten zu beurteilen; auch außerberufliche, dem privaten Lebensbereich zuzurechnende Sachverhalte vermögen die Unwürdigkeit oder Unzuverlässigkeit der Ausübung des ärztlichen Berufs zu begründen[151].

---

[149] BVerwG, NJW 1993, 806; NJW 1994, 1601
[150] OVG Nordrh.-Westf., MedR 1997, 34
[151] S. VGH Mannheim, MedR 1993, 36; OVG Münster, MedR 1988, 104ff; Hessisches Verwaltungsgericht VGH Kassel, NJW 1986, 239

26 Verhalten bei und nach Zwischenfällen aus rechtlicher Sicht

26.1 Pflicht zur Schadensabwehr und -minderung

Merke Aus fachlicher Sicht muss der Anästhesist bei Komplikationen und Zwischenfällen, die er nicht beherrscht, rechtzeitig Hilfe herbeiholen, im Schadensfall die Maßnahmen vornehmen oder veranlassen, die notwendig und geeignet sind, den drohenden Schaden abzuwenden, oder einen bereits eingetretenen soweit wie möglich zu beheben oder seine Weiterentwicklung zu verhindern.

Für die aus medizinischer Sicht notwendigen Maßnahmen gelten dieselben Voraussetzungen wie für jede andere ärztliche Behandlung auch. Dies bedeutet, dass, soweit Zeit bleibt, vor Durchführung der erforderlichen Maßnahmen die Einwilligung des Patienten nach entsprechender Aufklärung eingeholt werden muss.

Werden aufgrund eines Narkosezwischenfalls Folgeeingriffe notwendig, so ist der Patient – immer unter der Voraussetzung, dass dafür Zeit bleibt – über die Notwendigkeit der weiteren Maßnahmen zu informieren; dazu werden ihm in der Regel auch die Gründe mitgeteilt werden müssen.

Steht ein Behandlungsfehler im Raum, so stellt sich die Frage, ob neben der Information über den medizinischen Sachverhalt hinaus im Rahmen der (Risiko-)Aufklärung auch darüber informiert werden muss, dass die weitere Behandlung unter Umständen nur deshalb erforderlich ist, weil der Narkosezwischenfall möglicherweise oder sicher auf einen Behandlungsfehler zurückzuführen ist.

Soweit ersichtlich, hat die Rechtsprechung über diese Fallgestaltung bislang noch nicht entschieden. Zwar hat der BGH[152] festgestellt, dass über das Risiko eines Behandlungsfehlers nicht aufzuklären ist; dies aber vor dem Hintergrund, dass ein solcher zu vermeiden ist und die „Aufklärung" darüber den Arzt nicht entlasten kann. Ob daraus abgeleitet werden kann, es bestehe unter dem Aspekt der Risikoaufklärung keine Pflicht zur ungefragten Offenbarung von Behandlungsfehlern (so Bergmann 2001, S. 74 u. 78), scheint fraglich.

In jedem Fall ist aber eine therapeutische „Aufklärungspflicht" über einen Zwischenfall dann geboten, wenn der Patient zu weiteren Maßnahmen veranlasst werden muss, um den Schaden einzugrenzen, etwa dann, wenn ein Katheterfragment im Patienten verblieben ist und weitere Untersuchungen notwendig sind.

Selbst wenn aber die notwendigen Maßnahmen mit Einwilligung des informierten Patienten erfolgreich vorgenommen werden können, sodass der Eintritt eines bleibenden Schadens verhindert werden kann, so schließt dies Schadenersatzansprüche des Patienten, insbesondere den Schmerzensgeldanspruch nach deliktsrechtlichen Regeln (§ 847 BGB), nicht aus.

26.2 Zivilrechtlicher Aspekt

Die zur Schadensbegrenzung notwendigen ärztlichen Maßnahmen bedürfen grundsätzlich, wie jeder andere Heileingriff, der Einwilligung des informierten Patienten. Was gilt aber, wenn der Patient seine Zustimmung zu den Maßnahmen verweigert?

» § 254 BGB. [Mitverschulden]

(1) Hat bei der Entstehung des Schadens ein Verschulden des Beschädigten mitgewirkt, so hängt die Verpflichtung zum Ersatze sowie der Umfang des zu leistenden Ersatzes von den Umständen, insbesondere davon ab, inwieweit der Schaden vorwiegend von dem einen oder dem anderen Teile verursacht worden ist.

---

[152] Urt. v. 19.03.1985, NJW 1985, 2194; Urt. v. 03.12.1991, NJW 1992, 1558

(2) Dies gilt auch dann, wenn sich das Verschulden des Beschädigten darauf beschränkt, dass er unterlassen hat, den Schuldner auf die Gefahr eines ungewöhnlich hohen Schadens aufmerksam zu machen, die der Schuldner weder kannte noch kennen musste, oder dass er unterlassen hat, den Schaden abzuwenden oder zu mindern. Die Vorschrift des § 278 findet entsprechende Anwendung. **«**

Der Patient ist als Geschädigter nach § 254 BGB zwar ebenfalls zur Schadensabwendung oder -minderung verpflichtet. Die Rechtsprechung will dem Patienten die zur Schadensabwendung notwendigen Maßnahmen, z.B. einen weiteren operativen Eingriff, aber nur dann zumuten, wenn dieser einfach und gefahrlos, nicht mit besonderen Schmerzen verbunden ist und sichere Aussicht auf Heilung oder zumindest wesentliche Besserung bietet[153]. Sind diese Voraussetzungen nicht gegeben, dann führt „ein Veto" des Patienten nicht dazu, dass seine Schadenersatzansprüche nach § 254 BGB gemindert werden.

26.3 Strafrechtliche Aspekte

Die Pflicht zur Schadensabwehr ist nicht nur fachlich und zivilrechtlich geboten, sie ist auch bei der strafrechtlichen Bewertung von Bedeutung. Denn der Umfang des herbeigeführten Schadens spielt bei der Strafzumessung eine Rolle. Werden Maßnahmen zur Schadensabwehr unterlassen, kann dies strafverschärfend zur Last fallen, während umgekehrt das Bemühen, den Schadenseintritt zu verhindern oder zu begrenzen, wenn nicht gar „wiedergutzumachen", strafmildernd berücksichtigt wird.

26.4 Informationspflichten

26.4.1 Informationspflichten gegenüber dem Patienten

Nicht jede Komplikation, nicht jeder Zwischenfall im Sinne eines unerwünschten Ereignisses ist ein Indiz für einen Behandlungsfehler, und selbst wenn ein Behandlungsfehler vorliegt, so bleibt dessen Kausalität für den Schaden zu prüfen. Nach Studien aus den USA werden Patienten aber vor allem dann, wenn sie keine überzeugende Erklärung für die unerwünschten Ereignisse, den Zwischenfall, erhalten haben, zu zivil- und vor allem strafrechtlichen Reaktionen gereizt (Nachweise bei Kilian 2000, S. 942). Deshalb sind die individuellen Probleme und Interessen des Patienten so früh wie möglich zu erkennen und ernst zu nehmen. Denn dies kann „juristische "Komplikationen" nach unerwünschten Ereignissen verhindern. Selbst wenn die gegen Arzt und Krankenhausträger erhobenen Haftpflichtansprüche im Ergebnis grundlos sind: Sie stellen eine erhebliche Belastung dar, die es zu vermeiden gilt. Erst recht gilt dies für ein strafrechtliches Ermittlungsverfahren.

Davon zu trennen ist die Frage, ob der Patient einen *rechtlichen Anspruch* auf die Information über Komplikationen hat:

Auf Nachfrage.
Unstreitig ist, dass der Arzt jedenfalls dann über Art und Weise eines Zwischenfalls zu informieren hat, wenn der Patient ausdrücklich danach fragt, selbst wenn er daraus – zu Recht oder zu Unrecht – auf einen Behandlungsfehler schließen könnte.

Ungefragt.
Zum Teil wird die Auffassung vertreten, der Arzt müsse auch ungefragt den Patienten auf Behandlungsfehler hinweisen (so z.B. Terbille u. Schmitz-Herscheidt 2000, S. 1749).
Dem steht eine andere Meinung entgegen, die auf den Grundsatz verweist, dass niemand verpflichtet ist, aktiv an eigener Strafverfolgung mitzuwirken („Nemo-tenetur-Prinzip"). Auch ist der Arzt, anders als z.B. ein Rechtsanwalt, nicht zugleich Sachwalter wirtschaftlicher Angelegenheiten seines Patienten und von daher nicht verpflichtet, dem Patienten etwa die Durchsetzung von Schadensersatzansprüchen zu erleichtern (Taupitz 1992, S. 713).
Der BGH[154] hat festgestellt, dass der mögliche Schädiger – auch wenn es sich um einen Arzt handelt – nicht treuwidrig handelt, wenn er „ohne die Tatsachen zu verschweigen und zu verdrehen, ein schuldhaftes Fehlverhalten leugnet". Dies bedeutet allerdings nicht, dass der BGH ein solches Verhalten gutheißt; er stellt nur fest, dass das Recht dem Arzt diese Möglichkeit zubilligt.

---

[153] BGH, Urt. v. 18.04.1989, VersR 1989, 701, 702

[154] BGH, Urt.v. 20.09.1983, NJW 1984, 661, 662

Zumindest darf man daraus ableiten, dass eine Selbstanzeige- oder -bezichtigungspflicht des Arztes nicht besteht (Dann 2007, S. 638). Aus rechtlicher Sicht ist nichts dagegen einzuwenden, wenn der Anästhesist abwartet, ob der Patient an ihn herantritt; immer unter der Voraussetzung, es sind zur Schadensabwehr nicht weitere ärztliche Maßnahmen erforderlich (so auch Bergmann 2001, S. 78).

26.4.2 Informationspflichten gegenüber dem Krankenhausträger

Aufgrund des Arbeits- oder bei beamteten Ärzten aufgrund des Dienstverhältnisses besteht eine Pflicht zur Anzeige eines Schadensereignisses, das mögliche Schadensersatzansprüche eines Patienten nach sich zieht, gegenüber dem Arbeitgeber oder Dienstherrn. Denn auch dieser muss nach den Grundsätzen zivilrechtlicher Haftung ebenfalls mit Schadensersatzansprüchen rechnen. Darauf muss er sich rechtzeitig einstellen können.

Dies gilt erst recht, wenn entsprechende vertragliche Pflichten ausdrücklich im Dienstvertrag festgehalten werden, wie z.B. in § 6 Abs. 9 der Beratungs- und Formulierungshilfe „Chefarztvertrag" der Deutschen Krankenhausgesellschaft:

>> Vorkommnisse von erheblicher oder grundsätzlicher Bedeutung, insbesondere auch Untersuchungen der Polizei oder der Staatsanwaltschaft, auftretende Schwierigkeiten oder Missstände in seiner Abteilung hat der Arzt unverzüglich dem Dienstvorgesetzten – in ärztlichen Angelegenheiten über den Leitenden Arzt des Krankenhauses, im übrigen auch über die Krankenhausverwaltung – mitzuteilen. **

26.4.3 Informationspflichten gegenüber dem Haftpflichtversicherer

Es wurde bereits darauf hingewiesen, dass jeder Versicherungsfall nach Ziffer 25.1 AHB „unverzüglich" anzuzeigen ist. Wird gegen den Arzt ein (Haftpflicht-)Anspruch auf Schadensersatz einschließlich Schmerzensgeld geltend gemacht, ein staatsanwaltschaftliches Ermittlungsverfahren, ein behördliches (z.B. Ruhen oder Entzug der Approbation) oder ein gerichtliches Verfahren eingeleitet, so ist dies der Versicherung ebenfalls unverzüglich anzuzeigen. Dasselbe gilt, wenn ein Mahnbescheid erlassen oder dem Arzt der Streit verkündet wurde (Ziffer 25.3 AHB).

26.4.4 Informationspflichten gegenüber den strafrechtlichen Ermittlungsbehörden

Wie bereits erörtert, gibt es eine generelle Verpflichtung des Arztes, eigenes Fehlverhalten offenzulegen, nicht.

Besteht der Verdacht fahrlässiger Körperverletzung, müssen weder der Arzt noch sein Dienstvorgesetzter oder ein anderer Arzt den Ermittlungsbehörden (Polizei/Staatsanwaltschaft) Meldung machen. *Ulsenheimer* u. *Bock* (2001, S. 885) weisen darauf hin, dass die fahrlässige Körperverletzung ein sog. „relatives Antragsdelikt" ist, d.h. die Strafverfolgung ist im Prinzip von einem Strafantrag des Verletzten abhängig; die Ermittlungen werden nur bei Vorliegen eines besonderen öffentlichen Interesses von der Staatsanwaltschaft von Amts wegen aufgenommen; der verletzte Patient könnte auch im Wege der sog. Privatklage eine Strafverfolgung betreiben. Diese Entscheidung kann dem Patienten überlassen bleiben.

Anders kann es bei Todesfällen sein. Nach den Bestattungsgesetzen der Länder besteht in der Regel eine Pflicht zur Anzeige nicht geklärter Todesursachen, zum Teil, so in Brandenburg, Bremen und Sachsen-Anhalt, eine Anzeigepflicht bei Todesfällen in Zusammenhang mit medizinischen Maßnahmen (s. Übersicht bei Madea 1999, Anhang).

Ob und welche Informationen man im Übrigen den Strafverfolgungsbehörden (Kriminalpolizei, Staatsanwaltschaft) geben muss, wenn diese konkret nachfragen, hängt davon ab, ob der betroffene Arzt Zeuge oder Beschuldigter im Strafverfahren ist. Doch ist für die Betroffenen in frühen Stadien der Ermittlung, wenn sich etwa die Kriminalpolizei formlos, z.B. telefonisch, meldet, oft gar nicht erkennbar, ob sie als Beschuldigte oder als Zeugen befragt werden sollen. Der Unterschied ist aber von hoher Bedeutung, weil ihm unterschiedliche Rechte und Pflichten folgen.

■ **Als Zeuge**

Merke Der Zeuge hat die Pflicht zur wahrheitsgemäßen Aussage.

Berechtigt zur Verweigerung des Zeugnisses, d.h. die Aussage *generell* zu verweigern, ist nach § 53 Abs. 1 Nr. 3 StPO der Arzt über das, was ihm in seiner Eigenschaft als Arzt anvertraut oder bekannt geworden ist. Ist der Arzt jedoch von der Verpflichtung zur Verschwiegenheit entbunden worden (§ 53 Abs. 2 StPO), dann darf er von diesem Zeugnisverweigerungsrecht keinen Gebrauch machen.

Schließlich kann der Zeuge nach § 55 Abs. 1 StPO die Auskunft auf *einzelne* Fragen verweigern, wenn deren Beantwortung ihn selbst oder einen nahen Angehörigen in die Gefahr bringen würde, wegen einer Straftat oder Ordnungswidrigkeit verfolgt zu werden.

Nach § 56 StPO sind die Tatsachen, auf die der Zeuge seine Verweigerung stützt, auf Verlangen glaubhaft zu machen.

Auf diese Rechte ist insbesondere der „verdächtige Zeuge" von den Strafverfolgungsbehörden aufmerksam zu machen. Geschieht dies nicht, kann die Aussage gleichwohl verwertet werden. Schweigt der Zeuge unter Berufung auf § 55 StPO, ist nicht ausgeschlossen, dass nun gegen ihn als Beschuldigten ein Ermittlungsverfahren eingeleitet wird. In diesem dürfen aber aus der früheren Auskunftsverweigerung keine Schlüsse zu seinen Ungunsten gezogen werden. Für ihn gilt dasselbe wie für den Beschuldigten, der keine Angaben zur Sache gemacht hat.

Beamte und Angestellte des öffentlichen Dienstes benötigen zudem eine Aussagegenehmigung des Dienstvorgesetzten.

■ Als Beschuldigter

Von einem Beschuldigten darf nicht verlangt werden, dass er sich selbst belastet. Der Beschuldigte hat stets das Recht, die Aussage zu verweigern; für ihn gilt andererseits, anders als für die Partei im Zivilprozess, auch keine Wahrheitspflicht. Er muss allerdings bestimmte Maßnahmen, etwa die Beschlagnahme der Krankenunterlagen, dulden.

27 Der „juristische Notfallkoffer"®

Aus den geschilderten Grundlagen leiten *Ulsenheimer* und *Bock* (2001, S. 885ff [die folgenden Zitate, soweit nicht ausdrücklich anders gekennzeichnet, stammen mit freundlicher Genehmigung der Autoren aus deren Arbeit]; s. auch Bergmann 2001, S. 74, und Bock, 2009a, S. 19) die 10 im Folgenden beschriebenen Verhaltensempfehlungen ab. Der Verfasser dankt den Autoren an dieser Stelle ausdrücklich für die freundliche Genehmigung, aus ihrer Broschüre umfänglich zitieren zu dürfen. Die Lektüre der Originalverhaltenshinweise, einschließlich der den Verhaltenshinweisen beigefügten „Checkliste", wird ausdrücklich empfohlen (siehe auch Ulsenheimer und Bock: „Der juristische Notfallkoffer"® – Verhalten nach einem Zwischenfall; www.bda.de → My BDA → Rechts- und Vertragsberatung → Verhalten nach einem Zwischenfall – „Der juristische Notfallkoffer"®).

1. Gebot: Mit dem Patienten sprechen

An 1. Stelle steht der Hinweis, die Aussprache mit dem Patienten bzw. seinen Angehörigen zu suchen, da „vor allem die fehlende Gesprächsbereitschaft" häufig „Ursache für Misstrauen, Verärgerung oder Gegnerschaft der Patientenseite" ist und in der Folge dann zu „Schadenersatzansprüchen oder einer Strafanzeige" führen kann. Doch ist „das Gespräch mit dem geschädigten Patienten und/oder seinen Angehörigen nicht nur sehr schwierig, sondern auch eine zweischneidige Sache und häufig eine Gratwanderung zwischen Selbstbezichtigung und Selbstverteidigung mit der Gefahr der Fehldeutung und Missverständnissen". Deshalb sollte diese Aussprache dem Patienten bzw. den Angehörigen zwar zeitnah angeboten werden, aber, „wenn möglich, gut vorbereitet werden" und „niemals alleine stattfinden..., zu oft werden nämlich Worte missverstanden oder aus bestimmten Formulierungen Schuldbekenntnisse abgeleitet, um sie später dann dem beschuldigten Arzt entgegenzuhalten". Wenn der Zwischenfall den Assistenzarzt oder den Oberarzt betrifft, dann sollte der Chefarzt der Abteilung das Gespräch mit dem Patienten bzw. seinen Angehörigen führen, „zumindest aber daran teilnehmen". Er muss auch darauf hinwirken, dass „mit einer Zunge" gesprochen wird, d.h. dass keine unterschiedlichen Auskünfte von verschiedenen Personen gegeben werden, wobei aber keine Zeugenbeeinflussung erfolgen darf. Außerdem sollte man über das Gespräch unbedingt Notizen machen. In dem Gespräch sollte „grundsätzlich von Wertungen und Hypothesen über den Ursachenverlauf und das Verhalten anderer" abgesehen werden. Dem Gespräch mit dem Patienten darf man aber „nicht ausweichen. Es ist oftmals die entscheidende Weichenstellung für den weiteren Geschehensverlauf". In diesem Gespräch „sollte der Arzt auf die Fragen und Sorgen des Patienten bereitwillig eingehen, die Vorgänge, soweit möglich, erklären, offen die Fakten nennen, bereitwillig Einsicht in die Unterlagen (soweit vorhanden) geben und seine Kooperationsbereitschaft deutlich machen", aber nicht „von oben herab" auftreten oder „hektisch und unter Zeitdruck handeln".

> **Merke** Allerdings gilt: Es darf aber kein Schuldanerkenntnis abgegeben werden oder etwa eine zivilrechtliche Regulierung zugesagt werden (Anerkenntnisverbot).

Sollte allerdings bereits eine Strafanzeige erfolgt sein, dann „erscheint das Gespräch... nicht mehr sinnvoll". Eine „schriftliche Äußerung des Bedauerns" kann sich jedoch für das „weitere Verfahren günstig auswirken".

Ein Hinweis zum „professionellen Umgang mit der Presse, falls Stellungnahmen abgegeben werden sollen oder aber von Pressevertretern Fragen gestellt werden": Nicht jeder, der zu diesem Fall etwas sagen könnte, sollte der Presse „Rede und Antwort" stehen, „vielmehr muss die Kommunikation mit der Öffentlichkeit ausschließlich in einer Hand liegen und notfalls muss bei aktuellen Vorkommnissen, auf die es schnell und richtig zu reagieren gilt, ein entsprechend versierter Medienberater hinzugezogen werden" (siehe hierzu Böcker und Almer: „Der juristische Notfallkoffer"® – Empfehlungen zum Umgang mit der Presse für Krankenhäuser und Ärzte, München/Berlin, ohne Jahresangabe).

2. Gebot: Dokumentation

Bei Zwischenfällen oder Komplikationen ist eine „umfassende sofortige Dokumentation aller Maßnahmen" oft nicht oder nur schwer mit der gebotenen, zeitgerechten Versorgung des Patienten vereinbar. Doch „gerade in diesen Notfallsituationen" ist „die Erfüllung der ärztlichen Dokumentationspflicht prozessual wegen der Haftungsträchtigkeit…" von größter Bedeutung. Umso wichtiger ist es daher, in unmittelbarem Anschluss an den Eintritt des Zwischenfalls, „ohne schuldhaftes Zögern", unverzüglich, d.h. zeitnah die Krankenakte zu vervollständigen, die fehlenden Eintragungen vorzunehmen und die Ergebnisse exakt schriftlich in den Krankenunterlagen festzuhalten, und dies in Ruhe und ohne Hektik „unter Angabe des Datums". Werden Korrekturen erforderlich, weil „etwas vergessen oder unzutreffend" dargestellt wurde, „sind diese entweder an der entsprechenden Stelle oder aber im fortlaufenden Text anzubringen, in jedem Fall aber durch Angabe des Eintragungsdatums als nachträglich geschrieben zu kennzeichnen, da andernfalls der Tatbestand der Urkundenfälschung erfüllt ist".

Von den Krankenunterlagen sollten Fotokopien, von Röntgenaufnahmen usw. Duplikate angefertigt werden. „Denn wenn es zu einem staatsanwaltschaftlichen Ermittlungsverfahren mit Beschlagnahme der Unterlagen kommt, erhält der Beschuldigte selbst keine Akteneinsicht, sondern kann diese nur über seinen Verteidiger erlangen, und selbst dann besteht ein Rechtsanspruch erst nach Abschluss der Ermittlungen, die Jahre dauern können".

Besonders wichtig ist die *persönliche Dokumentation*: „Jeder Betroffene sollte für sich persönlich genaue Aufzeichnungen über den Ablauf des Zwischenfalls bzw. der Komplikation, markante Zeitpunkte, die Länge bestimmter Zeitphasen, die beteiligten Personen, Besonderheiten in der Person des Patienten, Auffälligkeiten im Umfeld, den oder die Namen der Mitpatienten und dergleichen machen". Ein besonderes Problem liegt darin, dass diese Unterlagen beschlagnahmefähig sind; deshalb „müssen sie vor dem Zugriff der Strafverfolgungsbehörden sicher aufbewahrt werden. Sie gehören nicht zu den Krankenblattunterlagen, sondern sind persönliche Notizen des betroffenen Arztes".

3. Gebot: Die Unterlagen herausgeben

Der Patient hat Anspruch auf Einsicht in die Krankenunterlagen. Der Arzt sollte diese Einsicht „bereitwillig" dadurch ermöglichen, „dass er Fotokopien sämtlicher Unterlagen herstellen lässt, sie mit der schriftlichen Bestätigung ihrer Vollständigkeit und Richtigkeit versieht und sie dem Patienten" bzw. dem Anwalt aushändigt. Originale sollten möglichst nicht herausgegeben werden; soweit dies, wie etwa bei Röntgenunterlagen usw., nicht zu vermeiden ist, sollten zuvor Kopien angefertigt und die Übergabe der Originale quittiert werden (Bergmann 2001, S. 76).

Auch der Kriminalpolizei oder der Staatsanwaltschaft sollten die Unterlagen freiwillig herausgegeben werden, unabhängig davon, ob ein „Durchsuchungs- und Beschlagnahmebeschluss" vorgelegt wird. Eine Verletzung der ärztlichen Schweigepflicht ist nicht zu befürchten, wenn der Arzt sich vergewissert, „dass die Aushändigung der Krankenblattunterlagen unabwendbar ist und auf hoheitlicher Anordnung beruht". Hier mag der Beschlagnahmebeschluss „der Dokumentation bzw. Legitimation" dienen, unbedingte Voraussetzung der Herausgabe ist er nicht.

Bei „Durchsuchungs- und Beschlagnahmeaktionen" empfiehlt sich die „Abordnung" eines Mitarbeiters „zum Heraussuchen von Unterlagen und/oder die eigene Mitwirkung bei dieser Tätigkeit", weil sie „nicht nur die Durchsuchung" beschleunigt, sondern „auch ein entspannteres, nicht von Feindseligkeit geprägtes Klima" schafft, das „letztlich dem Beschuldigten nur nützlich sein kann". Allerdings sollte der Arzt „im Falle einer Durchsuchung und Beschlagnahme sofort einen Anwalt verständigen und ihn bitten, den Ermittlungshandlungen beizuwohnen. Auch der Anwalt kann zwar die Zwangsmaßnahme nicht verhindern, aber allein durch seine Anwesenheit dafür sorgen, dass die dem Arzt unbekannten Rechtsvorschriften peinlich genau beachtet werden und im Übrigen natürlich durch Beratung zur Beruhigung und Versachlichung der Atmosphäre beitragen". Von Rechtsmitteln gegen Zwangsmaßnahmen wird in aller Regel abgeraten, „da der Rechtsschutz in diesem frühen Stadium gänzlich ineffektiv und deshalb fast ausnahmslos nutzlos ist".

4. Gebot: Dem Haftpflichtversicherer und dem Dienstherrn bzw. dem Krankenhausträger bzw. der Krankenhausverwaltung Meldung machen

Es wurde schon erläutert, dass die Meldung insbesondere an die Haftpflichtversicherung notwendig ist, unabhängig davon, ob bereits ein konkreter Anspruch erhoben wurde. Vielfach ist hierzu eine schriftliche Stellungnahme erforderlich. Hier ist Vorsicht geboten: „Da die Einleitung eines Strafverfahrens möglich ist, können sämtliche Unterlagen beschlagnahmt und die Adressaten des Berichtes als Zeugen vernommen werden. Alles was der Arzt also freimütig und wahrheitsgemäß... offenbart, kann auf diese Weise zur Kenntnis der Strafverfolgungsbehörden gelangen und ggf. zu seinen Ungunsten verwandt werden. Deshalb sollten sich die Mitteilungen an die Haftpflichtversicherung (die Krankenhausverwaltung und den Vorgesetzten) ausschließlich auf die Schilderung des Tatbestandes – ohne alle Wertungen – beschränken, d.h. auf den tatsächlichen Geschehensablauf, die objektive Chronologie der Ereignisse, ohne eigene Beurteilung, subjektive Meinungsäußerungen, Vermutungen, Spekulationen, Schuldeingeständnisse oder Schuldzuweisen, kurzum: auf reinen Tatsachenvortrag, wie er sich aus den Krankenblattunterlagen, dem Operationsbericht, dem Anästhesieprotokoll u.a. ergibt".

5. Gebot: Die Regulierungsvollmacht der Haftpflichtversicherung beachten

Auf die Regulierungsvollmacht, die den Versicherer ermächtigt, alle mit der Schadensregulierung zusammenhängenden Maßnahmen zu treffen, wurde bereits hingewiesen. Deshalb werden dem Patienten bzw. dem Rechtsanwalt, der Ansprüche stellt, nur Name und Anschrift des Haftpflichtversicherers mitgeteilt. Jede weitere selbstständige Aktivität wäre verfehlt; „vielmehr ist jegliche Korrespondenz mit dem Patienten bzw. dessen Anwalt dem Versicherer zu überlassen". Diese Regulierungsvollmacht der Haftpflichtversicherung „gilt allerdings nur in Zivilsachen, nicht in Strafsachen". In Strafsachen ist der Arzt auch in der Wahl seines Rechtsanwalts völlig frei.

6. Gebot: Die Einschaltung von Schlichtungsstellen und Gutachterkommissionen prüfen

Die Zustimmung zu diesem Verfahren muss der Arzt mit der Haftpflichtversicherung abstimmen. Dies gilt unabhängig davon, dass das Votum der Schlichtungsstellen bzw. Gutachterkommission „weder den Patienten noch den Arzt und seine Haftpflichtversicherung" binden. „Da die Entscheidungen der Schlichtungsstellen/Gutachterkommissionen aber vielfach den weiteren Verlauf präjudizieren, ist eine professionelle Vertretung empfehlenswert".

7. Gebot: Den eigenen Rechtsanwalt unterstützen

Die *zivilrechtliche* Prozessführung liegt in der Hand des Rechtsanwalts, der in der Regel von der Haftpflichtversicherung benannt wird. Der Arzt sollte den Rechtsanwalt aber unterstützen und ihn „sorgfältig und rechtzeitig informieren. Er sollte auch die Schriftsätze auf korrekte Sachdarstellung überprüfen und zu gegnerischen Schriftsätzen alsbald und umfassend Stellung nehmen".

An *Beweisterminen*, wenn es z.B. um die Vernehmung von Zeugen oder die Anhörung von Sachverständigen geht, sollte der Arzt „auch ohne Ladung nach Möglichkeit in Abstimmung mit dem Rechtsanwalt teilnehmen. Dasselbe gilt für mündliche Verhandlungen".

Zu den *Gutachten* der Sachverständigen sollte „sachlich, ggf. natürlich auch kritisch" Stellung genommen werden, „evtl. ein weiteres Sachverständigengutachten" beantragt oder „ein Privatgutachten" vorgelegt werden. Auch hierbei sollte der Arzt den Rechtsanwalt unterstützen, d.h. „sich um seinen Fall wirklich kümmern, ihn als seine ureigenste Angelegenheit behandeln und nicht glauben, mit der Einschaltung eines Rechtsanwaltes das Erforderliche getan zu haben und damit diese „lästige Sache" los zu sein".

8. Gebot: Todesbescheinigung korrekt ausfüllen

In der juristischen Literatur, zum Teil auch, soweit überhaupt angesprochen, in den Bestattungsgesetzen der Länder, kommt es bei der Abgrenzung zwischen dem „natürlichen" und dem „nicht natürlichen" Tod darauf an, wie diese Begriffe definiert werden. Es gibt unterschiedliche Auffassungen. Mit Ulsenheimer/Bock ist festzuhalten: „Sicherlich ist nicht bei jedem Fall einer tödlich verlaufenden Komplikation oder sogar bei jedem Todesfall im Krankenhaus" Anzeige bei der Polizei oder Staatsanwaltschaft wegen „nicht natürlicher" Todesursache zu erstatten; „vielmehr ist wie folgt abzuwägen:

- Verwirklicht sich beim „Exitus in tabula" das Risiko der Grunderkrankung oder das wegen ordnungsgemäßer Aufklärung und Einwilligung erlaubte Risiko der Operation und liegen keine Anhaltspunkte für ärztliches oder pflegerisches Fehlverhalten (oder das eines Dritten) vor, so handelt es sich um einen natürlichen Tod.
- Eine Ausnahme hiervon bestünde dann, wenn bereits die Grunderkrankung von rechtlich bedeutsamen äußeren Faktoren bestimmt war. Zu denken wäre z.B. an traumatische Verletzungen (Verkehrsunfall, Sturz etc.) oder länger wirkende, rechtlich bedeutsame Einwirkungen (z.B. Vergiftungen, Berufskrankheiten etc.).
- Lässt sich der Tod, z.B. wegen fehlender präoperativer Diagnostik, nicht aus dem Krankheitsbild oder dem typischen Operationsrisiko erklären oder liegen Anhaltspunkte (nicht notwendig Beweise) für ein Fehlverhalten vor, so darf die Ankreuzung „natürlicher Tod" auf dem Leichenschauschein nicht erfolgen, sondern muss als Todesart „ungeklärt" oder „ungewiss" angegeben werden. Die endgültige Feststellung bleibt dann dem Obduzenten bzw. Pathologen überlassen. Außerdem ist unter dieser Prämisse unverzüglich die Polizei oder Staatsanwaltschaft zu benachrichtigen".

Es ist gefährlich, „trotz gegenteiliger Anhaltspunkte" eine „natürliche Todesursache auf dem Leichenschauschein anzugeben, da dies… zu strafrechtlichen Konsequenzen führen kann. Das Ausstellen einer unrichtigen Todesbescheinigung ist als solches zwar nur eine Ordnungswidrigkeit, kann aber unter dem Aspekt der Strafvereitelung (auch als Versuch) strafbar sein (§ 258 Abs. 1, Abs. 4 StGB)".

Es sollte „dafür Sorge getragen werden, dass, soweit irgend möglich, die Todesbescheinigung ein Arzt ausfüllt, der in den Zwischenfall nicht involviert, sondern sozusagen „neutral" ist".

9. Gebot: Keinen Einfluss auf Zeugen nehmen und keine Beweismittel unterdrücken

Weder im Zivil- noch im Strafverfahren dürfen Zeugen beeinflusst werden. „Davon abgesehen, sollte derjenige, der polizeiliche bzw. staatsanwaltschaftliche Ermittlungen gegen seine Person nicht unter jedem denkbaren Gesichtspunkt für ausgeschlossen erachtet, äußerste Zurückhaltung im Gespräch mit Kollegen und dem nicht ärztlichen Personal üben". Denn es macht „vor Gericht einen verheerenden Eindruck, wenn plötzlich bekannt wird, dass der Arzt versucht hat, auf den Kollegen oder eine Pflegekraft einzuwirken, damit er (sie) diese oder jene Erklärung abgibt".

Auch die Krankenunterlagen dürfen nicht nachträglich verfälscht oder sonst Beweismittel vernichtet oder beiseite geschafft werden. „Andernfalls kann der Vorwurf der Urkundenfälschung oder Urkundenunterdrückung erhoben und strafrechtlich geahndet werden".

10. Gebot: Als Zeuge oder Beschuldigter mündliche Auskünfte vermeiden

Auf die unterschiedlichen Rechte bzw. Pflichten des Zeugen und Beschuldigten wurde bereits hingewiesen.

Als Zeuge.
Dem Zeugen geben Ulsenheimer und Bock folgenden Rat: „Bei der Polizei stets schweigen, die schriftliche Formulierung der Fragen erbitten und ankündigen, dass eine Stellungnahme zur Sache bzw. eine Beantwortung dieser Fragen erfolgen wird. Denn unbedachte und vorschnelle, im Ergebnis belastende Angaben in diesem Stadium erschweren die Verteidigung oftmals außerordentlich, wenn der Arzt in die Rolle des Beschuldigten gerät und nun das früher Gesagte im weiteren Verfahrensverlauf gegen ihn verwendbar ist. Der Polizeibeamte macht über jede Beobachtung,

jedes Wort eine Aktennotiz. Ein Erscheinungs- und Aussagezwang bei der Kriminalpolizei besteht für den Zeugen nicht".

Als Beschuldigter.
Dem Beschuldigten „ist dringend davon abzuraten, mündliche Erklärungen zur Sache abzugeben. Wie die Erfahrung... gezeigt hat, ist die Gefahr von Missverständnissen, Irrtümern und Ungenauigkeiten bei der Aufzeichnung der Angaben außerordentlich groß. Daraus resultiert die Empfehlung, stets nur schriftlich – nach Akteneinsicht und nach vorheriger rechtlicher Prüfung – zur Sache Stellung zu nehmen. Dies ist allerdings mit Nachdruck – gegen manch anderen juristischen Rat – zu empfehlen, da mit einer substantiell fundierten, oftmals durch ein fachspezifisches Gutachten unterlegten Schutzschrift der weitere Gang des Verfahrens entscheidend in Richtung ‚Einstellung' gefordert werden kann". Im Zurückhalten von „Argumenten und Tatsachen" oder in der „Aufbewahrung von vermeintlichen ‚Überraschungseffekten' für die Hauptverhandlung" sehen Ulsenheimer und Bock einen schweren „anwaltlichen" Kunstfehler, „denn das Hauptziel der Verteidigung muss sein, die Erhebung der Anklage mit nachfolgender öffentlicher Hauptverhandlung mit allen zulässigen Mitteln zu vermeiden".

28 Begutachtung

28.1 Rolle des Richters und des Sachverständigen

Es ist Aufgabe des Richters, den zivilrechtlichen Arzthaftungsprozess oder das Strafverfahren zu entscheiden. Soweit es um Behandlungsfehler geht, ist die entscheidende Frage meist, ob der Arzt bei einem Zwischenfall seine berufsspezifischen Sorgfaltspflichten gewahrt hat. Dies ist zwar eine zivil- und/oder strafrechtlich zu beurteilende Rechtsfrage. Gleichzeitig ergibt sich hier aber eine Schnittstelle zwischen Medizin und Recht. Denn die Rechtsfrage, ob die berufsspezifischen Sorgfaltspflichten gewahrt wurden, richtet sich ihrerseits „nach medizinischen Maßstäben"[155]. Den maßgeblichen berufsspezifischen Sorgfaltsmaßstab muss der Richter „mit Hilfe eines medizinischen Sachverständigen ermitteln. Er darf medizinischen Standard nicht ohne sachverständige Grundlage allein aus eigener rechtlicher Beurteilung heraus festlegen"[156]. Doch selbst wenn medizinische Sachkenntnisse im Vordergrund von Arzthaftungs- und Arztstrafprozessen stehen, so übernimmt der Sachverständige nicht die Rolle eines Richters, sondern er entscheidet das Verfahren allenfalls insoweit, als er das Gericht durch sein Gutachten überzeugt (Bürger 1999, S. 100). Dem Sachverständigen kommt eine bedeutsame Funktion als „Gehilfe des Richters" zu.

28.2 Pflicht zur Begutachtung

Nicht nur die Hochschullehrer, sondern alle approbierten Ärzte können verpflichtet werden, als Sachverständige für Gericht, Staatsanwaltschaft – und unter bestimmten Voraussetzungen auch für den Strafverteidiger – tätig zu werden. Nur aus stichhaltigen Gründen kann der Gutachtenauftrag zurückgewiesen werden, etwa wegen Besorgnis der Befangenheit, mangelnder Sachkunde oder Terminschwierigkeiten. Der Sachverständige kann mit Zwangsmitteln zur (zeitgerechten) Begutachtung angehalten werden (§ 409 ZPO, § 77 StPO).

28.3 Tatsachenvermittlung als Aufgabe des Sachverständigen

Die wesentliche Aufgabe des Sachverständigen ist die Erstattung von mündlichen und schriftlichen Gutachten. Dadurch sollen dem Gericht, der Staatsanwaltschaft oder sonstigen Auftraggebern die erforderlichen fachlichen Spezialkenntnisse vermittelt werden. Sowohl im Zivil- als auch im Strafverfahren ist es Aufgabe des Sachverständigen, aufgrund besonderer Sachkunde und speziellen Wissens entweder *Tatsachen* des vom Richter rechtlich zu würdigenden Geschehens zu ermitteln und festzustellen oder *fachliche Erfahrungssätze* wiederzugeben und daraus *Schlussfolgerungen* zu ziehen. Dies nicht nur im Hinblick darauf, wie der berufsspezifische Sorgfaltsmaßstab im Zeitpunkt der Behandlung war, sondern etwa auch in Organisationsfragen, wenn die Aufgabenverteilung zwischen den Fachgebieten oder zwischen Arzt und Krankenhaus zu prüfen ist.

Grob kann man die Aufgabe des Sachverständigen wie folgt gliedern (Stegers 2000, S. 419):

„Behandlungsfehler".
- Überprüfung, ob das ärztliche Tun oder Unterlassen den maßgeblichen Sorgfaltspflichten entsprach.
- Beurteilung der Struktur- und Prozessqualität: War die Ausstattung des Arbeitsplatzes, die interdisziplinäre Kooperation und Kommunikation, die Dokumentation sachgerecht?
- Gewichtung der festgestellten Mängel.

---
[155] BGH, Urt. v. 29.11.1994, NJW 1995, 776
[156] BGH, Urt. v. 14.12.1993, NJW 1994, 1596 (1597f)

- Überprüfung der Aufklärung des Patienten bei Einholung der Einwilligung.

„Ursachenzusammenhang".
- Die fachlichen Fakten zur Feststellung des Ursachenzusammenhangs herausarbeiten.
- Die haftungsbegründende Kausalität zwischen Behandlungsfehler und Schaden des Patienten ist zu klären.

„Schadensumfang".
Auswirkung, Umfang, Prognose der Schädigung des Patienten, Zusammenhang mit dem schädigenden Ereignis (haftungsausfüllende Kausalität; z.B. Arbeitsunfähigkeit, Verschlimmerung von Vorschäden) feststellen.

Der Richter bleibt verpflichtet, das Gutachten selbstständig und kritisch auf seine Überzeugungskraft zu prüfen, selbst wenn dies in komplizierten medizinischen Sachverhalten möglicherweise auf eine „bloße Plausibilitätskontrolle" hinausläuft (Bock 2001, S. 1570, u. 2009b, S. 22). In der überwiegenden Zahl der Fälle wird die Entscheidung des Richters durch das Sachverständigengutachten „vorprogrammiert". Das macht die besonders hohe Verantwortung des Sachverständigen deutlich.
Verfahrensrechtlich sind Sachverständige neben Zeugen, Urkunden- und Augenscheinsobjekten „prozessuale Beweismittel".

■ Maßgebliche Gesetzestexte

Zivilrechtlicher Arzthaftungsprozess

Im zivilrechtlichen Arzthaftungsprozess sind insbesondere die §§ 402ff ZPO maßgeblich:

》 § 404 ZPO [Auswahl]

(1) Die Auswahl der zuzuziehenden Sachverständigen und die Bestimmung ihrer Anzahl erfolgt durch das Prozessgericht. Es kann sich auf die Ernennung eines einzigen Sachverständigen beschränken. An Stelle der zuerst ernannten Sachverständigen kann es andere ernennen.

(2) Sind für gewisse Arten von Gutachten Sachverständige öffentlich bestellt, so sollen andere Personen nur dann gewählt werden, wenn besondere Umstände es erfordern.

(3) Das Gericht kann die Parteien auffordern, Personen zu bezeichnen, die geeignet sind, als Sachverständige vernommen zu werden.

(4) Einigen sich die Parteien über bestimmte Personen als Sachverständige, so hat das Gericht dieser Einigung Folge zu geben; das Gericht kann jedoch die Wahl der Parteien auf eine bestimmte Anzahl beschränken. 《

》 § 404 a ZPO [Leitung der Tätigkeit des Sachverständigen]

(1) Das Gericht hat die Tätigkeit des Sachverständigen zu leiten und kann ihm für Art und Umfang seiner Tätigkeit Weisungen erteilen.

(2) Soweit es die Besonderheit des Falles erfordert, soll das Gericht den Sachverständigen vor Abfassung der Beweisfrage hören, ihn in seine Aufgabe einweisen und ihm auf Verlangen den Auftrag erläutern.

(3) Bei streitigem Sachverhalt bestimmt das Gericht, welche Tatsachen der Sachverständige der Begutachtung zugrunde legen soll.

(4) Soweit es erforderlich ist, bestimmt das Gericht, in welchem Umfang der Sachverständige zur Aufklärung der Beweisfrage befugt ist, inwieweit er mit den Parteien in Verbindung treten darf und wann er ihnen die Teilnahme an seinen Ermittlungen zu gestatten hat.

(5) Weisungen an den Sachverständigen sind den Parteien mitzuteilen. Findet ein besonderer Termin zur Einweisung des Sachverständigen statt, so ist den Parteien die Teilnahme zu gestatten. 《

》 § 407 a ZPO [Weitere Pflichten des Sachverständigen]

(1) Der Sachverständige hat unverzüglich zu prüfen, ob der Auftrag in sein Fachgebiet fällt und ohne die Hinzuziehung weiterer Sachverständiger erledigt werden kann. Ist das nicht der Fall, so hat der Sachverständige das Gericht unverzüglich zu verständigen.

(2) Der Sachverständige ist nicht befugt, den Auftrag auf einen anderen zu übertragen. Soweit er sich der Mitarbeit einer anderen Person bedient, hat er diese namhaft zu machen und den Umfang ihrer Tätigkeit anzugeben, falls es sich nicht um Hilfsdienste von untergeordneter Bedeutung handelt.

(3) Hat der Sachverständige Zweifel an Inhalt und Umfang des Auftrages, so hat er unverzüglich eine Klärung durch das Gericht herbeizuführen. Erwachsen voraussichtlich Kosten, die erkennbar außer Verhältnis zum Wert des Streitgegenstandes stehen oder einen angeforderten Kostenvorschuss erheblich übersteigen, so hat der Sachverständige rechtzeitig hierauf hinzuweisen.

(4) Der Sachverständige hat auf Verlangen des Gerichts die Akten und sonstige für die Begutachtung beigezogenen Unterlagen sowie Untersuchungsergebnisse unverzüglich herauszugeben oder mitzuteilen. Kommt er dieser Pflicht nicht nach, so ordnet das Gericht die Herausgabe an.

(5) Das Gericht soll den Sachverständigen auf seine Pflichten hinweisen.

§ 409 ZPO [Folgen des Ausbleibens oder der Weigerung]

(1) Wenn ein Sachverständiger nicht erscheint oder sich weigert, ein Gutachten zu erstatten, obgleich er dazu verpflichtet ist, oder wenn er Akten oder sonstige Unterlagen zurückbehält, werden ihm die dadurch verursachten Kosten auferlegt. Zugleich wird gegen ihn ein Ordnungsgeld festgesetzt. Im Falle wiederholten Ungehorsams kann das Ordnungsgeld noch einmal festgesetzt werden.

(2) Gegen den Beschluss findet Beschwerde statt.

§ 410 ZPO [Beeidigung]

(1) Der Sachverständige wird vor oder nach Erstattung des Gutachtens beeidigt. Die Eidesnorm geht dahin, dass der Sachverständige das von ihm erforderte Gutachten unparteiisch und nach bestem Wissen und Gewissen erstatten werde oder erstattet habe.

(2) Ist der Sachverständige für die Erstattung von Gutachten der betreffenden Art im allgemeinen beeidigt, so genügt die Berufung auf den geleisteten Eid; sie kann auch in einem schriftlichen Gutachten erklärt werden.

§ 411 ZPO [Schriftliches Gutachten]

(1) Wird schriftliche Begutachtung angeordnet, so hat der Sachverständige das von ihm unterschriebene Gutachten auf der Geschäftsstelle niederzulegen. Das Gericht kann ihm hierzu eine Frist bestimmen.

(2) Versäumt ein zur Erstattung des Gutachtens verpflichteter Sachverständiger die Frist, so kann gegen ihn ein Ordnungsgeld festgesetzt werden. Das Ordnungsgeld muss vorher unter Setzung einer Nachfrist angedroht werden. Im Falle wiederholter Fristversäumnis kann das Ordnungsgeld in der gleichen Weise noch einmal festgesetzt werden. § 409 Abs. 2 gilt entsprechend.

(3) Das Gericht kann das Erscheinen des Sachverständigen anordnen, damit er das schriftliche Gutachten erläutert.

(4) Die Parteien haben dem Gericht innerhalb eines angemessenen Zeitraums ihre Einwendungen gegen das Gutachten, die Begutachtung betreffende Anträge und Ergänzungsfragen zu dem schriftlichen Gutachten mitzuteilen. Das Gericht kann ihnen hierfür eine Frist setzen; § 296 Abs. 1, 4 gilt entsprechend.

§ 412 ZPO [Neues Gutachten]

(1) Das Gericht kann eine neue Begutachtung durch dieselben oder durch andere Sachverständige anordnen, wenn es das Gutachten für ungenügend erachtet.

(2) Das Gericht kann die Begutachtung durch einen anderen Sachverständigen anordnen, wenn ein Sachverständiger nach Erstattung des Gutachtens mit Erfolg abgelehnt ist.

Strafverfahren

Im Strafverfahren sind die §§ 73ff StPO von Bedeutung:

§ 73 StPO [Auswahl]

(1) Die Auswahl der zuzuziehenden Sachverständigen und die Bestimmung ihrer Anzahl erfolgt durch den Richter. Er soll mit diesen eine Absprache treffen, innerhalb welcher Frist die Gutachten erstattet werden können.

(2) Sind für gewisse Arten von Gutachten Sachverständige öffentlich bestellt, so sollen andere Personen nur dann gewählt werden, wenn besondere Umstände es erfordern.

§ 75 StPO [Pflicht zur Erstattung des Gutachtens]

(1) Der zum Sachverständigen Ernannte hat der Ernennung Folge zu leisten, wenn er zur Erstattung von Gutachten der erforderten Art öffentlich bestellt ist oder wenn er die Wissenschaft, die Kunst oder das Gewerbe, deren Kenntnis Voraussetzung der Begutachtung ist, öffentlich zum Erwerb ausübt oder wenn er zu ihrer Ausübung öffentlich bestellt oder ermächtigt ist.

(2) Zur Erstattung des Gutachtens ist auch der verpflichtet, welcher sich hierzu vor Gericht bereiterklärt hat.

§ 77 StPO [Folgen des Ausbleibens oder der Weigerung]

(1) Im Falle des Nichterscheinens oder der Weigerung eines zur Erstattung des Gutachtens verpflichteten Sach-

verständigen wird diesem auferlegt, die dadurch verursachten Kosten zu ersetzen. Zugleich wird gegen ihn ein Ordnungsgeld festgesetzt. Im Falle wiederholten Ungehorsams kann neben der Auferlegung der Kosten das Ordnungsgeld noch einmal festgesetzt werden.

(2) Weigert sich ein zur Erstattung des Gutachtens verpflichteter Sachverständiger, nach § 73 Abs. 1 Satz 2 eine angemessene Frist abzusprechen, oder versäumt er die abgesprochene Frist, so kann gegen ihn ein Ordnungsgeld festgesetzt werden. Der Festsetzung des Ordnungsgeldes muss eine Androhung unter Setzung einer Nachfrist vorausgehen. Im Falle wiederholter Fristversäumnis kann das Ordnungsgeld noch einmal festgesetzt werden.«

» **§ 78 StPO [Richterliche Leitung]**

Der Richter hat, soweit ihm dies erforderlich erscheint, die Tätigkeit der Sachverständigen zu leiten.«

» **§ 79 StPO [Sachverständigeneid]**

(1) Der Sachverständige kann nach dem Ermessen des Gerichts vereidigt werden. Auf Antrag der Staatsanwaltschaft, des Angeklagten oder des Verteidigers ist er zu vereidigen.

(2) Der Eid ist nach Erstattung des Gutachtens zu leisten; er geht dahin, dass der Sachverständige das Gutachten unparteiisch und nach bestem Wissen und Gewissen erstattet habe.

(3) Ist der Sachverständige für die Erstattung von Gutachten der betreffenden Art im allgemeinen vereidigt, so genügt die Berufung auf den geleisteten Eid.«

» **§ 80 StPO [Vorbereitung des Gutachtens]** (1) Dem Sachverständigen kann auf sein Verlangen zur Vorbereitung des Gutachtens durch Vernehmung von Zeugen oder des Beschuldigten weitere Aufklärung verschafft werden.

(2) Zu demselben Zweck kann ihm gestattet werden, die Akten einzusehen, der Vernehmung von Zeugen oder des Beschuldigten beizuwohnen und an sie unmittelbar Fragen zu stellen.«

28.4 Gutachtenauftrag

28.4.1 Anforderungen an den Gutachter

Die Auswahl des Sachverständigen obliegt dem Richter (§ 404 Abs. 1 ZPO, § 73 StPO). Einigen sich im zivilrechtlichen Haftungsprozess die Parteien über einen bestimmten Sachverständigen, dann hat das Gericht diesen zu beauftragen (§ 404 Abs. 4 ZPO). Das Gericht kann daneben aber einen weiteren Sachverständigen beauftragen, wenn es das Gutachten für ungenügend erachtet (§ 412 ZPO); wird der Sachverständige durch das Gericht ausgewählt, findet eine Anhörung der Parteien über dessen Auswahl nicht statt.

Eine besondere Qualifikation des Sachverständigen wird zwar vorausgesetzt, in den Prozessordnungen aber nicht näher definiert. Es ist insbesondere nicht erforderlich, dass der Sachverständige öffentlich bestellt und vereidigt ist, jedoch genießen solche Sachverständigen bei der Auswahl Vorrang vor anderen Gutachtern. Zur Beurteilung des erforderlichen fachlichen Sorgfaltsmaßstabs ist ein Sachverständiger des jeweiligen medizinischen Fachgebiets zu bestellen, der auch noch aktiv sein sollte, da in der Regel nur dieser dann die dort geltenden Standards kennt[157].

28.4.2 Grundlage der Gutachtenerstattung

Grundlage der Gutachtenerstattung ist der vom Gericht, dem Staatsanwalt oder auch dem Verteidiger erteilte Auftrag. Dieser erfolgt regelmäßig unter Formulierung entsprechender „Beweisthemen", etwa der Frage, ob die Intubation des Patienten sorgfaltsgerecht durchgeführt wurde, ob die Fehlintubation hätte erkannt werden können, ob der eingesetzte Anästhesist als Arzt in Weiterbildung dem Facharztstandard, ob die Personal- oder Geräteausstattung den Sorgfaltsregeln entsprach. Bei nicht eindeutigen oder pauschalen Aufträgen, also etwa der Frage, ob dem Anästhesisten ein „Kunstfehler" oder ein „Verschulden" anzulasten ist, muss der Gutachter auf eine Präzisierung bzw. Ergänzung des Beweisthemas drängen (Ulsenheimer 1998, S. 818 [820]). Ist der Sachverhalt unklar oder unvollständig, fehlen etwa Kranken-

---
[157] BGH, NJW 1997, 3090, 3091

unterlagen, Röntgenbilder, Aufzeichnungen von vor-, mit- oder nachbehandelnden Ärzten, wird der Sachverständige den Richter um Klärung bzw. um Vervollständigung bitten.

Der Sachverständige hat keine „eigenständige Ermittlungskompetenz" (Ulsenheimer 1998, S. 820). Im Strafverfahren ist die Sachverhaltsermittlung Aufgabe der Strafverfolgungsbehörden; soweit der Sachverständige weitere (Anknüpfungs-)Tatsachen von bestimmten Personen benötigt, muss er deren Vernehmung durch das Gericht oder die Staatsanwaltschaft anregen und kann dann unmittelbar seine Fragen stellen (s. § 80 StPO).

Im zivilrechtlichen Haftungsprozess regelt § 404 a ZPO, dass das Gericht die Tätigkeit des Sachverständigen leiten, ihm Weisungen erteilen und auf Verlangen den Auftrag erläutern soll; bei streitigem Sachverhalt bestimmt das Gericht, welche Tatsachen der Sachverständige der Begutachtung zugrunde legen soll; soweit erforderlich, bestimmt das Gericht, in welchem Umfang der Sachverständige zur Aufklärung der Beweisfrage mit den Parteien in Verbindung treten darf. Dem Sachverständigen ist grundsätzlich verwehrt, von sich aus Zeugen und sonstige Dritte zu befragen; doch darf er außerhalb der Gerichtsverhandlung solche Fragen an Parteien oder Zeugen richten, die nur er aufgrund seiner Sachkunde stellen kann[158].

28.4.3 Bindung an den Gutachtenauftrag

Im *Strafverfahren*, das vom Amtsermittlungsprinzip beherrscht ist, muss der Sachverständige den Gutachtenauftrag immer umfassend verstehen, „d.h. alle in Betracht kommenden Pflichtverstöße prüfen, selbst wenn ihm nur eine ganz konkrete Frage (z.B. die der Indikation) gestellt wird". Geht es um die „technische Durchführung" des Eingriffs, dann darf und muss der Sachverständige im Strafverfahren über das ihm vorgegebene Beweisthema hinausgehen. Wird aber nur nach der sorgfaltsgerechten Durchführung eines Eingriffs gefragt und wird z.B. das Thema „Einwilligung/Aufklärung" weder vom Staatsanwalt noch vom Richter berührt, dann ist es unzulässig, die Verletzung der Aufklärungspflicht einer näheren Untersuchung zu unterziehen (Ulsenheimer 1998, S. 820).

---

[158] BGH, NJW 1997, 3096 (3097)

Im *Zivilprozess* obliegt es aufgrund der dort maßgeblichen Dispositionsmaxime den Prozessparteien, den zu beurteilenden Sachverhalt vorzutragen. Deshalb besteht im Zivilprozess eine stärkere Bindung des Gutachters an das ihm aufgegebene Beweisthema, den Gutachtenauftrag. Vor dem Hintergrund des verfassungsrechtlichen Prinzips eines fairen Gerichtsverfahrens und dem daraus abgeleiteten Grundsatz der „Waffengleichheit" tendiert aber auch der zivilrechtliche Arzthaftungsprozess in vielen Teilen zur „Amtsermittlung". Die Rechtsprechung hilft auch hier dem klagenden Patienten als Laien insoweit, als sie den Sachverständigen verpflichtet, „spontan von sich aus über das Beweisthema zu Lasten des beklagten Arztes hinaus zu greifen, nämlich dann, wenn sich dies aufgrund konkreter Anhaltspunkte aufdrängen muss" (Bock 2001, S. 1570 mit weiteren Nachweisen). Soweit der Gutachter erkennt, dass das Beweisthema Lücken, Ungereimtheiten oder Missverständliches erhält, wird er das Gericht auf diese Mängel aufmerksam machen und um eine Ergänzung bzw. Richtigstellung des Beweisthemas bitten (Schlund 1998, S. 823 u. 824).

28.4.4 Gutachtengrundsätze

■ Beschränkung auf das Fachgebiet

Es sollte nicht nur ein Gutachter aus den entsprechenden, betroffenen Fachgebieten ausgewählt werden, sondern dieser hat sich auch auf die aus seinem Fachgebiet erwachsene Kompetenz zu beschränken. Werden die Grenzen des Fachgebiets Anästhesie in der Begutachtung erreicht, hat der Sachverständige auf eine anderweitige Begutachtung, etwa des Neurologen oder Chirurgen, zu verweisen.

■ Behandlungsstandard

Die Frage, ob bei der Behandlung die Sorgfalts- und Leistungsstandards eingehalten wurden, ist zwar zunächst aus der Sicht „ex post" zu beurteilen. Der Sachverständige hat seine beruflichen Kenntnisse und Erfahrungen sowie sein Fachwissen, ggf. aus Lehrbuchbeiträgen, wissenschaftlichen Arbeiten, Richt- und Leitlinien, auszuwerten. Bei der Feststellung der jeweils gültigen Standards darf der Sachverständige nur diejenigen beachten, die zur Zeit des zu prüfenden Zwischenfalls gültig waren

(Sicht „ex tunc"). Kommt der Sachverständige zu dem Ergebnis, dass ex post ein fehlerhaftes ärztliches Handeln anzunehmen ist, muss weiter geprüft werden, ob dieser Fehler vermeidbar (d.h. schuldhaft) war. Dies muss der Sachverständige aus der Sicht „ex ante" beurteilen, also unter Zugrundelegung nur derjenigen Informationen, Angaben und Daten über den Patienten und seine Erkrankung, die dem bzw. den behandelnden Ärzten zur Zeit des zu begutachtenden ärztlichen Vorgehens tatsächlich zur Verfügung standen oder zur Verfügung stehen konnten. Spätere Erkenntnisse, etwa solche aufgrund einer Obduktion, die die behandelnden Ärzte im konkreten Zeitpunkt der Behandlung nicht zur Verfügung haben konnten, bleiben außer Betracht. Es kann also durchaus sein, dass aus der Sicht ex post ein Fehler zu bejahen, aus der Sicht ex ante dessen Vermeidbarkeit jedoch zu verneinen ist.

■ Strikte Objektivität

Der Sachverständige ist zur strikten Objektivität verpflichtet. Dies bedeutet nicht nur, das Gutachten nicht zur Streitschrift der persönlichen Überzeugung zu machen, sondern verbietet auch einseitige Kontakte mit den beteiligten Parteien, die evtl. erforderliche Untersuchung des früheren Patienten ausgenommen. Bei dieser hat der betroffene Arzt übrigens kein Anwesenheitsrecht (Rumler-Detzler 1999, S. 1209), es sei denn, der Patient ist mit seiner Anwesenheit einverstanden. Auskünfte, die der Gutachter aus der Befragung des Patienten erlangt, kann er im Gutachten mitteilen, muss aber deutlich machen, woher die Auskünfte stammen und kann sie nur vorbehaltlich ihrer Richtigkeit verwerten (Rumler-Detzler 1999, S. 1209).

Nicht nur die persönliche Meinung, sondern auch die Verhältnisse an der eigenen Klinik dürfen nicht ohne Weiteres zum allgemeingültigen Maßstab der Begutachtung erhoben werden. Der BGH[159] hat festgestellt:

» ... dass sich die Anforderungen nicht unbesehen an den Möglichkeiten von Universitätskliniken und Spezialkrankenhäusern orientieren dürfen, sondern auch an den für diesen Patienten in dieser Situation faktisch erreichbaren Gegebenheiten ausrichten müssen, sofern auch mit ihnen ein zwar nicht optimaler, aber noch ausreichender medizinischer Standard erreicht werden kann. **«**

Die Rechtsprechung erkennt auch an, dass das Ausmaß der Sorgfalt durch die Dringlichkeit der gebotenen Maßnahmen beeinflusst werden kann („Notfall"[160]), wenn „eine sorgfältige Organisation und Vorbereitung für sie nicht vorsorgen kann" (Steffen u. Pauge 2006, RN 133), und sich an dem ausrichten muss, was in der konkreten Situation für den Patienten faktisch erreichbar ist[161]. Mehr denn je sind heute auch die wirtschaftlichen Aspekte bei der Frage, ob der gebotene Standard vor Ort einhaltbar war, herauszustreichen. „Die Grenzen der je verfügbaren ärztlichen, pflegerischen, apparativen, räumlichen Potentiale verbieten es, den Maßstab für die ärztliche Behandlung und Haftung einheitlich ganz oben anzusetzen. Es muss medizinisch wie rechtlich situationsorientiert unterschiedliche Standards geben" (Steffen u. Pauge 2006, RN 135).

■ Persönliche Redlichkeit

Eine hohe persönliche Redlichkeit wird vom Gutachter gefordert, da er bereit sein muss, sein eigenes Urteil zu revidieren, etwa aufgrund neuer Erkenntnisse in der mündlichen Verhandlung. Hier kann ein „Umfallen" des Sachverständigen geboten sein. Weder Polemik noch falsch verstandenes Standesdenken („Krähentheorie") dürfen die Begutachtung beeinflussen.

■ Eindruck der Parteilichkeit vermeiden

Der Sachverständige hat jeden Eindruck der Parteilichkeit zu vermeiden, sonst droht ihm unter Umständen die Ablehnung wegen Besorgnis der Befangenheit. „Unbefangenheit, Unabhängigkeit, Unvoreingenommenheit und Neutralität" (Schleppokat u. Neu 2001, S. 2324) sind Voraussetzung, um als Sachverständiger tätig sein zu können. Der Sachverständige sollte deshalb offenlegen, wenn ein Lehrer-Schüler- oder Vorgesetzten-Untergebenen-Verhältnis vorliegt, wenn berufliche oder akademische Verbindungen mit den betroffenen Ärzten bestehen, wenn eine engere Beziehung zu Firmen besteht, deren Produkte im Verfahren

---

[159] BGH, Urt. v. 14.12.1993, NJW 1994, 1596 (1597)

[160] BGH, NJW 1985, 1392; OLG Stuttgart, VersR 1994, 1068
[161] OLG Oldenburg, Urt. v. 27.07.1993, VersR 1995, 49

evtl. eine Rolle spielen, oder wenn der Sachverständige selbst in einen Arzthaftungsprozess verwickelt ist. Liegen solche Umstände vor, hat der Sachverständige dem Gericht spontan Mitteilung zu machen. Um seine Glaubwürdigkeit zu wahren, sollte der Sachverständige in diesen Fällen von einer Begutachtung Abstand nehmen.

▪ Plausibilität und Widerspruchsfreiheit

Die Ausführungen des Sachverständigen sollten anschaulich und in einer den Verfahrensbeteiligten verständlichen Sprache abgefasst werden, sodass Gericht, Staatsanwalt, Verteidiger, Kläger und Beklagter in der Lage sind, das Gutachten gedanklich nachzuvollziehen. Das Gutachten muss frei von Widersprüchen sein; bei unklärbarem Sachverhalt ist alternativ zu begutachten.

▪ Keine rechtliche Bewertung

Die Frage, ob sich einer der Beteiligten „strafbar" gemacht hat, ob er „schuldhaft", insbesondere „grob fahrlässig" gehandelt hat, ist der *rechtlichen* Beurteilung durch den Richter vorbehalten. Der Sachverständige soll die *tatsächlichen* Grundlagen für die Beurteilung des Richters liefern. Rechtsausführungen sind nicht Aufgabe des Sachverständigen. Damit dieser dem Richter aber die entsprechenden tatsächlichen Grundlagen präsentieren kann, ist es für den Sachverständigen wichtig, die rechtlichen Grundlagen zu kennen. Dies gilt insbesondere für die im Zivil- und Strafverfahren unterschiedlichen Kausalitätsgrundsätze.

Kausalität

Im *Zivilrecht* ist der Ursachenzusammenhang zwischen dem Fehler und dem Gesundheitsschaden des Patienten, dem sog. *Primärschaden* (haftungsbegründende Kausalität) nach § 286 ZPO dann anzunehmen, wenn für den Ursachenzusammenhang „ein für das praktische Leben brauchbarer Grad von Gewissheit besteht"[162] (s. Kap. 14.2, S. 173). Grundsätzlich, soweit keine Beweiserleichterungen greifen, hat der klagende Patient deshalb zu beweisen, dass er durch die Behandlung des Arztes geschädigt wurde; dies mit dem gerade beschriebenen sog. *Strengbeweis* des § 276 Abs. 1 ZPO, mit dem für das praktische Leben brauchbaren Grad von Gewissheit.

Geht es dem klagenden Patienten darum zu beweisen, dass weitere Schäden vorliegen, die sich aus diesem Primärschaden entwickelt haben *(Sekundärschäden, haftungsausfüllende Kausalität)*, etwa gesundheitliche Folgebeschwerden oder fehlerbedingte Verschlimmerungen von gesundheitlichen Vorschäden oder auch die aus der Gesundheitsbeeinträchtigung resultierenden reinen Vermögensschäden, dann reicht nach § 287 Abs. 1 ZPO zur Überzeugung des Gerichts eine „lediglich überwiegende Wahrscheinlichkeit"[163], der sog. *Freibeweis*. Hier genügt, dass „mehr für als gegen den Ursachenzusammenhang spricht" (Rumler-Detzler 1999, S. 1211).

Im *Strafverfahren* ist bei der Prüfung des Kausalzusammenhangs etwa bei der Frage, ob der Tod oder die Körperverletzung des Patienten bei pflichtgemäßem Verhalten des Arztes vermieden worden wäre, die „an Sicherheit grenzende Wahrscheinlichkeit" ausschlaggebend. Dies bedeutet weder eine „100%ige Gewissheit", noch reicht eine große, auch nicht eine sehr große Wahrscheinlichkeit oder der Umstand, dass ein Patient „höchst wahrscheinlich" keinen Schaden erlitten hätte. Dem steht der im Strafprozess geltende Grundsatz „in dubio pro reo" entgegen. Eine „an Sicherheit grenzende Wahrscheinlichkeit" ist dann, aber auch nur dann zu bejahen, „wenn nach Ansicht des Gutachters keine aus konkreten Anhaltspunkten begründeten, „vernünftigen Zweifel" an der Kausalität des Fehlers für den Gesundheitsschaden bzw. Tod des Patienten bestehen" (s. zum Ganzen: Ulsenheimer 1998, S. 818 u. 822 mit weiteren Nachweisen). Sachverständige, die diese Unterschiede nicht kennen, verleiten das Gericht zu rechtlich unzutreffenden Schlussfolgerungen (Ulsenheimer 1998, S. 822).

28.4.5 Höchstpersönliche Verpflichtung

Die Pflicht zur Begutachtung ist eine höchst persönliche, die sich nicht ohne Weiteres an Mitarbeiter delegieren lässt. Zwar kann der Sachverständige bei der Vorbereitung und Abfassung des Gutach-

---

[162] BGH, Urt. v. 26.10.1993, NJW 1994, 801, 802

[163] BGH, Urt. v. 22.09.1992, NJW 1992, 3298 (3299)

tens wissenschaftliche Mitarbeiter oder sonstige qualifizierte Hilfskräfte hinzuziehen. Doch die persönliche Verantwortung für das Gutachten bleibt uneingeschränkt bei ihm; er muss mit seiner Unterschrift zu erkennen geben, dass er zur Übernahme der vollen Verantwortung nach eigenem Kenntnisstand auch in der Lage war. Deshalb wird der bloße Vermerk „einverstanden" von der Rechtsprechung nicht akzeptiert; allenfalls Zusätze wie „nach eigener Kenntnis und Beurteilung" oder „aufgrund eigener Untersuchung und Urteilsbildung genehmigt" werden anerkannt (Ulsenheimer 1998, S. 823).

28.5 Aufbau des Gutachtens

Eine ausführliche „Empfehlung zur Abfassung von Gutachten in Arzthaftungsprozessen" bieten die Leitlinien der DGGG, die unter der Internetadresse http://www.awmf.de abgerufen werden können (s. auch Frauenarzt 2001, S. 203). Hier sollen nur kurz einige formale Hinweise gegeben werden:

28.5.1 Angabe der Beweisfrage

Das Sachverständigengutachten für Gericht oder Staatsanwaltschaft sollte mit Angabe der Beweisfrage beginnen; ein außergerichtlich erstelltes „Privatgutachten" beginnt mit der jeweiligen Fragestellung.

28.5.2 Angabe des ausgewerteten Materials

Dann wird mitgeteilt, welches Material ausgewertet wurde, also welche Behandlungsunterlagen zur Verfügung standen, welche Stellungnahmen einbezogen wurden und ob und welche Untersuchungsbefunde oder sonstige Ergebnisquellen verwendet wurden. Dem schließt sich ein kurzer, gedrängter Sachverhalt aus der Sicht des Sachverständigen an. Dabei hat der Sachverständige zu prüfen, ob der Sachverhalt vollständig ist; er darf nicht mit Vermutungsbrücken oder Unterstellungen arbeiten, sondern muss bei unklarem oder offenem Sachverhalt evtl. auf eine alternative Begutachtung ausweichen.

28.5.3 Begutachtung im engeren Sinn

An die Sachverhaltsfeststellung schließt sich die Prüfung des festgestellten Sachverhalts auf Behandlungsfehler und ggf. deren Kausalität für einen festgestellten oder festzustellenden Gesundheitsschaden an. Wiederholungen, vor allen Dingen aber Widersprüche zum Sachverhalt, sind zu vermeiden.

28.5.4 Sachlicher Inhalt

Bei Prüfung, ob die Behandlung den Leistungs- und Sorgfaltsstandards entsprochen hat, ist nicht nur der zum Zeitpunkt der Behandlung geltende Standard zu ermitteln, sondern, wie dargestellt, auch die zu begutachtende Versorgungsstufe zu berücksichtigen.

Zu den Behandlungsfehlern im weiteren Sinne gehören auch die Organisationsmängel einschließlich des sog. Übernahmeverschuldens. Hier wird die Personalausstattung, die räumlich-apparative Infrastruktur, aber auch die Kooperation und Koordination zwischen den Fachvertretern eine Rolle spielen.

Abgefasst wird das Gutachten dann so, dass es plausibel, widerspruchsfrei ist und auch medizinische Laien die Darlegungen nachvollziehen können. Soweit der Sachverständige sich auf Literaturstellen stützt, sind diese anzugeben.

Soweit er einen oder mehrere Fehler feststellt, ist zu überlegen, ob ein schwer wiegender Behandlungsfehler vorliegt, also ein Verstoß gegen eindeutig gesicherte und bewährte medizinische Erkenntnisse und Erfahrungen („grober Behandlungsfehler"). Auch die Summierung mehrerer kleinerer Fehler kann einen groben Behandlungsfehler darstellen. Nicht die rechtliche Bewertung, wohl aber die Darstellung der Tatsachengrundlagen hat der Sachverständige dem Richter zu vermitteln.

28.6 Auswertung des Gutachtens

28.6.1 Strafverfahren

Wegen des im Strafprozess geltenden Mündlichkeits- und Unmittelbarkeitsgrundsatzes erstattet der Sachverständige in aller Regel zunächst ein schriftliches (Vor-)Gutachten, das er dann in der mündlichen Verhandlung vortragen und ggf. „verteidigen" muss. Die Pflicht zur Unparteilichkeit und Unvoreingenommenheit verpflichtet ihn, seine Ausführungen abzuändern, wenn ihm neue Tatsachen bekannt werden, die gegen die zunächst schriftlich vertretene Auffassung sprechen. Hier spricht es für die Qualität und Redlichkeit des Sachverständigen, wenn er sich nicht scheut, seine Auffassung zu revidieren (Ulsenheimer 1998, S. 820 mit weiteren Nachweisen).

Zu den unangenehmen Erfahrungen vieler „Gerichtsgutachter" gehört die „Auseinandersetzung" mit Rechtsanwälten, insbesondere Strafverteidigern, wenn diese Kritik, Zweifel an der Sachkunde oder sonstige Einwendungen gegen das Gutachten erheben. Der Sachverständige muss aber berücksichtigen, dass insbesondere der Strafverteidiger zur einseitigen Wahrnehmung der Interessen des angeklagten Arztes verpflichtet ist und deshalb alles rechtlich Zulässige tun muss, um ein belastendes Gutachten zu „entschärfen". Die „Angriffe" richten sich „nicht gegen die Person des Sachverständigen, sondern erfolgen im Interesse des beschuldigten Arztes zum Beweis seiner Unschuld bzw. zur Minderung des Schuldvorwurfes" (Ulsenheimer 1998, S. 821). Gleichwohl bedarf es „erheblicher Nervenkraft, Standfestigkeit und Übersicht, um zwischen Person und Sache, prozessualer Aufgabe und Art und Weise der Lösung zu differenzieren" (Ulsenheimer 1998, S. 821).

28.6.2 Zivilrechtlicher Arzthaftungsprozess

Das Zivilverfahren ist weit mehr als das Strafverfahren ein schriftliches. Nach § 411 ZPO kann das Gericht anordnen, dass der Gutachter sein schriftliches Gutachten mündlich erläutert. Das Gericht wird dies anordnen müssen, wenn Zweifel oder Widersprüche anders nicht auszuräumen sind. Auf rechtzeitig gestellten Antrag einer Prozesspartei muss der Richter den Sachverständigen zur mündlichen Erläuterung seines Gutachtens laden.

Das Gutachten unterliegt der freien Beweiswürdigung. Widersprüche zwischen mehreren Gutachtern muss der Richter kritisch würdigen, und er muss evtl., vor allen Dingen auch, wenn das Gutachten unvollständig ist, ein weiteres Gutachten einholen.

Der Richter darf nicht ohne Weiteres seine Auffassung an die Stelle des Gutachters setzen. Dies schließt nicht aus, dass der Richter sich in geeigneten Fällen anhand medizinischer Fachliteratur unterrichtet[164], um die Begutachtung nachzuvollziehen oder Widersprüche aufzudecken. Der Richter darf aber nicht aufgrund eigener Sachkunde entscheiden, ohne den Parteien offengelegt zu haben, woher er seine Sachkunde nimmt. Die Parteien sollen die Gelegenheit haben, ggf. eine ergänzende Sachverständigenbegutachtung beantragen zu können.

28.7 Interne Begutachtung

Die prozessbevollmächtigten Rechtsanwälte im zivilrechtlichen Arzthaftungsprozess, vor allen Dingen aber auch die Strafverteidiger im Strafverfahren, versuchen oft, insbesondere in schwierigen Fällen, aber auch dann, wenn schon ein die Betroffenen belastendes Sachverständigengutachten vorliegt, eine „interne Begutachtung" einzuholen. Bei dieser internen Begutachtung (Bock 2001, S. 1571), weithin als „Privatgutachten" bezeichnet, unterliegt der Sachverständige im Prinzip den gleichen Regeln, als wäre er vom Gericht oder der Staatsanwaltschaft beauftragt. Dass viele Sachverständige eine derartige Begutachtung ablehnen, weil sie befürchten, sich zu „diskreditieren" (Bock 2001, S. 1571), ist zu bedauern. Dem betroffenen Arzt bzw. seinem Rechtsanwalt wird damit „möglicherweise eine essentielle Verteidigungsposition genommen" (Bock 2001, S. 1571). Die interne Begutachtung hat das Ziel, dem betroffenen Arzt Klarheit zu verschaffen und, wenn der Vorwurf eindeutig bestätigt wird, einer „stillen Erledigung" zu dienen. Nutzlos sind reine „Gefälligkeitsgutachten", weil sie meist schnell aufgedeckt und nicht nur den Sachverständigen diskreditieren, sondern auch die Position des betroffenen Arztes schwächen.

---

[164] BGH, NJW 1988, 762

Im Zivilprozess

Das Privatgutachten gilt prozessrechtlich als „urkundlich belegter Parteivortrag"[165]. Es ist für das Gericht grundsätzlich ebenso beachtlich wie das Gutachten eines gerichtlich beauftragten Sachverständigen (Müller 2000, S. 271 mit weiteren Nachweisen). Stimmen beide Parteien zu, ist das Privatgutachten wie ein gerichtlich bestelltes Gutachten zu verwerten[166].

Die Parteien können den Privatgutachter zum Termin mitbringen. Laden muss ihn das Gericht allerdings nicht. Das Gericht muss sich auch mit evtl. abweichenden Gutachten einer Gutachter- und Schlichtungskommission befassen, wenn sich daraus weiterer Aufklärungsbedarf ergibt[167].

28.8 Entschädigung des Sachverständigen

Bei privaten Auftraggebern richtet sich die Vergütung des ärztlichen Sachverständigen nach der Gebührenordnung für Ärzte (GOÄ).

Wird der Sachverständige durch Gericht oder Staatsanwaltschaft beauftragt, richtet sich die Vergütung nach dem „Gesetz über die Vergütung von Sachverständigen, Dolmetscherinnen, Dolmetschern, Übersetzerinnen und Übersetzern sowie die Entschädigung von ehrenamtlichen Richterinnen, ehrenamtlichen Richtern, Zeuginnen, Zeugen und Dritten (Justizvergütungs- und -entschädigungsgesetz [JVEG]). Nach dem JVEG wird eine Leistungsentschädigung sowie Ersatz der zur Vorbereitung und Erstattung des Gutachtens erforderlichen Aufwendungen gezahlt, zuzüglich der Fahrtkostenerstattung und der durch notwendige Terminwahrnehmung verursachten Mehraufwendungen (§§ 5 ff. JVEG). Die Leistungsentschädigung bei medizinischen und psychologischen Gutachten in den Honorargruppen M1-M3 beträgt 50/60,85 Euro (§ 9 Abs. 1, Anlage 1); evtl. kommt ein Honorar für besondere Leistungen (z. B. Besichtigung einer Leiche bzw. Obduktion) nach § 10 Abs.1 Anlage 2 hinzu.

28.9 Zivil- und strafrechtliche Verantwortlichkeit des Sachverständigen

Für ein fehlerhaftes Gutachten kann der Sachverständige zivil- und/ oder strafrechtlich zur Verantwortung gezogen werden (s. hierzu: Müssig 1989, S. 1697, Schlund 2002, § 125, RN 1ff).

28.9.1 Zivilrechtliche Haftung

Der Sachverständige kann nach § 826 BGB wegen einer vorsätzlichen, sittenwidrigen Schädigung eines der Verfahrensbeteiligten haften. Dies setzt aber voraus, dass der Sachverständige seine Ausführungen entweder selbst für unrichtig gehalten oder die Möglichkeit ihrer Unrichtigkeit erkannt und billigend in Kauf genommen hat. Nach Auffassung der Rechtsprechung muss aber die Leichtfertigkeit des Sachverständigen ein Maß erreichen, das als „Gewissenlosigkeit zu werten ist"[168].

Denkbar wäre eine Haftung des Sachverständigen nach § 823 Abs. 2 BGB in Verbindung mit den Straftatbeständen des fahrlässigen Falscheids und der fahrlässigen eidesstattlichen Versicherung (§§ 154, 156, 163 StGB). Die Beeidigung eines Sachverständigen ist jedoch sowohl im Zivil- als auch im Strafverfahren eher die Ausnahme, sodass eine Haftung nach den genannten Vorschriften in der Regel ausscheidet.

Eine Haftung nach § 823 Abs. 1 BGB würde eine Verletzung eines absolutes Rechtes, z.B. der Freiheit, des Eigentums oder der Ehre verlangen; eine reine Vermögensverletzung reicht nicht. Zum anderen hat der BGH den Sachverständigen insoweit privilegiert, als er bei leicht oder grob fahrlässig erstatteten fehlerhaften Gutachten nicht haften soll (s. genauer bei: Ulsenheimer 2000b, S. 299 u. 300 mit weiteren Nachweisen, u. OLG Frankfurt/Main, VersR 2008, 649).

> **§ 839 a BGB Haftung des gerichtlichen Sachverständigen**
>
> (1) Erstattet ein vom Gericht ernannter Sachverständiger vorsätzlich oder grobfahrlässig ein unrichtiges Gutachten, so ist er zum Ersatz des Schadens verpflichtet, der einem Verfahrensbeteiligten durch eine gerichtliche

---

[165] BGH, Urt. v. 27.05.1982, NJW 1982, 2874 (2875)
[166] BGH, NJW 1997, 794 (795)
[167] BGH, NJW 1994, 1596
[168] OLG Düsseldorf, Urt. v. 06.08.1986, NJW 1986, 2891 (2892)

Entscheidung entsteht, die auf diesem Gutachten beruht. «

Seit 2002 kennt das BGB eine ausdrückliche Vorschrift, die die Haftung des gerichtlichen Sachverständigen regelt. Danach haftet ein vom Gericht ernannter Sachverständiger, wenn er vorsätzlich oder grob fahrlässig ein unrichtiges Gutachten erstattet, d.h. etwa von einem unzutreffenden Sachverhalt ausgeht oder aus dem Sachverhalt falsche Schlüsse zieht, soweit diese nicht wissenschaftlich vertretbar sind. Endet das Verfahren mit einer gerichtlichen Entscheidung und beruht die Entscheidung ihrerseits auf dem unrichtigen Gutachten – Mitursächlichkeit genügt – und erleidet ein Verfahrensbeteiligter dadurch einen Schaden, so ist der Sachverständige bei Vorsatz oder grober Fahrlässigkeit zum Schadensersatz verpflichtet (s. hierzu: Sprau 2009, § 839 a, RN 3 mit weiteren Nachweisen, Weis, BDA 2004 [http://www.bda.de/03_2jusletter-jg-archiv.htm#Jg2004]).

Soweit § 839 a BGB eingreift, ist eine Haftung des Sachverständigen nach § 823 Abs. 2 BGB ausgeschlossen. Insoweit geht die Haftung nach § 839 a BGB vor. Bestehen bleibt indes die Haftung aus § 826 BGB für durch § 839 a BGB nicht erfasste Schäden (Sprau 2009, § 839 a, RN 1 a).

28.9.2 Strafrechtliche Verantwortlichkeit

Nach den gesetzlichen Regelungen steht der Sachverständige unter der „Wahrheitspflicht"; er könnte wegen Meineids, fahrlässigen Falscheids oder vorsätzlicher uneidlicher Falschaussage bzw. wegen vorsätzlicher bzw. fahrlässiger Versicherung an Eides statt bestraft werden. Doch werden Sachverständige zum einen selten vereidigt; zum anderen liegt eine Falschaussage nur dann vor, wenn der Sachverständige mündlich Tatsachen objektiv unrichtig darstellt (Ulsenheimer 2000b, S. 301 mit weiteren Nachweisen). Bei einem schriftlichen Gutachten fehlt es insoweit an einer „Aussage". Nimmt der Sachverständige Wertungen vor, zieht er bloße Schlussfolgerungen oder vermittelt er Erfahrungen, wird nichts „objektiv unrichtig dargestellt". Weiß der Sachverständige allerdings, dass seine Aussage bzw. eidesstattliche Versicherung mit dem tatsächlichen Geschehen oder mit seiner subjektiven Überzeugung nicht übereinstimmt, dann liegt eine Verletzung der Wahrheitspflicht vor; fahrlässig handelt der Sachverständige, der bei seiner Vernehmung unachtsam ist oder sich nur unzureichend vorbereitet. Im Ergebnis ist die strafrechtliche Verantwortlichkeit eher selten und mehr theoretischer Natur.

Wegen Strafvereitelung (§ 258 Abs. 2 StGB) kann der Sachverständige verfolgt werden, der ein unrichtiges Gutachten in der Absicht oder in dem Bewusstsein erstellt, dass der beschuldigte Arzt infolge seines Gutachtens nicht wegen der ihm vorgeworfenen rechtswidrigen Tat (fahrlässige Tötung oder fahrlässige Körperverletzung) bestraft wird.

Betrug oder Beihilfe zum Betrug (§§ 263, 27 StGB) begeht der Sachverständige, der das Gericht durch ein bewusst falsches Gutachten täuscht, um einen von einem Patienten geltend gemachten Schadensersatzanspruch abzuwehren bzw. durchzusetzen.

Wer bewusst unwahre Angaben gegenüber Polizei, Staatsanwaltschaft oder Gericht in der Absicht vornimmt, ein staatsanwaltschaftliches Ermittlungsverfahren gegen eine bestimmte Person herbeizuführen oder fortdauern zu lassen, kann sich wegen falscher Verdächtigung (§ 164 StGB) strafbar machen.

Wer als Sachverständiger ein unrichtiges Gutachten erstattet, um eine Person in eine Strafanstalt verbringen zu lassen, kann wegen Freiheitsberaubung (§ 239 StGB) bestrafen werden.

Hat der Sachverständige durch ein falsches Gutachten zur Vorlage bei einer Behörde oder Versicherungsgesellschaft den Gesundheitszustand eines Menschen unzutreffend dargestellt, in dem Bewusstsein der inhaltlichen Unrichtigkeit des Zeugnisses, kann er wegen Ausstellen unrichtiger Gesundheitszeugnisse (§ 278 StGB) bestrafen werden.

Im Ergebnis scheitern strafrechtliche Sanktionen in der Praxis jedoch fast durchweg an Beweisschwierigkeiten.

29 Qualitätssicherung anästhesiologischer Begutachtung

Wegen der geschilderten hohen Bedeutung des Sachverständigen kann *Ulsenheimer* (2000b, S. 302) nur Recht gegeben werden, der darauf hinweist, dass die wissenschaftlichen Gesellschaften und Berufsverbände besonderes gefordert sind, „die Qualität der medizinischen Sachverständigengutachten durch Fortbildungskurse sowie Sammlung und Besprechung von Gutachten zu verbessern. Dies liegt im Interesse der Patienten ebenso wie im Interesse betroffener Arztkollegen". Denn es gibt nicht nur die

» ... Krähe, die ihnen kein Auge aushackt, sondern auch die, die ihnen beide aushackt, und zwar oftmals einfach aus Unwissenheit und Unerfahrenheit bezüglich der Aufgabe und Funktion, der Rechte und Pflichten des medizinischen Sachverständigen im Arzthaftungsprozess bzw. Arztstrafverfahren! «

Der gemeinsame Arbeitskreis von BDA und DGAI „Anästhesie + Recht" hat sich deshalb die Aufgabe gestellt, Sachverständige in speziellen Seminaren zu schulen. Alle Mitglieder des BDA und der DGAI können Mitglied des Arbeitskreises werden. Es genügt eine schriftliche Erklärung an die gemeinsame Geschäftsstelle des BDA und der DGAI, beitreten zu wollen (Gemeinsame Geschäftsstelle des BDA und der DGAI: Roritzerstraße 27, 90419 Nürnberg, Tel.: 0911/93 37 80, Fax: 0911/3 93 81 95, E-Mail: Justitiare@bda-ev.de).

Literaturverzeichnis

■ I Zwischenfälle in der Anästhesie

Arbous MS, Meursing AE, van Kleef JW et al. Impact of anesthesia management characteristics on severe morbidity and mortality. Anesthesiology 2005; 102: 257–268

Badke-Schaub P. Kritische Situationen als Analyseeinheit komplexer Handlungen. In: Trimpop R, Zimolong B, Kalvernam A, Hrsg. Psychologie der Arbeitssicherheit und Gesundheit. Neue Welten, Alte Welten. Heidelberg: Asanger; 2002: 137–142

Barrett J, Gifford C, Morey J et al. Enhancing patient safety through teamwork training. J Health Risk Manag 2001; 21: 57–65

Baum J. Funktionsprüfung des Narkosegerätes bei geplantem Betriebsbeginn, bei Patientenwechsel im laufenden Betrieb und im Notfall. Empfehlung der Kommission für Normung und technische Sicherheit der DGAI. Anaesth Intensivmed 2006; 47: 57–62

Beckmann U, Gillies DM, Berenholtz SM et al. Incidents relating to the intra-hospital transfer of critically ill patients. An analysis of the reports submitted to the Australian Incident Monitoring Study in Intensive Care. Intensive Care Med 2004; 30: 1579–1585

Beecher H, Todd D. A study of the deaths associated with anesthesia and surgery: based on a study of 599548 anesthesias in 10 institutions 1948–1952, inclusive. Springfield: Charles C. Thomas, IL; 1954

Berge JA, Gramstad L, Grimnes S. An evaluation of a time-saving anaesthetic machine checkout procedure. Eur J Anaesthesiol 1994; 11: 493–498

Berry CB, Crome IB, Plant M et al. Substance misuse amongst anaesthetists in the United Kingdom and Ireland. The results of a study commissioned by the Association of Anaesthetists of Great Britain and Ireland. Anaesthesia 2000; 55: 946–952

Booth JV, Grossman D, Moore J et al. Substance abuse among physicians: a survey of academic anesthesiology programs. Anesth Analg 2002; 95: 1024–1030

Bruce DL, Katz SE, Turndorf H et al. Psychometric comparisons of trainees and consultants in anaesthesia and psychiatry. Br J Anaesth 1983; 55: 1259–1264

Burda SA, Hobson D, Pronovost PJ. What is the patient really taking? Discrepancies between surgery and anesthesiology preoperative medication histories. Qual Saf Health Care 2005; 14: 414–416

Chopra V, Bovill JG. Verbesserung der Sicherheit in der Anästhesie. In: Taylor T, Major E, Hrsg. Risiken und Komplikationen in der Anästhesie. Lübeck: Gustav Fischer; 1997: 14–26

Clayton DG, Barker L, Runciman WB. Evaluation of safety procedures in anaesthesia and intensive care. Anaesth Intensive Care 1993; 21: 670–672

Clergue F, Auroy Y, Pequignot F et al. French survey of anesthesia in 1996. Anesthesiology 1999; 91: 1509–1520

Conell L. Pilot and contoller issues. In: Kanki B, Pronzo V, eds. Methods and metrics of voice communication. DOT/FAA/AM-96/10. Oklahoma: FAA Civil Aeromedic Institute; 1996

Cook R, Woods D. Operating at the sharp end: the complexity of human error. In: Salas E, Bowers C, Edens E, eds. Improving teamwork in organizations: Applications of resource management training. Mahwah: Lawrence Erlbaum; 2001: 255–310

Cooper JB, Newbower RS, Long CD et al. Preventable anesthesia mishaps: a study of human factors. Anesthesiology 1978; 49: 399–406

Craig J, Wilson ME. A survey of anaesthetic misadventures. Anaesthesia 1981; 36: 933–936

Cullen DJ, Sweitzer BJ, Bates DW et al. Preventable adverse drug events in hospitalized patients: a comparative study of intensive care and general care units. Crit Care Med 1997; 25: 1289–1297

Currie M, Mackay P, Morgan C et al. The Australian Incident Monitoring Study. The „wrong drug" problem in anaesthesia: an analysis of 2000 incident reports. Anaesth Intensive Care 1993; 21: 596–601

Dawson D, Reid K. Fatigue, alcohol and performance impairment. Nature 1997; 388: 235

Duke GJ, Green JV. Outcome of critically ill patients undergoing interhospital transfer. Med J Aust 2001; 174: 122–125

Edwards E. Man and machine: Systems for safety. Proceedings of British Airline Pilots Association Technical symposium. London: British Airline Pilots Association; 1972: 21–36

Fasting S, Gisvold SE. Adverse drug errors in anesthesia, and the impact of coloured syringe labels. Can J Anaesth 2000; 47: 1060–1067

Fasting S, Gisvold SE. Equipment problems during anaesthesia – are they a quality problem? Br J Anaesth 2002a; 89: 825-831

Fasting S, Gisvold SE. Serious intraoperative problems – a five-year review of 83844 anesthetics. Can J Anesth 2002; 49: 545–553

Firth-Cozens J. Cultures for improving patient safety through learning: the role of teamwork. Qual Health Care 2001; 10 Suppl. 2: ii26-ii31

Flanagan IC. The critical incident technique. Psychological Bulletin 1954; 51: 327–358

Fletcher GC, McGeorge P, Flin RH et al. The role of non-technical skills in anaesthesia: a review of current literature. Br J Anaesth 2002; 88: 418–429

Flin R, Fletcher G, McGeorge P et al. Anaesthetists' attitudes to teamwork and safety. Anaesthesia 2003; 58: 233–242

Fox MA, Webb RK, Singleton R et al. The Australian Incident Monitoring Study. Problems with regional anaesthesia: an analysis of 2000 incident reports. Anaesth Intensive Care 1993; 21: 646–649

Friesdorf. Systemergonomie in der Intensivmedizin. In: Badura B, Feuerstein G, Schott T, Hrsg. System Krankenhaus. Arbeit, Technik und Patientenorientierung. Weinheim: Juventa; 1993: 207–226

Fry RA. Substance abuse by anaesthetists in Australia and New Zealand. Anaesth Intensive Care 2005; 33: 248–55

Gaba DM. Human error in anesthetic mishaps. Int Anesthesiol Clin 1989; 27: 137–147

Gaba DM, Maxwell M, DeAnda A. Anesthetic mishaps: breaking the chain of accident evolution. Anesthesiology 1987; 66: 670–676

Gaba DM, Howard SK, Jump B. Production pressure in the work environment. California anesthesiologists' attitudes and experiences. Anesthesiology 1994; 81: 488–500

Gfrörer R, Schüpfer G, Schmidt C et al. Teambildung im Operationssaal. Auswirkungen auf die Entscheidungsqualität. Der Anästhesist 2005; 54: 1229–1234

Gough HG, Bradley P, McDonald JS. Performance of residents in anesthesiology as related to measures of personality and interests. Psychol Rep 1991; 68: 979–994

Gravenstein JS, Cooper JB, Orkin FK. Work and rest cycles in anesthesia practice. Anesthesiology 1990; 72: 737–742

Gurushanthaiah K, Weinger MB, Englund CE. Visual display format affects the ability of anesthesiologists to detect acute physiologic changes. A laboratory study employing a clinical display simulator. Anesthesiology 1995; 83: 1184–1193

Hanlon JT, Schmader KE, Koronkowski MJ et al. Adverse drug events in high risk older outpatients. J Am Geriatr Soc 1997; 45: 945–948

Hawkins F. Human factors in flight. London: Ashgate Publishing Company; 1987

Helmreich B, Merrit AC. Culture at work in aviation and medicine. National, organizational and professional influences. Vermont, USA: Ashgate Publishing Limited; 1998

Helmreich RL. On error management: lessons from aviation. BMJ 2000; 320: 781–785

Hew CM, Cyna AM, Simmons SW. Avoiding inadvertent epidural injection of drugs intended for non-epidural use. Anaesth Intensive Care 2003; 31: 44–49

Hodge B, Thompson JF. Noise pollution in the operating theatre. Lancet 1990; 335: 891–894

Howard SK, Gaba DM, Fish KJ et al. Anesthesia crisis resource management training: teaching anesthesiologists to handle critical incidents. Aviat Space Environ Med 1992; 63: 763–770

Howard SK, Rosekind MR, Katz JD et al. Fatigue in anesthesia: implications and strategies for patient and provider safety. Anesthesiology 2002; 97: 1281–1294

Howard SK, Gaba DM, Smith BE et al. Simulation study of rested versus sleep-deprived anesthesiologists. Anesthesiology 2003; 98: 1345–1355; discussion 5A

Irita K, Tsuzaki K, Sawa T et al. Critical incidents due to drug administration error in the operating room: an analysis of 4291 925 anesthetics over a 4 year period. Masui 2004; 53: 577–584

Jensen RS. Pilot judgement and crew resource management. Ashgate: Aldershot; 1995

Kaissi A, Johnson T, Kirschbaum MS. Measuring teamwork and patient safety attitudes of high-risk areas. Nurs Econ 2003; 21: 211–218, 07

Kanter RK, Boeing NM, Hannan WP et al. Excess morbidity associated with interhospital transport. Pediatrics 1992; 90: 893–898

Kasaba T, Uehara K, Katsuki H et al. Analysis of inadvertent epidural injection of drugs. Masui 2000; 49: 1391–1394

Kluger MT, Laidlaw T, Khursandi DS. Personality profiles of Australian anaesthetists. Anaesth Intensive Care 1999a; 27: 282–286

Kluger MT, Laidlaw TM, Kruger N et al. Personality traits of anaesthetists and physicians: an evaluation using the Cloninger Temperament and Character Inventory (TCI-125). Anaesthesia 1999b; 54: 926–935

Kluger MT, Watson D, Laidlaw TM et al. Personality testing and profiling for anaesthetic job recruitment: attitudes of anaesthetic specialists/consultants in New Zealand and Scotland. Anaesthesia 2002; 57: 116–122

Kohn L, Corrigan J, Donaldson M. To err is human: Building a safer health system. Committee on Quality of Health Care in America, Institute of Medicine (IOM). Washington DC: National Academy Press; 1999

Kumar V, Barcellos WA, Mehta MP et al. An analysis of critical incidents in a teaching department for quality assurance. A survey of mishaps during anaesthesia. Anaesthesia 1988; 43: 879–883

Lagasse RS. Anesthesia safety: model or myth? A review of the published literature and analysis of current original data. Anesthesiology 2002; 97: 1609–1617

Leonard M, Graham S, Bonacum D. The human factor: the critical importance of effective teamwork and communication in providing safe care. Qual Saf Health Care 2004; 13 Suppl. 1: i85–i90

Lewis P, Staniland J, Cuppage A et al. Operating room noise. Can J Anaesth 1990; 37: S79

Loeb RG. Monitor surveillance and vigilance of anesthesia residents. Anesthesiology 1994; 80: 527–533

Ludbrook GL, Webb RK, Fox MA et al. The Australian Incident Monitoring Study. Problems before induction of anaesthesia: an analysis of 2000 incident reports. Anaesth Intensive Care 1993; 21: 593–595

March MG, Crowley JJ. An evaluation of anesthesiologists' present checkout methods and the validity of the FDA checklist. Anesthesiology 1991; 75: 724–729

Mayor AH, Eaton JM. Anaesthetic machine checking practices. A survey. Anaesthesia 1992; 47: 866–868

McMillan DA, Harrison PM, Rogers LJ et al. Polypharmacy in an Australian teaching hospital. Preliminary analysis of prevalence, types of drugs and associations. Med J Aust 1986; 145: 339–342

McNamee R, Keen RI, Corkill CM. Morbidity and early retirement among anaesthetists and other specialists. Anaesthesia 1987; 42: 133–140

Merry AF, Webster CS, Mathew DJ. A new, safety-oriented, integrated drug administration and automated anesthesia record system. Anesth Analg 2001; 93: 385–390

Merry AF, Webster CS, Weller J et al. Evaluation in an anaesthetic simulator of a prototype of a new drug administration system designed to reduce error. Anaesthesia 2002; 57: 256–263

Michels P, Gravenstein D, Westenskow DR. An integrated graphic data display improves detection and identification of critical events during anesthesia. J Clin Monit 1997; 13: 249–259

Morey JC, Simon R, Jay GD et al. Error reduction and performance improvement in the emergency department through formal teamwork training: evaluation results of the MedTeams project. Health Serv Res 2002; 37: 1553–1581

Morris GP, Morris RW. Anaesthesia and fatigue: an analysis of the first 10 years of the Australian Incident Monitoring Study 1987-1997. Anaesth Intensive Care 2000; 28: 300–304

Murthy VS, Malhotra SK, Bala I et al. Detrimental effects of noise on anaesthetists. Can J Anaesth 1995; 42: 608–611

Newbower RS, Cooper JB, Long CD. Learning from anesthesia mishaps: analysis of critical incidents in anesthesia helps reduce patient risk. Qual Rev Bull 1981; 7: 10–16

Ormerod DF, Ross B, Naluai-Cecchini A. Use of an augmented reality display of patient monitoring data to enhance anesthesiologists' response to abnormal clinical events. Stud Health Technol Inform 2003; 94: 248–250

Perrow C. Normal accidents. Living with high-risk technologies. Princeton, NJ: Princeton University Press; 1999

Rall M, Martin J, Geldner G et al. Charakteristika effektiver Incident-Reporting-Systeme zur Erhöhung der Patientensicherheit. Anästh Intensivmed 2006; 47: S9–S19

Rasmussen J. Skills, rules, knowledge – signals, signs and symbols and other distinctions in human performance models. IEEE Transactions on systems, man and cybernetics 1983; SMC-13: 257–267

Reason J. Human Error. Cambridge: Cambridge University Press; 1990a

Reason J. The contribution of latent human failures to the breakdown of complex systems. Phil Trans R Soc Lond 1990b; 327: 475–484

Reason J. Managing the risks of organizational accidents. Ashgate: Aldershot; 1997

Reason J. Safety in the operating theatre – Part 2: human error and organisational failure. Qual Saf Health Care 2005; 14: 56–60

Reeve PE. Personality characteristics of a sample of anaesthetists. Anaesthesia 1980; 35: 559–568

Reeve PE, Vickers MD, Horton JN. Selecting anaesthetists: the use of psychological tests and structured interviews. J R Soc Med 1993; 86: 400–403

Runciman WB, Sellen A, Webb RK et al. Errors, incidents and accidents in anaesthetic practice. The Australian Incident Monitoring Study. Anaesth Intensive Care 1993; 21: 506–519

Salas E, Wilson KA, Burke CS et al. Using simulation-based training to improve patient safety: what does it take? Jt Comm J Qual Patient Saf 2005; 31: 363–371

Samkoff JS, Jacques CH. A review of studies concerning effects of sleep deprivation and fatigue on residents' performance. Acad Med 1991; 66: 687–693

Sanderson PM, Watson MO, Russell WJ. Advanced patient monitoring displays: tools for continuous informing. Anesth Analg 2005; 101: 161–168, table of contents

Schaefer HG, Helmreich RL. The importance of human factors in the operating room. Anesthesiology 1994; 80: 479

Selbmann HK. Entwicklung von Leitlinien in der Medizin – Kunst oder Können? Chirurg 1996; 67 Suppl.: 61–65

Singh B. Accidental injection of intravenous bupivacaine: need for safety indexing the epidural catheter. Eur J Anaesthesiol 2004; 21: 241–242

St.Pierre M, Hofinger G, Buerschaper C. Notfallmanagement. Human Factors in der Akutmedizin. Heidelberg: Springer; 2005

Swanson SP, Roberts LJ, Chapman MD. Are anaesthetists prone to suicide? A review of rates and risk factors. Anaesth Intensive Care 2003; 31: 434–445

Thomas EJ, Helmreich RL. Will airline safety models work in medicine? In: Rosenthal MM, Sutcliffe KM, eds. Medical Error: What do we know? What do we do? San Francisco: Jossey-Bass; 2002: 177–199

Webb RK, Currie M, Morgan CA et al. The Australian Incident Monitoring Study: an analysis of 2000 incident reports. Anaesth Intensive Care 1993; 21: 520–528

Webb RK, Russell WJ, Klepper I et al. The Australian Incident Monitoring Study. Equipment failure: an analysis of 2000 incident reports. Anaesth Intensive Care 1993; 21: 673–677

Webster CS, Merry AF, Larsson L et al. The frequency and nature of drug administration error during anaesthesia. Anaesth Intensive Care 2001; 29: 494–500

Webster CS, Merry AF, Gander PH et al. A prospective, randomised clinical evaluation of a new safety-orientated injectable drug administration system in comparison with conventional methods. Anaesthesia 2004; 59: 80–87

Weeks AM, Buckland MR, Morgan EB et al. Chemical dependence in anaesthetic registrars in Australia and New Zealand. Anaesth Intensive Care 1993; 21: 151–155

Weick KE. Das Unerwartete managen. Wie Unternehmen aus Extremsituationen lernen. Stuttgart: Klett-Cotta; 2003

Weir PM, Wilson ME. Are you getting the message? A look at the communication between the Department of Health, manufacturers and anaesthetists. Anaesthesia 1991; 46: 845–848

Woods D. Coping with complexity: the psychology of human behaviour in complex systems. In: Goodstein L, Andersen H, Olsen S, eds. Tasks, errors and mental models. London: Taylor Francis; 1988: 128–147

Yentis SM, Randall K. Drug errors in obstetric anaesthesia: a national survey. Int J Obstet Anesth 2003; 12: 246–249

II Kritische Ereignisse und deren Management

Adams HA, Baumann G, Gänsslen A et al. Definitionen der Schockformen. AINS 2001; 36 Suppl. 2: 140–143

Alb M, Tsagogiorgas C, Meinhardt JP. Das pulmonale Negativdrucködem. AINS 2006; 41: 64–78

Aniset L, Konrad C, Schley M. Ephedrin als Alternative zu Akrinor in der geburtshilflichen Regionalanästhesie. Anästhesist 2006; 55: 784–790

Apfel CC, Roewer N. Ways to prevent and treat pulmonary aspiration of gastric contents. Curr Opin Anaesthesiol 2005; 18: 157–162

Arntz HR, Bossaert L, Fillipatos G. Initiales Management von Patienten mit akutem Koronarsyndrom. Notfall Rettmed 2006; 9: 81–89

Baum JA et al. DGAI-Info: Technische Maßnahmen zur Gewährleistung der Patientensicherheit. Anästh Intensivmed 2006; 47: 57–62

Bergs P, Krabatsch T, Siniawski H et al. Pathophysiologie, Diagnostik und Therapie der Perikardtamponade. Z Herz Thorax Gefäßchir 2000; 14: 220–230

Boemke W, Kaczmarczyk G, Francis RC. Physiologie und Pathophysiologie. In: Kochs E, Adams HA, Spies C. Anästhesiologie. 2. Aufl. Stuttgart: Thieme; 2009

Breckwoldt J. Anaphylaktischer Schock. Notfallmedizin up2date 2007; 2: 9–18

Bowdle TA. Central line complications from the ASA Closed Claims Project. ASA Newsletter 1996; 60(6): 22–25

Braun U, Goldmann K, Hempel V et al. Airway management. Leitlinien der Deutschen Gesellschaft für Anästhesiologie und Intensivmedizin. Anästh Intensivmed 2004; 45; 302–306

Bremerich DH. Anästhesie bei Asthma bronchiale. AINS 2000; 35: 545–558

Bundesärztekammer. Leitlinien zur Therapie mit Blutkomponenten und Plasmaderivaten. Köln: Deutscher Ärzte-Verlag; 2005

Brown DV, Heller F, Barkin R. Anticholinergic syndrome after anesthesia: a case report and review. Am J Ther 2004; 11: 144–153

Burgi U, Perrig M. Endokrine Krisen. Ther Umsch 2005; 62: 369–373

Caplan RA, Benumof JL, Berry FA et al. Practice guidelines for management of the difficult airway: A report by the American Society of Anesthesiologists Task Force on Management of the difficult airway. Anesthesiology 1993; 78: 597–602 u. Update in Anesthesiology 2003; 98; 1269–1277

Cyna AM, Andrew M, Emmett RS et al. Techniques for preventing hypotension during spinal anaesthesia for caesarean section. Cochrane Database of Systematic Reviews 2006; 4: CD002251. DOI:10.1002/14651858.CD002251.pub2.

Dempfle CE. Perioperative coagulation diagnostics. Anaesthesist 2005; 54(2): 167–175

Deutsche Gesellschaft für Anästhesiologie und Intensivmedizin (DGAI). Empfehlung zur Durchführung von Anästhesien bei Patienten mit Porphyrie. Anästh Intensivmed 2008; 49: 612–615

Deutsche Gesellschaft für Anästhesiologie und Intensivmedizin (DGAI). Leitlinien zur Therapie der malignen Hyperthermie. Anästh Intensivmed 2002; 43: 50–54

Diacon A, Amantea P. Akzidentelle Luftembolie durch periphere Infusion. Schweiz Med Wochenschr 2000; 130: 1006

Dörges V, Bein B. Atemwegmanagement. AINS 2006; 41(9): 564–575

Duda D, Lorenz W, Celik I. Mesenteric traction syndrome during the operation of aneurysms of the abdominal aorta – histamine release and prophylaxis with antihistaminics. Anaesthesiol Reanim 2003; 28(4): 97–103

Dzik WH, Corwin H, Goodnough LT et al. Patient safety and blood transfusion: new solutions. Transfus Med Rev 2003; 17: 169–180 (Review)

Erdös G, Kunde M, Tzanova I et al. Anästhesiologisches Management bei mediastinaler Raumforderung. Anästhesist 2005; 54: 1215–1228

Fall und Kommentare. Zur Frage der Chancen der Operation bei einem Patienten, der Bluttransfusionen ablehnt. Ethik Med 2001; 13: 127–133

Fippel A, Veit C, Weber U et al. Fulminanter Myokardinfarkt bei einem ASA-I-Patienten nach Knieoperation in Allgemeinanästhesie. Anaesthesist 2006; 55(2): 160–163

Fliser D. Symtomatische Hyperkaliämie: Was notfallmäßig zu tun ist. Dt Ärztebl 2003; 100: 1657–1659

Genzwürker HV, Volz A, Isselhorst C al. Polytrauma mit Spannungspneumothorax bei liegender Thoraxdrainage. AINS 2005; 40: 756–761

Gerlach K, Dörges V, Uhlig T. Der schwierige Atemweg. AINS 2006; 41: 93–118

Giacomini M, Iapichino G, Armani S et al. How to avoid and manage a pneumothorax. J Vasc Access 2006; 7: 7–14

Gogarten W, Van Aken H, Büttner J et al. Rückenmarksnahe Regionalanästhesien und Thromboembolieprophylaxe/antithrombotische Medikation. 2. überarb. Empfehlung der DGAI. Anästh Intensivmed 2007; 48: 109–124

Gries CJ, Pierson DJ. Tracheal rupture resulting in life-threatening subcutaneous emphysema. Resp Care 2007; 52: 191–195

Gürke B, Bremerich DH, Engels K et al. Die Fruchtwasserembolie als geburtshilflicher Notfall – Darstellung des Syndroms anhand eines Falles mit fatalem Ausgang. AINS 2001; 36: 247–249

Habler O, Meier J, Pape A et al. Perioperative Anämietoleranz. Anaesthesist 2006; 55: 1142–1156

Hahn RG. Fluid absorption in endoscopic surgery. Br J Anaesth 2006; 96: 8–20

Hastings LA, Balser JR. New treatments for perioperative cardiac arrhythmias: Anesthesiol Clin North Am 2003; 21(3): 569–586

Heindl B, Delorenzo C, Spannagl M. Hochdosierte Fibrinogengabe zur Akuttherapie von Gerinnungsstörungen bei perioperativer Massivtransfusion. Anaesthesist 2005; 54(8): 787–790

Heindl B. Spannagl M. Frischplasma und Faktorenkonzentrate zur Therapie der perioperativen Koagulopathie. Anaesthesist 2006; 55(9): 926–936

Herff H, Paal P, von Goedecke A et al. Fatal errors in nitrous oxide delivery. Anaesthesia 2007; 62: 1202–1206

Horlocker TT. Complications of spinal and epidural anesthesia. Anesthesiol Clin North America 2000; 18: 461–485

Kahle R, Drebinger K. Schwere Blutungsanämie bei Zeugen Jehovas. Intensivmed 1999; 36: 385–392

Kaufmann J, Beiten D, Diefenbach C. Ausgeprägter Spannungspneumothorax ohne klinische Symptomatik. AINS 2001; 36: 652–654

Karzai W, Klein U. Vermeidung von Hypoxämie während Ein-Lungen-Ventilation. AINS 2002; 37: 51–56

Knüttgen D, Wappler F. Anästhesie bei Erkrankungen der Nebennierenrinde. AINS 2007; 42: 170–178

Kunitz O, Frank J. Anästhesiologisches Management bei Patienten mit akuten Porphyrien. Anästhesist 2001; 50: 957–969

Lasarzik SI, Kretz FJ. Respiratorische Notfälle im Kindesalter. AINS 2005; 40: 664–686

Lierz P, Heinatz A. Management of intratracheal fire during laser surgery. Anesth Analg 2002; 95: 502

Link A, Böhm M. Kardiogener Schock – Diagnostik. DMW 2004a; 129: 2418–2420

Link A, Böhm M. Kardiogener Schock – Therapie. DMW 2004b; 129: 2421–2424

Lynch J, Scholz S. Anästhesiekomplikationen bei primärer und sekundärer Schnittentbindung. Zentralbl Gynakol 2005; 127: 91–95

McGee DC, Gould MK. Preventing complications of central venous catheterization. N Engl J Med 2003; 348: 1123–1133

Madjdpour C, Marcucci C, Tissot JD et al. Perioperative Bluttransfusion: Nutzen, Risiken und Richtlinien. Anaesthesist 2005; 54: 67–80

Madjdpour C, Spahn DR, Weiskopf RB. Anemia and perioperative red blood cell transfusion: a matter of tolerance. Crit Care Med 2006; 34 Suppl.: 102–108 (Review)

Mangano DT, Tudor IC, Dietzel C et al. The risk associated with aprotinin in cardiac surgery. NEJM 2006; 354: 353–365

Meierhenrich R, Gauss A, Geldner G et al. Bedeutung der Akut-PTCA in der Therapie des perioperativen Myokardinfarktes. Anästhesist 2000; 49: 140–148

Mergner D, Rosenberger P, Unertl K et al. Präoperative Evaluation und perioperatives Vorgehen beim kardialen Risikopatienten. Anaesthesist 2005; 54(5): 427–441

Merrer J, De Jonghe B, Golliot F et al. Complications of femoral and subclavian venous catheterization in critically ill patients. JAMA 2001; 286: 700–707

Modica PA, Tempelhoff R, White PF. Pro- and anticonvulsant effects of anesthetics (Part II) – Review. Anesth Analg 1990; 70(4): 433–444

Ng A, Smith G. Gastroesophageal reflux and aspiration of gastric contents in anesthetic practice. Anesth Analg. 2001; 93: 494–513 (Review)

Ohnesorg H, Beck H. Neurologische Komplikationen nach Regionalanästhesie. AINS 2003; 38: 472–475

Pogatzki-Zahn M, Wenk M, Wassmann H et al. Postoperative Akutschmerztherapie – Schwere Komplikationen durch Regionalanalgesieverfahren – Symptome, Diagnose und Therapie. AINS 2007; 42: 42–52

Rivers E, Nguyen B, Havstad S et al. Early goal-directed therapy in the threatment of severe sepsis and septic shock. N Engl J Med 2001; 345: 1368–1377

Runciman WB, Merry AF. Crises in clinical care: an approach to management. Qual Saf Health Care 2005; 14: 156–163

Schaaf W, Vogel J. Infusionstherapie – manchmal ist weniger mehr. Bayerisches Ärzteblatt 2009; 64(11): 536–541

Scharner E-G, Siegel E. Fehlermöglichkeiten im Umgang mit Narkosegeräten und deren Vermeidung. Anaesthesist 1997; 46: 880–889

Scherer RU, Giebler RM. Perioperative Gerinnungsstörungen. AINS 2004; 39: 415–443

Schmidt B, Schellong S. Management der Lungenembolie. Internist 2005; 46: 899–912

Schreiner MS. Gastric fluid volume: is it really a risk factor for pulmonary aspiration? Anesth Analg 1998; 87: 754–756

Schulze-Bonhage A, Feil B, Zieger B. Perioperative Risiken und Therapie bei Epilepsiepatienten. Aktuelle Neurologie 2004; 31 (2): 31: 79–85

Schüttler J, Westhofen P, Kania U et al. Quantitative Erfassung der Katecholaminsekretion als rationale Grundlage des Anästhesiemanagements bei Phäochromozytomexstirpation. AINS 1995; 30: 341–349

Senne I, Zourelidis C, Irnich D et al. Rezidivierende Bewusstlosigkeit und Atemstillstand nach Allgemeinanästhesie. Anästhesist 2003; 52: 608–611

Sogl R, Kerger H. Anästhesiologisches Management perioperativer Herzrhythmusstörungen. Anästhiol Intensivmed 2001; 42: 659–669

Spöhr F, Böttiger BW. Fremdblut sparende Maßnahmen. Anästhesist 2002; 51: 221–236

Stamer UM, Stüber F. Spinal- und Epiduralanästhesie zur Sectio caesarea bei Präeklampsie. AINS 2007; 42: 200–207

Steffen M, v. Hintzenstern U, Obermayer A. Critical infusion incident caused by incorrect use of a patient controlled analgesia pump. Anaesthesiol Reanim 2002; 27: 107–110

Steinfarth M, Wappler F, Scholz J. Maligne Hyperthermie. Anästhesist 2002; 51: 328–347

Strecker U, Lipp M. Anästhesiologisches Management des Phäochromozytoms. Zentralbl Chir 1997; 122: 460–466

Strom C, Kilger E. Perioperative antiarrhythmische Therapie. AINS 2001; 36: 454–464

Strom C, Brömsen J, Kilger E. Therapie perioperativer Arrhythmien. Anästh Intensivmed 2008; 49: 195–216

Strümper D, Gogarten W, Durieux ME et al. Effects of cafedrine/theodrenaline, etilefrine and ephedrine on uterine blood flow during epidural-induced hypotension in pregnant sheep. Fetal Diagnosis and Therapy 2005; 20: 377–382

Sviri S, Woods WP, van Heerden PV. Air embolism – a case series and review. Crit Care Resusc 2004; 6(4): 271–276

Swanson K, Dwyre DM, Krochmal J et al. Transfusion-related acute lung injury (TRALI): current clinical and pathophysiologic considerations. Lung 2006; 184: 177–185

Tay CL, Tan GM, Ng SB. Critical incidents in paediatric anaesthesia: an audit of 10000 anaesthetics in Singapore. Paediatr Anaesth 2001; 11: 711–718

Trappe HJ, Schuster H-P. Die Bedeutung von klinischen Befunden und Oberflachen-EKG für die Diagnose und Therapie von Herzrhythmusstörungen. Intensivmed 2000; 37: 561–572

Wacker P, Wacker R. Lungenarterienembolie – aktuelle Diagnostik. DMW 2005a; 130: 1643–1647

Wacker P, Wacker R. Lungenarterienembolie – aktuelle Therapie. DMW 2005b; 130: 1697–1700

Warner MA, Warener ME, Weber JG. Clinical significance of pulmonary aspiration during the perioperative period. Anesthesiology 1993; 73: 56–62

Weigert M, Kolmer M, Balluch B et al. Notsectiones: Analyse der Entscheidungs-Entbindungszeit und postoperativer Wundinfektionen der Gebärenden im Krankenhaus Lainz/Wien: Eine Übersicht. Geburtsh Frauenheilk 2006; 66: 591–596

Wiedemann K, Männle C, Layer M et al. Anästhesie in der Thoraxchirurgie. AINS 2004; 39: 616–650

Zimprich F, Kress HG, Zeitlhofer J. Maligne Hyperthermie. Wien Klin Wochenschr 2003; 115: 556–562

Zink W, Graf BM. Toxikologie der Lokalanästhtika. Anästhesist 2003; 52: 1102–1123

Zink W, Sinner B, Zausig Y et al. Myotoxizität von Lokalanästhetika. Anästhesist 2007; 56: 118–127

Zwissler B. Das akute Rechtsherzversagen. Anästhesist 2000; 49: 788–808

http://www.erc.edu/
http://www.laiv.de
http://www.pflege.zvk.med.uni-Erlangen.de/pflegeforum/index.htm
http://www.rote-liste.de bzw. im Anhang der Roten Liste
http://www.shotuk.org/home.htm
http://www.uq.edu.au/porphyria

■ III Rechtliche Aspekte

Arbeitsgemeinschaft Medizinrecht (AGMEDR) der Deutschen Gesellschaft für Gynäkologie und Geburtshilfe. Empfehlungen zur Abfassung von Gutachten in Arzthaftungsprozessen. Frauenarzt 2001; 42(2); 203

Beckmann R. Patientenverfügung: Entscheidungswege nach der gesetzlichen Regelung. MedR 2009; 27: 582–586

Bergmann A. Im Falle eines Falles – Verhalten nach Komplikationen und Behandlungsfehlern. Arzt und Recht 2001; 3:74–81

Bergmann K-O, Kienzle HF. Krankenhaushaftung – Organisation, Schadensverhütung und Versicherung – Leitfaden für die tägliche Praxis. 2. Aufl. Düsseldorf: Deutsche Krankenhaus Verlagsgesellschaft mbH; 2003

Berufsverband deutscher Anästhesisten (BDA). Versicherungsservice und Rechtsschutz. Mai 2004 (http://www.bda.de/22_2broschuere-versicherungsservice-rechtschutz.htm)

Berufsverband deutscher Anästhesisten (BDA), Berufsverband der deutschen Chirurgen (BDC). Vereinbarung über die Zusammenarbeit in der operativen Patientenversorgung des BDA und des BDC. Anästh Intensivmed 1982; 23: 403–405

Berufsverband deutscher Anästhesisten (BDA), Berufsverband der deutschen Chirurgen (BDC). Verantwortung für die prä-, intra- und postoperative Lagerung des Patienten. Vereinbarung des Berufsverbandes deutscher Anästhesisten und des Berufsverbandes der deutschen Chirurgen. Anästh Intensivmed 1987; 28: 65

Berufsverband deutscher Anästhesisten (BDA), Berufsverband der deutschen Chirurgen (BDC). Vereinbarung zur Organisation der postoperativen Schmerztherapie. Anästh Intensivmed 1993; 34: 28–32

Berufsverband deutscher Anästhesisten (BDA), Berufsverband der deutschen Chirurgen (BDC). Formulierungshilfen zur Umsetzung der Organisationsmodelle zur postoperativen Schmerztherapie in bettenführenden Kliniken/Abteilungen. Anästh Intensivmed 2004; 45: 467–472

Berufsverband deutscher Anästhesisten (BDA), Deutsche Gesellschaft für Anästhesiologie und Intensivmedizin (DGAI). Münsteraner Erklärung. Anästh Intensivmed 2005; 46: 32–34

Berufsverband deutscher Anästhesisten (BDA), Deutsche Gesellschaft für Anästhesiologie und Intensivmedizin (DGAI). Münsteraner Erklärung II. Anästh Intensivmed 2007; 48: 223

Berufsverband deutscher Anästhesisten (BDA), Deutsche Gesellschaft für Anästhesiologie und Intensivmedizin (DGAI), Berufsverband der deutschen Chirurgen (BDC). Vereinbarung zur Qualitätssicherung ambulanter Anästhesien. Anästh Intensivmed 2005; 46: 36–37

Berufsverband deutscher Anästhesisten (BDA), Deutsche Gesellschaft für Anästhesiologie und Intensivmedizin (DGAI), Berufsverband der deutschen Chirurgen (BDC). Vereinbarung zur Qualitätssicherung ambulanter Anästhesien. Anästh Intensivmed 2006; 47: 50–51

Biermann E. Forensische Probleme der ambulanten Anästhesie. In: Brüssel T, Prien T, Lawin P, Hrsg. Jahrbuch der Anästhesiologie und Intensivmedizin 1994. Zülpich: Biermann; 1994
Biermann E, Weißauer W. Zum Zeitpunkt der Aufklärung vor ambulanten Eingriffen. Anästh Intensivmed 1994; 35: 359-360
Biermann E. Rechtliche Aspekte der Struktur- und Prozeßqualität ambulanter Eingriffe unter Berücksichtigung der Richtlinie der Bundesärztekammer. In: Lawin P, Hrsg. Jahrbuch der Anästhesiologie und Intensivmedizin 1995/1996 Zülpich: Biermann; 1996
Biermann E, Weißauer W. Therapiefreiheit und Arzneimittelzulassung – Stellungnahme zur Erwiderung v.J. Jage. Anaesthesist 1998; 47: 605–609
Biermann E. Neue Stolpersteine? Rechtliche Besonderheiten des ambulanten Operierens. Akt Urol 1999; 30: A47
Biermann E. Airway management im Spiegel der Rechtsprechung. In Krier C, Georgi R, Hrsg. Airway-Management. Die Sicherung der Atemwege. Stuttgart: Thieme; 2001a: 380
Biermann E. Medico-legale Aspekte in Anästhesie und Intensivmedizin – Einwilligung und Aufklärung in der Anästhesie. AINS 2001b; 1: 21
Biermann E, Weis E. Zeitpunkt der Aufklärung. BDAktuell JUS-Letter, Dez. 2001 (Sonderbeilage; http://www.bda.de)
Biermann E. Sorgfaltspflicht des Arztes bei der Verabreichung von Sedativa bei ambulanten Patienten. BDAktuell Jus-Letter 2004; 1: 4 (http://www.bda.de)
Biermann E, Weis E. Zeitpunkt der Aufklärung bei Notfällen. BDAktuell JUS-Letter, Juni 2008 (http://www.bda.de)
Biscoping J, Biermann E. Ehefrau eines Unfallpatienten HIV-infiziert – Krankenhausträger haftet. Anästh Intensivmed 2006; 47: 606–608
Bock R-W. Begutachtung. In: Kochs E, Krier C, Buzello W et al. Anästhesiologie. 2. Aufl. Stuttgart: Thieme; 2001: 1570
Bock R-W. Juristisches Zwischenfallmanagement. In: Bock R-W, Hrsg. Recht für Krankenhaus und Arztpraxis. Berlin: MWV; 2009a: 19
Bock R-W. Medizinische Begutachtung. In: Bock R-W, Hrsg. Recht für Krankenhaus und Arztpraxis. Berlin: MWV; 2009b: 22
Borasio G, Heßler H J, Wiesing U. Patientenverfügungsgesetz: Umsetzung in der klinischen Praxis. Deutsches Ärzteblatt 02.10.2009; 106: S.A. 1952
Braun C, Gründel M. Approbationsentzug wegen Unwürdigkeit und Anspruch auf Wiedererteilung der Approbation. MedR 2001; 8: 396–402
Bundesärztekammer, zentrale Ethikkommission bei der Bundesärztekammer. Empfehlungen der Bundesärztekammer und der zentralen Ethikkommission bei der Bundesärztekammer zum Umgang mit Vorsorgevollmacht und Patientenverfügung in der ärztlichen Praxis. Dt Ärztebl 2007; 13: A891–A896
Bürger R. Sachverständigenbeweis im Arzthaftungsprozess. MedR 1999; 17: 100–111
Coeppicus R. Der nicht einwilligungsfähige Patient – Einwilligung, Betreuerbestellung und Vormundschaftsgericht. Anästh Intensivmed 1999; 7/8: 583–587
Coeppicus R. Sterbehilfe, Patientverfügung und Vorsorgevollmacht. Essen: Klartext-Verlagsges. 2006
Dann M. Ärztliche Fehleroffenbahrung – Strafrechtliche Strategien für postinvasive Arzt-Patientengespräche. MedR 2007; 11: 638
Debong B, Schulte-Sasse U. Kommunikationsmängel zwischen Operateur und Anästhesist gefährden Patienten. ArztRecht 1999; 34: 317
Deutsch E, Spickhoff A. Medizinrecht. 6.Aufl. Berlin: Springer; 2008
Deutsche Gesellschaft für Anästhesiologie und Intensivmedizin (DGAI), Berufsverband deutscher Anästhesisten (BDA). Entschließung zum Bereitschaftsdienst und zur Rufbereitschaft in der Anästhesie und in der Chirurgie. Anästh Intensivmed 1988; 29: 56
Deutsche Gesellschaft für Anästhesiologie und Intensivmedizin (DGAI), Berufsverband deutscher Anästhesisten (BDA). Zulässigkeit und Grenzen der Parallelverfahren in der Anästhesiologie. Anästh Intensivmed 1989; 30: 56–57
Deutsche Gesellschaft für Anästhesiologie und Intensivmedizin (DGAI), Berufsverband deutscher Anästhesisten (BDA). Entschließungen, Empfehlungen, Vereinbarungen, Leitlinien. 4. Aufl. Ebelsbach: Aktiv Druck & Verlag GmbH; 2006 (http://www.bda.de unter Entschließungen, Empfehlungen, Vereinbarungen, Leitlinien)
Deutsche Gesellschaft für Anästhesiologie und Intensivmedizin (DGAI), Berufsverband deutscher Anästhesisten (BDA). Entschließung „Ärztliche Kernkompetenz und Delegation in der Anästhesie". Anästh Intensivmed 2007; 48: 712
Deutsche Gesellschaft für Anästhesiologie und Intensivmedizin (DGAI), Berufsverband deutscher Anästhesisten (BDA). Entschließung „Ärztliche Kernkompetenz und Delegation in der Anästhesie". Anästh Intensivmed 2008, 49: 52
Deutsche Krankenhausgesellschaft. Empfehlungen zur Aufklärung der Krankenhauspatienten über vorgesehene ärztliche Maßnahmen. 5. Aufl. Düsseldorf: Deutsche Krankenhaus Verlagsgesellschaft mbH; 2008
Deutsches Krankenhausinstitut, Institut für Krankenhausbau an der TU Berlin, Deutsche Gesellschaft für Anästhesiologie und Intensivmedizin (DGAI). Grundsätze für die Organisation und Einrichtung von Aufwacheinheiten in Krankenhäusern. Anästh Intensivmed 1982; 23: 373–375
Ehlers APF. Die ärztliche Aufklärung vor medizinischen Eingriffen – Bestandsaufnahme und Kritik. Jur. Dissertation. Köln: Carl Heymanns; 1987
Ellenbogen K. Die strafrechtliche Absicherung der ärztlichen Aufklärungspflicht. ArztR 2008; 2: 32
Gehrlein M. Kein Anspruch des Patienten auf Ablichtung seiner Krankenunterlagen. NJW 2001; 54: 2773
Hanau P. Haftungssystem und Haftpflichtversicherung der medizinischen Einrichtung der Universitäten und ihrer Mitarbeiter im stationären Bereich. MedR 1992; 10: 18
Henkel M. Strahlenschäden – ist eine Nachhaftungsversicherung notwendig. Der Radiologie 2001; 2: M30
Höfer E, Streicher HJ. Patientenaufklärung. DMW 1990: 694
Katz C, Mann S. Positive Wirkung auf Angstniveau und Wissensstand. Klinikarzt 1986; 6: 410–419
Kilian M. Alternative Konfliktbeilegung in Arzthaftungsstreitigkeiten. VersR 2000; 22: 942–947
Krumpaszky HG, Sethe R Selbmann HK. Die Häufigkeit von Behandlungsvorwürfen in der Medizin. VersR 1997; 10: 420–427
Laufs A. Die ärztliche Aufklärung. In: Laufs A, Uhlenbruck W, Hrsg. Handbuch des Arztrechts. 3. Aufl. München: C.H. Beck; 2002
Laufs A, Katzenmeier Ch, Lipp V. Arztrecht. 6. Aufl. München: C. H. Beck; 2009
Laum H-D, Ärztekammer Nordrhein. Statut der Gutachterkommission für ärztliche Behandlungsfehler bei der Ärztekammer Nordrhein. Köln: Deutscher Ärzteverlag; 2000
Lichtmannegger R, Kleitner G. Schadensstatistik aus der Sicht eines Heilwesenhaftpflichtversicherers. In: Berg D, Ulsenheimer K, Hrsg. Patientensicherheit, Arzthaftung, Praxis- und Krankenhausorganisation. Berlin: Springer; 2006

Madea B. Die ärztliche Leichenschau – Rechtsgrundlagen, praktische Durchführung, Problemlösungen. Berlin: Springer; 1999

Meyer-Goßner L. Strafprozessordnung. 49. Aufl. München: Beck; 2006

Müller G. Spielregeln für den Arzthaftungsprozeß. Deutsche Richterzeitung 2000: 259–271

Müssig P. Falsche Auskunftserteilung und Haftung. NJW 1989; 42: 1697

Nationaler Ethikrat. Patientenverfügung – Ein Instrument der Selbstbestimmung. 2005

Nationaler Ethikrat. Selbstbestimmung und Fürsorge am Lebensende. 2006

Neumann G. Gutachterkommissionen und Schlichtungsstellen – eine Evaluation der Ergebnisse. MedR 1998; 7: 309

Neumann G. Konsequenzen aus Entscheidungen von Gutachterkommissionen. MedR 2003; 6: 326–330

Opderbecke HW. Der Anästhesiezwischenfall – aus anästhesiologischer Sicht. Anästh Intensivmed 1985; 26: 432

Opderbecke HW, Weißauer W. Eine erneute Entscheidung des BGH zur „Facharztqualität". Anästh Intensivmed 1994; 35(4): 119–124

Robert Koch Institut. Gesundheitsberichterstattung des Bundes, Heft 04/01. Medizinische Behandlungsfehler (Autoren Hansis ML, Hart D) 2001 (http://www.rki.de)

Rumler-Detzler P. Anforderungen an ein ärztliches Gutachten aus der Sicht der Zivilgerichte. VersR 1999; 50: 1209

Schaffartzik W, Neu J. Schäden in der Anästhesie – Ergebnisse der Hannoverschen Schlichtungsverfahren 2001-2005. Anästhesist 2007; 5: 444

Schleppokat K-D, Neu J. Zur ärztlichen Begutachtung in Arzthaftpflichtsachen. VersR 2001; 52: 23–28

Schleppokat K-D, Neu J. Der Stellenwert von Schlichtung und Mediation bei Konflikten zwischen Patient und Arzt. VersR 2002; 10: 397–404

Schlund G-H. Das fachärztliche Gutachten aus der Sicht des Juristen – die Perspektive des Richters. Anaesthesist 1998; 47: 823–824

Schlund G. Die ärztliche Schweigepflicht. In: Laufs A, Uhlenbruck W, Hrsg. Handbuch des Arztrechts. 3. Aufl. München: Beck; 2002

Schulte-Sasse U, Andreas M. Tod nach Succinylcholin bei einer Polypenoperation – Verantwortlichkeit unterschiedlicher Fachärzte für Anamnesemängel. ArztRecht 1996; 31: 291

Schulte-Sasse U, Debong B. Überwachung nach rückenmarksnaher Regionalanästhesie: Verantwortungsteilung zwischen Anästhesist und Operateur. ArztRecht 1998; 33: 67–74

Schulte-Sasse U, Bruns W. Fachübergreifender Bereitschaftsdienst – Lebensgefahr als Folge von Kosteneinsparungen. ArztRecht 2006; 5: 116–127

Sprau H. In: Palandt O, Hrsg. Bürgerliches Gesetzbuch, Kommentar 68. Aufl. München: Beck; 2009

Steffen E, Pauge B. Arzthaftungsrecht. 10. Aufl. Köln: RWS Verlag Kommunikationsforum; 2006

Stegers C-M. Der medizinische Sachverständige im Arzthaftungsprozeß – Auswahl, Aufgaben, Grenzen. VersR 2000; 51: 419

Tamm B. Das Mitverschulden des Patienten bei Aufklärungs- und Behandlungsfehlern. VersR 2005; 28: 1365–1367

Taupitz J. Aufklärung über Behandlungsfehler: Rechtspflicht gegenüber dem Patienten oder ärztliche Ehrenpflicht? NJW 1992; 12: 713–771

Tempel O. Inhalt, Grenzen und Durchführung der ärztlichen Aufklärungspflicht unter der Zugrundelegung der höchstrichterlichen Rechtsprechung. NJW 1980: 609

Terbille M, Schmitz-Herscheidt S. Zur Offenbarungspflicht bei ärztlichen Behandlungsfehlern. NJW 2000; 24: 1749–1756

Ullrich W, Biermann E, Kienzle F et al. Lagerungsschäden in der Anästhesie und operativer Medizin. AINS 1997; 32(1): 4–20

Ulsenheimer K. Praktische Probleme der ärztlichen Aufklärungspflicht aus juristischer Sicht. ZaeF 1994: 964

Ulsenheimer K. Aufklärungspflicht und Einverständniserklärung zur Behandlung. Chirurg BDC 1996; 35: 74–79

Ulsenheimer K. Das fachärztliche Gutachten aus der Sicht des Juristen – die Perspektive des Strafverteidigers. Anaesthesist 1998; 47: 818–831

Ulsenheimer K. Zur Erforschung des mutmaßlichen Willens bei fehlender Einwilligungsfähigkeit des Patienten. Anästh Intensivmed 2000a; 41: 693–698

Ulsenheimer K. Zur zivil- und strafrechtlichen Verantwortlichkeit des Sachverständigen. Chirurg BDC 2000b; 39: 299–302

Ulsenheimer K. Ärztliches Gewissen und ärztlicher Heilauftrag zwischen Selbstbestimmungsrecht, Glaubensfreiheit und Lebensschutz – dargestellt am Beispiel der Zeugen Jehovas. Anästh Intensivmed 2001; 42: 157–163

Ulsenheimer K, Bock R-W. Verhalten nach einem Zwischenfall – Der „juristische Notfallkoffer". Anästh Intensivmed 2001; 11: 885–893

Ulsenheimer K. Arztstrafrecht in der Praxis. In: Laufs A, Uhlenbruck W. Handbuch des Arztrechts. 3. Aufl. München: C.H. Beck; 2002

Ulsenheimer K. Arztstrafrecht in der Praxis. 4. Aufl. Heidelberg: C. F. Müller; 2008

Ulsenheimer K, Biermann E. Zur Problematik der Parallelnarkose – fachliche und rechtliche Grenzen der Delegation anästhesiologischer Leistungen auf nichtärztliches Personal. Anästhesist 2007; 56: 313–321

Ulsenheimer K, Biermann E. Leitlinien – mediko-legale Aspekte. Anästh Intensivmed 2008; 49: 105–106

Vlatten J. Arzthaftpflichtversicherung – ein Überblick. VersR 1994; 45: 1019

Weis E. Regressprozess gegen Gutachter – LG Ulm, Urt. v. 03.11.2003. BDAktuell JUS-Letter, Juni 2004 (http://www.bda.de)

Weißauer W. Arbeitsteilung und Abgrenzung der Verantwortung zwischen Anaesthesist und Operateur. Der Anaesthesist 1962; 11: 239–256

Weißauer W, Hirsch G. Kausalitätsprobleme beim Aufklärungsmangel. MedR 1983: 41

Weißauer W. Zur Haftung des Krankenhausträgers bei personeller Unterbesetzung. Anästh Intensivmed 1986; 27: 24

Weißauer W. Der Kava-Katheter aus mediko-legaler Sicht – Sorgfaltspflichten und Methodenfreiheit, Arbeitsteilung und Vertrauensgrundsatz, Aufklärung und Dokumentation. Anästh Intensivmed 1988; 29: 279

Weißauer W. Ist eine Stufenaufklärung sinnvoll? Gynäkologe 1989; 22: 349

Weißauer W. Anmerkung zur Vereinbarung über die Organisation der postoperativen Schmerztherapie des Berufsverbandes Deutscher Anästhesisten und des Berufsverbandes der Deutschen Chirurgen. Anästh Intensivmed 1993; 34: 30–32

Weißauer W, Opderbecke HW. Eine erneute Entscheidung des BGH zur Facharztqualität – Anmerkungen zum Urteil vom 15.6.1993 (VI ZR175/92). MedR 1993: 447–451

Weißauer W. Fixierung unruhiger Patienten – aus rechtlicher Sicht. Anästh Intensivmed 1995; 36: 180–182

Weißauer W. Chancen und Grenzen der Intensivmedizin – der Wille des Patienten und seiner Angehörigen. Anästh Intensivmed 1996; 33: 19–26

Weißauer W, Biermann E. Therapiefreiheit und Arzneimittelzulassung. Der Anästhesist 1998; 47: 609

Weißauer W. Der nicht einwilligungsfähige Patient. Anästh Intensivmed 1999; 40: 209–213

Wessing HM. Behandlungsfehlervorwürfe in der Anästhesiologie. Berlin: buchspektrum.de; 2007

Wölk F. Der minderjährige Patient in der ärztlichen Behandlung – Bedingungen für die Wahrnehmung des Selbstbestimmungsrechts von Minderjährigen bei medizinischen Eingriffen. MedR 2001: 80–89

Wussow R-J. Umfang und Grenzen der Regulierungsvollmacht des Versicherers in der Haftpflichtversicherung. VersR 1994; 45: 1014–1015

Sachverzeichnis

A

A.-carotis-Punktion 154
A.-pulmonalis-Kompression 152
A.-spinalis-anterior-Syndrom 102f
Abnabelung 127
Abstimmung
– interdisziplinäre 200
Adäquanztheorie 245
Addison-Krise 57, 123
Additionsazidose 112
Air Trapping 85
Alkoholmissbrauch 9
Allergiepass 74
Alternativaufklärung 225
Amtsermittlungsprinzip 272
Anämie 141
Anamnesebogen 233
anaphylaktische Reaktion 71f, 138
anaphylaktoide Reaktion 71, 95
Anaphylaxie 71
– -prophylaxe 74
– -therapie 72
Anästhesie
– ambulante 213
Anästhesist 6
Anerkenntnisverbot 243, 263
Anfängeroperationsurteil 194
Anfangsverdacht 252
Angehöriger
– nächster 239
Angina pectoris
– instabile 56
Anionenlücke 112
Anordnung
– richterliche 252
Anscheinsbeweis 247
Anspruchstellung 239
Antagonisierung 147
Antidot-Gedanken 8
Antithrombin III 145
Antragsdelikt
– relatives 261
Anzeigepflicht 261
Apgar-Index 127
Aprotinin 142
Arachnoiditis 102f
Arbeitsplatz
– anästhesiologischer 3f, 12
Arbeitsplatzausstattung
– apparative 171

Arbeitsteilung
– horizontale 200, 215
– strikte 232
Arzthaftung 170, 173, 252
Arzthaftungsprozess 167, 229, 234, 247
– Ergebnis 249
– zivilrechtlicher 269, 276
Aspiration 82, 126
– fester Bestandteile 83
– Fremdkörper- 135
– stille 82
– von Mageninhalt 135
– von saurem Magensaft 83
Atemdepression
– postoperative 147
– zentrale 146
Ateminsuffizienz
– postoperative 146
Atonie 129
Aufklärung 219, 224, 259
– Dauerwirkung 230
– Delegation 231
– fachübergreifende 233
– Form 233
– Inhalt 224
– Organisation 231f
– patientenbezogene 226
– posttherapeutische 237
– therapeutische 237
– Umfang 226
– Zeitpunkt 230
Aufklärungsbogen 231, 233f
Aufklärungsfehler 173, 188, 229, 233, 239
Aufklärungsformular 211
Aufklärungsintensität 227
Aufklärungsmängel 226, 236
Aufklärungspflicht 224ff, 228, 237
– therapeutische 259
Aufklärungspflichtverletzung 224
Aufklärungsverzicht 236
Auflagen 254
Aufwacheinheit 205
Aufwachphase
– postoperative 215, 218
Aufwachraum 205, 212
Augenscheinseinnahme 246
Auskunftsverweigerung 262
Aussprache mit dem Patienten 263
Automatie
– gesteigerte 39

Autotransfusion 129
Axillarrolle 105
Azidose
– metabolische 112

B

Basisaufklärung 233
Beatmungsdruck
– hoher 88
Beatmungshilfe
– supraglottische 78, 81
Bedarfstachykardie 40
Bedside-Test 108
Begutachtung 268
– interne 276
– Qualitätssicherung 279
Begutachtungspflicht 268
Behandlungsfehler 3, 19, 167, 173f, 214, 236, 239, 245, 259f
– grober 248, 275
Behandlungsstandard 173, 272
Behandlungsvertrag 243
Beibringungsgrundsatz 245
Beinvenenthrombose 65
Beipackzettel 234
Beratungspflicht 237
Bereitschaftsdienst 10, 174
– fachübergreifender 175
– Organisation 175
Berufshaftpflichtversicherung 168
Berufshaftung 170, 252
Berufsverbot 255, 257
Beschlagnahmebeschluss 264
Betreuung 221
– pflegerische 216
Betreuungsgericht 221, 223
Betreuungsverfügung 223
Bewährung 256
Bewährungsauflagen 256
Beweisbedürftigkeit 246
Beweismaßstab 247
Beweismittel 266
– prozessuale 269
Beweisregeln 245, 250
Beweistermin 265
Beweiswürdigung 251
Blasenentleerungsstörungen
– Prophylaxe 104
Blindheit
– temporäre 152

Block
- AV- 50
- sinuatrialer 49
Blockbild 45, 49
Blutverlust
- intraoperativer 141
- Substitution 141
- während der Geburt 128
Blutzuckerspiegel 113
Bradykardie 77
- fetale 127
- kindliche 132, 138
Bronchoskopie 156
Bronchospasmus 85
Bronchusruptur 91
Bülau-Drainage 88
Bundeszentralregister 255f

C

Cannot-ventilate-cannot-intubate 81
Cell Saver 142
Checklisten 30
Conditio-sine-qua-non-Formel 250
Cushing-Schwelle 123

D

Debriefing 31
Deckungsumfang 240
Defibrillation 140
Depression
- fetale 127
Diabetes mellitus 113f
Displays
- integrierte 29
Dispositionsmaxime 245, 272
Dissoziation
- elektromechanische 47
Dokumentation 264
- persönliche 264
Dokumentationsmängel 173, 248
Doppellumentubus 91, 156f
- linksbronchialer 156
- rechtsbronchialer 156
Doppeluntersuchungen 178
Druckabfall 160
Ductus-thoracicus-Punktion 155
Duraperforation
- sekundäre 95
Durchblutungsstörungen 153
Durchsuchungsbeschluss 264

E

Echokardiografie 62
- transösophageale 55, 63, 65, 148
Eigenblutspende 142
Eigendynamik 14
Eingriff
- ambulanter 230
- stationär-diagnostischer 230
- stationärer 230

Eingriffsaufklärung 187, 224
Eingriffsdringlichkeit 227
Eingriffsrisiko
- immanentes 187
Einlumentubus 91
Einsicht in Krankenunterlagen 264
Einsichtsrecht 239
Einstellung des Verfahrens 253f
Einwilligung 170, 219, 221, 224, 229f, 259
- mutmaßliche 222
Einwilligungsberechtigung
- Kinder 220
- Minderjährige 220
- Volljährige 220
Einwilligungsfähigkeit 220f
Eklampsie 129
Empfehlungen 13
endokrines System 107
Entschädigungssumme 168
Entscheidungsentbindungszeit 126
Entscheidungskonflikt 229
Environment 4f
Epiglottitis 137
Erbe 239
Erkrankung
- pharmakogenetische 109
Ermittlungsverfahren 242, 252
- strafrechtliches 167, 169, 250, 252f
Erythrozytenkonzentrat 143
Eventerationssyndrom 150
Extrasystole
- supraventrikuläre 43
- ventrikuläre 52
Extrasystolie
- ventrikuläre 46

F

Facharztanerkennung 174, 192
Facharztqualität 174
Facharztstandard 171, 174, 192, 215, 233
Fachwissen 27
Fähigkeiten
- nicht technische 27
Faktor Mensch 24
Fehlbedienung 161
Fehldosierung 161
Fehler 18
- aktiver 20
- Aufmerksamkeits- 19
- Ausführungs- 19
- Definition 19
- Gedächtnis- 20
- latenter 20
- Planungs- 19f
Fehlerkette 22
Fehlermeldesysteme 23
Fehlintubation 190
Fehlmedikation 242
Fehlverhalten
- schuldhaftes 171

Fertigkeiten
- manuelle 16
- technische 27
Feststellungsklage 249
Fibrinogen 145
Fibrinolysetherapie 55
Fieberkrampf 96
Fixierung 221
Floppy-Infant-Syndrom 127
Flush-Symptomatik 150
Folgeschäden 246
Freibeweis 274
Freiheitsstrafe 255f
Freispruch 251
fremdblutsparende Maßnahmen 141
Fremdbluttransfusion 227
Frequenzstatistiken 227
Fresh frozen Plasma 144
Frischgasfluss 161
Frost-bitten-Phrenicus 104
Fruchtwasserembolie 72, 130
Fürsorgepflicht 237

G

Gasversorgung
- zentrale 163
Gefährdungshaftung 226
Gefäßperforation 155
Gefäßverletzungen 105
- im Epiduralraum 105
Gegenreaktion
- sympathoadrenerge 77
Geldstrafe 255f
Geldzahlung 255
Gerätecheck 29, 161
Geräteeinsatz 183
Gerinnungsfaktorenkonzentrat 145
Gestose 129
Gesundheitsvollmacht 222
Glasgow-Coma-Scale 96
Grundsatz der Arbeitsteilung 215
Grundsatz strikter Arbeitsteilung 200, 203
Gutachten 265
- -aufbau 275
- -auftrag 271
- -auswertung 276
- -grundsätze 272
Gutachter 244
Gutachterkommission 244, 265

H

Haftpflichtprozess
- zivilrechtlicher 236
Haftpflichtversicherung 240, 242
Haftung
- zivilrechtliche 277
Haftungsgrundlagen 170
Haftungsprozess
- zivilrechtlicher 169, 245, 272
Haftungsrisiko 177

Haltung
- antiautoritäre 7
- Macho- 7
- resignierte 7
- riskante 6
Hämatom
- spinales/epidurales 102f
Hämodilution
- isovolumetrische 142
Hämoptyse
- massive 90
Handbeatmung 132
Handlungsabläufe
- definierte 13
Hardware 4f, 29
Hauptverhandlung
- öffentliche 255
Hebungsinfarkt
- Nicht-ST- 51f
- ST- 51f
Heparin 163
Heparinisierung 66
Herzrhythmusstörung
- tachykarde 39f
Hinweispflicht 237
Hohlschuld 205
Hot Potato Voice 137
Human-Factors-Forschung 15f, 18
Hyperglykämie 114
Hyperkaliämie 115
Hyperkapnie 78, 89
Hyperthermie
- maligne 109
Hypertonie
- arterielle 68
- essenzielle 69
- idiopathische 121
- maligne 70
- sekundäre 69
Hyperventilation 127f
Hypoglykämie 113
Hypokaliämie 114f
Hypokapnie 89f
Hyponaträmie 117
Hypotension 130
Hypothermie 118
Hypotonie
- arterielle 57, 127
- intraoperative 58
Hypoventilation
- absolute 89
- relative 89
Hypovolämie 114, 124, 141
Hypoxie 77, 132
- Diffusions- 163

I

Ileuseinleitung 84
I'M SAFE 8
Impulsivität 7
Incident-Reporting-Systeme 23, 32
In-Dubio-pro-Reo-Grundsatz 251, 274

Information des Versicherers 243
Informationspflichten 260
- gegenüber dem Haftpflichtversicherer 261
- gegenüber dem Krankenhausträger 261
- gegenüber dem Patienten 260
- gegenüber den strafrechtlichen Ermittlungsbehörden 261
Infusionspumpe 162
Inhalation 137
Injektion
- intraarterielle 153
- intramedulläre 103
- intramuskuläre 134
- intranervale 102
- intraossäre 134
- intravasale 95
Inquisitionsmaxime 252
Inspiration heißer/toxischer Gase 93
Interaktion 21
Intervention
- perkutane 55
Intoxikation
- intravasale 96
Intubation 136f
- bronchoskopische 79
- fiberoptische 79
- schwierige 78f, 122
- traumatische 91
Intubationsfehler 188
Intubationsprobleme 187

J

Jet-Ventilation
- transtracheale 81

K

Kältezittern 119
Kammerflattern 47
Kammerflimmern 47
Kanülierung
- arterielle 153
Kapnografie 85
Kapnometrie 132
kardiovaskuläres System 39
Kardioversion 40
Katecholamintherapie 67, 73, 115
Kausalität 173, 229, 274
- haftungsausfüllende 246f, 274
- haftungsbegründende 245f, 274
Kausalitätsprüfung 250
- doppelte 250
Kernspintomograf 159
Klageerzwingungsverfahren 253
Knotenrhythmus
- AV-junktionaler 49
Kohlendioxidgehalt
- Veränderung 89
Kompetenzkonflikte 200

Komplexität 4, 14ff, 26
Konfliktlösung 202
Kontraktilität 63
Kontrollmechanismen 16
Kooperation
- interdisziplinäre 203, 232
Koordinationspflicht 203
Kopfschmerz
- postspinaler 102f
Koppelung 21
- enge 21
- lose 21
Koproporphyrie
- hereditäre 119
Krampfanfall 96, 130
Krämpfe
- tonisch-klonische 129
Krise
- hypertensive 70
Kronzeuge 237

L

Lachgas 149, 160
Lagerungsschäden 104
Langzeittokolyse 127
Lärmbelastung 13
Laryngospasmus 133
Latexallergie 72, 138
Leakage-Test 82
Lean-Management 174
Leckage 160
Leistungsreduktion
- stressbedingte 9
Leistungssorgfaltsstandard 241
Leitlinien 13, 176
Leitungsbahn
- exzitatorische 44
Linksherzinsuffizienz
- akute 61
Liveware 4f
- periphere 4
- zentrale 4f, 10, 15, 26
Lokalanästhetika
- allergische Reaktion 99
- Amidtyp 99
- Estertyp 99
- kardiale Komplikationen 98
- Serumkonzentration 97
- Toxizität 97
- ZNS-Komplikationen 97
Luftembolie 148, 155
- arterielle 148f
- paradoxe 149
- pulmonal-venöse 148
Lungenembolie 65, 90
- Stadieneinteilung 66
Lungenödem 127
- interstitielles 134
Lungenschaden
- transfusionsassoziierter akuter 109
1-Lungenventilation 157
2-Lungenventilation 156

M

Magensonde 140
Magnesiumüberdosierung 130
Mahnbescheid 242
maschinelle Autotransfusion (Cell Saver) 162
Maskeneinleitung 134
Mediatinal-Mass-Syndrom 152
Medikamente
– kardioaktive 64
Medikamentengabe
– computerassistierte 29
Medikamentenmissbrauch 9
Medikamentennebenwirkungen 25
Medikamentenverwechslung 25
Medizingerätetechnik 12
Medizinproduktebetreiberverordnung 184
Medizinproduktegesetz 184
Medizintechnik 159
Meinungsverschiedenheiten 202
Meldung
– an die Haftpflichtversicherung 265
– an die Versicherung 242
Merkblätter 234
Methodenfreiheit 176
Mitursächlichkeit 246
Monaldi-Punktion 88
Monitoring 29
Mortalität
– perioperative 3
Müdigkeit 7, 9f
Muskelrelaxansüberhang 146
Myelyse
– zentrale pontine 152
Myokardinfarkt 61
– intraoperativer 56
– perioperativer 51
Myokardischämie 51

N

Nachblutung
– postpartale atonische 129
Nachhaftungsversicherung 242
Nachlässigkeit 7
Nachlast 63
Nachtdienst 10
Narkosebeatmungsgerät 159
Narkosephasen 24
Narkoserespirator 159, 161
Nebenkläger 252
Nebenniereninsuffizienz
– akute 123
Nemo-tenetur-Prinzip 260
Nervenschädigung 154
– periphere 104
Nervenstimulator 105
Neulandmethoden 225
Nierenersatztherapie 125
Nierenversagen
– akutes 123, 125

Nitroprussidnatrium 70
Normen 11
Notfallalgorithmen 79, 159
Notfallkoffer
– juristischer 263
Notfallmanagement 60, 79
Notkoniotomie 81
Notsektio 126
Notstromaggregat 163f

O

Objektivität 273
Obliegenheiten 242
Obstruktion 132
Ödem
– laryngeales 72
Ödemprophylaxe 81
Ofiizial-/Legalitätsprinzip 252
Oligurie
– akute perioperative 123
Opioidgabe
– intrathekale 147
Opportunitätsgründe 254
Organisation
– zuverlässige 31
Organisationsfehler 174
Organisationsmängel 173, 275
Oxygenierung 79
– apnoeische 81

P

Packungsbeilage 228, 235
Parallelnarkose 192
– -urteil 193, 196
Parteilichkeit 273
Patient 10
Patientenpuppe 27
Patientenrechte 167
Patientensicherheitsoptimierungssystem 32
Patientenverfügung 222
Patientenveto 219
Periduralanästhesie
– geburtshilfliche 233
Perikardiozentese
– transkutane 68
Perikardtamponade 67
Personalbesetzung
– ausreichende 196
Personenschäden 241
Persönlichkeitsverletzung 229
Perspektive
– personenbezogene 18
– systemische 18
Phäochromozytom 121
PICCO-Katheter 60
Plausibilität 274
Pneumothorax 87, 154
Porphyria variegata 119
Porphyrie 119
– akut intermittierende 119
postoperative Verantwortung 205

Potenz
– lokalanästhetische 97
Prämedikation 147
Prangerwirkung 252
Präoxygenierung 79, 126
Praxisinhaber 241
Praxisvertreter 241
Prima-Facie-Beweis 247
Primärschaden 246, 274
Problemlösungsprozess 17
Prostataoperation 151
Prothrombinkomplex
– gefriergetrockneter 144
Prozessführung
– zivilrechtliche 265
Prozesshindernis 254
Pseudokrupp 136
Pulmonalis-Clamping
– arterielles 158
Pulsoxymetrie 132
Pupillomotorik
– Kontrolle 100

Q

Queckenstedt-Versuch 94

R

Reanimation
– bei Kindern 138
– kardiopulmonale 75
Rechtsanwalt 243, 252, 265
Rechtsschutzversicherung 167
Rechtsherzhypertrophie 63
Rechtsherzinsuffizienz
– Therapieschema 64
Rechtsherzversagen
– akutes 63
Redlichkeit 273
Reentry-Mechanismus 39
Regeln 16
Regelverstoß 20
Regionalanästhesie
– rückenmarknahe 94
Regress
– arbeitsrechtlicher 240
Regulierungsverbot 242
Regulierungsvollmacht 242, 265
Resektionssyndrom
– transurethrales 151
respiratorisches System 77
Retransfusion 163
Rhythmusstörungen
– bradykarde 48
Richter 268
Richtlinien 13
Risiko 14
– allgemeines 226
– eingriffsspezifisches, typisches 226
– forensisches 167
Risikoaufklärung 225, 227, 259
Risikoeingriff 221

Risikomanagement 227
Risikowerte
– statistische 227
Ruhen der Approbation 258

S

Sachschäden 241
Sachverständiger 246, 268, 271
– Aufgaben 268
– Auswahl 271
– Entschädigung 277
– Qualifikation 271
Sauerstoff-Flush 163
Sauerstoffsättigung 62
Schadensabwehr 260
Schadensbegrenzung 259
Schadensereignis 241
Schadensersatz 169, 239
Schadensersatzklage 249
Schadensminderung 259
Schadensregulierung 242
Schlafmangel
– chronischer 10
Schlichtungsstelle 244, 265
Schmerzensgeld 169, 239
Schmerztherapie
– postoperative 209
Schock 57
– anaphylaktischer 72
– hypovolämischer 57, 60
– kardiogener 61, 63
– metabolischer 57
– neurogener 57, 61
– septischer 57, 61
Schockindex 58
Schrittmachertherapie
– antibradykarde 49
Schweigepflicht
– ärztliche 240, 243, 264
schwieriger Atemweg 78
– Algorithmus 80
– Equipment 82
– Extubation 82
Sekundärschäden 274
Selbstanzeigepflicht 261
Selbstbestimmungsaufklärung 224
Selbstbezichtigungspflicht 261
Selbstversicherer 240
Sellick-Handgriff 81
SHELL-Modell 4, 20, 26
Sicherheitsaufklärung 237
Simulator 27
– Full-Scale- 27f
– Software- 27
Sinusbradykardie 48
Sinustachykardie 40
Situationen
– kritische 14
Sitzwache 205
Software 4f, 13, 30
Sorgfaltsmangel 250
Sorgfaltsmaßstab 171f
Sorgfaltspflicht 178, 237

Sozialanamnese 213
Spannungspneumothorax 68, 87
Spasmus
– inkompletter 133
– kompletter 133
Spinalanästhesie
– hohe 94, 97
– totale 94
Sprachstandardisierung 30
Standardisierung 13
Standardprozeduren 30
Standards 13
Standardtherapie 225
Stirnmonitor 29
Stoffwechsellage
– euthyreote 122
Strafanzeige 250
Strafbefehl 242, 255
Strafprozess 224
Strafrecht 172
Strafrechtschutzversicherung 257
Straftatbestand 251
Strafverfahren 237, 270, 272, 276
Strengbeweis 274
Stress 7ff
– akuter 8
– Bewältigung 8
– chronischer 8
Streuung
– septische 150
Stridor
– inspiratorischer 132f
– postoperativer 152
Stromausfall 163
Subarachnoidalblutung 150
Subtraktionsazidose 112
Succinylcholin 116
Suizidrate 9
Sympatholyse 127

T

Tachyarrhythmia absoluta 45
Tachykardie
– AV-Reentry- 44
– supraventrikuläre 43ff
– ventrikuläre 46
Tagessatzhöhe 256
Tagessatzprinzip 256
Tagessatzzahl 256
Team
– -arbeit 11
– Führungsperson 11
– -training 28
Therapie
– antitachykarde 40
Therapiefreiheit 176
Thoraxschmerz 56
Thromboembolieprophylaxe 45
Thromboembolierisiko 144
Thrombozytenkonzentrat 144
Thrombus 65

thyreotoxische Krise 122
Todesbescheinigung 266
Torsade de Pointes 39, 47
Trachearuptur 91
Tracheazielaufnahme 78
Tracheomalazie 122
Tranexamsäure 142
Transfusion 142
– allergische Reaktion 108
– febrile, nicht hämolytische Reaktion 108
– hämolytische Sofortreaktion 107
– Massiv- 119, 144
– septische Reaktion 109
Transfusionstrigger 141
Transfusionszwischenfälle 107
Trendelenburg-Test 58
Triggersubstanz 109f
Tubusbrand 92
Tubus-Cuff-Perforation 155
Tunnelung
– subkutane 104

U

Überdosierung 161f
Überforderung 8
– stressbedingte 9
Übernahmefahrlässigkeit 173
Übernahmeverschulden 172f, 275
Überwachung
– engmaschige 84
Überwachungsmängel 211, 215
Umkehr der Beweislast 173, 247f
Unfall 22
Unordnung
– systemimmanente 13
Unsicherheit 14
Unterdosierung 162
Untersuchungsgrundsatz 250
Unterwürfigkeit 7
Unverletzlichkeit 7
Unwürdigkeit 258
Unzuverlässigkeit 258
Urkunden 246
Urteil 256

V

V.-cava-Kompression 127
V.-cava-superior-Kompression 152
Vasodilatation
– zerebrale 71
Vasokonstriktion 127
Venendruck
– zentraler 60, 63
Ventile 160
Ventilmechanismus 133, 135
Ventilstenose
– exspiratorische 135
– inspiratorische 135

Verantwortlichkeit
– strafrechtliche 278
Verantwortung
– des Anästhesisten 200
– des Operateurs 202
Verbot der Risikoerhöhung 176
Verdünnungshyponatriämie 117
Verfassung
– psychische 8
Verhaltensempfehlungen 263
Verlaufsaufklärung 225
Vermögensschäden 241
Vernetzung von Variablen 14
Verschulden 171
Verschuldungsvermutung 248
Versicherungsbroschüre 240f, 257
Versicherungslücke 241
Versorgungsstufe 275
Vertrauensgrundsatz 200, 202f, 232
Verwarnung mit Strafvorbehalt 257
Verwirrtheitszustände
– psychische 99

Vetorecht 221
Vigilanzstörungen
– postoperative 99
Virchow-Trias 65
Vorbefundungen 178
Vorhofflattern 44
Vorhofflimmern 45
Vorhoftachykardie
– paroxysmale 43
Vorlast 63
Vorsorgevollmacht 222
Voruntersuchung 178

W

Wahrheitspflicht 278
Warnarrhythmien 40
Wasserkisseneffekt 68
Widerruf der Approbation 258
Widerspruchsfreiheit 274
Wissen 16

Z

Zahnschaden 187
zentraler Venenkatheter 154
– V. jugularis externa 156
– V. jugularis interior 154
– V. subclavia 155
Zentrales anticholinerges Syndrom 101
zentrales Nervensystem 94
Zeuge 246
– beschuldigter 252
Zeugen Jehovas 145
Zeugenbeeinflussung 266
Zivilprozess 224, 272
Zivilrecht 171
Zustandsmeldungen
– akustische 29
Zwischenfallalgorithmus 37
Zwischenfälle 18, 22
– durch Medikamente 25
Zwischenfallkompetenz 26
Zwischenfalltraining 28
Zyanidintoxikation 71